▶ 国家卫生和计划生育委员会"十二五"规划教材

▶ 全国高等医药教材建设研究会规划教材

▶ 全国高等学校医药学成人学历教育（专科）规划教材

▶ 供护理学专业用

内科护理学

第3版

主　　编　魏秀红　赵书娥

副 主 编　史铁英　任华蓉

编　　者　（以姓氏笔画为序）

史铁英（大连医科大学）

任华蓉（川北医学院）

刘　玲（天津医科大学）

刘美芳（哈尔滨医科大学附属第二临床医学院）

孙龙凤（中国医科大学）

杨朝霞（泰山医学院）

张兰娥（潍坊医学院）

周春霞（河北医科大学）

赵书娥（河北医科大学）

柳秋实（济宁医学院）

董淑雯（潍坊护理职业学院）

路丽娜（郑州大学）

魏秀红（潍坊医学院）

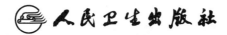
人民卫生出版社

图书在版编目(CIP)数据

内科护理学/魏秀红,赵书娥主编.—3版.—北京:人民
卫生出版社,2013.9

ISBN 978-7-117-17879-2

Ⅰ.①内… Ⅱ.①魏… ②赵… Ⅲ.①内科学-护理学-
成人高等教育-教材 Ⅳ.①R473.5

中国版本图书馆 CIP 数据核字(2013)第 182624 号

| 人卫社官网 | www.pmph.com | 出版物查询,在线购书 |
| 人卫医学网 | www.ipmph.com | 医学考试辅导,医学数据库服务,医学教育资源,大众健康资讯 |

内科护理学
第 3 版

主　　编:魏秀红　赵书娥
出版发行:人民卫生出版社(中继线 010-59780011)
地　　址:北京市朝阳区潘家园南里 19 号
邮　　编:100021
E - mail:pmph @ pmph.com
购书热线:010-59787592　010-59787584　010-65264830
印　　刷:北京人卫印刷厂
经　　销:新华书店
开　　本:787×1092　1/16　　印张:31
字　　数:774 千字
版　　次:2000 年 6 月第 1 版　　2013 年 9 月第 3 版
　　　　　2016 年 11 月第 3 版第 6 次印刷(总第 27 次印刷)
标准书号:ISBN 978-7-117-17879-2/R·17880
定　　价:56.00 元

打击盗版举报电话:010-59787491　E-mail:WQ @ pmph.com
(凡属印装质量问题请与本社市场营销中心联系退换)

全国高等学校医药学成人学历教育规划教材第三轮
修订说明

  随着我国医疗卫生体制改革和医学教育改革的深入推进，我国高等学校医药学成人学历教育迎来了前所未有的发展和机遇，为了顺应新形势、应对新挑战和满足人才培养新要求，医药学成人学历教育的教学管理、教学内容、教学方法和考核方式等方面都展开了全方位的改革，形成了具有中国特色的教学模式。为了适应高等学校医药学成人学历教育的发展，推进高等学校医药学成人学历教育的专业课程体系及教材体系的改革和创新，探索医药学成人学历教育教材建设新模式，全国高等医药教材建设研究会、人民卫生出版社决定启动全国高等学校医药学成人学历教育规划教材第三轮的修订工作，在长达2年多的全国调研、全面总结前两轮教材建设的经验和不足的基础上，于2012年5月25～26日在北京召开了全国高等学校医药学成人学历教育教学研讨会暨第三届全国高等学校医药学成人学历教育规划教材评审委员会成立大会，就我国医药学成人学历教育的现状、特点、发展趋势以及教材修订的原则要求等重要问题进行了探讨并达成共识。2012年8月22～23日全国高等医药教材建设研究会在北京召开了第三轮全国高等学校医药学成人学历教育规划教材主编人会议，正式启动教材的修订工作。

  本次修订和编写的特点如下：

  1. 坚持国家级规划教材顶层设计、全程规划、全程质控和"三基、五性、三特定"的编写原则。

  2. 教材体现了成人学历教育的专业培养目标和专业特点。坚持了医药学成人学历教育的非零起点性、学历需求性、职业需求性、模式多样性的特点，教材的编写贴近了成人学历教育的教学实际，适应了成人学历教育的社会需要，满足了成人学历教育的岗位胜任力需求，达到了教师好教、学生好学、实践好用的"三好"教材目标。

  3. 本轮教材的修订从内容和形式上创新了教材的编写，加入"学习目标"、"学习小结"、"复习题"三个模块，提倡各教材根据其内容特点加入"问题与思考"、"理论与实践"、"相关链接"三类文本框，精心编排，突出基础知识、新知识、实用性知识的有效组合，加入案例突出临床技能的培养等。

  本次修订医药学成人学历教育规划教材护理学专业专科教材12种，将于2013年9月陆续出版。

全国高等学校医药学成人学历教育规划教材护理学专业（专科）教材目录

教材名称	主编	教材名称	主编
1. 内科护理学	魏秀红　赵书娥	7. 护理学导论	隋树杰
2. 外科护理学	芦桂芝	8. 基础护理学	杨立群
3. 妇产科护理学	张新宇　张秀平	9. 健康评估	桂庆军
4. 儿科护理学	张玉兰	10. 临床营养学	史琳娜
5. 护理心理学	曹枫林	11. 急危重症护理学	周会兰
6. 护理管理学	苏兰若	12. 社区护理学	涂·英

第三届全国高等学校医药学成人学历教育规划教材
评审委员会名单

前　言

为符合我国医药学成人学历教育的现状和发展需要，以现代护理观为指导，使教材更好地为培养护理专业人才服务，全国高等医药教材建设研究会规划并组织编写了全国高等学校医药学成人学历教育（专科）教材《内科护理学》第 3 版的编写工作，并邀请了全国多所院校临床实践经验丰富的护理教师共同参与编写。

本教材的编写思路是：①坚持以人为本的护理理念；②体现护理范围的扩展：护理向预防、康复、健康指导、社区人群干预、家庭护理等领域扩展；③四个贴近：一是贴近国家护士执业资格考试，二是贴近教师的教学要求，三是贴近学生的学习习惯，四是贴近临床；④注重知识的更新和疾病谱的变化；⑤突出护理学专业特色；⑥内容取舍符合护理学专业成人教育专科培养目标，遵循"必需、够用、实用、能用、会用"的原则；⑦遵循教材编写的"三基"、"五性"、"三特定"原则；⑧强调全书结构规范风格一致、内容科学严谨。

本教材共分为十章，第一章为绪论，其余各章依次为呼吸、循环、消化、泌尿、血液、内分泌及代谢性疾病、风湿性疾病、传染病和神经系统患者的护理。每章前后分别有学习目标和案例分析与思考，以启发学生积极思维，提高学生的知识应用能力和评判性思维能力。该教材适用于成人教育高等专科护理学专业学生，也可以作为护理教师、临床护理人员的参考书。

本教材的编写得到了各编者所在单位的大力支持和帮助；同时在编写过程中，我们参考了国内外有关教材、书籍、报刊、文件资料等的一些观点，在此一并表示衷心的感谢和敬意。

本书全体编者都以高度认真负责的态度参与了工作，但由于时间和编写能力有限，难免有诸多疏漏和欠妥之处，恳请各院校师生、护理界同仁谅解并提出宝贵意见。

魏秀红　赵书娥

2013 年 5 月

目 录

第 一 章

绪 论

学习目标 ▐▐

1. 了解内科护理学的发展与展望。
2. 熟悉内科护理学内容、学习目的及方法。

内科护理学是关于认识疾病及其预防和治疗、护理病人、促进康复、增进健康的科学。它是建立在基础和临床医学、人文社会科学基础上的一门综合性应用学科，是临床各科护理学的基础。

一、内科护理学的范围和内容

内科护理学作为主干课程和核心课程，其内容主要包括绪论、呼吸、循环、消化、泌尿、血液、内分泌代谢性疾病、风湿病、传染病和神经系统疾病患者的护理，共十章。基本的编写结构为：除第一章绪论外，其余各章的第一节为该系统疾病或该类疾病患者共性的常见症状与体征的护理（第九章 传染病患者的护理为第二节）；第二节以后为常见疾病患者的护理，首先是学习目标，具体内容编写基本按照概述、病因与发病机制、临床表现、实验室及其他检查、治疗要点、护理诊断和护理措施；最后一节多为该系统疾病常用的诊疗技术及护理；传染病患者的护理一章最后附常见传染病的潜伏期、隔离期、观察期，预防接种。内容丰富，涉及面广，知识体系整体性强。

《内科护理学》的课程设计上始终坚持"以人的健康为中心"的现代护理理念，强调关注护理对象在生理、心理、社会等各方面对健康问题的反应和对护理的需求，贯穿整体护理理念。本课程的主要特色是突出护理、注重整体、加强保健、强调应用。

二、内科护理学的学习目的和方法

内科护理学主要是使学生树立"以人的健康为中心"的现代护理理念，能运用护理程序对内科患者实施整体护理，为护理对象提供"生理-心理-社会"的整体护理，提供促进健康和保持健康的护理服务。通过《内科护理学》课程的学习，学生能够掌握内科疾病的基本知识，包括疾病基本的病因、主要的发病机制、常见的身心状况、主要的检查项目、治疗要

1

点；采用科学的护理工作方法，对患者进行护理评估、确定护理诊断、制订并实施护理措施、进行有效的护理评价；学会内科常用的护理技术操作、初步学会对危重病患者的应急处理和抢救配合；运用预防保健知识和人际沟通技巧，按护理对象的基本需求向个体、家庭、社区提供健康服务，开展健康教育。要达到这个目的，在学习内科护理时，必须坚持理论与实践相结合的原则，注重内科护理学的"三基"知识，培养学生的批判与辩证思维能力、良好的职业形象、合理的知识结构、完善的技能素质、健康的心理和社会责任感，使学生能正确地理解与应用内科护理学知识，运用批判与辩证思维，去认识、思考、计划、实施和评价患有各种内科疾病的患者。

三、内科护理学的发展与展望

1. 科技发展对内科护理学的推动 近年来，随着遗传学、免疫学、超微结构等医学基础的理论和技术以及计算机技术的快速发展，使很多内科疾病的病因和发病机制得以进一步明确。临床上各种微技术的发展、新型有效药物的推广使用，使得内科疾病的治疗呈现多元化，大大地促进了内科护理学的发展。

2. 社会需求变化对内科护理学的影响 随着社会发展，卫生保健事业同其他行业一样，经历了许多重大变化，如疾病谱变化、医学模式转变、老年护理对象增加、医疗费用增长等，由此导致护理需求有了明显的改变，护理工作从医院延伸至社区和家庭、从生理疾病至身心疾病、从病人到所有人，从个体向群体扩展，从以"疾病为中心"到以人的"健康为中心"，所以内科护理学必须随着不断变化、更新、发展。

3. 整体护理观的形成 整体护理观强调关注病人在生理、心理、社会等各方面对健康的反应和对护理的需求。以人的健康为中心的现代护理观，要求护理工作的重心向促进健康、预防疾病、协助康复、减轻痛苦的人的生命全过程延伸，着眼于人整体的生理、心理、文化、精神、环境需求。

4. 实施人文关怀及多元文化护理 实践"以人为本"的人文关怀的护理服务理念，是21世纪的优质护理服务的宗旨，把对服务对象的关怀作为护理工作的出发点，是今后一个时期提升护理服务质量的主题。同时，随着全球化进程的加快，跨国界、跨区域的人与人之间的交往，已逐渐形成一个拥有多元文化的社会体系。由此，护理工作者应了解最新的国际和国内的护理动态，对来自不同国家、不同民族、不同文化背景、不同宗教信仰、不同生活习俗等方面存在差异的服务对象提供适宜的差异化护理。

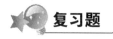 **复习题**

1. 如何理解内科护理学的概念和内涵？
2. 怎样认识内科护理学的发展趋势？

（魏秀红）

第 二 章

呼吸系统疾病患者的护理

我国 2009 年部分城市及农村前十位主要疾病死亡原因调查结果表明，呼吸系统疾病在城市和农村人口的死亡原因中仅次于恶性肿瘤和心脑血管疾病，均居第四位。近年来，肺癌已成为我国大城市居民的首位高发恶性肿瘤，慢性阻塞性肺疾病在我国居民前十位慢性疾病中居第七位，我国是全球慢性阻塞性肺疾病发病率最高的国家之一。因此，呼吸系统疾病的防治工作任重而道远。

呼吸系统主要包括呼吸道和肺。呼吸道以环状软骨为界分为上、下呼吸道。从鼻腔开始到环状软骨称为上呼吸道，除作为气体通道外，还有湿化、净化空气的作用。环状软骨以下的气管和支气管称为下呼吸道，是气体的传导通道。呼吸性细支气管以下直到肺泡，为气体交换场所。呼吸系统疾病病变部位主要在支气管和肺泡，最常见的症状为咳嗽、咳痰、肺源性呼吸困难、咯血和胸痛。

第一节 呼吸系统疾病患者常见症状和体征的护理

> **学习目标** ▮▮▮
>
> 1. 掌握呼吸系统常见症状和体征及其相应的护理措施。
> 2. 熟悉呼吸系统常见症状和体征的护理评估内容、主要的护理诊断。
> 3. 了解呼吸系统疾病常见症状和体征的病因。

一、咳嗽与咳痰

咳嗽、咳痰是临床最常见的症状之一。咳嗽是一种由于延髓呼吸中枢受到感受区的刺激，引起咽肌、膈肌和其他呼吸肌的运动而发生的防御性反射动作，通过咳嗽可以清除呼吸道分泌物及气道内异物。痰液是气管、支气管的分泌物或肺泡内的渗出液，借助咳嗽将其排出称为咳痰。咳嗽可伴或不伴咳痰。咳嗽和咳痰的常见病因有：①呼吸道疾病，如气道异物、炎症、肿瘤、出血以及吸入刺激性气体等；②胸膜疾病，如各种原因所致的胸膜炎、胸膜间皮瘤、自发性气胸或胸腔穿刺等；③心血管疾病，如左心衰所致肺淤血或肺水肿、右心或体循环静脉栓子脱落造成肺栓塞时也可引起咳嗽；④其他疾病或药物，如食管反流性疾病、使用血管紧张素转换酶抑制剂后、神经病变及心理性咳嗽等。

【护理评估】

1. 病史评估

（1）了解患者的年龄、职业、有无受凉、过敏史，是否服用血管紧张素转换酶抑制剂等引起咳嗽的药物，是否受精神因素影响等。

（2）咳嗽：需评估咳嗽的急缓、性质、出现及持续时间、音色及是否为有效咳嗽。突然出现的干咳或刺激性咳嗽多见于急性呼吸道感染初期或吸入异物、过敏；持续性干咳常见于肺间质病变。常年咳嗽，秋冬季加重提示慢性阻塞性肺疾病；夜间咳嗽明显者多见于左心衰竭、肺结核。咳嗽变异型哮喘常在夜间咳嗽，慢性支气管炎、支气管扩张症患者清晨起床或夜间平卧时咳嗽加剧并咳出较多的痰液。较重的干咳常见于咳嗽变异型哮喘、咽炎、气管支气管异物、胸膜炎、支气管肿瘤、服用血管紧张素转换酶抑制剂、胃食管反流等。犬吠样咳嗽常见于会厌、喉部疾患或异物；金属音调咳嗽常见于纵隔肿瘤、主动脉瘤或支气管肺癌压迫气管；嘶哑性咳嗽多见于声带炎、喉炎、喉结核、喉癌、喉返神经麻痹等。

（3）咳痰：需评估痰液的颜色、性状、气味、量，是否容易咳出，有无肉眼可见异物等。正常痰液呈无色或灰白色，痰液颜色和性状改变有重要意义：黄色或黄绿色脓痰见于感染，如化脓性支气管炎、金黄色葡萄球菌性肺炎、肺结核等；红色痰提示痰中有血液，见于肺癌、肺结核、支气管扩张、肺梗死等；急性肺水肿时痰呈粉红色泡沫样；肺炎球菌肺炎痰呈铁锈色；绿色痰则见于铜绿假单胞菌感染；红褐色或巧克力色痰，考虑阿米巴肺脓肿；砖红色胶冻样痰或带血液者常见于克雷白杆菌肺炎。烂桃样或果酱样痰是由肺组织坏死分解而成，提示肺吸虫感染。白色黏稠且牵拉成丝难以咳出，提示有真菌感染；浆液泡沫样痰且量大还需考虑肺泡癌的可能。痰有恶臭，常见于厌氧菌感染。痰量的增减，反映感染的加重或减缓，痰量突然减少但体温却升高，可能是支气管引流不畅。

（4）观察伴随症状：咳嗽伴发热多见于感染，伴胸痛多见于病变累及胸膜，伴呼吸困难见于肺通气和（或）换气功能障碍等。

2. 身体评估　观察患者的意识状态，生命体征；营养状态及体位；皮肤、黏膜状况；气管是否居中，胸廓两侧运动是否对称，是否有肺泡呼吸音改变及异常呼吸音，有无干、湿啰音等。

3. 实验室及其他检查的评估　痰液检查有无致病菌，血常规检查，血气分析，X线胸片，纤维支气管镜检查，肺功能测定等有无异常。

4. 心理与社会评估　有无焦虑、烦躁不安、抑郁等不良情绪反应；是否对患者的日常生活和睡眠造成影响；患者的应对方式及效果；家庭社会支持度。

【护理诊断/问题】

清理呼吸道无效　与呼吸道分泌物过多、黏稠，患者咳嗽无力或无效，无力排出呼吸道分泌物有关。

【护理措施】

1. 一般护理 保持环境整洁、舒适、空气流通，温度保持在 18～20℃，湿度在 50%～60%，以充分发挥呼吸道的自然防御功能。采取舒适体位，坐位或半坐位有助于改善呼吸和咳嗽排痰。给予足够热量、高蛋白、高维生素的饮食，尤其是增加维生素 C 及维生素 E 的摄入；避免油腻、辛辣刺激食物。每日饮水 1.5～2L，有利于痰液稀释排出。每日两次清洁口腔，预防口腔感染、增强食欲。对于过敏性咳嗽患者，避免接触过敏原。

2. 病情观察 密切观察咳嗽、咳痰情况，咳嗽出现的时间、频率、程度，详细记录痰液的颜色、性状、气味、量，能否自行排痰。剧烈咳嗽要警惕发生晕厥，慢性阻塞性肺疾病患者警惕发生气胸等合并症。

3. 促进有效排痰

（1）有效咳嗽：适用于神志清醒，一般状况良好、能够配合的患者。有效咳嗽方法：患者尽可能采用坐位，先进行深而慢的腹式呼吸 5～6 次，深吸气至膈肌完全下降，屏气 2～3 秒，身体前倾，从胸腔进行 2～3 次短促有力的咳嗽，同时收缩腹肌，也可用手按压上腹部或双手环抱一个枕头于腹部，有利于膈肌上升帮助痰液咳出。也可取俯卧屈膝位，借助膈肌、腹肌收缩，增加腹压，咳出痰液。指导患者经常变换体位有利于痰液咳出。对于胸痛患者，可用双手或枕头轻压伤口两侧以减轻伤口带来的疼痛。疼痛剧烈时可遵医嘱给予止痛剂，30 分钟后指导患者进行有效咳嗽。

（2）气道湿化：适用于痰液黏稠不易咳出者，包括湿化治疗和雾化治疗两种方法。湿化治疗将水或溶液蒸发成水蒸气或小液滴，提高吸入气体的湿度。经气管插管或气管切开应用呼吸机通气的患者，用加温湿化最合乎生理需要。雾化治疗是将药物或水分形成气溶胶的液体微滴或固体颗粒，通过吸入的方法进入呼吸道和肺部沉积，达到治疗和改善症状的作用。应用气道湿化的注意事项：①湿化后及时鼓励患者咳嗽、咳痰或协助翻身、拍背，更换体位排痰时，应注意观察患者反应，防止分泌物阻塞气道引起窒息。②密切观察湿化效果，湿化不足或过度需及时调整湿化量和湿化时间，过度湿化可引起黏膜水肿和气道狭窄，使气道阻力增加，甚至诱发支气管痉挛，还可导致体内水钠潴留而加重心脏负荷；湿化不足易致痰液黏稠，难于咳出；湿化时间不宜过长，一般以 10～20 分钟为宜。③湿化温度宜在 35～37℃，温度过高易灼伤呼吸道，损害气道黏膜纤毛运动，温度过低可诱发哮喘、寒战反应。④湿化器应按照规定消毒，专人使用，注意无菌操作，以预防呼吸道疾病的交叉感染，使用中的呼吸机湿化器内的液体应每天更换，减少细菌繁殖。⑤吸入过程中避免降低吸入氧浓度。

（3）胸部叩击：是通过叩击产生的振动和重力作用，将气管壁上滞留的分泌物松动，并移行到中心气道，易于排出的胸部物理治疗方法。适宜久病体弱、长期卧床、排痰无力者，禁用于未经引流的气胸、肋骨骨折、有病理性骨折史、咯血、低血压及肺水肿等患者。方法：患者侧卧位或在他人协助下取坐位，叩击者两手手指弯曲并拢，掌侧呈杯状，以手腕力量，从肺底自下而上、由外向内、迅速而有节律地叩击胸壁，震动气道，每一肺叶叩击 1～3 分钟，每分钟 120～180 次，叩击时发出一种空而深的拍击音则表明叩击手法正确。注意事项：①叩击前听诊肺部呼吸音明确痰液潴留部位。②用单层薄布保护胸廓部位，叩击时避开乳房、心脏、骨突部位（如脊柱、肩胛骨、胸骨）及衣物拉链、纽扣等。③叩击力量要适中，以不引起患者疼痛为宜。每次叩击 5～15 分钟，在餐后 2 小时或餐前 30 分钟进行，以避免治疗中发生呕吐，操作时应密切观察患者反应及生命体征。④操作后协助患者咳痰，做好口腔护理，复查肺部呼吸音及啰音的变化。

（4）体位引流：体位引流是利用重力作用使肺、支气管内分泌物排出体外，又称重力引流，适宜于肺脓肿、支气管扩张等有大量痰液排出不畅的患者；禁用于有明显呼吸困难和发绀者、近 1~2 周内曾有大咯血史、严重心血管疾病或年老体弱不能耐受者。原则上抬高病变部位，引流支气管开口向下，有利于分泌物随重力作用流入支气管和气管排出。具体方法见本章第五节"支气管扩张患者的护理"。

（5）机械吸痰：是指经患者的口、鼻腔，或人工气道将呼吸道分泌物吸出。适用于无力咳痰，意识障碍或建立人工气道者。在吸痰前、后适当提高吸氧浓度，机械通气者可给予 100% 氧气吸入 1~2 分钟，预防吸痰中出现低氧血症；每次吸引压力（成人）不超过 80~120mmHg，时间小于 15 秒，两次抽吸间隔时间大于 3 分钟；严格无菌操作，避免呼吸道交叉感染。有窒息危险的患者，做好抢救准备。

4. 用药护理　遵医嘱给予抗生素、止咳、祛痰、平喘药物，正确给药，观察药物的疗效和不良反应。为减轻患者咳嗽，遵医嘱给予镇咳药，湿性咳嗽患者不宜单独使用强止咳药，尤其对年迈体弱者，以免造成窒息。

二、肺源性呼吸困难

肺源性呼吸困难是指呼吸系统疾病引起的通气和（或）换气功能障碍，引起缺氧和（或）二氧化碳潴留所致。患者呼吸时有异常不适感，自我感觉空气不足、呼吸费力，客观表现为呼吸频率、深度与节律的异常。常见病因有：呼吸系统疾病，如呼吸系统阻塞性疾病如慢性支气管炎、阻塞性肺气肿、支气管哮喘，喉、气管与支气管的炎症、水肿、肿瘤或异物导致狭窄或梗阻等，其他如肺炎、肺脓肿、肺不张等；胸廓疾病如气胸、大量胸腔积液，严重胸廓畸形等；也可见于神经肌肉疾病、药物导致的呼吸肌麻痹、膈运动障碍等。临床上分三种类型：①吸气性呼吸困难：吸气时呼吸困难明显，常伴干咳及吸气性喘鸣音，重者出现"三凹征"，即胸骨上窝、锁骨上窝及肋间隙在吸气时凹陷，其发生常与大气道的狭窄和梗阻有关，如喉头水肿、炎症、异物和肿瘤引起的上呼吸道狭窄等。②呼气性呼吸困难：呼气费力，呼气时间延长，常伴有哮鸣音，其发生与支气管痉挛、狭窄和肺组织弹性减弱，影响肺通气功能有关，多见于支气管哮喘和慢性阻塞性肺疾病。③混合性呼吸困难：由于肺部病变广泛使呼吸面积减少，影响换气功能所致。患者在呼气与吸气时均感费力，出现呼吸频率增快、变浅，常伴有呼吸音减弱或消失。常见于重症肺炎、重症肺结核、特发性肺纤维化、大量胸腔积液和气胸等。

【护理评估】

1. 病史评估

（1）起病的时间、发作的缓急和进展：突发性呼吸困难多见于呼吸道异物、张力性气胸等；起病较急者常见于肺炎、气胸、支气管哮喘等；起病缓慢者常见于慢性阻塞性肺疾病、肺结核、支气管扩张症等。

（2）诱因：是否有过敏物质及环境接触诱发支气管哮喘；发作与活动有关或劳累者常见

于慢性肺源性心脏病和间质性肺疾病；自发性气胸多有用力过度、屏气、剧咳史。

（3）与体位、活动的关系：心源性呼吸困难、肺气肿多在活动劳累后加重，休息或坐位时减轻，大量胸腔积液时取患侧卧位可减轻呼吸困难。

（4）伴随症状：是否存在咳嗽、咳痰、咯血、胸痛、心悸、发绀、发热及神志改变等。

（5）疾病因素：既往是否有呼吸、循环系统疾病、心肾功能不全等。

2. 身体评估

（1）意识状态：患者是否烦躁不安、意识模糊、嗜睡、谵妄或昏迷。

（2）面容与表情：是否存在急性病容、面色潮红、表情痛苦、鼻翼扇动、张口呼吸或点头呼吸等。

（3）呼吸的频率、节律和深度：轻度呼吸衰竭时呼吸可深而快，严重时呼吸浅而慢；精神性呼吸困难常出现快而浅，伴有叹息样呼吸或出现手足抽搐；神经性呼吸困难表现为呼吸慢而深，伴有呼吸节律改变，如抽泣呼吸、呼吸遏制（吸气突然停止）等；代谢性酸中毒表现为深长而规则、伴有鼾音的呼吸（Kussmaul 呼吸）。

（4）胸部体征：是否有桶状胸、有无辅助呼吸肌参与呼吸运动及出现三凹征，异常的呼吸音及哮鸣音，干、湿啰音等。

3. 实验室及其他检查的评估　血氧饱和度、动脉血气分析，痰液检查，肺功能测定，X线胸片，CT 等。

4. 心理与社会评估　有无紧张、疲乏、注意力不集中、失眠、抑郁、焦虑或恐惧、濒死感，是否影响睡眠，患者及家属如何应对疾病带来的生活改变。

【护理诊断/问题】

气体交换受损　与支气管痉挛、气道炎症、气道阻塞、有效呼吸面积减少有关。

【护理措施】

1. 一般护理

（1）环境：保持病房安静、舒适、空气洁净新鲜、温湿度适宜。哮喘患者避免室内湿度过高及存在尘螨、刺激性气体、花粉等过敏原。

（2）休息与卧位：采取的体位以患者自觉舒适为原则，根据病情取半卧位或端坐位，可设置跨床小桌供患者伏桌休息，协助生活护理。严重呼吸困难时尽量减少活动和说话，减少人员的探视，保证充分的休息。病情较轻者可指导患者有计划地进行休息和活动，以不感到疲乏为宜，如病情允许应循序渐进地增加活动量并鼓励其进行适宜的有氧运动。

（3）饮食护理：提供清淡易消化、富含维生素、足够热量的饮食，增进食欲，防止便秘。

2. 病情观察　密切观察患者呼吸、动脉血气的变化，必要时持续监测血氧饱和度。

3. 氧疗护理　根据缺氧的表现、血气分析结果选择合适的供氧方式：如鼻塞、鼻导管、面罩、无创或有创机械通气，并做好相应的氧疗护理。

4. 保持呼吸道通畅　对痰液比较黏稠者，应注意补充水分以湿化痰液，气道分泌物较多者，协助翻身拍背排痰，保持呼吸道通畅，并注意口腔卫生，给予口腔护理。遵医嘱应用支气管舒张剂、呼吸兴奋剂等，教会患者使用定量雾化吸入剂的方法，观察药物疗效和不良反应。

5. 呼吸训练　如指导患者进行有效咳嗽咳痰、缓慢深呼吸、腹式呼吸和缩唇呼吸（具体操作详见本章第八节"慢性阻塞性肺疾病患者的护理")等，改善缺氧和二氧化碳潴留的情况。

6. 心理护理　患者烦躁不安、焦虑等会加重呼吸困难，医护人员应多与家属进行良好的沟通，共同关心、陪伴患者，及时告知病情好转的信息，使其保持情绪稳定，积极配合治疗护理。

三、咯　　血

咯血是指喉及其以下呼吸道或肺组织出血经口咳出。应注意与呕血相鉴别。咯血的颜色多为鲜红色，混有痰液和泡沫，不易凝固，呈碱性；呕血多呈咖啡色、暗红色，混有食物残渣、胃液，呈酸性，且出血前有上腹部不适、恶心、呕吐等先兆症状。常见的咯血原因有呼吸系统疾病如肺结核、支气管扩张、肺癌等；心血管疾病如风湿性心瓣膜病、二尖瓣狭窄、急性肺水肿等。我国引起咯血的首要原因是肺结核。因为病变引起支气管或肺部血管破坏程度不同，患者咯血量也有所不同，根据咯血量临床分为：痰中带血，少量咯血（<100ml/d），中等量咯血（100~500ml/d），大咯血（>500ml/d或1次>300ml）。少量咯血须与鼻咽部、口腔出血相鉴别。大量咯血前可有喉痒、胸闷、咳嗽等先兆症状，主要见于空洞性肺结核、支气管扩张和慢性肺脓肿。咯鲜红色血痰多为肺结核、支气管扩张、肺脓肿和出血性疾病所致，常伴发热；咯铁锈色血痰可见于典型的肺炎球菌肺炎及肺吸虫病和肺泡出血；砖红色胶冻样痰见于肺炎克雷伯杆菌肺炎；咯暗红色血可见于二尖瓣疾病；浆液性粉红色泡沫样痰可见于左心衰；黏稠暗红色血痰见于肺栓塞。咯血者因血液滞留在支气管或失血，可产生各种并发症，如：窒息、肺不张、继发感染或失血性休克等，护士应对咯血量较大的患者保持高度警惕，严密观察患者病情，如患者咯血突然减少或终止，表情紧张或惊恐，两手乱动或示意憋气，提示患者可能出现了窒息，应立即给予促进气道通畅的抢救措施。详见于本章第五节"支气管扩张患者的护理"。

四、胸　　痛

胸痛是临床上常见的症状，主要由胸部疾病所致，少数由其他疾病引起。

1. 胸痛的部位　大部分疾病引起的胸痛常有一定部位，除患病器官的局部疼痛外，还可见放射痛或牵涉痛（远离该器官某部位体表或深部组织疼痛）。如肋软骨炎胸痛常在第1、2肋软骨，患处隆起、疼痛剧烈，但皮肤多无红肿；心绞痛与急性心肌梗死的疼痛常位于胸骨后和心前区或剑突下，可向左侧肩部、颈部放射；食管疾患、膈疝、纵隔肿瘤的疼痛也位于胸骨后；胸膜炎疼痛多在胸侧部等。

2. 胸痛的性质　胸痛的程度因个体痛阈的差异而不同，与疾病病情轻重程度不完全一致。胸痛的性质多种多样，如肋间神经痛呈阵发性的灼痛或刺痛；食管炎常呈灼痛或灼热感；心绞痛常呈压榨样痛，可伴有窒息感；肺梗死可出现突发胸部剧痛或绞痛，常伴呼吸困难与发绀。

3. 疼痛持续时间　炎症、肿瘤、栓塞或梗死所致疼痛呈持续性，心绞痛发作时间短暂（持续1~5分钟），心肌梗死疼痛持续时间较长（数小时或更长）且不易缓解。

4. 影响胸痛的因素　胸膜炎的胸痛常因咳嗽或深呼吸而加剧；心绞痛常于用力或精神紧

张时诱发，含服硝酸甘油片迅速缓解，心肌梗死常服上述药物不缓解。

护士应当根据患者胸痛的相关表现及病史遵医嘱给予相应的缓解疼痛的措施，如：①心理护理：帮助患者调整情绪，转移注意力；②体位护理：协助患者采取舒适的体位如半坐位、坐位，以免疼痛加重，胸膜炎患者取患侧卧位，以减少局部胸壁与肺的活动，缓解疼痛；③物理止痛：如因胸部活动引起剧烈疼痛者，可在呼气末用15cm宽的胶布固定患侧胸廓（胶布长度超过前后胸部正中线），以降低呼吸幅度，达到缓解疼痛目的，亦可采用局部热湿敷、冷湿敷或肋间神经封闭疗法止痛；④药物止痛：如疼痛剧烈影响休息，可按医嘱适当使用镇痛剂和镇静剂。

第二节　急性上呼吸道感染患者的护理

学习目标

1. 掌握急性上呼吸道感染的病因、主要护理诊断与护理措施。
2. 熟悉急性上呼吸道感染的临床表现与治疗要点。
3. 了解急性上呼吸道感染的发病机制。

急性上呼吸道感染（acute upper respiratory tract infection）简称上感，是外鼻孔至环状软骨下缘包括鼻腔、咽或喉部急性炎症的概称。常见病原体为病毒，少数由细菌引起。患者不分年龄、性别、职业和地区，一般病情较轻，病程较短，预后良好。但由于发病率高，有时可引起严重的并发症，具有一定的传染性，应积极防治。本病是人类最常见的传染病之一，多发生于冬春季节，一般为散发，在气候突变时亦可引起局部或大范围的流行。通过含有病毒的飞沫，或经污染的手和用具传播。由于病毒类型较多，人体对其感染后产生的免疫力较弱且短暂，病毒间也无交叉免疫，故可反复发病。

【病因与发病机制】

急性上呼吸道感染约70%~80%由病毒引起，其中主要包括鼻病毒、冠状病毒、腺病毒、流感病毒等。细菌感染占20%~30%，可单独或继发于病毒感染后发生，以口腔定植菌溶血性链球菌多见。接触病原体后是否发病，取决于传播途径和人群易感性。各种可导致全身或呼吸道局部防御功能降低的原因如受凉、淋雨、过度紧张或疲劳等，均可诱发本病。年老体弱、儿童和有慢性呼吸道疾病者易患本病。

【临床表现】

1. 症状和体征　根据病因和临床表现不同，可分为不同的类型。

（1）普通感冒（common cold）：为病毒感染所致，又称急性鼻炎或上呼吸道卡他，俗称"伤风"。起病较急，以鼻咽部卡他症状为主要表现。严重者有发热、轻度畏寒和头痛等。体检可见鼻腔黏膜充血、水肿、有分泌物，咽部可轻度充血。一般经5~7天痊愈，伴并发症者可致病程迁延。

（2）急性病毒性咽炎和喉炎：急性病毒性咽炎常由鼻病毒、腺病毒、副流感病毒和呼吸道合胞病毒等引起。表现为咽部发痒和烧灼感，咽痛不明显。急性病毒性喉炎多由流感病毒、副流感病毒和腺病毒等所致，以声音嘶哑、讲话困难为主要表现，可有发热、咽痛或咳嗽，咳嗽时咽喉疼痛加重。体检可见喉部水肿、充血、局部淋巴结轻度肿大伴触痛，有时可闻及喉部喘息声。

（3）急性疱疹性咽峡炎：主要由柯萨奇病毒 A 所致。夏季多发，多见于儿童。表现为明显咽痛，常伴有发热，病程一周左右。体检可见咽充血，软腭、腭垂（悬雍垂）、咽和扁桃体表面有灰白色疱疹及浅表溃疡，周围有红晕。

（4）急性咽结膜炎：常由腺病毒、柯萨奇病毒引起。夏季好发，儿童多见，游泳传播为主。病程 4~6 天，表现为咽痛、畏光、流泪、发热和咽、结膜明显充血。

（5）急性咽扁桃体炎：多由溶血性链球菌引起，其次由流感嗜血杆菌、肺炎链球菌和葡萄球菌等引起。起病急，咽痛明显，伴畏寒、发热，体温超过 39℃。可见咽部明显充血，扁桃体肿大、充血，表面有黄色点状渗出物，颌下淋巴结肿大伴压痛。肺部检查无异常体征。

2. 并发症 本病如不及时治疗，可并发急性鼻窦炎、中耳炎、气管-支气管炎。部分患者可继发病毒性心肌炎、肾小球肾炎、风湿热等。

【实验室及其他检查】

1. 血常规 病毒感染者，白细胞计数正常或偏低，淋巴细胞比例升高。细菌感染者，可见白细胞计数和中性粒细胞增多，并有核左移现象。

2. 病原学检查 因病毒类型繁多，且明确类型对治疗无明显帮助，一般无需明确病原学检查。可利用免疫荧光法等方法判断病毒类型。细菌培养可判断细菌类型和药物敏感试验。

【治疗要点】

目前尚无特异抗病毒药物，以对症处理为主，同时戒烟、注意休息、多饮水、保持室内空气流通和防治继发细菌感染。

1. 对症治疗 头痛、发热、全身肌肉酸痛者可给予解热镇痛药；鼻塞可用盐酸伪麻黄碱等选择性收缩上呼吸道黏膜血管的药物，也可用 1% 麻黄碱滴鼻；频繁喷嚏、多量流涕给予抗过敏药物；咳嗽明显可使用镇咳药。

2. 抗菌药物治疗 普通感冒无需使用抗菌药物，如有白细胞升高、咽部脓苔、咯黄痰和流鼻涕等细菌感染证据，可根据当地流行病学史和经验用药，选择口服青霉素、第一代头孢菌素、大环内酯类或喹诺酮类药物。

3. 抗病毒药物治疗 一般无需应用，如出现发热，发病超过 2 天，免疫缺陷者，可使用。利巴韦林和奥司他韦有较广的抗病毒谱，对流感病毒、副流感病毒和呼吸道合胞病毒等有较强的抑制作用，可缩短病程。

4. 中医治疗 选用具有清热解毒和抗病毒作用的中药，有助于改善症状，缩短病程。

【护理评估】

1. 病史评估 询问患者是否有流行病学接触史，是否有受凉、淋雨、过度疲劳等防御功能降低史。

2. 身体评估 有无咽痒、咽干或咽痛，或伴有鼻塞、喷嚏、流清水样鼻涕，甚至发热等症状。有无鼻腔黏膜充血、水肿、分泌物，咽部充血等体征。

3. 实验室及其他检查的评估 了解患者血常规、细菌学、病毒学等实验室检查及放射线检查结果。

【护理诊断/问题】

舒适受损：鼻塞、流涕、咽痛、头痛 与病毒、细菌感染等有关。

【护理措施】

1. 一般护理

（1）环境和休息：保持室内温湿度适宜，空气流通，症状较轻者适当休息，病情较重或年老者以卧床休息为主。

（2）饮食护理：清淡、富含维生素、易消化、足够热量饮食。发热者适当增加饮水量。

（3）口腔护理：进食后漱口或按时给予口腔护理，防止口腔感染。

2. 病情观察 观察体温及主要症状。高热者遵医嘱给予物理或药物降温。药物治疗后症状不缓解或出现其他症状者，应及时就诊。

3. 用药护理 遵医嘱用药且注意观察药物疗效和不良反应。对于可导致头晕、嗜睡等不良反应的抗过敏药物，指导患者夜间服用，避免在工作或驾车时使用。

4. 防止交叉感染 注意隔离患者，减少探视，避免交叉感染。指导患者咳嗽或打喷嚏时应避免对着他人。患者使用的餐具、痰盂等用具应按规定消毒。

5. 健康指导

（1）疾病知识指导：帮助患者及家属掌握上呼吸道感染的常见诱因，避免受凉、过度疲劳，注意保暖；保持室内空气清新、阳光充足；在高发季节少去人群密集的公共场所；戒烟；防止交叉感染等。药物治疗后症状不缓解，或出现耳鸣、耳痛、外耳道流脓等中耳炎症状，或恢复期出现胸闷、心悸、眼睑水肿、腰酸或关节痛者，应及时就诊。

（2）疾病预防指导：注意劳逸结合，避免受凉和过度劳累，加强锻炼、增强体质、生活饮食规律、改善营养，提高机体抵抗能力。必要时注射疫苗预防，如流感疫苗。年老体弱易感者应注意防护，上呼吸道感染流行时应戴口罩，尽量避免出入人多的公共场合。

📖 小 结

急性上呼吸道感染冬、春季多发，常见病原体为病毒，有较强的传染性，主要表现为鼻塞、流涕、咽痛、头痛等，以对症和中医治疗为主要治疗手段。护理重点是指导患者合理休息；提供清淡、富含维生素、易消化、足够热量饮食，发热者适当增加饮水量；观察体温及主要症状变化，必要时给予降温；遵医嘱合理用药和注意药物不良反应；防止交叉感染；给予疾病及预防知识的指导。

第三节　肺炎患者的护理

学习目标 ■■▶

1. 掌握肺炎的感染途径、主要护理诊断与护理措施。
2. 熟悉肺炎的分类与治疗要点。
3. 了解肺炎的病因与发病机制。

一、概　　述

肺炎（pneumonia）是指终末气道、肺泡和肺间质的炎症，可由病原微生物、理化因素、免疫损伤、过敏及药物所致，以细菌、病毒、真菌、寄生虫等感染常见，其中细菌性肺炎最常见。本病是呼吸系统的常见病，以儿童及老年尤为易感。因社会人口老龄化、吸烟、伴有基础疾病和免疫功能低下、病原体变迁、医院获得性肺炎发病率增加、病原学诊断困难、不合理使用抗菌药物导致细菌耐药性增加等因素，尽管应用强效的抗菌药物和有效的疫苗，肺炎总的发病率和病死率仍较高。

【病因与发病机制】

当呼吸道局部和全身免疫防御系统受损时，病原体可经空气吸入、血行播散、邻近部位的感染直接蔓延以及上呼吸道定植菌的误吸等途径侵入下呼吸道引起肺炎。除了金黄色葡萄球菌、铜绿假单胞菌和肺炎克雷伯杆菌等可引起肺组织的坏死性病变易形成空洞外，肺炎治愈后多不留瘢痕，肺的结构与功能均可恢复。

【分类】

1. 按病因分类　可以分为感染性（细菌、病毒、真菌、支原体等）肺炎、过敏性肺炎、胃酸吸入引起的化学性肺炎、放射性损伤引起的放射性肺炎以及对吸入或内源性脂类物质产生炎症反应的类脂性肺炎等。

2. 按解剖分类

（1）大叶性（肺泡性）肺炎：典型表现为肺实质炎症，通常不累及支气管。

（2）小叶性（支气管性）肺炎：病原体通过支气管侵入，引起细支气管、终末细支气管及其远端小肺泡的炎症。

（3）间质性肺炎：病变主要累及支气管壁、支气管周围组织和肺泡壁。

3. 按患病环境和宿主状态分类　社区获得性肺炎和医院获得性肺炎。

（1）社区获得性肺炎（community acquired pneumonia，CAP）：也称院外肺炎。是指在医

院外罹患的感染性肺实质炎症，包括具有明确潜伏期的病原体感染而在入院后平均潜伏期内发病的肺炎。

（2）医院获得性肺炎（hospital acquired pneumonia，HAP）：也称院内肺炎。是指患者入院时不存在、也不处于潜伏期，而于入院48小时后在医院内发生的肺炎。HAP还包括呼吸机相关性肺炎（ventilator associated pneumonia，VAP）和卫生保健相关性肺炎（health care associated pneumonia，HCAP）。

【临床表现】

细菌性肺炎的症状变化较大，症状的轻重取决于病原体和宿主的状态。多数患者在发病前常有"上呼吸道感染"史，随后咳嗽、咳痰或原有呼吸道症状加重，可出现脓性痰或血痰，伴或不伴胸痛。重症患者有呼吸困难、呼吸窘迫等症状，叩诊浊音、语颤增强和支气管呼吸音等典型的肺实变体征。

肺炎严重性决定于三个主要因素：局部炎症程度，肺部炎症的播散和全身炎症反应程度。目前普遍认为，如果肺炎患者需要通气支持、循环支持和加强监护和治疗可认为是重症肺炎。各国制定的重症肺炎的诊断标准，均注重肺部病变的范围、器官灌注和氧合状态。美国感染疾病学会/美国胸科学会几经修订，于2007年发表了成人CAP处理的共识指南，其重症肺炎主要标准：①需要有创机械通气治疗；②感染性休克需要血管收缩剂治疗。其重症肺炎次要标准：①呼吸频率≥30次/分；②氧合指数（PaO_2/FiO_2）≤250；③多肺叶浸润；④意识障碍/定向障碍；⑤氮质血症（BUN≥20mg/dl）；⑥白细胞减少（WBC<$4.0×10^9$/L）；⑦血小板减少（血小板<$10.0×10^9$/L）；⑧低体温（T<36℃）；⑨低血压，需要强力的液体复苏。符合1项主要标准或3项次要标准以上者可诊断为重症肺炎。

【实验室及其他检查】

1. 影像学检查　胸部X线征象可为肺炎发生的部位、严重程度和病原学提供重要线索。呈叶状或段分布的炎性浸润阴影高度提示为细菌性肺炎，非均匀性浸润如斑片状或条索状阴影多与细菌或病毒引起的支气管肺炎有关，空洞性浸润常见于葡萄球菌或真菌感染。CT对揭示病变性质、隐匿部位病变和其他伴随改变有帮助，适用于需要鉴别诊断时。B超用于探测胸腔积液和贴近胸壁的肺实质病灶，可指导穿刺抽液和经胸壁穿刺活检。

2. 实验室检查

（1）血常规：白细胞计数和中性粒细胞明显增高，呈核左移现象，或胞质内有毒性颗粒。年老体弱、酗酒、免疫低下者的细胞计数常不增高，但中性粒细胞百分比仍高。

（2）痰细菌检查：痰涂片或培养有助于明确病原体。不同的标本采集法，痰培养所得致病菌浓度亦有不同，如自然咳痰法痰培养分离的致病菌浓度≥10^7cfu/ml；经纤维支气管镜或人工气道吸引物的细菌培养致病菌浓度≥10^5cfu/ml。

（3）血和胸腔积液培养：肺炎患者血和痰培养分离到相同细菌，可确定为肺炎的病原菌。如仅血培养阳性，但不能用其他原因如腹腔感染、静脉导管相关性感染解释菌血症的原因，血培养的细菌也可认为是肺炎的病原菌。胸腔积液培养到的细菌则基本可认为是肺炎的致病菌。

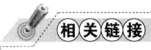

（4）经皮细针吸检和开胸肺活检：所取标本检测的敏感性和特异性很好，但容易引起气胸、出血等并发症，故一般用于对抗菌药物经验性治疗无效或其他检查不能确定者。

【治疗要点】

抗感染治疗是肺炎治疗的最主要环节。细菌性肺炎的治疗包括经验性治疗和针对病原体治疗。前者主要根据本地区、本单位的肺炎病原体流行病学资料，选择可能覆盖病原体的抗菌药物；后者则根据呼吸道或肺组织标本的培养和药物敏感试验结果，选择体外试验敏感的抗菌药物。此外，还应该根据患者的年龄、有无基础疾病、是否有误吸、住普通病房或是重症监护病房、住院时间长短和肺炎的严重程度等，选择抗菌药物和给药途径。

青壮年和无基础疾病的社区获得性肺炎患者，常用青霉素类、第一代头孢菌素等；老年人、有基础疾病或需要住院的社区获得性肺炎，常用氟喹诺酮类、第二、三代头孢菌素等。重症肺炎的治疗首先应选择广谱的强力抗菌药物，并应足量、联合用药。医院获得性肺炎可用氟喹诺酮类或氨基糖苷类联合抗假单胞菌的 β- 内酰胺类、广谱青霉素/β- 内酰胺酶抑制剂、碳青霉烯类的任何一种，必要时可联合万古霉素、替考拉宁或利奈唑胺。

肺炎的抗菌药物治疗应尽早进行，一旦怀疑为肺炎即马上给予首剂抗菌药物。病情稳定后可从静脉途径转为口服治疗。

二、肺炎链球菌肺炎

肺炎链球菌肺炎（streptococcus pneumonia）或称肺炎球菌肺炎（pneumococcal pneumonia），是由肺炎链球菌引起的肺炎，约占社区获得性肺炎的首位。本病以冬季与初春为高发季节，常与呼吸道病毒感染相伴行。多为原先健康的青壮年及老年人，男性较多见。临床起病急骤，以高热、寒战、咳嗽、血痰和胸痛为特征。

【病因及发病机制】

肺炎球菌是革兰氏阳性双球菌；在干燥痰中能存活数月，但在阳光直射下 1 小时，或加热至 52℃ 10 分钟即可杀灭，对苯酚等消毒剂亦甚敏感。肺炎球菌是上呼吸道寄居的正常菌群，当机体免疫功能降低时，进入下呼吸道而致病。

【临床表现】

1. 前驱症状　患者发病前常有淋雨受凉、醉酒、疲劳、病毒感染和生活在拥挤环境中等诱因，可有数日上呼吸道感染的前驱症状。

2. 全身感染中毒症状　典型表现为起病急骤、畏寒、高热，体温可在数小时内达 39～40℃，呈稽留热，全身肌肉酸痛，胸痛常见，深呼吸或咳嗽时加重，患者常取患侧卧位。开始痰少可带血丝，24～28 小时后可或呈铁锈色。

3. 患者呈急性病容，鼻翼扇动，面颊绯红，口角和鼻周有单纯疱疹，严重者可有发绀，心动过速，心律不齐。早期肺部无明显异常体征；肺实变时，可出现实变体征；消散期可闻及湿啰音。

本病自然病程约 1～2 周。发病 5～10 天，体温可自行骤降或逐渐消退；使用有效抗菌药物后，体温于 1～3 天内恢复正常。同时，其他症状与体征亦随之逐渐消失。老年人神经、循环和消化系统症状相对多见，而呼吸系统症状并不明显。

【实验室及其他检查】

1. 影像学检查　X 线检查早期仅见肺纹理增粗，或受累的肺段、肺叶稍模糊。随着病情进展，肺泡内充满炎性渗出物，表现为大片炎症浸润阴影或实变影。在消散期，X 线显示炎性浸润逐渐吸收，可有片状区域吸收较快，呈现"假空洞"征，多数病例在起病 3～4 周后才完全消散。

2. 实验室检查　血白细胞计数（10～20）×10^9/L，中性粒细胞多在 80% 以上，并有核左移，细胞内可见中毒颗粒。

【治疗要点】

1. 抗菌药物治疗　一旦诊断即用抗生素治疗，不必等待细菌培养结果。首选青霉素 G，用药剂量和途径视病情、有无并发症而定。对青霉素过敏或耐药者，可用氟喹诺酮类、头孢噻肟或头孢曲松等药物，多重耐药菌株感染者可用万古霉素、替考拉宁等。

2. 支持疗法　合理休息；增加营养；补充水分；慎用阿司匹林或其他解热药；剧烈胸痛者，可酌情使用少量镇痛药，如可待因 15mg。烦躁不安、谵妄、失眠者可使用地西泮肌注或水合氯醛灌肠，禁用抑制呼吸的镇静药。

3. 并发症处理　高热常在抗菌药物治疗后 24 小时内消退，或数日内逐渐下降。如体温 3 天后不降或降而复升时，应考虑肺炎链球菌的肺外感染，如脓胸、心包炎或关节炎等。持续发热可能由于尚有耐青霉素的肺炎链球菌或混合细菌感染、药物热或并存其他疾病。有感染性休克者给予抗休克治疗。

三、葡萄球菌肺炎

葡萄球菌肺炎（staphylococcal pneumonia）是由葡萄球菌引起的急性肺部化脓性感染。常发生于有基础疾病如糖尿病、血液病、艾滋病等免疫功能低下或原有肺疾病者。儿童在患流感或麻疹后易并发肺炎。

【病因与发病机制】

葡萄球菌是需氧和兼性厌氧革兰氏染色阳性球菌,具有溶血、坏死、杀白细胞和致血管痉挛等作用。医院内获得性肺炎中葡萄球菌感染占11%~25%。耐甲氧西林金黄色葡萄球菌(MRSA)感染的肺炎治疗更困难,病死率高。

【临床表现】

1. 症状 起病常急骤,寒战、高热、胸痛、咳嗽、咳痰,痰液多呈脓性、脓血性或粉红色乳状。患者呈急性重病容,严重者早期出现周围循环衰竭。院内感染者一般起病隐匿,体温逐渐上升,咳少量脓痰。血源性葡萄球菌肺炎常有皮肤伤口、疖痈、中心静脉导管置入或静脉吸毒史等,咳脓性痰少见。

2. 体征 肺部体征早期不明显,与临床严重中毒症状、呼吸道症状不平行。其后可出现两肺散在湿啰音。血源性葡萄球菌肺炎应注意肺外病灶,静脉吸毒者多有皮肤针口和三尖瓣赘生物,可闻及心脏杂音。

【实验室及其他检查】

血白细胞总数增高,中性粒细胞比例增加及核左移,有中毒颗粒。胸部X线显示肺段或肺叶实变,可形成空洞,或呈小叶状浸润,其中有单个或多发的液气囊腔。X线阴影易变,一处炎性浸润消失,另一处出现新的病灶,或很小的单一病灶发展为大片阴影。治疗有效时,病变消散,阴影密度逐渐减低,约2~4周后病变完全消失,偶可遗留少许条索状阴影或肺纹理增多等。

【治疗要点】

治疗原则是早期清除原发病灶,强有力抗感染治疗,加强支持疗法,预防并发症。

因金葡菌对青霉素G多耐药,首选耐青霉素酶的半合成青霉素或头孢菌素,若加用氨基糖苷类,可增强疗效。对MRSA感染宜用万古霉素、替考拉宁、噁唑烷酮等静滴。本病抗生素治疗总疗程较其他肺炎长,常采取早期、联合、足量、交替、静脉给药,不宜频繁更换抗生素。对气胸或脓气胸应尽早引流治疗。本病发展迅速,预后与治疗是否及时有关,应及时处理。

四、其 他 肺 炎

【肺炎支原体肺炎】

肺炎支原体肺炎(mycoplasmal pneumonia)是由肺炎支原体引起的呼吸道和肺部的急性炎症病变。常伴有咽炎、支气管炎。全年均可发病,多见于秋冬季节,可散发或流行。好发于儿童及青年人。

1. 病因与发病机制 肺炎支原体是介于细菌和病毒之间,兼性厌氧、能独立生活的最小的微生物,经口、鼻的分泌物在空气中传播。健康人吸入后感染,发病前2~3天至病愈数周，可在呼吸道分泌物中发现肺炎支原体，其致病性可能是患者对支原体或其代谢产物的过敏反应所致。潜伏期为 2~3 周。

2. 临床表现　起病较缓慢，有低热、咽痛、咳嗽、头痛、乏力、食欲下降、腹泻、肌痛、耳痛等症状。咳嗽逐渐加剧，呈阵发性刺激性呛咳，咳黏液痰，偶有血丝。发热可持续 2~3 周，体温正常后仍可有咳嗽。肺外表现常见有皮炎（斑丘疹和多形红斑）等。体格检查可见咽部充血；胸部体格检查无明显体征。

3. 实验室及其他检查　胸部 X 线呈多种形态的浸润影，节段性分布，以下肺野多见。病变可于 3~4 周后自行消散。血白细胞多正常或稍高，以中性粒细胞为主。发病 2 周后 2/3 的患者的冷凝集反应阳性，滴定效价超过 1:32。血支原体 IgM 抗体的测定有助于诊断。直接检测标本中肺炎支原体抗原，适用于临床早期快速诊断。

4. 治疗要点　本病有自限性，多数病例不经治疗可自愈。早期使用适当的抗菌药物可减轻症状及缩短病程。治疗的首选药物为大环内酯类抗生素，喹诺酮类以及四环素类也用于肺炎支原体的治疗。疗程一般为 2~3 周。对剧烈咳嗽者，予以镇咳药。若继发细菌感染，应针对性选用抗生素治疗。

【肺炎衣原体肺炎】

肺炎衣原体肺炎（chlamydia pneumonia）是由肺炎衣原体引起的急性肺部炎症，常累及上下呼吸道，可引起咽炎、喉炎、扁桃体炎，肺炎等。常在人群聚集处，如家庭、学校、兵营中易于流行，通常感染所有家庭成员，但 3 岁以下儿童极少受到感染。

1. 病因和发病机制　肺炎衣原体是专性细胞内细菌样寄生物，是人类致病原。其感染方式主要通过人与人之间呼吸道的飞沫传播，也可通过污染物传播。年老体弱、营养不良、COPD、免疫功能低下者易被感染。感染后免疫力很弱，易于反复。

2. 临床表现　起病多隐袭，早期表现为上呼吸道感染症状。临床上与支原体肺炎颇为相似。通常症状较轻，发热、寒战、肌痛、干咳、非胸膜炎性胸痛、头痛、不适和乏力，少有咯血。发生咽喉炎者表现为咽喉痛、声音嘶哑；也可伴有肺外表现，如中耳炎，关节炎，甲状腺炎，脑炎，吉兰-巴雷综合征等。体格检查肺部偶闻湿啰音，随肺炎病变加重湿啰音可变得明显。

3. 实验室及其他检查　血白细胞计数正常或稍高，常有血沉加快。微量免疫荧光试验（MIF）是目前国际上标准的且是最常用的肺炎衣原体血清学诊断方法，咽拭子分离出肺炎衣原体是诊断的金标准。X 线胸片开始主要表现为单侧肺泡浸润，以后可进展为双侧间质和肺泡浸润。

4. 治疗要点　与肺炎支原体肺炎相似。

【病毒性肺炎】

病毒性肺炎（viral pneumonia）是由上呼吸道病毒感染向下蔓延所致的肺部炎症。可发生在免疫功能正常或抑制的儿童和成人。多发生于冬春季，散发或暴发流行。密切接触的人群或有心肺疾病者容易罹患。社区获得性肺炎住院患者约 8% 为病毒性肺炎。婴幼儿、老年人、妊娠妇女或原有慢性心肺疾病者，病情较重，甚至导致死亡。

1. 病因与发病机制　引起成人肺炎的常见病毒有甲、乙型流感病毒，腺病毒，副流感病毒，呼吸道合胞病毒和冠状病毒等。病毒可通过飞沫和直接接触广泛而迅速传播。患者可同时受一种以上的病毒感染，并常继发细菌感染，免疫抑制宿主还常继发真菌感染。

2. 临床表现 本病好发于病毒疾病流行季节，不同病毒的感染临床表现不一样。但起病多较急，先有上呼吸道感染症状，累及肺部时出现干咳、少痰、胸痛等。小儿或老年人易发生重症病毒性肺炎，表现为呼吸困难、发绀、嗜睡、精神委靡，甚至发生休克、心力衰竭和呼吸衰竭等合并症。常无明显肺部体征，病情严重者有呼吸浅速、心率增快、发绀、肺部干湿性啰音。

3. 实验室及其他检查 痰涂片见白细胞，以单核细胞为主。痰培养常无致病细菌生长。胸部 X 线见肺纹理增多，小片状或广泛浸润；致病原不同，其 X 线征象亦有不同的特征。

4. 治疗要点 本病主要以对症支持治疗为主。目前已确认较有效的病毒抑制剂，如利巴韦林、阿昔洛韦、更昔洛韦、奥司他韦、阿糖腺苷、金刚烷胺等，可辅助用中药和生物制剂治疗。原则上不宜应用抗菌药物预防继发性细菌感染，一旦明确已合并细菌感染，应及时选用敏感的抗菌药物。如为传染性强的病毒感染（如传染性非典型肺炎、高致病性人禽流感病毒肺炎），则应严格按传染病防治措施隔离治疗。

【肺真菌病】

肺真菌病（pulmonary mycosis）是真菌所引起的肺病，是最常见的深部真菌病。近年来由于广谱抗菌药物、糖皮质激素、细胞毒药物及免疫抑制剂的广泛应用，器官移植的开展，以及免疫缺陷病如艾滋病增多，肺真菌病有增多的趋势。

1. 病因与发病机制 真菌广泛存在于大自然中，孢子随尘土飞扬易吸入呼吸道，被吸入到肺部引起肺真菌病。有些真菌为寄生菌，当机体免疫力下降时可引起感染。体内其他部位真菌感染亦可循淋巴或血液到肺部，为继发性肺真菌病。

2. 临床表现 持续发热、咳嗽、咳痰，痰液黏稠或呈乳白色、棕黄色，也可有血痰。患者可有胸痛、消瘦、乏力等症状，肺部体征无特异性变化。

3. 实验室及其他检查 X 线检查无特异性改变，痰液培养出真菌有助于诊断，病理学诊断是肺真菌病的金标准。

4. 治疗要点 轻症患者去除诱因后病情可逐渐好转，念珠菌感染选用氟康唑、氟胞嘧啶治疗；肺曲霉病首选两性霉素 B。该病重在预防，合理应用抗生素、糖皮质激素，改善营养状况，加强口鼻腔的清洁，是减少肺真菌病的主要措施。

五、肺炎患者的护理

【护理评估】

1. 病史评估

（1）病因及治疗经过：询问本病的有关病因，如有无淋雨、着凉、劳累等诱因；是否吸烟及吸烟量多少；有无上呼吸道感染史；有无慢性阻塞性肺疾病、糖尿病等慢性病史；是否使用过抗生素、激素、免疫抑制剂等。

（2）患者病情与一般情况：有无寒战、高热、咳嗽、咳痰、胸痛等，日常活动与休息、饮食、排便是否规律，有无食欲减退、恶心、呕吐、腹泻等表现。

2. 身体评估

（1）一般状态：有无生命体征异常，如血压下降、体温升高或下降等，意识是否清楚，有无烦躁、嗜睡、反复惊厥、表情淡漠等，有无急性病容，鼻翼扇动。

（2）皮肤、淋巴结：有无面颊绯红、口唇发绀、皮肤黏膜出血、浅表淋巴结肿大。

（3）胸部：有无呼吸频率、节律异常；有无三凹征；有无胸部压痛、叩诊实音或浊音；有无肺泡呼吸音减弱或消失、异常支气管呼吸音、干湿啰音、胸膜摩擦音等。

3. 实验室与其他检查的评估

（1）血常规：白细胞计数升高、中性粒细胞核左移、淋巴细胞升高。

（2）X 线检查：肺纹理增粗、炎性细胞浸润影等。

（3）痰培养：有无细菌生长，药敏试验结果如何。

（4）血气分析：是否有 PaO_2 减低和（或）$PaCO_2$ 升高。

4. 心理与社会评估　评估肺炎对患者日常生活、工作或学习的影响，以及患者能否适应疾病所带来的角色转变。评估患者及家属对肺炎的过程、预后及防治知识是否了解。高热、咳嗽、咳痰、呼吸困难等症状会给患者带来很大的精神压力，对治疗失去信心。因此，要注意评估患者的性格特征、情绪变化及心理社会支持系统。

【护理诊断/问题】

1. 体温过高　与细菌感染有关。
2. 清理呼吸道无效　与肺部炎症、大量脓痰、咳嗽无力有关。
3. 潜在并发症：感染性休克。

【护理措施】

1. 高热的护理

（1）一般护理：高热患者由于新陈代谢增快，消耗大，而进食少，体质虚弱，故应卧床休息，减少活动，以减少组织对氧的需要，帮助机体组织修复。在临床应尽量将治疗和护理集中在同一时间内完成，以保证患者有足够的休息时间。

（2）降温处理：高热时予以物理降温或药物降温，降温半小时后复测体温。患者寒战时注意保暖，适当增加盖被，大量出汗者应及时更换衣服和盖被，并注意保持皮肤的清洁干燥。

（3）病情观察：观察生命体征，尤其是关注儿童、老人、久病体弱者的病情变化。为明确诊断，最好在使用抗生素前采集血、痰、胸腔积液标本进行涂片和培养。

（4）补充营养和水分：给高热量、高蛋白和富含维生素的流质或半流质饮食，并鼓励患者进食，少量多餐。对不能进食者，必要时用鼻饲补充营养，以弥补代谢之消耗。发热可使机体丧失大量水分，因此应鼓励患者多饮水或饮料，每日摄入量在 1~2L，可加快毒素排泄和热量散发。需静脉补液者，滴速不宜过快，以免引起肺水肿。若有明显麻痹性肠梗阻或胃扩张，应暂时禁食、禁饮和胃肠减压，直至肠蠕动恢复。

（5）口腔护理：高热患者，唾液分泌减少，口腔黏膜干燥，口腔内食物残渣易于发酵，促使细菌繁殖，同时机体抵抗力下降及维生素缺乏，易引起口唇干裂、口唇疱疹、口腔炎症、溃疡，故应加强口腔护理。应在清晨、餐后及睡前协助患者漱口，或用漱口液清洁口腔，口唇干裂可涂润滑油保护。

2. 用药护理

（1）诊断不明确时，慎用阿司匹林或其他解热药，以免过度出汗、脱水及干扰真实热型，导致临床判断失误。

（2）严格遵照药品说明书配制和使用抗生素试敏液，注意观察药物过敏反应，尤其对于患者从未使用的抗生素，首次输液速度宜慢，以免发生过敏反应；即使皮试阴性，仍可能发生过敏反应，用药过程中应密切观察，并做好抢救准备，迟发反应如出现皮疹或发热应立即停药并报告医生。

（3）严格遵照医嘱及药品说明书配制和使用药物，避免发生药物不良反应，如两性霉素B，应溶于5%葡萄糖溶液静滴，注意避光和控制滴速，以免发生药毒性反应。

（4）观察药物不良反应：如用氨基苷类抗生素时应注意前庭功能和肾功能，定期留尿检查；用喹诺酮类抗生素时应注意观察胃肠道反应；如患者出现发热、皮疹、胃肠道不适、心律失常、肝肾毒性、耳毒性等，或突然出现呼吸困难、血压下降、意识障碍，应立即停药并报告医生，做好抢救准备。

（5）大量抗生素的应用，可能诱发真菌感染及维生素缺乏，因此必须检查口腔中有无鹅口疮，痰中有无真菌，并及时采取相应措施，如制霉菌素500万U加入0.9%生理盐水500ml中予患者漱口，每4~6小时一次；补充维生素B与维生素K；鼓励患者经口进食，以调整菌丛，抑制真菌生长。

3. 促进有效排痰　见本章第一节呼吸系统常见症状和体征的护理。

4. 感染性休克的护理

（1）病情观察：将患者安置在监护病房，专人护理。取抬高头胸部约20°，抬高下肢约30°的中凹位，以利于呼吸和静脉回流，增加心排血量，尽量减少搬动，并注意保暖。密切观察患者的神志、生命体征、皮肤、黏膜、尿量等变化，准确记录出入液量，按医嘱进行中心静脉压测定，评估患者的组织灌流情况，及时发现早期休克征象，协助医生及时采取救治措施。

（2）氧疗：迅速给予高流量吸氧，维持 $PaO_2 > 60mmHg$ 有助于改善组织器官的缺氧状态。

（3）药物的应用及护理：迅速建立两条静脉通道，给予补液、碳酸氢钠溶液及血管活性药物，以恢复正常组织灌注，改善微循环功能。

1）扩充有效循环血容量：扩容是抗休克治疗最基本的措施，要根据患者生命体征、年龄、基础疾病、心功能情况、液体出入量及中心静脉压水平决定补液速度及补液量。若血压低，中心静脉压 $<5cmH_2O$ 应迅速补液；中心静脉压达到或超过 $10cmH_2O$ 时，输液速度不宜过快，以免诱发急性心力衰竭。下列证据提示血容量已经补足：口唇红润、肢端温暖、收缩压 $>90mmHg$；脉压 $>30mmHg$，尿量 $>30ml/h$ 以上。若血容量已经基本补足，尿比重 <1.018 及尿量 $<20ml/h$ 应及时报告医生，警惕发生急性肾衰竭。

2）纠正酸中毒：酸中毒是由于组织缺氧所致。纠正酸中毒可以加强心肌收缩力，增强血管对升压药的反应，改善微循环。常用5%碳酸氢钠溶液静脉滴注，因其配伍禁忌较多，应单独输入。

3）血管活性药物的应用：应用血管活性药物如多巴胺、间羟胺等时应根据血压的变化调整输入速度，维持收缩压在90~100mmHg为宜。输液过程中要防止药液外渗，以免局部组织缺血坏死。

相关链接

多巴胺（dopamine）是感染性休克治疗的一线血管活性药物，兼具多巴胺能与肾上腺素能 α 和 β 受体的兴奋效应，在不同的剂量下表现出不同的受体效应。小剂量 $[<5\mu g/(kg\cdot min)]$ 多巴胺主要作用于多巴胺受体（DA），具有轻度的血管扩张作用。中等剂量 $[5~10\mu g/(kg\cdot min)]$ 以 β_1 受体兴奋为主，可以增加心肌收缩力及心率，从而增加心肌的做功与氧耗。大剂量多巴胺 $[(10~20\mu g/(kg\cdot min)]$ 则以 α_1 受体兴奋为主，出现显著的血管收缩。

5. 健康指导

（1）疾病知识宣教：①向患者宣传有关肺炎的基本知识，保证充足的休息时间，增加营养摄入，以增加机体对抗感染的能力；②出院后继续用药者，应嘱其按疗程服药，如更换抗生素应注意迟发过敏反应，出现发热、心率增快、咳嗽、咳痰、胸痛等症状时，应及时就诊。

（2）疾病预防知识指导：①指导患者病情好转后，注意锻炼身体，加强耐寒锻炼；②天气变化时随时增减衣服，避免受凉、淋雨、酗酒以及吸烟，预防上呼吸道感染；③改善营养状况；④维持室内空气流通，保持良好的个人卫生习惯，避免交叉感染；⑤还应注意避免滥用抗生素、糖皮质激素；⑥对年龄大于65岁，或不足65岁但有心血管、肺疾病、糖尿病、酗酒、肝硬化和免疫抑制者（如HIV感染、肾衰竭、器官移植受者等）等易感人群可注射流感疫苗或肺炎疫苗。

小　结

肺炎最常见的原因是感染，其中细菌性肺炎最常见；好发于免疫力较低者。典型的表现为突然畏寒、发热，随后咳嗽、咳痰或原有呼吸道症状加重，不同病原体感染咳痰情况有所不同。治疗主要是抗感染、对症和支持治疗、预防并处理并发症。护理的重点是指导患者合理休息；提供高热量、高蛋白和富含维生素的流质或半流质饮食，并鼓励患者进食，少量多餐，必要时用鼻饲或静脉补充营养以增加营养；观察患者有无用药过敏及药物不良反应；高热患者注意保暖，增加液体摄入，密切观察患者病情变化；出现感染性休克给予中凹位、补液、纠酸及血管活性药物等抢救配合；促进痰液引流；给予疾病及预防知识的健康教育指导。

第四节　肺脓肿患者的护理

▋ 学习目标 ▍▍

1. 掌握肺脓肿的分类、主要护理诊断与护理措施。
2. 熟悉肺脓肿的病因与治疗要点。
3. 了解肺脓肿的发病机制。

肺脓肿（lung abscess）是由多种病原菌引起的肺组织坏死性病变，形成包含坏死物或液化坏死物的脓腔。临床特征为高热、咳嗽和咳大量脓臭痰。本病男性多于女性。自抗生素广泛使用以来，发病率已明显降低。

【病因与发病机制】

病原体常为上呼吸道、口腔的定植菌，包括厌氧、需氧和兼性厌氧菌。90%的患者合并有厌氧菌感染。根据不同病因和感染途径分为以下三种类型：

1. 吸入性肺脓肿　病原体经口、鼻、咽腔吸入致病。正常情况下，吸入物经气道黏液-纤毛运载系统、咳嗽反射和肺巨噬细胞可迅速清除，但在有意识障碍，全身免疫力低下与气道防御功能减弱时吸入病原菌可致病。还可因吸入鼻部和口腔内的脓性分泌物致病。吸入性肺脓肿常为单发性，其发病部位与支气管解剖和体位有关。因右主支气管较左侧粗且陡直，吸入物易进入右肺。在仰卧时，好发于肺上叶后段或下叶背段；坐位时，好发于下叶后基底段；右侧位时，好发于右上叶前段或后段。病原体多为厌氧菌。

2. 继发性肺脓肿　可继发于：①某些肺部疾病感染；②支气管异物堵塞；③邻近器官的化脓性病变。

3. 血源性肺脓肿　因皮肤外伤感染、疖、痈、中耳炎或骨髓炎等所致的菌血症，菌栓随血行播散到肺，引起小血管栓塞、炎症和坏死而形成脓肿。常为两肺外野的多发性脓肿。如急性肺脓肿治疗不彻底，或支气管引流不畅，导致大量坏死组织残留脓腔，炎症迁延3个月以上则称为慢性肺脓肿。

【临床表现】

1. 症状　吸入性肺脓肿患者多有齿、口、咽喉的感染灶，或手术、醉酒、劳累、受凉和脑血管病等病史。急性起病，畏寒、高热，体温达39～40℃，伴有咳嗽、咳少量黏液痰或黏液脓性痰，病变范围大时，可有气促伴精神不振、全身乏力和食欲减退。如感染不能及时控制，于发病的10～14天，突然咳出大量脓臭痰及坏死组织，每天痰液量可达300～500ml，静置后可分为3层。之后，体温开始下降，全身症状随之减轻，数周内一般情况逐渐恢复正常。若肺脓肿破溃到胸膜腔，则有突发性胸痛、气急，出现脓气胸。血源性肺脓肿多先有原发病灶引起的畏寒、高热等全身脓毒症的表现，经数日或数周后才出现咳嗽、咳痰。慢性肺脓肿患者常有咳嗽、咳脓痰、反复发热和咯血，持续数周到数月。

2. **体征** 肺部体征与肺脓肿的大小和部位有关。初起时肺部可无阳性体征，或患侧可闻及湿啰音；病变继续发展，可出现肺实变体征，可闻及支气管呼吸音；肺脓腔增大时，可出现空瓮音；病变累及胸膜，有胸膜摩擦音或胸腔积液体征。慢性肺脓肿常有杵状指（趾）、贫血和消瘦。

【实验室及其他检查】

1. **胸部 X 线征象** 早期炎症 X 线表现为大片浓密模糊浸润阴影，边缘不清，或为团片状浓密阴影，分布在一个或数个肺段。在肺组织坏死、肺脓肿形成后，脓液经支气管排出，脓腔出现圆形透亮区及气液平面，其四周被浓密炎症浸润所环绕。血源性肺脓肿病灶分布在一侧或两侧，呈散在局限炎症，或边缘整齐的球形病灶，中央有小脓腔和气液平面。CT 能准确定位及区别肺脓肿和有气液平的局限性脓胸。

2. **纤维支气管镜检查** 有助于明确病因和病原学诊断，并可用于治疗。如可取出气道内异物使气道引流通畅；可取病理标本、痰液标本；还可吸引脓液、冲洗支气管及注入抗菌药物。

3. **实验室检查** 急性肺脓肿血白细胞总数可达（20~30）×10⁹/L，中性粒细胞在 90%以上，核明显左移，常有中毒颗粒。慢性患者的血白细胞可稍升高或正常，红细胞和血红蛋白减少。

【治疗要点】

治疗原则是抗感染和脓液引流，必要时手术治疗。

1. **抗感染治疗** 吸入性肺脓肿以厌氧菌感染为主，首选青霉素治疗。可根据病情严重程度决定青霉素剂量。体温降至正常后可改为肌注。如青霉素疗效不佳，可用林可霉素或克林霉素、甲硝唑。血源性肺脓肿多为金黄色葡萄球菌感染，可选用耐青霉素酶的半合成青霉素，如为耐甲氧西林的葡萄球菌，应选用万古霉素或替考拉宁。抗生素治疗一般 8~12 周，直至 X 线胸片脓腔和炎症消失，或仅有少量的残留纤维化。

2. **脓液引流** 可使用祛痰药、雾化吸入治疗、体位引流、机械吸引、纤维支气管镜吸引等方法促进患者痰液引流。还可经胸壁插入导管到脓腔进行脓液引流。

3. **手术治疗** 适应证为：①肺脓肿病程超过 3 个月，经内科治疗无效，或脓腔过大（直径 5cm 以上）估计不易闭合者；②大咯血经内科治疗无效或危及生命；③伴有支气管胸膜瘘或脓胸经抽吸、引流和冲洗疗效不佳者；④支气管阻塞限制了气道引流，如肺癌。

【护理评估】

1. 病史评估

（1）评估与肺脓肿有关的病因：有无口、鼻、咽等上呼吸道感染；有无原发的肺部炎症；有无呼吸道外其他部位感染，如皮肤疖、痈等。

（2）患病及治疗经过：评估疾病对患者日常生活和工作的影响程度；患者发病时的症状；既往和目前的检查结果，治疗经过和病情的严重程度；患者对所用药物的名称、剂量、用法、疗效、不良反应等知识的掌握情况。

2. 身体评估　评估患者生命体征、意识状态，有无体温升高、脉搏增快，有无烦躁不安、谵妄等精神症状；有无口唇干燥、大汗淋漓等皮肤和黏膜异常情况。

3. 实验室及其他辅助检查的评估　血白细胞总数及中性粒细胞是否升高，有无中毒颗粒。痰涂片有无大量白细胞、脓细胞，或见大量细菌。痰培养有无致病菌生长，脓臭痰中是否可找到厌氧菌。X线检查有无大片浓密模糊浸润阴影、团片状浓密阴影、圆形透亮区及气液平面等征象。

4. 心理与社会评估　注意患者的心理状态，有无焦虑、忧郁等不良情绪。评估家属对疾病的认识程度，态度和家庭、社会的支持系统等。

【护理诊断/问题】

1. 体温过高　与肺组织炎症性坏死有关。
2. 清理呼吸道无效　与脓痰聚积有关。
3. 营养失调：低于机体需要量　与肺部感染导致机体消耗增加有关。

【护理措施】

1. 一般护理

（1）休息与环境：高热及全身症状重者应卧床休息，定时开窗通风，保持室内空气流通。

（2）降温处理：密切监测生命体征，如有异常情况，立即通知医生并协助处理。高热时予以物理降温或药物降温。患者寒战时注意保暖，协助饮温开水，适当增加盖被，大量出汗者应及时更换衣服和盖被，并注意保持皮肤的清洁干燥。

（3）饮食及营养：给予清淡、易消化，富含维生素及足够热量的饮食。对不能进食者，必要时用鼻饲补充营养，以弥补代谢之消耗。需静脉补液者，滴速不宜过快，以免引起肺水肿。高热可使机体丧失大量水分，因此应鼓励患者多饮水或选择喜欢的饮料，以稀释痰液，每日摄入量在3000ml以上为宜。

2. 口腔护理　肺脓肿患者高热时间较长，口腔唾液分泌减少，黏膜干燥；又因咳大量脓臭痰，利于细菌繁殖，易引起口腔炎及黏膜溃疡；大量抗生素的应用，易因菌群失调诱发真菌感染；同时机体抵抗力下降及维生素缺乏，易引起口唇干裂、口唇疱疹、口腔炎症、溃疡，因此在晨起、饭后、体位引流后、临睡前做好口腔护理。

3. 促进有效排痰　见本章第一节呼吸系统常见症状和体征的护理。

4. 用药护理　密切观察抗生素的不良反应，发现异常及时报告（参见本章第三节"肺炎患者的护理"）。

（1）过敏：即使皮试阴性，仍可能发生过敏反应，用药过程中应密切观察，并做好抢救准备，迟发反应如出现皮疹或发热应立即停药并报告医生。

（2）大量抗生素的应用，可能诱发真菌感染及维生素缺乏，因此必须检查口腔中有无鹅口疮，痰中找真菌，并及时采取相应措施，如制霉菌素500万加入0.9%生理盐水500ml中予患者漱口，每4~6小时一次；补充维生素B与维生素K；鼓励患者从口中进食，以调整菌丛，抑制真菌生长。

（3）用氨基苷类抗生素时应注意前庭功能和肾功能，定期留尿检查。

（4）用喹诺酮类抗生素时应注意观察胃肠道反应。

第二章　呼吸系统疾病患者的护理

5. 健康指导

（1）疾病知识指导：①教会患者有效咳嗽、体位引流的方法，及时排出呼吸道分泌物，必要时采取胸部物理治疗协助排痰，以保持呼吸道通畅，患有基础疾病、年老体弱者，指导家属为其翻身、叩背，促进排痰；②指导患者遵从治疗计划，防止病情反复，如出现高热、咯血、呼吸困难应立即就诊；③保证充足的休息时间，避免过度劳累，开展力所能及的体育锻炼；增加营养摄入，以增强机体对感染的抵抗能力。

（2）疾病预防知识指导：①指导患者要重视口腔、上呼吸道慢性感染病灶如龋齿、化脓性扁桃体炎、鼻窦炎、牙龈脓肿等的治疗。重视口腔清洁，经常漱口，多饮水，预防口腔炎的发生。积极治疗皮肤外伤感染、痈、疖等化脓性病灶，不挤压痈、疖，防止血源性肺脓肿的发生。疑有异物吸入时要及时清除。②昏迷患者更要注意口腔清洁，合并肺炎应及时使用抗菌药物治疗。指导患者咳嗽时要轻捂嘴，不随地吐痰，将痰吐在纸上或痰杯中，及时清理痰杯、痰液，防止病菌污染空气而传染给他人。

小　结

肺脓肿主要病原体为细菌，其中厌氧菌感染为主；多见于青壮年男性、年老体弱及有基础疾病者；以吸入性感染途径为主。主要表现为发病急骤、畏寒、高热，伴有咳嗽、咳少量黏液痰或黏液脓性痰。治疗主要是抗生素治疗和痰液引流，必要时手术治疗。护理的重点是指导患者合理休息；给予清淡、易消化，富含维生素及足够热量的饮食，高热者多饮水（>3000ml/d），必要时用鼻饲或静脉补液，控制滴速；重视口腔护理；促进痰液引流；合理应用抗生素，观察药物过敏现象及不良反应；给予疾病及预防知识的健康教育指导。

第五节　支气管扩张患者的护理

学习目标

1. 掌握支气管扩张的主要临床特点、主要护理诊断与护理措施。
2. 熟悉支气管扩张的病因与治疗要点。
3. 了解支气管扩张的发病机制。

支气管扩张（bronchiectasis）是由于急、慢性呼吸道感染和支气管阻塞后，反复发生支气管炎症、致使支气管壁结构破坏，引起的支气管异常和持久性扩张。主要症状为慢性咳嗽，咳大量脓性痰和（或）反复咯血。多见于儿童和青年。近年来随着急、慢性呼吸道感染的恰当治疗，本病的发病率已明显减少。

25

【病因与发病机制】

支气管-肺组织感染和支气管阻塞是支气管扩张的主要病因，两者相互影响，促使支气管扩张的发生和发展。支气管-肺组织感染的常见病原体有细菌、真菌、分枝杆菌、病毒等。支气管阻塞包括外源性压迫、肿瘤、异物、黏液阻塞等，可导致肺不张。

支气管扩张亦可由先天性发育障碍和遗传因素引起，但较少见。原发性或继发性免疫缺陷病、先天性疾病、先天性结构缺损以及心肺移植术后继发于免疫抑制导致的频发感染等可能导致支气管扩张的发生。

以上疾病损伤了宿主气道清除机制和防御功能，易发生感染和炎症。反复感染使气道内充满炎性介质和病原菌黏稠液体而逐渐扩大、形成瘢痕和扭曲；支气管壁由于水肿、炎症和新血管形成而变厚。扩张的支气管包括三种不同类型：柱状扩张、囊状扩张和不规则扩张。支气管扩张常伴有毛细血管、支气管动脉和肺动脉终末支的扩张和吻合，形成血管瘤，容易导致反复咯血。继发于肺结核的支气管扩张多见于上肺叶；继发于支气管肺组织感染病变的常见于下肺，尤以左下肺多见。

【临床表现】

1. 症状

（1）慢性咳嗽、大量脓痰：痰量与体位改变有关，这是由于分泌物积储于支气管的扩张部位，改变体位使分泌物刺激支气管黏膜引起咳嗽和排痰。其严重程度可用痰量估计：轻度，少于 10ml/d；中度，10~150ml/d；重度，多于 150ml/d。感染时痰液静置后出现分层的特征：上层为泡沫，下悬脓性成分；中层为混浊黏液；下层为坏死组织沉淀物。厌氧菌感染时痰有臭味。

（2）反复咯血：50%~70% 的患者有不同程度的咯血，可为痰中带血或大量咯血，咯血量与病情严重程度、病变范围有时不一致。部分病变发生在引流良好的上叶支气管，临床上称为"干性支气管扩张"，患者以反复咯血为唯一症状。

（3）反复肺部感染：因扩张的支气管清除分泌物的功能丧失，引流差，表现为同一肺段反复发生感染并迁延不愈。

（4）慢性感染中毒症状：如反复感染，可出现发热、乏力、食欲下降、消瘦、贫血等，儿童可影响发育。

2. 体征　早期或干性支气管扩张肺部体征可无异常，病变重或继发感染时，在下胸部、背部可闻及固定而持久的局限性粗湿啰音，有时可闻及哮鸣音，部分患者伴有杵状指（趾）。出现肺气肿、肺心病等并发症时有相应体征。

【实验室及其他检查】

1. 影像学检查

（1）胸部 X 线检查：囊状支气管扩张的气道表现为显著的囊腔，腔内可存在气液平面，纵切面可显示"双轨征"，横切面显示"环形阴影"，并可见气道壁增厚。

（2）胸部 CT 检查：可在横断面上清楚地显示扩张的支气管。高分辨 CT 基本取代支气管造影而成为支气管扩张症的主要诊断方法。

2. 纤维支气管镜检查　有助于发现患者的出血、扩张或阻塞部位。还可局部灌洗，取灌洗液进行细菌学和细胞学检查。

3. 痰液检查 常显示含有丰富的中性粒细胞、多种微生物，痰涂片及细菌培养结果可指导抗生素治疗。

4. 肺功能检查 可以证实由弥漫性支气管扩张或相关的阻塞性肺病导致的气流受限。

【治疗要点】

支气管扩张的治疗原则是保持呼吸道引流通畅，控制感染，处理咯血，必要时手术治疗。

1. 治疗基础疾病 对活动性肺结核伴支气管扩张者应积极抗结核治疗，低免疫球蛋白血症者可用免疫球蛋白治疗。

2. 控制感染 出现急性感染征象如痰量或脓性成分增加需应用抗生素。开始时给予经验治疗，存在铜绿假单胞菌感染时可口服喹诺酮、静脉给氨基糖苷类或第三代头孢菌素。慢性咳脓痰的患者可口服阿莫西林或吸入氨基糖苷类药物，或间断并规则使用单一抗生素以及轮换使用不同的抗生素。

3. 改善气流受限 应用支气管舒张剂可改善气流受限，伴有气道高反应及可逆性气流受限的患者疗效明显。

4. 清除气道分泌物 应用祛痰药物、振动、拍背、体位引流和雾化吸入等方法促进气道分泌物的清除。

5. 外科治疗 经充分的内科治疗后仍反复发作且病变为局限性支气管扩张，可通过外科手术切除病变组织。保守治疗不能缓解的反复大咯血且病变局限者可考虑手术治疗。

【护理评估】

1. 病史评估

（1）评估与支气管扩张有关的病因：评估患者有无支气管阻塞、原发的肺部感染、儿童时期患病史、先天性支气管发育障碍和遗传因素，有无类风湿关节炎、系统性红斑狼疮、人免疫缺陷病毒（HIV）感染等全身性疾病。

（2）患病及治疗经过：评估疾病对患者日常生活和工作的影响程度，患者发病时咳嗽、咳脓痰、咯血等症状情况，既往和目前的检查结果，治疗经过和病情的严重程度，患者对所用药物的名称、剂量、用法、疗效、不良反应等知识的掌握情况。

2. 身体评估

（1）一般状态：评估患者生命体征、意识状态，慢性感染者有无乏力、消瘦、贫血等，有无杵状指（趾）。

（2）皮肤和黏膜：观察口唇、面颊是否苍白，发热时唇舌是否干燥，有无大汗淋漓。

3. 实验室及其他辅助检查的评估

（1）血常规：白细胞总数及中性粒细胞是否升高。

（2）影像学检查：X线征象有无囊腔，腔内是否存在气液平面，是否显示"双轨征"，"环形阴影"等。

4. 心理与社会评估 注意患者的心理状态，有无焦虑、忧郁等不良情绪。评估家属对疾病的认识程度和态度，以及家庭、社会的支持系统等。

【护理诊断/问题】

1. 清理呼吸道无效 与痰多黏稠和无效咳嗽有关。

2. 潜在并发症：大咯血、窒息。

【护理措施】

1. 一般护理

（1）环境：室温保持 18～20℃，相对湿度 55%～60% 为宜。室内每日通风 2 次，每次 15～30 分钟，但避免患者直接吹风，以免受凉。保持温湿度可避免因空气干燥降低气管纤毛运动的功能，使痰液易于咳出。及时清理痰杯、痰液，保持环境清洁、整齐。

（2）饮食护理：提供高热量、高蛋白、高维生素饮食，避免冰冷食物，诱发咳嗽，少量多餐。保持口腔卫生。鼓励多饮水，每日 1500ml 以上，以保证呼吸道黏膜的湿润与黏膜病变的修复，有利于痰液的排出。

2. 病情观察　详细观察咳嗽和咳痰、咯血的情况，准确记录痰的颜色、性质和量，痰液静置后是否有分层现象。

3. 促进有效排痰　指导患者进行有效咳嗽、更换卧位、叩背、体位引流，痰液黏稠无力咳出者，可经鼻腔吸痰，重症患者在吸痰前后应适当提高吸氧浓度，以防吸痰引起低氧血症。其中体位引流的原则是使支气管开口端向下，引流部位在上，利用重力的作用促使呼吸道分泌物排出体外，具体操作如下：

（1）引流前准备：向患者解释体位引流的目的、过程和注意事项，监测生命体征，肺部听诊，明确病变部位。引流前 15 分钟遵医嘱给予支气管扩张剂或进行雾化吸入以稀释痰液。备好排痰用的纸巾或可弃去的一次性容器。

（2）引流体位：引流体位的选择取决于分泌物潴留的部位和患者的耐受程度。按照体位引流的原则，首先引流上叶，然后引流下叶后基底段，因为自上到下的顺序有利于痰液完全排出。如果有两个以上需引流的部位，应引流痰液较多的部位。如果患者不能耐受，应及时调整姿势。头外伤、胸部创伤、咯血、严重心血管疾病和病情不稳定者，不宜采取头低位进行体位引流。

（3）引流时间：根据病变部位、病情和患者状况，每天 1～3 次，每次 15～20 分钟。一般于饭前 1～2 小时，饭后 2 小时进行，晨起进行效果最好，进餐后马上引流易导致胃内容物反流致呕吐。

（4）引流中护理：引流时应有护士或家人协助，观察患者有无出汗、脉搏细弱、头晕、疲劳、面色苍白等症状。评估患者对体位引流的耐受程度，如患者出现心率超过 120 次/分、心律失常、高血压、低血压、眩晕或发绀，应立即停止引流并通知医生。在体位引流过程中，协助患者在保持引流体位时进行咳嗽，鼓励并指导患者作腹式深呼吸，辅以胸部叩击或震荡等措施，也可取坐位以产生足够的气流促进排痰，提高引流效果。

（5）引流后护理：协助患者保持引流体位进行咳嗽，然后帮助患者采取舒适体位，处理污物。协助漱口，保持口腔清洁，观察患者咳痰的情况，如性质、量及颜色，并记录。听诊肺部呼吸音的改变，评价体位引流的效果。

4. 咯血的护理

（1）休息与卧位：小量咯血者以静卧休息为主，大量咯血患者绝对卧床休息，取患侧卧位，头偏一侧。尽量避免搬动患者，减少肺活动度。

（2）饮食护理：大量咯血者应禁食；小量咯血者宜进少量温、凉流质，因过冷或过热食物均易诱发或加重咯血；多饮水，多吃富含纤维素的食物，以保持大便通畅，避免排便腹压增加而引起再度咯血。

（3）对症护理：安排专人护理并安慰患者。保持口腔清洁、舒适，咯血后嘱患者漱口，擦净血迹，防止因口咽部异味刺激引起剧烈咳嗽而诱发再度咯血。及时清理患者咯出的血块及污染的衣物、被褥，有助于稳定情绪，增加安全感，避免因精神过度紧张而加重病情。对精神极度紧张、咳嗽剧烈的患者，可建议给予小剂量镇静剂或镇咳剂。

（4）保持呼吸道通畅：鼓励患者将气管内痰液和积血轻轻咳出，保持呼吸道通畅。咯血时协助轻轻拍击健侧背部，嘱患者不要屏气，以免诱发喉头痉挛，使血液引流不畅形成血块，导致窒息。

（5）病情观察：观察患者有无窒息发生，有无胸闷、气促、呼吸困难、发绀、面色苍白、出冷汗、烦躁不安等窒息征象；观察咯血频次、量、性质及出血的速度，生命体征及意识状态的变化；有无阻塞性肺不张、肺部感染及其他合并症表现。记录24小时咯血量。

（6）窒息的抢救：对大咯血及意识不清的患者，应在病床边备好急救的物品，一旦患者出现窒息的征象，应立即取头低脚高位，头偏向一侧，轻拍背部，迅速清除口咽部的血块，或直接刺激咽部以咳出血块。必要时用吸痰管进行机械吸引，并给予高流量吸氧。做好气管插管或气管切开的准备和配合工作，以解除呼吸道阻塞。

（7）用药护理：①垂体后叶素可收缩小动脉，减少肺血流量，从而减轻咯血。但也能引起子宫、肠道平滑肌收缩和冠状动脉收缩，故冠心病、高血压患者及孕妇忌用。静脉输液速度不宜过快，以免引起恶心、便意、心悸、面色苍白等不良反应。②年老体弱、肺功能不全者在应用镇静剂和镇咳药后，应注意观察呼吸中枢和咳嗽反射受抑制情况，以早期发现因呼吸抑制导致的呼吸衰竭和不能咯出血块而发生窒息。

5. 健康指导

（1）疾病预防指导：积极预防呼吸道感染，增加营养的摄入，注意锻炼身体，天气变化随时增减衣物，避免受凉、酗酒以及吸烟，预防感冒，减少刺激性气体吸入等对预防支气管扩张症有重要意义。

（2）疾病知识宣教：向患者及家属讲解有关支气管扩张的发生、发展与治疗、护理过程，与患者和家属共同制订长期防治计划。指导患者学会清除痰液的方法，学会自我监测病情，劳逸结合，维护心、肺功能，病情变化及时就诊。

小　结

肺脓肿主要病原体为细菌，其中厌氧菌感染为主；多见于青壮年男性、年老体弱及有基础疾病者；以吸入性感染途径为主。主要表现为发病急骤、畏寒、高热，伴有咳嗽、咳少量黏液痰或黏液脓性痰。治疗主要是抗生素治疗和痰液引流，必要时手术治疗。护理的重点是指导患者合理休息；给予清淡、易消化，富含维生素及足够热量的饮食，高热者多饮水（>3000ml/d），必要时用鼻饲或静脉补液，控制滴速；重视口腔护理；促进痰液引流；合理应用抗生素，观察药物过敏现象及不良反应；给予疾病及预防知识的健康教育指导。

第六节　肺结核患者的护理

学习目标 ▮▮

1. 掌握肺结核的传播途径、临床表现、主要护理诊断与护理措施。
2. 熟悉肺结核的病因、分类与治疗要点。
3. 了解肺结核的发病机制及影像学检查特点。

肺结核（pulmonary tuberculosis）是由结核分枝杆菌引起的肺部慢性传染性疾病。肺结核是全球关注的公共卫生和社会问题，也是我国重点控制的慢性传染病疾病之一。20 世纪 80 年代中期以来，结核病出现全球恶化趋势，WHO 陆续发布了《全球结核病紧急状态宣言》，将每年 3 月 24 日作为世界防治结核病日，召开了"结核病控制与可持续发展部长会议"，2005 年提出全球结核病控制目标：发现所有病例的 70% 的"涂阳"结核患者，85% 患者得到直接监督下的短程化疗（directly observed treatment short course，DOTS）。据 WHO 报告：全球约 20 亿人曾受到结核分枝杆菌感染，现有肺结核患者约 2000 万，每年新发病例 800 万~1000 万，每年死于结核病约 300 万。全球 90% 结核病患者在发展中国家。

在我国，结核病的疫情虽有明显下降，但流行形势仍十分严峻。中国是世界上结核病疫情负担最重、危险性最高的 22 个国家之一，疫情呈感染率高、患病率高、死亡人数多、地区患病率差异大的特点。2000 年统计结果显示，活动性肺结核患者约 500 万，中青年患病多，每年因结核病死亡的人数约 13 万，是全国十大死亡病因之一。因此，结核病的防治不容忽视。

【病因与发病机制】

1. **结核分枝杆菌的特点**　属分枝杆菌，分为人型、牛型、非洲型和鼠型 4 类，其中引起人类结核病的主要为人型结核分枝杆菌。结核分枝杆菌的生物学特性有：①多形性。②抗酸性：一般细菌无抗酸性，抗酸染色是鉴别分枝杆菌和其他细菌的方法之一。③生长缓慢：增殖一代需 12~24 小时，培养 4 周才能形成 1mm 的菌落。④对干燥、酸、碱、冷的抵抗力强：在干燥的环境中可存活 6~8 个月，甚至数年，在室内阴暗潮湿处能生存数月；一般除污剂对结核分枝杆菌不起作用；但对热、光照和紫外线比较敏感，阳光下暴晒 2~7 小时、紫外线灯消毒 30 分钟均有明显的杀菌作用；湿热对结核分枝杆菌杀伤力强，煮沸 100℃需 5 分钟即可杀死；常用杀菌剂当中，70% 的酒精最佳，接触 2 分钟即可杀菌；将痰吐在纸上直接焚烧是最简易的灭菌方法。⑤菌体结构复杂：主要是类脂质、蛋白质和多糖类，其成分与结核病的组织坏死、干酪液化、空洞发生及结核变态反应有关。

2. **结核病的传播特点**　结核病的传染源主要是痰中带菌的肺结核患者，尤其是未被发现和未经治疗管理或治疗不合理的痰涂片阳性患者。飞沫传播是肺结核最重要的传播途径。排菌量越多，接触时间越长，危害越大。婴幼儿、老年人、HIV感染者、免疫抑制剂使用者、慢性疾病患者等免疫力较低者，都是结核病的易感人群。影响结核分枝杆菌传播的因素，还包括生活贫困、居住拥挤、营养不良等社会因素。

3. 结核分枝杆菌感染和肺结核的发生与发展

（1）原发感染：首次吸入结核分枝杆菌微滴的人，是否感染取决于入侵结核分枝杆菌的数量和毒力及人体肺泡内巨噬细胞固有的吞噬杀菌能力。如果结核分枝杆菌能够存活下来，并在肺泡巨噬细胞内外生长繁殖，这部分肺组织即出现炎症病变，称为原发病灶。原发病灶中的结核分枝杆菌沿着肺内引流淋巴管到达肺门淋巴结，引起淋巴结肿大，原发病灶和肿大的气管支气管淋巴结合称为原发综合征。原发病灶继续扩大，可直接或经血流播散到邻近组织的器官，发生结核病。结核杆菌首次侵入人体开始繁殖时，人体产生特异性免疫，使机体内的结核杆菌停止繁殖或被消灭，大多数病灶可自行吸收或钙化，但仍有少量结核分枝杆菌可长期处于休眠期，存活数年，成为继发性结核的潜在来源。

（2）结核病的免疫和迟发性变态反应：肺结核的免疫主要是细胞免疫。结核分枝杆菌侵入人体后4~8周，身体组织对结核分枝杆菌及其代谢产物可发生迟发型（Ⅳ）变态反应。机体对结核分枝杆菌再感染和初感染的反应表现不同，称为Koch现象。

（3）继发性结核：主要包括内源性复发和外源性重染。原发性结核感染时期遗留下来的潜在病灶中的结核分枝杆菌重新活动而发生的结核病，此为内源性复发。由于受到结核分枝杆菌的再感染而发病，称为外源性重染。继发性结核有明显临床症状，容易出现空洞和排痰，有传染性，是防治工作的重点。

4. 病理学 结核病的基本病理变化是炎症渗出、增生和干酪样坏死，以破坏与修复同时进行为特点，故上述三种病理变化多同时存在，或以某种变化为主，且可相互转化。

【分类】

2004年我国肺结核分类标准，突出了对痰结核分枝杆菌检查和化疗史的描述，符合现代结核病控制的概念和实用性。

肺结核分类

（1）原发型肺结核：含原发综合征（肺部原发灶、引流淋巴管和肺门或纵隔淋巴结的结核性炎症）和胸内淋巴结结核。多见于儿童及从边远山区、农村初进城市的成人或有结核病家族接触史者。无症状或症状轻微，结核菌素试验多为强阳性。X线胸片表现为哑铃型阴影，即原发病灶、引流淋巴管炎和肿大的肺门淋巴结，形成典型的原发综合征（图2-1）。

（2）血行播散型肺结核：包括急性、亚急性和慢性血行播散型肺结核三种。急性血行播散型肺结核（急性粟粒型肺结核）常见于婴幼儿和青少年，特别是营养不良、患传染病或长期应用免疫抑制剂导致免疫力下降的小儿，多同时伴有原发型肺结核。大量结核杆菌在较短时间内，多次侵入血液循环所致。患者多起病急，持续高热，有全身毒血症状，常伴发其他脏器结核。X线显示双肺布满粟粒状阴影，常在出现症状2周左右出现，大小、密度和分布均匀，结节直径2mm左右。亚急性和慢性血行播散型肺结核起病较缓，症状较轻，X线胸片呈双上、中肺野为主的大小不等、密度不同和分布不均的粟粒状或结节状阴影，新鲜渗出与陈旧硬结和钙化灶共存（图2-2）。

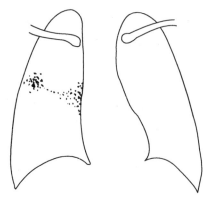

图2-1　原发型肺结核——原发综合征

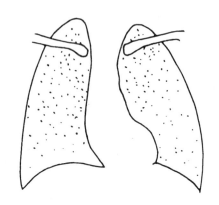

图2-2　血行播散型肺结核

（3）继发性肺结核：是成人中最常见的肺结核类型，病程长，易反复，多由体内潜伏病灶中的结核菌重新活动而发病，少数为外源性感染。临床症状视其性质、范围及人体反应性而定。包括：①浸润性肺结核（最常见）：多发生在肺尖和锁骨下。X线显示为片状、絮状阴影，可融合成空洞（图2-3）。②空洞性肺结核：空洞形态不一，多由干酪渗出病变溶解形成，洞壁不明显，有多个空腔，患者痰中常排菌，临床表现为发热、咳嗽、咳痰和咯血（图2-4）。③结核球：干酪样病变吸收，周围形成纤维包膜或空洞阻塞性愈合。④干酪样肺炎：发生于免疫力低下、体质衰弱、大量结核分枝杆菌感染者，或有淋巴结支气管瘘，淋巴结内大量干酪样物质经支气管进入肺内（图2-5）。⑤纤维空洞性肺结核：病程长，反复进展恶化，肺组织破坏重，双侧或单侧出现空洞壁增厚和广泛纤维增生，造成肺门抬高，肺纹理呈垂柳样，纵隔向患侧移位，常见胸膜粘连和代偿性肺气肿（图2-6）。

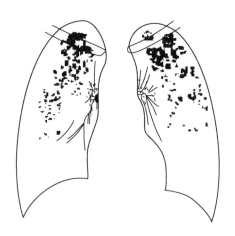

图2-3　双上肺叶浸润性肺结核

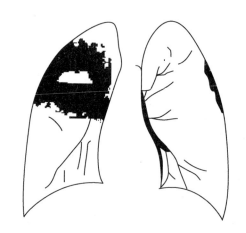

图2-4　右上肺空洞性肺结核

（4）结核性胸膜炎：含结核性干性胸膜炎、结核性渗出性胸膜炎（最常见）、结核性脓胸。

（5）其他肺外结核：按部位和脏器命名，如骨关节结核、肾结核、肠结核等。

（6）菌阴肺结核：三次痰涂片及一次培养阴性的肺结核。

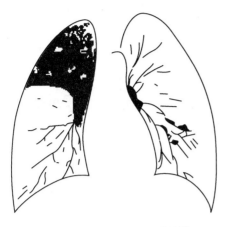

图2-5　右上肺干酪性肺结核

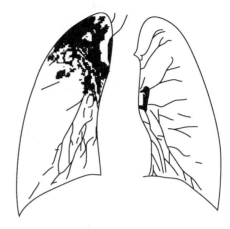

图2-6　右上慢性纤维空洞型肺结核

【临床表现】

各型肺结核的临床表现不尽相同，但有共同之处。

1. 症状

（1）呼吸系统症状：①咳嗽、咳痰：是肺结核最常见的症状。多为干咳或有少量白色黏液痰。有空洞形成时，痰量增多；合并细菌感染时，痰呈脓性；合并厌氧菌感染时痰液有脓臭味。②咯血：约 1/3~1/2 患者有不同程度咯血，咯血量不等，多为小量咯血，少数严重者可大量咯血，甚至发生失血性休克。③胸痛：病变累及壁层胸膜时有胸壁刺痛，并随呼吸和咳嗽而加重。④呼吸困难：多见于干酪样肺炎和大量胸腔积液患者。

（2）全身症状：发热最常见，多为长期午后潮热，即下午或傍晚开始升高，翌晨降至正常。部分患者有乏力、食欲减退、盗汗和体重减轻等全身毒性症状。育龄女性可有月经失调或闭经。

2. 体征　取决于病变的性质和范围。病变的范围小或位置深者多为无异常体征，渗出性病变范围较大或干酪样坏死时，则可以有肺实变体征。较大的空洞性病变听诊可闻及支气管呼吸音。结核性胸膜炎时有胸腔积液体征。支气管结核可有局限性哮鸣音。肺有纤维化或胸膜粘连增厚者，对侧可有代偿性肺气肿体征。

3. 并发症　有自发性气胸、脓气胸、支气管扩张、慢性肺源性心脏病。结核分枝杆菌随血行播散可并发淋巴结、脑膜、骨及泌尿生殖器官等肺外结核。

【实验室及其他检查】

1. 痰结核分枝杆菌检查　是确诊肺结核、制订化学治疗方案和评价治疗效果的主要依据。

（1）痰标本的收集：肺结核患者的排菌为间断性和不均匀性，所以要多次查痰。通常初诊患者要送晨痰、夜间痰和即时痰 3 份痰标本。复诊患者每次送两份痰标本。无痰者可用痰诱导技术获取痰标本。

（2）痰涂片检查：是简单、快速、易行和可靠的方法，但敏感性欠佳。痰涂片阳性只能说明痰中含有抗酸杆菌，不能区分结核分枝杆菌和非结核分枝杆菌，由于非结核分枝杆菌少，故痰中查出抗酸杆菌有重要的意义。

（3）培养和药物敏感性测定法：痰培养是结核病诊断的金标准，同时为药物敏感测定和菌种鉴定提供依据。一般 2～6 周出阳性结果，8 周报告阴性结果。

（4）其他：PCR、核酸探针检测特异性 DNA 片段等方法。

2. 影像学检查　胸部 X 线检查可以早期发现肺结核，用于诊断、分型、指导治疗及了解病情变化。胸部 CT 检查有助于微小或隐蔽性肺结核病灶的发现、了解病变范围及鉴别诊断。

3. 结核菌素试验　WHO 和国际防痨和肺病联合会推荐使用的结核菌素为纯蛋白衍化物（purified protein derivative，PPD），便于国际间结核感染率的比较。通常在左前臂屈侧中部皮内注射 0.1ml（5IU），48～72 小时后测量皮肤硬结的横径和纵径，得出平均直径 =（横径 + 纵径)/2，而不是红晕的直径，硬结是特异性变态反应，红晕是非特异性变态反应。硬结直径 ≤4mm 为阴性，5～9mm 为弱阳性，10～19mm 为阳性，≥20mm 或虽 <20mm 但局部有水疱和淋巴管炎为强阳性反应。结核菌素试验受多种因素影响，结核分枝杆菌感染后需 4～8 周才建立充分变态反应，在此之前，结核菌素试验可呈阴性；营养不良、HIV 感染、麻疹、水痘、癌症、严重细菌感染等，结核菌素试验则为阴性和弱阳性。

4. 其他检查　纤维支气管镜检查对支气管结核的诊断有重要价值，也可取活检提供病理学诊断。

【治疗要点】

1. 肺结核化学治疗　肺结核化学治疗的目标是治愈疾病，达到杀菌灭菌的目的，中断传播、防止复发、防止耐药性产生。

（1）化学治疗的原则：早期、联合、适量、规律和全程治疗是化学治疗的原则。整个治疗方案分强化和巩固两个阶段。①早期：对所有检出和确诊患者均应立即给予化学治疗。早期化学治疗有利于迅速发挥早期杀菌作用，促使病变吸收和减少传染性。②联合：同时采用多种抗结核药物治疗，可提高疗效；同时通过交叉杀菌作用减少或防止耐药性的产生。③适量：严格遵照适当的药物剂量用药，剂量过低不能达到有效的血浓度，影响疗效和易产生耐药性，剂量过大易发生药物毒副反应。④规律：严格遵照医嘱要求规律用药，不漏服，不停药，以避免耐药性的产生。⑤全程：保证完成规定的治疗期是提高治愈率和减少复发率的重要措施。用药不规则或未完成疗程是化疗失败的最重要原因。

（2）常用抗结核药物：依据抗菌能力分为全杀菌剂、半杀菌剂和抑菌剂。全杀菌剂能够杀死在巨噬细胞内外的结核菌，半杀菌剂仅能杀死巨噬细胞内或外的结核菌。血液中（包括巨噬细胞内）药物浓度在常规剂量下，达到试管内最低抑菌浓度的 10 倍以上时才能起杀菌作用，否则仅有抑菌作用。抑菌剂与其他抗结核药物联用可以延缓其他药物耐药性的发生。常用抗结核药物分类及主要不良反应、注意事项见表 2-1。

（3）标准化学治疗方案：整个化疗全程分为强化和巩固两个治疗阶段。在强化期抓住结核菌大量繁殖、药物最能发挥杀菌效能的有利时机，采取强有力的化疗方案，尽快地杀死繁殖期菌群，使菌量急剧减少，可防止或减少继发性耐药菌的产生，还有可能杀灭可能存在的原发耐药菌及自然突变耐药菌。巩固期则主要针对病灶内仍残留的少数代谢低下或半静止状态的结核菌，这部分细菌相对比较顽固，因此该期的化疗所需时间明显长于强化期。

表2-1 常用抗结核药物分类及主要不良反应、注意事项

分类	药名（缩写）	主要不良反应	注意事项
全杀菌剂	异烟肼（H，INH）	周围神经炎，偶有肝功能损害	避免与抗酸药同时服用，注意消化道反应、肢体远端感觉及精神状态
	利福平（R，RFP）	肝功能损害，过敏反应	**体液及分泌物呈橘黄色，监测肝毒性及过敏反应，药物相互作用：加速口服避孕药、降糖药、茶碱、抗凝血剂等药物排泄，使药效降低或失败**
半杀菌剂	链霉素（S，SM）	听力障碍，眩晕，肾功能损害	注意听力变化，有无平衡失调，了解尿常规和肾功能变化
	吡嗪酰胺（Z，PZA）	胃肠道不适，肝功能损害，高尿酸血症，关节痛	监测肝功能，注意关节疼痛、皮疹反应，监测血尿酸浓度
抑菌剂	乙胺丁醇（E，EMB）	视神经炎	监测视觉灵敏度和颜色鉴别力
	对氨基水杨酸（P，PAS）	胃肠道不适、肝功能损害，过敏反应	注意肝功能、血常规变化，是否有皮疹等过敏反应的出现

我国卫生部推荐的化疗方案是：

1）初治方案

A. 初治菌阳肺结核（含初治菌阴空洞肺结核或粟粒型肺结核）：①2HRZE（S）/4HR；②2HRZE（S）/4H$_3$R$_3$；③2H$_3$R$_3$Z$_3$（S$_3$）/4H$_3$R$_3$，如果第2个月末痰菌仍阳性，则延长1个月强化期，相应缩短1个月巩固期。

B. 初治菌阴肺结核（除外有空洞、粟粒型肺结核）：①2HRZ/4HR；②2HRZ/4H$_3$R$_3$；③2H$_3$R$_3$Z$_3$/4H$_3$R$_3$。

2）复治方案：由于可能已经产生获得性耐药，复治是一个困难的问题，推荐强化期5药和巩固期3药的方案，希望强化期能够至少有2个仍然有效的药物，疗程亦需适当延长。

2. 对症治疗

（1）毒性症状：在有效抗结核治疗1~2周内，毒性症状多可消失，无需特殊处理。在充分有效抗结核药物同时，可加用糖皮质激素如泼尼松，可能减轻炎症和变态反应引起的症状，疗程在1个月以内。

（2）咯血：咯血量小，以卧床休息、止咳、镇静等对症治疗为主。大咯血时应严格卧床休息，可用垂体后叶素缓慢静脉滴注；并注意观察患者有无出现咯血窒息，及时抢救。

3. 手术治疗 适用于经合理化学治疗无效、多重耐药的厚壁空洞、大块干酪灶、结核性脓胸、支气管胸膜瘘和大咯血保守治疗无效者，如有明显心、肺、肝、肾功能不全者，则不宜手术。

【护理评估】

1. 病史评估

（1）评估与肺结核有关的病因：生活环境周围是否有肺结核患者；过去是否接触过肺结

核患者；有无全身免疫性疾病等。

（2）患病及治疗经过：评估疾病对患者日常生活和工作的影响程度；询问患者发病时的症状，如咳嗽、咳痰、咯血、胸痛等；了解既往和目前的检查结果，治疗经过和病情的严重程度；了解患者对所用药物的名称、剂量、用法、疗效、不良反应等知识的掌握情况。

2. 身体评估

（1）一般状态：评估患者生命体征、意识状态，特别注意体温的变化，有无午后低热的特点，有无乏力、盗汗、体重减轻等。

（2）皮肤和黏膜：观察口唇、面颊、耳廓等皮肤有无发绀等。

3. 实验室及其他检查的评估　评估痰液中是否找到结核杆菌，痰培养结果如何；X 线是否发现病变部位、范围、性质及有无空洞形成；结核菌素试验结果是否为阳性或强阳性等。

4. 心理与社会评估　注意患者的心理状态，有无焦虑、忧郁等不良情绪。评估家属对疾病的认识程度、态度、家庭和社会的支持系统等。

【护理诊断/问题】

1. 知识缺乏：缺乏有关结核病防治的知识。

2. 营养失调：低于机体需要量　与机体消耗增加、食欲减退有关。

3. 潜在并发症：大咯血、窒息。

【护理措施】

1. 一般护理　嘱患者戒烟、戒酒，避免着凉感冒及呼吸道感染，尽可能保持居室通风、整洁、干燥，合理安排休息，避免劳累。休息的程度与时间取决于患者的代谢功能、病灶的性质与病变的趋势。

（1）肺结核患者症状明显，如有咯血、高热等严重症状，或结核性胸膜炎伴大量胸腔积液者，应卧床休息。

（2）恢复期可适当增加活动，加强体育锻炼，充分调动人体内在的自身康复能力，提高机体免疫力和抗病能力。

（3）症状较轻的患者应避免劳累和重体力劳动，保证充足的睡眠和休息，做到劳逸结合。

（4）痰涂片阴性和经有效抗结核治疗 4 周以上的患者，没有传染性或只有极低的传染性，应鼓励患者回归正常的家庭和社会生活，有助于减轻肺结核患者的孤独感，降低焦虑情绪。

2. 饮食与营养

（1）制订营养计划：为肺结核患者提供高热量、高蛋白、富含维生素的饮食。蛋白质不仅能提供热量，还可增加机体的抗病能力及机体修复能力，患者饮食中应有鱼、肉、蛋、牛奶、豆制品等动、植物蛋白，成人每天蛋白质为 1.5～2.0g/kg，其中优质蛋白应占一半以上。每天摄入一定量的新鲜蔬菜和水果，以补充维生素。食物中的维生素 C 有减轻血管渗透性的作用，可以促进渗出病灶的吸收；维生素 B 对神经系统及胃肠神经有调节作用，可促进食欲。

（2）增进食欲：增加食物的种类，添加促进患者食欲的食物，如山楂、新鲜水果等；采用患者喜欢的烹调方法；创造适宜的进餐环境。

（3）监测体重：每周测体重 1 次并记录，了解患者营养状况是否改善。

3. 病情观察 注意观察患者发热、胸痛、咳痰、咯血情况，如有大咯血，严密观察患者有无窒息征象。

4. 咯血的护理 参见本章第五节"支气管扩张患者的护理"。

5. 指导患者正确留取痰标本 因痰标本对患者的诊断有重要意义，所以应告知患者留取标本的时间、正确及多次留取痰标本的重要性，并协助患者正确留取痰标本。

6. 用药指导

（1）向患者及家属介绍有关药物治疗的知识及药物不良反应，指导患者如出现巩膜黄染、肝区疼痛、胃肠不适、眩晕、耳鸣等不良反应要及时与医生联系，不要自行停药，大部分不良反应经相应处理可以完全消失。嘱患者定期复查胸片和肝、肾功能，了解治疗效果和不良反应，定期复诊。

（2）强调早期、联合、适量、规律、全程化学治疗的重要性，督促患者按医嘱服药，建立按时服药的习惯，防止治疗失败而产生耐药结核分枝杆菌，增加治疗的困难和经济负担。

7. 结核病的预防与控制

（1）控制传染源：早期发现并给予合理化学治疗和良好护理，是预防结核病疫情的关键。肺结核病程长、易复发和具有传染性，必须长期随访。掌握患者从发病、治疗到治愈的全过程，实行全程督导短程化学治疗（DOTS）。

（2）指导患者做好隔离防护措施：①有条件的患者应单居一室；痰涂片阳性的肺结核患者住院治疗时需进行呼吸道隔离，室内保持良好通风，每天用紫外线消毒。②注意个人卫生，严禁随地吐痰，不可面对他人打喷嚏或咳嗽，以防飞沫传播。在咳嗽或打喷嚏时，用双层纸巾遮住口鼻，纸巾按传染性废物处理。勤洗手，尤其是接触痰液后。③餐具煮沸消毒或用消毒液浸泡消毒，同桌共餐时使用公筷，以防传染。④被褥、书籍在烈日下暴晒杀菌。⑤排菌患者外出时戴口罩。

（3）保护易感人群：①未受过结核分枝杆菌感染的新生儿、儿童及青少年应接种卡介苗（活的无毒力牛型结核分枝杆菌疫苗），使人体产生对结核分枝杆菌的获得性免疫力。②密切接触者或对受结核分枝杆菌感染易发病的高危人群，如 HIV 感染者、硅沉着病、糖尿病等，应定期到医院进行有关检查，必要时给予预防性治疗。

小 结

结核分枝杆菌具有抗酸性、生长缓慢、抵抗力强、菌体结构复杂的特点，主要是细胞免疫，机体对其可发生迟发型变态反应。飞沫传播是肺结核主要的传播方式。人体感染该病菌后发生原发感染和继发感染。肺结核分为 5 种类型，其中浸润型肺结核是最常见的类型，每种类型有其较为特征的影像学改变。主要表现为发热、咳嗽、咳痰，可有不同程度咯血。治疗主要是化学治疗和对症处理。护理的重点是指导患者合理休息；提供高热量、高蛋白、富含维生素的饮食；正确留取痰标本；合理用药，提高患者对化学治疗的依从性，观察药物不良反应；给予疾病预防与控制及疾病相关知识的健康教育指导。

第七节　支气管哮喘患者的护理

学习目标 ▥▥▮

1. 掌握支气管哮喘的病因、主要护理诊断与护理措施。
2. 熟悉支气管哮喘的临床表现、治疗要点。
3. 了解支气管哮喘的发病机制、辅助检查及哮喘的管理。

支气管哮喘（bronchial asthma）简称哮喘，是气道的一种慢性变态反应性炎症性疾病。气道炎症由多种炎症细胞（如嗜酸性粒细胞、肥大细胞、T 细胞、中性粒细胞等）、气道结构细胞（如平滑肌细胞、气道上皮细胞等）和细胞因子参与。这种炎症常伴随引起气道反应性增高和出现广泛多变的可逆性气流受限，并引起反复发作性的喘息、气急、胸闷和（或）咳嗽等症状，常在夜间和（或）清晨发作、加剧，多数患者可自行缓解或经治疗缓解。支气管哮喘如诊治不及时，随病程的延长可产生气道不可逆性狭窄和气道重塑。

全球各地哮喘患病率不同，且在世界范围内仍呈增加趋势，1995 年 WHO 成立《全球哮喘防治创议》（global initiative for asthma，GINA）。全球约有 3.0 亿患者，我国超过 1500 万。本病累及所有人群，约半数患者 12 岁以前起病，老年人也易患本病，成人男女患病率大致相同，发达国家高于发展中国家，城市高于农村，约 40% 的患者有家族史。

【病因与发病机制】

哮喘发病机制十分复杂，许多因素参与其中，主要包括宿主因素（遗传因素）和环境因素两个方面。

1. 病因

（1）遗传因素：哮喘具有遗传倾向。哮喘患者亲属患病率高于群体患病率，且亲缘关系越近，患病率越高；患者病情越严重，其亲属患病率也越高。

（2）环境因素：哮喘最重要的激发因素可能是吸入变应原。主要包括：①特异性和非特异性吸入物：如尘螨、花粉真菌、动物毛屑、二氧化硫、氨气等；②感染：如细菌、病毒、原虫、寄生虫等；③食物：如鱼、虾、蟹、蛋类、牛奶等；④药物：如普萘洛尔（心得安）、阿司匹林；⑤其他：气候变化、运动、妊娠、胃食管反流等。

2. 发病机制　哮喘的本质是气道慢性炎症，其发病机制不完全清楚，有多个学说，如变态反应、气道炎症和神经-受体失衡学说等。心理因素可能也是哮喘发作的一个诱因。

【临床表现】

1. 症状　典型的哮喘表现为发作性伴有哮鸣音的呼气性呼吸困难或发作性胸闷和咳嗽。严重者可呈坐位或端坐呼吸，干咳或咳大量白色泡沫痰，甚至出现发绀等，但有时仅以咳嗽为唯一症状（咳嗽变异性哮喘）。哮喘症状可在数分钟内发作，持续数小时至数天，应用支气管舒张药后或自行缓解，"日轻夜重"即在夜间及凌晨发作和加重常是哮喘的特征之一。有些青少年，可在运动时出现胸闷、咳嗽和呼吸困难（运动性哮喘）。

2. **体征** 发作时胸部呈过度充气状态，双肺可闻及广泛的哮鸣音、呼气音延长、呼吸音减弱，叩诊过清音等，呼吸辅助肌和胸锁乳突肌收缩增强。但在轻度哮喘或非常严重哮喘发作时，哮鸣音可不出现。严重者常出现心率增快、奇脉、胸腹反常运动和发绀。非发作期体检可无异常。

3. **并发症** 发作时可并发气胸、纵隔气肿、肺不张，长期反复发作和感染可并发慢性支气管炎、肺气肿、支气管扩张症、间质性肺炎、肺纤维化和肺源性心脏病。

【实验室及其他检查】

1. **痰液和呼出气检查** 痰涂片可见较多嗜酸性粒细胞。呼出气成分如 NO（FeNO）可作为哮喘时气道炎症的无创性标志物。痰液和呼出气的检查有助于选择最佳哮喘治疗方案。

2. **呼吸功能检查**

（1）通气功能：发作时呈阻塞性通气功能障碍，表现为哮喘发作时有关呼气流速全部指标均显著下降。

（2）支气管激发试验：用以测定气道反应性，常用吸入激发剂为醋甲胆碱、组胺。激发试验只适用于第一秒用力呼气量（FEV_1）在正常预计值的 70% 以上的患者。在设定的激发剂量范围内，如 FEV_1 下降 ≥20%，可诊断为激发试验阳性。

（3）支气管舒张试验：用以测定气道可逆性。常用吸入型的支气管舒张药有沙丁胺醇、特布他林等。舒张试验阳性：①FEV_1 较用药前增加 ≥12%，且其绝对值增加 ≥200ml；②PEF 较治疗前增加 60L/min 或 ≥20%。

（4）呼气流速峰值（PEF）及其变异率测定：PEF 可反映气道通气功能的变化。哮喘发作时 PEF 下降。若昼夜或 24 小时内 PEF 变异率 ≥20%，则符合气道气流受限可逆性改变的特点。

3. **血气分析** 严重发作时可有 PaO_2 降低，由于过度通气可使 $PaCO_2$ 下降，pH 上升，表现为呼吸性碱中毒。如重症哮喘，可出现 CO_2 潴留，$PaCO_2$ 上升，表现为呼吸性酸中毒；如缺氧明显，可合并代谢性酸中毒。

4. **胸部 X 线检查** 哮喘发作早期可见两肺透亮度增加，呈过度充气状态，如并发感染，可见肺纹理增加及炎性浸润阴影。

5. **特异性变应原的检测** 哮喘患者大多数对众多的变应原和刺激物敏感，通过变应原检测结合病史有助于了解导致个体哮喘发生和加重的危险因素，也可帮助确定特异性免疫治疗方案。

【分期及控制水平分级】

支气管哮喘可分为急性发作期、非急性发作期（慢性持续期）和临床缓解期。

（1）急性发作期：气促、咳嗽、胸闷等症状突然发生或加剧，常有呼吸困难，以呼气流量降低为其特征，常因接触变应原等刺激物或治疗不当所致。急性发作严重程度分为轻度、中度、重度和危重 4 级（表 2-2）。

表2-2 哮喘急性发作时病情严重程度分级

临床特点	轻度	中度	重度	危重
活动受限	影响不大	轻度	受限	
体位	可平卧	喜坐位	端坐呼吸	
谈话方式	连续成句	说话有中断	单字	不能讲话
气短	步行、上楼时	稍事活动	休息时	
呼吸频率	轻度增加	增加	常 >30 次/分	辅助呼吸肌活动
哮鸣音	呼吸末期	响亮、弥漫	响亮、弥漫	减弱、乃至无
脉率（次/分）	<100	100～120	>120	>120 或脉率变慢或不规则
焦虑	可有	有	常有	嗜睡、意识模糊
PaO_2（mmHg）	正常	60～80	<60	<60
$PaCO_2$（mmHg）	<45	≤45	>45	>45
血氧饱和度（%）	>95	91～95	≤90	<90
支气管扩张剂	能被控制	仅有部分缓解	无效	无效

（2）慢性持续期：哮喘患者即使没有急性发作，但在相当长的时间内仍有不同频率和（或）不同程度地出现症状（喘息、胸闷、咳嗽等），肺通气功能下降。

（3）哮喘控制水平分级：新版 GINA 主张根据哮喘控制水平，将慢性哮喘分为控制、部分控制和未控制 3 级（表2-3）。

表2-3 哮喘控制水平分级

临床特征	完全控制（满足以下所有条件）	部分控制（在任何1周内出现以下1种表现）	未控制（在任何一周内）
白天症状	无（或≤2 次/周）	>2 次/周	
活动受限	无	任何1 次	任何一周出现部分控制表现≥3 项
夜间症状/憋醒	无	任何1 次	
需要使用缓解药的次数	无（或≤2 次/周）	>2 次/周	
肺功能（PEF 或 PEV_1）	正常或≥80% 正常预计值	<80% 正常预计值或本人最佳值	
急性发作	无	≥1 次/年	在任何1周内出现1次

（4）缓解期：是指经过治疗或未经治疗症状，体征消失，肺功能恢复到急性发作前水平，并维持 3 个月以上。

【治疗要点】

目前尚无特效的治疗方法，经长期规范化治疗可使哮喘症状得到控制，减少复发乃至不发作。

1. 脱离变应原　如患者能找到引起哮喘发作的变应原或其他非特异性刺激因素，应立即脱离变应原，这是防治哮喘最有效的方法。

2. 药物治疗　治疗哮喘药物主要分为两类：控制药物和缓解药物。①控制药物（抗炎药）：这些药物主要通过抗炎作用使哮喘维持临床控制，是需要长期每天使用的药物。其中包括糖皮质激素（可吸入、口服、静脉用药）、白三烯调节剂、色苷酸钠、酮替芬、抗 IgE 抗体等。②缓解药物（支气管舒张药）：这些药物通过迅速解除支气管痉挛从而缓解哮喘症状，是按需使用的药物，其中包括速效吸入 β_2 受体激动剂、吸入性抗胆碱能药物、短效茶碱及短效口服 β_2 受体激动剂等。

（1）糖皮质激素：是当前控制气道炎症最有效的药物，分为吸入、口服和静脉用药。①吸入给药：吸入激素的局部抗炎作用强，所需剂量较小，全身不良反应少，是长期抗感染治疗哮喘的最常用方法。吸入激素是长期治疗哮喘的首选药物。吸入激素可与长效 β_2 受体激动剂、控释茶碱或白三烯受体拮抗剂联合使用，减少激素的使用量。②口服给药：适用于吸入激素联合治疗无效或需要短期加强治疗的患者。③静脉用药：严重急性哮喘发作时，应经静脉及时给予琥珀酸氢化可的松（400~1000mg/d）或甲泼尼龙（80~160mg/d）。哮喘症状控制后改为口服和吸入剂维持治疗。

（2）β_2 受体激动剂：是控制哮喘急性发作的首选药物。主要通过作用于呼吸道的 β_2 受体，松弛支气管平滑肌。分为吸入、口服和静脉用药，吸入是首选方法。包括：①短效 β_2 受体激动剂（作用维持 4~6 小时）：沙丁胺醇（舒喘宁）、特布他林（博利康尼、喘康速）和非诺特罗；②长效 β_2 受体激动剂（维持 12 小时）：福莫特罗（奥克斯都保）、沙美特罗（施立稳）及丙卡特罗（美喘清）；③缓释型及控释型 β_2 受体激动剂：疗效维持时间较长，用于防治反复发作性哮喘；④注射用药：用于严重哮喘。

（3）茶碱类：具有舒张支气管平滑肌作用，并具有强心、利尿、扩张冠状动脉、兴奋呼吸中枢和呼吸肌等作用，是目前治疗哮喘的有效药物，与糖皮质激素合用具有协同作用。

1）口服给药：包括氨茶碱和控（缓）释型茶碱，用于轻至中度哮喘发作和维持治疗，一般剂量为每天 6~10mg/kg，口服控（缓）释型茶碱尤其适用于夜间哮喘症状的控制。

2）静脉给药：主要应用于重、危症哮喘，氨茶碱加入葡萄糖溶液中，缓慢静脉注射（注射速度 ≤0.25mg/（kg·min）或静脉滴注，适用于哮喘急性发作且近 24 小时内未用过茶碱类药物的患者，首次剂量为 4~6mg/kg，维持剂量为 0.6~0.8mg/（kg·h），注射量一般不超过 1.0g/d。

（4）抗胆碱药：为胆碱能受体（M 受体）拮抗剂，有舒张支气管及减少痰液分泌的作用，与 β_2 受体激动剂联合吸入有协同作用，尤其适用于夜间哮喘及多痰的患者，经定量雾化吸入器（MDI）吸入溴化异丙托品气雾剂，常用剂量为 20~40μg，3~4 次/天；经雾化泵吸入溴化异丙托品溶液的常用剂量为 50~125μg，3~4 次/天。本品对有吸烟史的老年哮喘患者较为适宜，但妊娠早期妇女、青光眼或前列腺肥大者应慎用。

（5）LT（白三烯）调节剂：通过调节 LT 的生物活性而发挥抗炎作用，具有舒张支气管平滑肌的作用。

（6）其他：酮替芬和新一代组胺 H_1 受体拮抗剂等在轻症哮喘和季节性哮喘有一定效果，可与 β_2 受体激动剂联合用药。

3. 急性发作期治疗 急性发作的治疗目的是尽快缓解气道阻塞，纠正低氧血症，恢复肺功能，预防进一步恶化或再次发作，防止并发症。一般根据病情的分度进行综合性治疗。

（1）轻度：每天定时吸入糖皮质激素（倍氯米松）200～500μg，出现症状时可间断吸入短效 β_2 受体激动剂。效果不佳时可加服 β_2 受体激动剂控释片、小量茶碱控释片（每天200mg）或抗胆碱药如异丙托溴胺气雾剂吸入。

（2）中度：每天吸入倍氯米松 500～1000μg，规则吸入 β_2 受体激动剂或联合吸入抗胆碱药或口服长效 β_2 受体激动剂。也可加服 LT 拮抗剂，若不能缓解，可持续雾化吸入 β_2 受体激动剂（或联合用抗胆碱药吸入），或口服糖皮质激素（每天＜60mg），必要时静脉注射氨茶碱。

（3）重度至危重度：持续雾化吸入 β_2 受体激动剂，或合用抗胆碱药，或静脉点滴氨茶碱或沙丁胺醇，加服 LT 拮抗剂。静脉滴入糖皮质激素。

4. 哮喘的长期治疗 哮喘经过急性期治疗症状得到控制，但哮喘的慢性炎症改变仍然存在，需要根据哮喘的病情程度制订合适的长期治疗方案，治疗方案分5级（表2-4）。对以往未经规范治疗的初诊哮喘患者可选择第2级治疗方案，哮喘患者症状明显，应直接选择第3级治疗方案。从第2级到第5级的治疗方案中都有不同的哮喘控制药物可供选择，而在每一级中都应按需使用缓解药物，以迅速缓解哮喘症状。如果使用该分级治疗方案不能够使哮喘得到控制，治疗方案应该升级直至达到哮喘控制为止。当哮喘控制并维持至少3个月后，治疗方案可考虑降级。

表2-4 根据哮喘病情控制分级制订治疗方案

第1级	第2级	第3级	第4级	第5级
		哮喘教育、环境控制		
		按需使用短效 β_2 受体激动剂		
控制性药物	选用1种	选用1种	加用1种或以上	加用1种或2种
	低剂量的 ICS	低剂量的 ICS 加 LABA	中高剂量的 ICS 加 LABA	口服最小剂量的糖皮质激素
	白三烯调节剂	中高剂量的 ICS	白三烯调节剂	抗 IgE 治疗
		低剂量的 ICS 加白三烯调节剂	缓释茶碱	
		低剂量的 ICS 加缓释茶碱		

5. 免疫疗法 分为特异性和非特异性两种，前者称脱敏疗法（或称减敏疗法），采用特异性变应原（如螨、花粉、猫毛等）作定期反复皮下注射，剂量由低到高，以产生免疫耐受性，使患者脱敏。非特异性免疫疗法，如注射卡介苗、转移因子、疫苗等生物制品抑制变应

原反应的过程。

6. 哮喘管理 哮喘管理目标是达到并维持症状的控制；维持正常活动，包括运动能力；维持肺功能水平尽量接近正常；预防哮喘急性加重；避免因哮喘药物治疗导致的不良反应；预防哮喘导致的死亡。

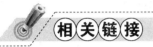

相关链接

实现有效的哮喘管理，首要措施是建立医患之间的合作关系，目的是指导患者自我管理，对治疗目标达成共识，制定个体化的书面管理计划，包括自我监测、对治疗方案和哮喘控制水平周期性评估、在症状和（或）PEF 提示哮喘控制水平变化的情况下，针对控制水平及时调整治疗以达到并维持哮喘控制。对患者进行哮喘教育是最基本的环节。其次，还要确定并减少危险因素接触，对哮喘进行评估、治疗和监测。在哮喘长期治疗管理过程中，还需采用经过临床验证的哮喘控制评估工具来对哮喘进行评估，连续监测提供可重复的客观指标，从而调整治疗，确定维持哮喘控制所需的最低治疗级别，以便维持哮喘控制，降低医疗成本。

【护理评估】

1. 病史评估

（1）评估与哮喘有关的病因和诱因：①有无接触变应原，室内是否密封窗户、是否有空调等可造成室内空气流通减少的因素存在，室内有无尘螨孳生、动物皮毛和排泄物、花粉等；②有无主动或被动吸烟，吸入污染空气如臭氧、杀虫剂、油漆和工业废气等；③有无进食虾蟹、鱼、牛奶、蛋类等食物；④有无服用普萘洛尔、阿司匹林等药物史；⑤有无受凉、气候变化、剧烈运动、妊娠等诱发因素；⑥有无哮喘家族史。

（2）患病及治疗经过：发作时的症状，如喘息、呼吸困难、胸闷或咳嗽的程度、持续时间、诱发或缓解因素；既往和目前的检查结果、治疗经过和病情严重程度；了解患者对所用药物的名称、剂量、用法、疗效、不良反应等知识的掌握情况，尤其是患者能否掌握药物吸入技术，是否进行长期规律的治疗，是否熟悉哮喘急性发作先兆和正确处理方法，急性发作时有无按医嘱治疗等。评估疾病对患者日常生活和工作的影响程度。

2. 身体评估

（1）一般状态：评估患者生命体征、意识状态，如有无嗜睡或意识障碍；哮喘发作时有无呼吸加快、费力、变慢、不规则，脉搏有无细速或变慢，血压有无下降。

（2）皮肤和黏膜：观察口唇、面颊、耳廓等皮肤有无发绀；唇舌是否干燥，皮肤弹性是否降低、大汗淋漓等。

（3）胸部体征：胸部有无过度充气，是否有辅助呼吸肌参与呼吸，有无呼气性呼吸困难，肺部听诊有无哮鸣音以及呼气音延长。当气道严重阻塞，呼吸音、哮鸣音是否减弱或消失。

3. 实验室及其他检查的评估

（1）血常规：嗜酸性粒细胞和中性粒细胞有无增高。

（2）痰液涂片检查：有无嗜酸性粒细胞升高。

（3）肺功能检查：有无 FEV_1/FVC、$FEV_1\%$ 预计值、PEF 等下降，有无残气量、功能残气量和肺总量增加，有无残气/肺总量比值增高。支气管激发试验和舒张试验结果。

（4）血气分析：有无 PaO_2 降低，$PaCO_2$ 是否增高，有无呼吸性酸中毒、代谢性碱中毒。有无低氧血症和高碳酸血症，是否有呼吸性酸中毒或合并代谢性酸中毒。

（5）X 线检查：有无双肺透亮度增高，呈过度充气状态。

（6）特异性变应原检测：血清 IgE 有无升高，过敏原的皮肤划痕或皮内试验是否异常。

（7）支气管激发试验：气道反应性是否增高。

4. 心理与社会评估　评估患者有无烦躁、焦虑、恐惧等心理反应；有无忧郁、悲观情绪，对疾病治疗有无信心等。评估家属对疾病知识的了解程度、对患者关心程度、家庭经济情况以及社区医疗服务状况等。

【护理诊断/问题】

1. 气体交换受损　与支气管痉挛、气道阻力增加有关。

2. 清理呼吸道无效　与无效咳嗽、痰液增加和黏稠有关。

3. 知识缺乏：缺乏正确使用解痉气雾剂的知识。

【护理措施】

1. 一般护理

（1）环境与休息：避免接触环境中的过敏原，患者对气体的温度和气味很敏感，应保持室内空气流通、新鲜，温度、湿度适宜，不宜摆放花草及使用羽毛枕头，避免尘埃飞扬。发作时，协助患者取半卧位或坐位，并给予床旁小桌伏案休息以减轻体力消耗。

（2）饮食护理：大约20%的成年患者和50%的患儿可因不适当饮食而诱发或加重哮喘，应提供清淡、易消化、足够热量的饮食，避免进食硬、冷、油煎食物。若能找出与哮喘发作有关的食物，如鱼、虾、蟹、蛋类、牛奶等，应避免食用。某些食物添加剂如酒石黄和亚硝酸盐可诱发哮喘发作，应当引起注意。有烟酒嗜好者应戒酒、戒烟。哮喘发作的患者，应注意补充液体，有利于痰液的稀释和补充水分，应鼓励患者每天饮水 2500～3000ml。

（3）口腔与皮肤护理：保持皮肤的清洁、干燥和舒适。患者哮喘发作时，常会大量出汗，应每天以温水擦浴，勤换衣服和床单，协助并鼓励患者咳嗽后用温水漱口，保持口腔清洁。

2. 氧疗护理　重症哮喘患者常伴有不同程度的低氧血症，应遵医嘱给予鼻导管或面罩吸氧，吸氧流量为 1～3L/min，吸氧时应注意呼吸道湿化、保暖和通畅，避免干燥和寒冷气流对气道的刺激而导致气道痉挛。如哮喘严重发作，经一般药物治疗无效，或患者神志改变，$PaO_2 < 60mmHg$，$PaCO_2 > 50mmHg$ 时，应准备进行机械通气，维持呼吸功能。

3. 病情观察　注意观察哮喘发作的前驱症状，如鼻咽痒、喷嚏、流涕、眼痒等黏膜过敏症状。观察患者的咳嗽情况、痰液性状、颜色和量。哮喘发作时，应注意观察患者意识状态、呼吸频率、节律、深度及辅助呼吸肌是否参与呼吸运动等，监测呼吸音、哮鸣音、动脉血气分析和肺功能情况。加强对急性期患者的监护，哮喘在夜间和凌晨易发作，应严密监测病情变化。

4. 促进排痰 教会患者掌握深呼吸和有效咳嗽、咳痰的技巧，协助患者拍背。遵医嘱给予痰液稀释剂或雾化治疗，以促进痰液排出。必要时经鼻腔或口腔吸痰，出现呼吸困难、严重发绀、神志不清时，做好气管插管或气管切开的准备，建立人工气道以清除痰液。

5. 用药护理 应严密观察用药疗效和药物不良反应。

（1）糖皮质激素：激素吸入的主要不良反应为声音嘶哑、咽部不适和口腔念珠菌感染，应指导患者喷药后立即用清水漱口；口服激素宜在饭后服用，以减少对胃肠道的刺激；气雾吸入糖皮质激素可减少其口服量，当用吸入剂替代口服剂时，通常需同时使用 2 周后再逐步减少口服量。长期口服糖皮质激素可引起骨质疏松、高血压、糖尿病和下丘脑-垂体-肾上腺轴的抑制等不良反应；指导患者应按医嘱进行阶梯式逐渐减量，不得自行减量或停药。

（2）β_2 受体激动剂：①指导患者按医嘱用药，间歇使用，不宜长期、单一使用，也不宜过量应用，因为长期应用可引起 β_2 受体功能下降和气道反应性增高，出现耐药性；②指导患者正确使用雾化吸入器，以保证药物的疗效；③注意观察此类药物的不良反应如骨骼肌震颤、低血钾、心律失常等不良反应。

（3）茶碱类：茶碱有效、安全的血药浓度范围为 6～15mg/L，静脉注射时浓度不宜过高，速度不宜过快，注射时间宜在 10 分钟以上，氨茶碱用量过大或静脉注射（滴注）速度过快可引起胃肠道症状、心血管症状及尿多，严重者可引起室性心动过速、癫痫样症状、昏迷甚至心脏骤停等。合用西咪替丁（甲氰咪胍）或喹诺酮类、大环内酯类等药物可使茶碱代谢速度减慢，应注意药物相互作用。在有条件的情况下应监测其血药浓度，及时观察药物毒性作用。发热、妊娠、小儿或老年，患有肝脏疾患、充血性心力衰竭以及甲状腺功能亢进者应慎用。由于茶碱缓释片（舒弗美）或氨茶碱控释片内有控释材料，必须整片吞服。

（4）其他：抗胆碱药吸入后，少数患者有口苦或口干感。酮替芬有镇静、头晕、口干、嗜睡等不良反应。白三烯调节剂主要是胃肠道症状，少数有皮疹、血管性水肿、转氨酶升高，停药后可恢复正常。

6. 指导患者正确使用吸入器。

（1）定量雾化吸入器（MDI）：①介绍雾化吸入器具：根据患者文化层次、学习能力，提供雾化吸入器的学习资料。②演示 MDI 使用方法：打开盖子，摇匀药液，深呼气至不能再呼时张口，将 MDI 喷嘴置于口中，双唇包住咬口，以慢而深的方式经口吸气，同时以手指按压喷药，至吸气末屏气 10 秒，使较小的雾粒沉降在气道远端，然后缓慢呼气，休息 3 分钟后可再重复使用 1 次。特殊 MDI 的使用：对不易掌握 MDI 吸入方法的儿童或重症患者，可在 MDI 上加储药罐，可以简化操作，增加吸入到下呼吸道和肺部的药物量，减少雾滴在口咽部沉积引起的刺激，增加雾化吸入疗效。③医护人员演示后，指导患者反复练习，直至患者完全掌握。

（2）干粉吸入器的使用方法

1）都保装置的使用方法：①旋转并拔出瓶盖，确保红色旋柄在下方；②使都保直立，握住底部红色部分和都保中间部分，向某一方向旋转到底，再向相反方向旋转到底，听到"咔"的声响后即完成一次装药；③先呼气（勿对吸嘴呼气），再将吸嘴含于口中，双唇包住吸嘴用力深长吸气，然后将吸嘴从嘴部移开，继续屏气 5 秒后恢复正常呼吸。

2）准纳器的使用方法：①一手握住准纳器外壳，另一手拇指向外推动准纳器的滑动杆直至发出"咔嗒"声，表明准纳器已做好吸药的准备；②握住准纳器并使远离口含嘴，在保证平稳呼吸的前提下，尽量呼气；③将吸嘴放入口中，深深的平稳吸气，将药物放入口中，屏气约10秒；④拿出准纳器，缓慢恢复呼气，关闭准纳器（听到"咔嗒"声表示关闭）。

7. 心理护理　哮喘新近发生和重症发作的患者，通常会出现紧张、甚至惊恐不安的情绪，应多巡视患者，耐心解释病情和治疗措施，给予心理疏导和安慰，消除过度紧张情绪，对减轻哮喘发作的症状和控制病情有重要意义。

8. 健康指导

（1）疾病知识指导：帮助患者及其家人增加对哮喘的概念、诱因，怎样控制发作及治疗的认识，了解药物的主要不良反应及如何采取相应的措施来避免，减少副作用。患者应与医生共同制订有效、可行的个人治疗计划，使患者了解到哮喘虽不能彻底治愈，但只要坚持充分的正规治疗，哮喘是可以控制的，即患者可达到没有或仅有轻度症状，能进行日常工作和学习。另外，还要指导患者及家属积极配合哮喘的管理，尤其是积极参加各种形式的健康教育，重视并执行相关内容。

（2）避免诱发因素：针对个体情况，学会有效的环境控制，如减少与空气中抗原的接触、戒烟，避免冷空气刺激，避免被动吸烟和预防呼吸道感染，避免摄入可引起过敏的食物，避免精神刺激和剧烈运动，避免养宠物。缓解期加强体育锻炼、耐寒锻炼及耐力锻炼，增强体质。

（3）自我监测病情：指导患者识别哮喘发作的先兆表现和病情加重的征象，学会利用峰速仪来监测自我的 PEFR 值（最大呼气峰流速），做好哮喘日记，为疾病预防和治疗提供参考资料。

峰流速仪的使用方法：取站立位，尽可能深吸一口气，然后用唇齿部分包住口含器后，以最快的速度，用1次最有力的呼气吹动游标滑动，游标最终停止的刻度，就是此次峰流速值。峰流速测定是发现早期哮喘发作最简便易行的方法，在没有出现症状之前，PEFR 下降，提示将发生哮喘的急性发作。如果 PEFR 经常有规律地保持在 80%~100%，为安全区，说明哮喘控制理想；PEFR 50%~80% 为警告区，说明哮喘加重，需及时调整治疗方案；PEFR < 50% 为危险区，说明哮喘严重，需要立即到医院就诊。

小　结

支气管哮喘是一种气道慢性炎症性疾病，气流受限可逆。遗传和环境因素是主要的致病因素。主要表现为发作性呼气性呼吸困难或发作性胸闷和咳嗽，伴有哮鸣音。治疗主要是控制气道炎症和缓解症状，达到并维持哮喘控制是本病的治疗目标。护理的重点是避免接触环境与食物中的变应原，提供清淡、易消化、足够热量的饮食，哮喘发作者，注意补充液体，鼓励患者每天饮水 2500~3000ml；指导患者合理休息，促进排痰；指导患者正确使用糖皮质激素、茶碱类、抗胆碱药，注意药物相互作用和不良反应；教会患者正确使用 MDI、干粉吸入器；学会使用峰流速仪监测病情；做好疾病及预防知识的健康教育指导。

第八节　慢性阻塞性肺疾病患者的护理

学习目标

1. 掌握慢性阻塞性肺疾病的临床表现、主要护理诊断与护理措施。
2. 熟悉慢性阻塞性肺疾病的治疗、严重程度分级和病程分期。
3. 了解慢性阻塞性肺疾病的病因与发病机制。

慢性阻塞性肺疾病（chronic obstructive pulmonary disease，COPD）是一种具有气流受限特征的肺部疾病，气流受限不完全可逆，呈进行性发展，但是可以预防和治疗，主要累及肺部，也可以引起肺外各器官的损害。COPD 是呼吸系统疾病中的常见病和多发病，其患病率和死亡率高。世界卫生组织（WHO）资料显示，COPD 的死亡率居所有死因的第 4 位；预计至 2020 年，COPD 将会位居世界疾病经济负担的第 5 位。在我国，COPD 同样是危害人民身体健康的重要慢性呼吸系统疾病，居我国死亡原因的第 3 位，居农村死因的首位。据对我国 7 个地区 20245 名成年人的调查数据显示，COPD 的患病率占 40 岁以上人群的 8.2%。COPD 与慢性支气管炎及肺气肿密切相关。如患者每年咳嗽、咳痰达 3 个月以上，连续 2 年或更长，并排除其他已知原因的慢性咳嗽，即可诊为慢性支气管炎。肺气肿是指肺部终末细支气管远端气腔出现异常持久的扩张，并伴有肺泡壁和细支气管的破坏而无明显肺纤维化。当慢性支气管炎和（或）肺气肿患者肺功能检查出现气流受限并且不能完全可逆时，则诊断为 COPD。如患者只有慢性支气管炎和（或）肺气肿，而无气流受限，则不能诊断为 COPD。支气管哮喘也具有气流受限，但支气管哮喘是一种特殊的气道炎症性疾病，其气流受限具有可逆性，故不属于 COPD。

【病因与发病机制】

确切的病因尚不清楚，与下列导致慢性支气管炎的因素有关：

1. **吸烟**　为重要的发病因素。吸烟者慢性支气管炎的患病率比不吸烟者高 2~8 倍，吸烟时间越长，吸烟量越大，COPD 患病率越高。

2. **职业性粉尘和化学物质**　烟雾、过敏原、工业废气及室内空气污染等，浓度过大或接触时间过长，均可导致与吸烟无关的 COPD。

3. **空气污染**　大气中的二氧化硫、二氧化氮、氯气等有害气体可损伤气道黏膜和其细胞毒作用，使纤毛清除功能下降，黏液分泌增多，为细菌感染增加条件。

4. **感染**　与慢性支气管炎类似，病毒、细菌和支原体等感染亦是 COPD 发生发展的重要因素之一。

5. **蛋白酶-抗蛋白酶失衡**　蛋白水解酶对组织有损伤、破坏作用；抗蛋白酶对弹性蛋白酶等多种蛋白酶具有抑制功能。蛋白酶增多或抗蛋白酶不足均可导致组织结构破坏，导致肺气肿。

6. 其他 氧化应激、炎症机制、自主神经功能失调、营养、气温变化等都可能参与 COPD 的发生、发展。

【临床表现】

1. 症状 起病缓慢、病程较长。主要症状如下：

（1）慢性咳嗽：晨间起床时咳嗽明显，白天较轻，睡眠时有阵咳或排痰，随病程发展可终身不愈。

（2）咳痰：清晨排痰较多，一般为白色黏液或浆液性泡沫痰，偶可带血丝。急性发作伴有细菌感染时，痰量增多，可有脓性痰。

（3）气短或呼吸困难：早期在劳力时出现，后随着病情发展逐渐加重，日常活动甚至休息时也感到气短，是 COPD 的标志性症状。

（4）喘息和胸闷：重度患者或急性加重时出现喘息。

（5）其他：晚期患者有体重下降、食欲减退等全身症状。

2. 体征 早期可无异常，随着疾病进展出现桶状胸，呼吸浅快，严重者可有缩唇呼吸等；触觉语颤减弱或消失；叩诊呈过清音，心浊音界缩小，肺下界和肝浊音界下降；听诊两肺呼吸音减弱，呼气延长，部分患者可闻及干性啰音和（或）湿性啰音。

3. COPD 的严重程度分级 根据第一秒用力呼气容积占用力肺活量的百分比（FEV_1/FVC）、第一秒用力呼气容积占预计值百分比（FEV_1% 预计值）对 COPD 的严重程度做出分级（表 2-5）。除 FEV_1 外，体重指数（BMI）、呼吸困难症状严重程度和患者活动耐力（用 6 分钟行走距离来判断）等对于 COPD 患者病情严重程度的评估都具有一定实用价值。生活质量评估（常用圣·乔治呼吸问卷进行）也有一定临床应用价值。

表 2-5 慢性阻塞性肺疾病的严重程度分级

分级	分级标准
Ⅰ级：轻度	FEV_1/FVC < 70%；$FEV_1 \geq$ 80% 预计值
Ⅱ级：中度	FEV_1/FVC < 70%；50% $\leq FEV_1 <$ 80% 预计值
Ⅲ级：重度	FEV_1/FVC < 70%；30% $\leq FEV_1 <$ 50% 预计值
Ⅳ级：极重度	FEV_1/FVC < 70%；$FEV_1 <$ 30% 预计值；或 $FEV_1 <$ 50% 预计值，伴慢性呼吸衰竭

4. COPD 病程分期 根据患者症状和体征的变化对 COPD 病程进行分期：①急性加重期：指在短期内咳嗽、咳痰、气短和（或）喘息加重、脓痰量增多，可伴发热等症状；②稳定期：指咳嗽、咳痰、气短等症状稳定或轻微。

5. 并发症 COPD 可并发慢性呼吸衰竭、自发性气胸、慢性肺源性心脏病等。

【实验室及其他检查】

1. 肺功能检查 是判断气流受限的主要客观指标。吸入支气管扩张剂后 FEV_1/FVC < 70% 及 $FEV_1 <$ 80% 预计值者，可确定为不能完全可逆的气流受限。肺总量（TLC）、功能残气量（FRC）、残气量（RV）增高，肺活量（VC）减低，表明肺过度充气。

2. 影像学检查 早期胸片可无变化，可逐渐出现肺纹理增粗、紊乱等非特异性改变。

3. 动脉血气分析 早期无异常，随病情进展可出现低氧血症、高碳酸血症、酸碱平衡失调等，用于判断呼吸衰竭的类型。

4. 其他 COPD并发细菌感染时，血白细胞增高，核左移。痰培养可能检出病原菌。

【治疗要点】

1. 稳定期治疗

（1）教育与管理：最重要的是劝导患者戒烟，脱离粉尘环境。

（2）药物治疗：①支气管舒张药：短期应用以缓解症状，长期规律应用可预防和减轻症状。常选用 β_2 受体激动剂如沙丁胺醇气雾剂，每次 $100\sim200\mu g$（$1\sim2$ 喷），定量吸入，疗效持续 $4\sim5$ 小时，每24小时不超过 $8\sim12$ 喷；β_2 受体激动剂的长效制剂如沙美特罗等，每天仅需吸入2次；抗胆碱药异丙托溴铵气雾剂，定量吸入，每次 $40\sim80\mu g$，$3\sim4$ 次/天；茶碱类茶碱缓（控）释片0.2g，每12小时1次，或氨茶碱0.1g，3次/天。②祛痰药：对痰不易咳出者可选用盐酸氨溴索或羧甲司坦。③$FEV_1<50\%$ 预计值并有并发症或反复加重的COPD患者可规律性吸入糖皮质激素治疗。

（3）长期家庭氧疗（LTOT）：对COPD慢性呼吸衰竭者可提高生活质量和生存率。LTOT的指征：①$PaO_2\leqslant55mmHg$ 或 $SaO_2\leqslant88\%$，有或没有高碳酸血症；②PaO_2 $55\sim70mmHg$ 或 $SaO_2<89\%$，并有肺动脉高压、心力衰竭所致的水肿或红细胞增多症，持续低流量鼻导管吸氧，$1\sim2L/min$，每天15小时以上。目的是使患者在海平面水平，静息状态下，达到 PaO_2 $>60mmHg$ 和（或）SaO_2 升至90%。

（4）夜间无创机械通气治疗：常用方法包括经鼻持续气道正压（CPAP）、经鼻间歇正压通气（IPPV）和经鼻/面罩双水平气道正压通气（BiPAP）。

2. 急性加重期治疗 首先确定导致急性加重期的原因，最常见的是细菌或病毒感染。根据病情严重程度决定门诊或住院治疗。

（1）控制性氧疗：发生低氧血症可用鼻导管持续低流量吸氧。

（2）药物治疗：根据病原菌种类及药物敏感试验，选用抗生素积极治疗。如出现持续气道阻塞，可使用糖皮质激素。有严重喘息症状者可给予较大剂量支气管舒张药雾化吸入治疗，酌情加用祛痰剂稀释痰液。

（3）其他：对症处理，呼吸衰竭患者必要时可使用机械通气治疗。

【护理评估】

1. 病史评估

（1）评估与COPD有关的病因：是否吸烟，有无接触职业性粉尘和化学物质，有无呼吸道感染等。

（2）患病及治疗经过：评估疾病对患者日常生活和工作的影响程度；询问患者发病时的症状，如咳嗽、咳痰、气短或呼吸困难、胸闷等；了解既往和目前的检查结果，治疗经过和病情的严重程度；了解患者对所用药物的名称、剂量、用法、疗效、不良反应等知识的掌握情况。

2. 身体评估

（1）一般状态：评估患者生命体征、意识状态，应注意观察患者的精神状态，有无表情淡漠、神志恍惚、谵妄等肺性脑病的表现。

（2）皮肤和黏膜：观察口唇、面颊、耳廓等皮肤有无发绀，或有无皮肤潮红、多汗等。

3. 实验室及其他检查的评估

（1）肺功能检查：FEV_1是否在正常范围，肺活量是否下降。

（2）X线检查：是否出现胸廓前后径增大、肋间隙增宽、双肺透亮度增加等。

（3）血气分析：有无低氧血症或高碳酸血症。

4. 心理与社会评估　注意患者的心理状态，有无焦虑、忧郁等不良情绪。评估家属对疾病的认识程度，态度和家庭、社会的支持系统等。

【护理诊断/问题】

1. 气体交换受损　与气道阻塞、通气不足、呼吸肌疲劳、分泌物过多和肺泡呼吸面积减少有关。

2. 清理呼吸道无效　与分泌物增多而黏稠、气道湿度减低和无效咳嗽有关。

【护理措施】

1. 一般护理　患者采取舒适的体位，如可协助患者取半卧位或坐位，以利于呼吸；重症患者宜采取身体前倾位，使辅助呼吸肌参与呼吸。视病情进行适当的活动，以不感到疲劳、不加重症状为宜。室内保持适宜的温湿度，秋冬季注意保暖，避免直接吹冷风或吸入冷空气。

2. 饮食指导　呼吸功的增加可使热量和蛋白质消耗增多，导致营养不良，应制定出高热量、高蛋白、高维生素的饮食计划。正餐进食量不足时，应安排少量多餐，避免在餐前和进餐时过多饮水。餐后避免平卧，有利于消化。腹胀的患者应进软食，细嚼慢咽。避免进食产气食物，如汽水、啤酒、豆类、马铃薯和胡萝卜等；避免易引起便秘的食物，如油煎食物、干果、坚果等。

3. 病情观察　观察咳嗽、咳痰的情况及呼吸困难的程度，监测动脉血气分析和水、电解质、酸碱平衡情况。

4. 氧疗护理　呼吸困难伴低氧血症者，遵医嘱给予氧疗。一般采用鼻导管持续低流量吸氧，氧流量 $1\sim2L/min$，应避免吸入浓度过高而引起二氧化碳潴留。提倡进行 LTOT。长期持续低流量吸氧不但能改善缺氧症状，还有助于降低肺循环阻力，减轻肺动脉高压和右心负荷。氧疗有效的指标：患者呼吸困难减轻、呼吸频率减慢、发绀减轻、心率减慢、活动耐力增加。

5. 保持呼吸道通畅，促进痰液引流　详见本章第一节"呼吸系统疾病患者常见症状和体征的护理"。

6. 用药护理　遵医嘱应用抗生素、支气管舒张药和祛痰药物，注意观察疗效及不良反应（详见本章第七节"支气管哮喘患者的护理"）。可待因具有麻醉性中枢镇咳作用，不良反应包括恶心、呕吐、便秘等，有成瘾的可能，可因抑制咳嗽而加重呼吸道阻塞。喷托维林是非麻醉性中枢镇咳药，不良反应有口干、恶心、腹胀、头痛等。溴己新偶见恶心、转氨酶增高，胃溃疡者慎用。盐酸氨溴索是润滑性祛痰药，不良反应较轻。

7. 呼吸功能锻炼　COPD 患者需要增加呼吸频率来代偿呼吸困难，这种代偿多数依赖于辅助呼吸肌参与呼吸。然而胸式呼吸的有效性低于腹式呼吸，患者容易疲劳。因此，护理人员应指导患者进行缩唇呼气、腹式呼吸等呼吸锻炼，以加强胸、膈呼吸肌肌力和耐力，改善呼吸功能。

（1）缩唇呼吸：缩唇呼吸的技巧是通过缩唇形成的微弱阻力来延长呼气时间，增加气道压力，延缓气道塌陷。患者闭嘴经鼻吸气，然后通过缩唇（吹口哨样）缓慢呼气，同时收缩腹部。吸气与呼气时间比为 1:2 或 1:3。缩唇大小程度与呼气流量，以能使距口唇 15～20cm 处，与口唇等高点水平的蜡烛火焰随气流倾斜又不至于熄灭为宜。

（2）膈式或腹式呼吸：患者可取立位、平卧位或半卧位，两手分别放于前胸部与上腹部。用鼻缓慢吸气时，膈肌最大程度下降，腹肌松弛，腹部凸出，手感到腹部向上抬起。呼气时用口呼出，腹肌收缩，膈肌松弛，膈肌随腹腔内压增加而上抬，推动肺部气体排出，手感到腹部下降。另外，可以在腹部放置小枕头、杂志或书锻炼腹式呼吸。如果吸气时，物体上升，证明是腹式呼吸。缩唇呼吸和腹式呼吸每天训练 3～4 次，每次重复 8～10 次。腹式呼吸需要增加能量消耗，因此指导患者只能在疾病恢复期如出院前进行训练。

8. 健康指导

（1）疾病知识：向患者讲解 COPD 的相关知识，识别使病情恶化的因素。尽力劝导患者戒烟；避免粉尘和刺激性气体的吸入；避免和呼吸道感染患者接触，在呼吸道传染病流行期间，尽量避免去人群密集的公共场所。指导患者要根据气候变化，及时增减衣物，避免受凉感冒，预防呼吸道感染。对于患有慢性支气管炎的患者应指导其进行肺通气功能的监测，及早发现慢性气流阻塞，及时采取措施。指导家庭氧疗患者注意供氧装置周围严禁烟火，防止氧气燃烧爆炸；定期更换、清洁、消毒氧疗装置。

（2）康复锻炼：使患者理解康复锻炼的意义，充分发挥患者进行康复的主观能动性，制订个体稳定的锻炼计划，选择空气新鲜、安静的环境，进行步行、慢跑、气功等体育锻炼。在潮湿、大风、严寒气候时，避免室外活动。教会患者和家属依据呼吸困难与活动之间的关系，判断呼吸困难的严重程度，以便合理安排工作和生活。

（3）心理疏导：引导患者适应慢性病并以积极的心态对待疾病，培养生活兴趣，如听音乐、培养养花种草等爱好，以分散注意力，减少孤独感，缓解焦虑、紧张的精神状态。

小结

慢性阻塞性肺疾病有不能完全可逆的气流受限，呈进行性发展。吸烟是重要的致病因素。主要表现为气短或呼吸困难并呈进行性加重。治疗主要是抗炎、平喘、化痰、氧疗、机械通气治疗。护理的重点是指导患者合理休息；提供高热量、高蛋白、高维生素的饮食，腹胀的患者应进软食，避免进食产气或易引起便秘的食物；进行并观察氧疗效果，鼓励进行 LTOT；合理用药并观察药物不良反应及效果；教会患者缩唇呼气、腹式呼吸的呼吸功能锻炼方法；给予疾病及预防的健康教育指导。

第九节 肺血栓栓塞症患者的护理

学习目标 ■■

1. 掌握肺血栓栓塞症的病因、主要护理诊断与护理措施。
2. 熟悉肺血栓栓塞症的临床表现与治疗要点。
3. 了解肺血栓栓塞症的发病机制及辅助检查。

肺血栓栓塞症（pulmonary thromboembolism，PTE）是指来自静脉系统或右心的血栓阻塞肺动脉或其分支所致的疾病，以肺循环和呼吸功能障碍为其主要临床和病理生理特征。肺栓塞（pulmonary embolism，PE）是以各种栓子阻塞肺动脉系统为其发病原因的一组疾病或临床综合征的总称，包括 PTE、脂肪栓塞综合征、羊水栓塞、空气栓塞等。PTE 为 PE 最常见的一种类型，占 PE 中绝大多数，通常所称 PE 即指 PTE。肺动脉发生栓塞后，若其支配区的肺组织因血流受阻或中断而发生坏死，称为肺梗死（pulmonary infarction，PI）。引起 PTE 的血栓主要来源于深静脉血栓形成（deep venous thrombosis，DVT）。PTE 常为 DVT 的并发症。PTE 与 DVT 共属于静脉血栓栓塞症，是一种疾病过程在不同部位、不同阶段的表现，两者合称为静脉血栓栓塞症（venous thromboembolism，VTE）。由于 VTE 发病过程和临床表现较为隐匿和复杂，确诊需特殊技术，易导致漏诊和误诊现象，而早期诊断直接影响预后，所以应当给予充分关注。

【病因与发病机制】

PTE 的血栓来源于上、下腔静脉径路或右心腔，其中约 50%～90% 来源于下肢深静脉。近年来，由于颈内和锁骨下静脉留置导管和静脉内化疗的增加，使来源于上腔静脉径路的血栓较以前增多。

1. 危险因素 任何可以导致静脉血液淤滞、静脉系统内皮损伤和血液高凝状态的因素，都可使 DVT 和 PTE 发生的危险性增高，一般可分为原发性和继发性因素两大类。原发性危险因素由遗传变异引起；继发性危险因素是指后天获得的易发生 DVT 和 PTE 的多种病理和生理改变，如骨折、创伤、手术、恶性肿瘤、脑卒中、急性心肌梗死、中心静脉导管、慢性静脉疾病、吸烟、妊娠和产褥期、血液黏稠度高、血小板异常、肥胖、高龄、长途旅行、口服避孕药等。年龄可作为独立的危险因素，随着年龄的增长，DVT 和 PTE 的发病率逐渐增高。

2. 发病机制 外周静脉血栓形成后，一旦血栓脱落，即可随静脉血流移行至肺动脉内，形成 PTE。急性肺栓塞发生后，血栓机械性堵塞肺动脉及由此引发的神经、体液因素的作用，可导致呼吸和循环功能的改变。栓子的大小和数量、多个栓子的递次栓塞间隔时间、是否同时存在其他心肺疾病、个体反应的差异及血栓溶解的快慢，对发病过程和预后有重要影响。

【临床表现】

1. 症状 PTE 症状的多种多样，严重程度有很大差别，但缺乏特异性。常见的症状包括以下内容：

（1）不明原因的呼吸困难和气促：是最常见的症状，多于栓塞后即刻出现，尤在活动后明显。

（2）胸痛：包括胸膜炎性胸痛或心绞痛样胸痛。胸膜炎性胸痛较为常见，呼吸运动可加重胸痛；心绞痛样胸痛由冠状动脉血流减少、低氧血症和心肌耗氧量增加所致，不受呼吸运动影响。

（3）晕厥：可为PTE的唯一或首发症状，表现为突然发作的一过性意识丧失。

（4）烦躁不安、惊恐甚至濒死感：由严重的呼吸困难和（或）剧烈胸痛引起，为PTE的常见症状。

（5）咯血：常见为小量咯血，大咯血少见。当呼吸困难、胸痛和咯血同时出现时，称为"肺梗死三联征"。

（6）咳嗽：早期为干咳或伴少量白痰。

（7）心悸、腹痛等：心悸常在栓塞后即刻出现。腹痛可能与膈肌受刺激或肠缺血有关。

（8）猝死：是PTE最危重的临床类型，抢救成功率极低。

2. 体征 可出现低热、呼吸和循环系统等体征。

3. DVT形成的症状与体征 在考虑PTE诊断时，必须注意是否存在下肢DVT，其主要表现为患肢肿胀、周径增粗、疼痛或压痛、皮肤色素沉着，行走后患肢易疲劳或肿胀加重。但约半数以上的下肢DVT患者无自觉症状和明显体征。可测量双下肢的周径来评价其差别。

4. 临床分型

（1）急性肺血栓栓塞症：①大面积PTE：以休克和低血压为主要表现，须除外新发生的心律失常、低血容量或感染中毒所致的血压下降；②次大面积PTE：血压正常，但出现右心室功能不全或超声心动图表现有右心室运动功能减弱；③非大面积PTE：未出现休克和低血压的PTE。

（2）慢性肺血栓栓塞症：以慢性、进行性发展的肺动脉高压的相关临床表现为主，后期出现右心衰竭的体征；影像学证实肺动脉阻塞。

【实验室及其他检查】

1. 疑诊PTE的检查 如患者存在前述危险因素，出现上述临床症状、体征，应进行血浆D-二聚体（D-dimer）、动脉血气分析、心电图、X线胸片、超声心动图、下肢血管超声等检查。

2. 确诊PTE的检查 首选多排CT肺血管造影，造影剂过敏者可选用放射性核素肺通气/灌注扫描、磁共振显像（MRI）。

3. 寻找PTE成因和危险因素的检查 只要疑诊PTE，无论其是否有DVT的症状，均应进行体检，以帮助明确是否存在DVT及栓子的来源；对于40岁以下的患者或年龄小于50岁的复发性PTE或有突出VTE家族史患者，应同时注意易栓症的可能性；不明原因的PTE患者，应进行隐源性肿瘤筛查。

【治疗要点】

1. 一般处理与呼吸循环支持治疗 急症需给予严密监护，采用吸氧，维持血压、液体平衡；同时应卧床休息，避免用力，以免血栓脱落；给予对症治疗。

2. 溶栓治疗 主要适用于大面积 PTE 病例。溶栓的时间窗一般定为 14 天以内，溶栓应尽可能在 PTE 确诊的前提下慎重进行，对有明确溶栓指征的患者宜尽早开始溶栓。活动性内出血、近期自发性颅内出血为溶栓绝对禁忌证，对于致命性大面积 PTE 除外。

常用的溶栓药物有尿激酶（UK）、链激酶（SK）、重组组织型纤溶酶原激活剂（rt-PA）等。rt-PA 50mg 持续静注 2 小时为我国标准治疗方案。溶栓后应动态观察临床及相关辅助检查情况，评估溶栓效果。溶栓的主要并发症是出血，以颅内出血最严重。

3. 抗凝治疗 是 PTE 的基本治疗方法，能够预防血栓再形成和复发，为机体发挥自身的纤溶机制溶解血栓创造条件。常用药物为肝素和华法林，抗凝治疗时间因人而异。临床疑诊 PTE 时，可开始进行有效的抗凝治疗。活动性出血、凝血功能障碍、未予控制的严重高血压等为抗凝的禁忌证，对于确诊的 PTE，大部分禁忌证属于相对禁忌证。

4. 其他疗法 肺动脉血栓摘除术；肺动脉导管碎解和抽吸血栓；放置腔静脉滤器等。

【护理评估】

1. 病史评估 询问患者是否存在无明显诱因或反复发生 DVT 和 PTE，是否有家族遗传倾向。询问患者是否有久病卧床后突然离床活动或胸腹腔用力过度等诱因。了解是否存在 DVT 和 PTE 的危险因素，包括：①VTE 发病史；②血栓性静脉炎、静脉曲张；③高龄；④外科手术；⑤骨盆、髋骨或长骨骨折和创伤；⑥心力衰竭和心肌梗死；⑦恶性肿瘤；⑧妊娠和服用避孕药；⑨结缔组织病和抗磷脂抗体综合征等。上述危险因素可单独存在，或多种危险因素同时存在，协同作用。

2. 身体评估

（1）PTE 的症状：重者突然出现心悸、呼吸困难、剧烈胸痛、恐惧不安、濒死感、干咳、咯血、也可出现晕厥、甚至休克与猝死。轻者仅有活动后呼吸困难。

（2）PTE 的体征：肺部栓塞区可出现哮鸣音、干湿性啰音、胸膜摩擦音或胸腔积液征。重者有发绀、休克和急性右心衰竭征象。

（3）DVT 的症状和体征：尤其下肢深静脉血栓的征象或双侧下肢周径相差 >1cm。

3. 实验室及其他检查的评估 动脉血气分析、心电图、X 线胸片、超声心动图、血浆 D-二聚体、放射性核素肺通气/灌注扫描或 CTPA、MRPA、肺动脉造影检查、深静脉血栓的检查等。

4. 心理与社会评估 PTE 急性发病，症状的出现较突然，并迅速达到较严重的程度；加之要绝对卧床休息和反复抽血化验，患者会出现各种不同的心理反应，如紧张、焦虑、恐惧等，帮助患者进行社会角色的变换。了解患者及其家属对疾病的认识程度及态度，了解其家庭经济和家属的支持照顾情况。

【护理诊断/问题】

1. 气体交换受损 与肺血管阻塞所致通气/血流比例失调有关。
2. 恐惧 与突发的严重呼吸困难、胸痛有关。
3. 潜在并发症：重要脏器缺氧性损伤、出血、再栓塞。

【护理措施】

1. 一般护理 指导患者绝对卧床休息，协助患者翻身、饮水、进食以及大小便等基本生活需要；指导患者采用深慢呼吸和采用放松等方法减轻恐惧心理，保证患者生理和心理休息，以降低患者耗氧量。高度疑诊或确诊 PTE 患者注意不要过度屈曲下肢。由于患者有呼吸困难的表现，可予床头抬高 30°，使患者膈肌下降，增加通气。有低氧血症的患者，可经鼻导管或面罩吸氧以保持氧气供需平衡。

2. 病情观察　对高度疑诊或确诊 PTE 患者，可收入重症监护病房进行严密监测，包括：①意识状态：监测患者有无烦躁不安、嗜睡、意识模糊定向力障碍等脑缺氧的表现；②呼吸状态：严密监测患者的呼吸频率和节律，动脉血氧饱和度（SaO_2），动脉血气分析等，当患者出现呼吸浅促，心率增快，SaO_2 下降以及血氧分压（PaO_2）下降等表现，提示患者呼吸功能受损，机体缺氧；③心电活动：肺动脉栓塞时可导致心电图的改变，持续、动态的心电监测，有利于肺栓塞的诊断，以及溶栓治疗效果的观察；④循环状态：由于肺动脉栓塞，可以导致肺动脉高压、右心功能障碍和左心功能障碍等循环功能的改变，因此需密切观察患者心率、心律、血压变化，以便及时应用正性肌力药物和血管活性药物。并注意保持 24 小时液体出入量的平衡。

3. 溶栓与抗凝治疗的护理　按医嘱及时、正确给予溶栓及抗凝治疗，监测疗效及其不良反应。

（1）溶栓制剂：溶栓治疗的主要并发症是出血，最常见的出血部位为血管穿刺处，严重的出血包括腹膜后出血和颅内出血，一旦发生，预后差，近半数死亡。因此应做到：①用药前应充分评估出血的危险性，必要时应进行交叉配血，做好输血准备，备好急救药品和器材。溶栓前留置外周静脉套管针，以方便溶栓中取血监测，避免反复穿刺血管。静脉穿刺部位压迫止血应加大力量并延长按压时间。②在溶栓治疗过程中和治疗结束后都要严密观察患者的意识状态、血氧饱和度的变化，血压过高或偏低都应及时报告医生给予适当处理。③观察皮肤及黏膜、尿液等是否有出血征象；血管穿刺的部位是否有血肿形成；患者有无头痛、腹部或背部的疼痛等。④溶栓结束后，应每 2~4 小时测定一次 PT 或 APTT，当其水平降至正常值的 2 倍时，应开始肝素抗凝治疗。

（2）肝素或低分子肝素：肝素的不良反应主要包括：①出血：为抗凝治疗的最重要的并发症，可表现为皮肤紫斑、咯血、血尿或穿刺部位、胃肠道、阴道出血等，故用药前应评估出血的危险性；抗凝过程中 APTT 宜维持在正常值的 1.5~2.5 倍。②肝素诱导的血小板减少症（heparin-induced thrombocytopenia，HIT）：治疗第 1 周应每 1~2 天、第 2 周起每 3~4 天监测血小板计数，若出现血小板迅速或持续降低达 30% 以上，或血小板计数 $< 100 \times 10^9$/L，应停用肝素。低分子肝素与普通肝素的抗凝作用相仿，但低分子肝素引起出血和 HIT 的发生率低，只需根据体重给药，无需监测 APTT 和调整剂量。

（3）华法林：华法林的疗效主要通过监测 INR，INR 未达到治疗水平时每天监测，达到治疗水平时每周监测 2~3 次，共监测 2 周，以后延长至每周监测 1 次或更长。华法林的主要不良反应是出血，发生出血时可用维生素 K 拮抗。在用华法林治疗的前几周还可能引起血管性紫癜，导致皮肤坏死，需注意观察。

（4）消除再栓塞的危险因素：①急性期：患者除绝对卧床外，还需避免下肢过度屈曲，一般在充分抗凝的前提下卧床时间为 2~3 周，患者大小便也需在床上解决，外出检查时要用平车运送；保持大便通畅，避免便秘、咳嗽等，以免增加腹腔压力，影响下肢静脉血液回流；并指导患者及家属严禁挤压、按摩、热敷患肢，以防止下肢血管压力突然升高，使血栓再次脱落，形成新的危及生命的栓塞。②恢复期：如患者仍需卧床，下肢须进行适当的运动或被动关节活动，穿抗栓袜，避免加重下肢循环障碍的因素。③观察下肢深静脉血栓形成的征象：局部皮肤有无颜色改变，并每天测量和记录双侧下肢周径（进行大、小腿周径的测量点分别为髌骨上缘以上 15cm 处和髌骨下缘以下 10cm 处，双侧相差 >1cm 即考虑有临床意义），以观察溶栓和抗凝治疗的效果。另外，也可检查是否存在 Homan 征阳性（轻轻按压膝关节并取屈膝、踝关节急速背曲时出现腘窝部、腓肠肌疼痛）。

4. **疼痛护理**　胸痛严重者可以适当使用镇痛药物，但如果存在循环障碍，应避免使用具有血管扩张作用的阿片类制剂，如吗啡等。

5. **心理护理**

（1）给患者以安全感：当患者突然出现严重的呼吸困难和胸痛时，医务人员需保持冷静，避免紧张慌乱的气氛而加重患者的恐惧心理，护士应尽量陪伴患者，运用语言技巧进行疏导、安慰、解释、鼓励，并以从容镇定的态度、熟练的技术、忙而不乱的工作作风取得患者的信任；同时采用非言语性沟通技巧，如抚摸、握住患者的手等增加患者的安全感，减轻其恐惧，并让患者知道医护人员正在积极处理目前的紧急状态，减轻其痛苦。

（2）鼓励患者充分表达自己的情感。

6. **健康指导**

（1）DVT 的预防措施：包括：①一般措施：长时间垂腿静坐如乘长途车、乘飞机也应经常活动下肢，或离开座位走动，减轻下肢血液淤滞，促进回流。卧床时应抬高患肢致心脏以上水平可促进下肢静脉血流回流；术后鼓励患者多做被动运动：多做深呼吸及咳嗽动作，病情允许时尽早下床活动；鼓励患者适当增加液体摄入，防止血液浓缩。②机械预防措施：目的是增进下肢静脉的血液回流。包括加压弹力袜、下肢间歇序贯加压充气泵和腔静脉滤器。③药物预防措施：主要是使用抗凝药对抗血液的高凝状态，防止血小板聚集。

（2）疾病知识指导：向患者及家属讲解疾病的发生、发展和转归。DVT 和 PTE 的危险因素及临床表现。对于长时间卧床患者，若出现一侧肢体疼痛、肿胀，应注意 DVT 发生的可能；若突然出现胸痛、呼吸困难等应及时告知医务人员或就诊。抗凝治疗药物应遵循医嘱，严格按剂量服用；并指导患者学会自我观察出血征象，如皮肤瘀斑、牙龈出血、眼结膜出血、血尿等。指导患者定期随诊，监测血抗凝指标。

小　结

　　肺血栓栓塞症为肺栓塞最常见的一种类型，栓子大部分来源于下肢深静脉血栓脱落，主要表现为呼吸困难和气促、胸痛、晕厥、烦躁不安、惊恐甚至濒死感等。治疗主要是休息、呼吸循环支持、溶栓、抗凝治疗等。护理的重点是指导患者合理休息；严密监测病情变化；按医嘱及时、正确给予溶栓及抗凝治疗，监测疗效及其不良反应，做好出血的观察和输血的准备；采取测量和记录双侧下肢周径等方法预防并观察再栓塞的发生；可适当使用镇痛药物；提供心理支持；给予疾病及预防的健康教育指导。

第十节　慢性肺源性心脏病患者的护理

学习目标 ‖‖

1. 掌握慢性肺源性心脏病的临床表现、主要护理诊断与护理措施。
2. 熟悉慢性肺源性心脏病的病因与治疗要点。
3. 了解慢性肺源性心脏病的发病机制。

肺源性心脏病（简称肺心病，cor pulmonary，）是指支气管-肺组织、胸廓或肺血管病变致肺血管阻力增加，产生肺动脉高压，继而右心室结构和（或）功能改变的疾病。根据起病缓急和病程长短，可分为急性和慢性肺心病两类。临床上以后者多见。急性肺心病常见于急性大面积肺栓塞，详见本章第九节"肺血栓栓塞症患者的护理"。

慢性肺源性心脏病（chronic pulmonary heart disease）简称慢性肺心病（chronic cor pulmonary），是指由肺组织、肺血管或胸廓的慢性病变引起肺组织结构和（或）功能异常，产生肺血管阻力增加，肺动脉压力增高，使右心室扩张和（或）肥厚，伴或不伴右心功能衰竭的心脏病，并排除先天性心脏病和左心病变引起者。慢性肺心病是我国呼吸系统的常见病，其患病率存在地区差异，寒冷地区高于温暖地区，高原地区高于平原地区，农村高于城市。并随年龄增高而增加。吸烟者比不吸烟者患病率明显增多，男女无明显差异。冬春季节和气候骤变时，易出现急性发作。

【病因与发病机制】

1. 病因　按原发病的不同部位，主要分为以下4类：

（1）支气管、肺疾病：最多见为慢性阻塞性肺疾病，约占80%~90%，其次为支气管哮喘、支气管扩张症、重症肺结核等。

（2）胸廓运动障碍性疾病：气道肺纤维化、各种疾病造成的严重胸廓或脊椎畸形以及神经肌肉疾患，均可引起胸廓活动受限、肺受压、支气管扭曲或变形、气道引流不畅、肺部反复感染、并发肺气肿或纤维化导致肺功能受损。

（3）肺血管疾病：慢性血栓栓塞肺动脉高压、肺小动脉炎、累及肺动脉的过敏性肉芽肿病（allergic granulomatosis），以及原因不明的原发性肺动脉高压等引起肺血管阻力增加、肺动脉高压和右心室负荷加重，发展成慢性肺心病。

（4）其他：原发性肺泡通气不足及先天性口咽畸形、睡眠呼吸暂停综合征等均可引起肺动脉高压而发展成慢性肺心病。

2. 发病机制　先决条件是肺功能和结构的不可逆性改变，发生反复的气道感染和低氧血症、高碳酸血症和呼吸性酸中毒，从而导致一系列体液和肺血管的变化，使肺血管阻力增加，肺动脉血管的结构重塑，产生肺动脉高压，进而引起右心功能的改变，其他重要器官的损害。

【临床表现】

本病病程缓慢，临床上除原有肺、胸疾病的各种症状和体征外，主要是逐步出现肺、心功能衰竭以及其他器官损害的表现。按其功能可分为代偿期和失代偿期。

1. 肺、心功能代偿期

（1）症状：咳嗽、咳痰、气促，活动后可有心悸、呼吸困难、乏力和活动耐力下降。急性感染可加重上述症状。少有胸痛或咯血。

（2）体征：可有不同程度的发绀和肺气肿体征。心音遥远，三尖瓣区可闻及收缩期杂音和剑突下心脏搏动增强，提示右心室肥大；部分患者可有颈静脉充盈；膈肌下降致肝浊音界下移。

2. 肺、心功能失代偿期

（1）呼吸衰竭：①症状：呼吸困难加重，夜间为甚，常有头痛、失眠、食欲下降、白天嗜睡，甚至出现表情淡漠、神志恍惚、谵妄等肺性脑病表现；②体征：明显发绀、球结膜充血、水肿，严重时出现颅内压升高的表现。因高碳酸血症可出现周围血管扩张的表现，如皮肤潮红、多汗。

（2）右心衰竭：①症状：气促更明显、心悸、食欲下降、腹胀、恶心等；②体征：发绀更明显，颈静脉怒张，心率增快，可出现心律失常，剑突下可闻及收缩期杂音，甚至舒张期杂音。肝大并有压痛，肝颈静脉回流征阳性，下肢水肿，重者可有腹水。少数可出现肺水肿及全心衰竭的体征。

3. 并发症　肺性脑病、酸碱失衡及电解质紊乱、心律失常、休克、消化道出血和弥散性血管内凝血等。

【实验室及其他检查】

1. X 线检查　除原有肺、胸基础疾病及急性肺部感染的特征外，可有肺动脉高压症，中央动脉扩张，外周血管纤细，形成"残根"征；右心室增大等。

2. 超声心动图检查　右心室流出道内径≥30mm、右心室内径≥20mm、右心室前壁厚度≥5mm、左右心室内径比值<2、右肺动脉内径或肺动脉干及右心房增大等，可诊断为慢性肺心病。

3. 心电图检查　主要表现有电轴右偏、肺性 P 波，也可见右束支传导阻滞及低电压图形，可作为慢性肺心病的参考条件。

4. 实验室检查

（1）血液检查：红细胞及血红蛋白可升高，全血粘度及血浆黏度增加；合并感染时白细胞计数增高，中性粒细胞增加。部分患者可有肝肾功能的改变以及电解质的紊乱。

（2）血气分析：慢性肺心病失代偿期可出现低氧血症或高碳酸血症。呼吸衰竭时 $PaO_2 < 60mmHg$，$PaCO_2 > 50mmHg$。

（3）痰细菌学检查：可指导急性加重期慢性肺心病患者的抗生素选用。

5. 其他　肺功能检查对早期或缓解期慢性肺心病患者有意义。

【治疗要点】

1. 急性加重期　积极控制感染；保持呼吸道通畅，改善呼吸功能；纠正缺氧和二氧化碳潴留；控制呼吸和心力衰竭；积极处理并发症。

（1）积极控制感染，参考痰培养及药敏试验结果针对性选用抗生素。在还没有培养结果前，根据感染的环境及痰涂片革兰氏染色选用抗生素。

（2）保持呼吸道通畅，改善呼吸功能，给予氧疗，纠正缺氧和二氧化碳潴留。

（3）控制呼吸衰竭和心力衰竭：慢性肺源性心脏病患者一般在积极控制感染，改善呼吸功能后心力衰竭可得到缓解，但对治疗后无效的较重者，可适当选用利尿剂、正性肌力药或血管扩张药。

1）利尿剂：具有减少血容量、减轻右心负荷、消除水肿的作用，原则上选用作用轻的利尿药，宜短期、小剂量使用，如氢氯噻嗪 25mg，每天 1～3 次，一般不超过 4 天，重度而急需利尿者可用呋塞米（速尿）20mg，口服或肌注。

2）正性肌力药：对于感染已控制、呼吸功能已改善、用利尿剂后仍有反复水肿的心力衰竭患者，以右心衰竭为主要表现而无明显感染的患者以及合并急性左心衰竭者可使用正性肌力药，由于慢性缺氧和感染，患者对洋地黄类药物耐受性降低，易发生毒性反应，应选用作用快、排泄快的洋地黄类药物，剂量宜小，一般为常规剂量的 1/2 或 2/3 量。

3）血管扩张药：可使肺动脉扩张，减低肺动脉高压，减轻右心负荷，但效果不理想，钙拮抗剂和前列腺素等有降低肺动脉压作用，具有一定的疗效。

（4）抗凝治疗：应用普通肝素或低分子肝素钠防止肺微小动脉原位血栓形成。

（5）控制心律失常：一般经过治疗慢性肺心病的感染、缺氧后，心律失常可自行消失。如果持续存在可根据心律失常的类型选用药物。

2. 缓解期　原则上采用中西医结合的综合治疗措施，目的是增强免疫功能、去除诱发因素，减少或避免急性加重期的发生，使肺、心功能得到部分或全部的恢复，如长期家庭氧疗、营养疗法和调节免疫功能等，有利于增强呼吸肌力，改善缺氧。

【护理评估】

1. 病史评估

（1）评估与肺心病有关的病因：评估有无慢性阻塞性肺气肿、支气管哮喘等支气管、肺疾病；有无脊柱结核、类风湿关节炎、胸膜广泛粘连等胸廓运动障碍性疾病；有无慢性血栓栓塞肺动脉高压、肺小动脉炎等肺血管疾病。

（2）患病及治疗经过：评估疾病对患者日常生活和工作的影响程度；询问患者发病时的症状，如咳嗽、气促，活动后心悸、呼吸困难、乏力活动耐力下降等；了解既往和目前的检查结果，治疗经过和病情的严重程度；了解患者对其所用药物的名称、剂量、用法、疗效、作用及不良反应等知识的掌握情况。

2. 身体评估

（1）一般状态：评估患者生命体征、意识状态，应注意观察患者的精神状态，出现呼吸衰竭时有无表情淡漠、神志恍惚、谵妄等肺性脑病的表现。

（2）皮肤和黏膜：观察口唇、面颊、耳廓、肢体末梢等皮肤有无发绀，或有无皮肤潮红、多汗等。

3. 实验室及其他检查评估

（1）血常规：红细胞及血红蛋白是否升高，全血粘度及血浆黏度是否增加。合并感染的患者血白细胞、中性粒细胞数是否增高。

（2）血气分析：有无低氧血症或高碳酸血症，持续监测血气分析变化情况。

（3）痰培养：有无致病菌生长。

（4）心电图、心功能情况。

（5）肺功能情况。

4. 心理与社会评估　注意患者的心理状态，有无焦虑、忧郁等不良情绪。评估家属对疾病的认识程度，态度和家庭、社会的支持系统等。

【护理诊断/问题】

1. 气体交换受损　与低氧血症、二氧化碳潴留、肺血管阻力增高有关。
2. 清理呼吸道无效　与呼吸道感染、痰液过多而黏稠有关。
3. 活动无耐力　与心、肺功能减退有关。
4. 体液过多　与心排血量减少、肾血流灌注量减少有关。
5. 潜在并发症：肺性脑病。

【护理措施】

1. 一般护理

（1）休息与活动：让患者认识到充分休息有助于心肺功能恢复的重要性。

1）在心肺功能代偿期应遵循量力而行、循序渐进的原则，鼓励患者进行适量活动，活动量以不引起疲劳、不加重症状为宜。

2）在心肺功能失代偿期应绝对卧床休息，协助患者采取舒适体位，如半卧位或坐位，减少机体耗氧量，促进心肺功能的恢复，减慢心率和减轻呼吸困难，必要时予双足下垂位，可减少回心血量从而减轻肺淤血，利于呼吸。

3）长期卧床的患者应协助其定时翻身、更换姿势，并保持舒适安全的体位，可依据患者的耐受能力指导患者在床上进行缓慢的肌肉松弛活动，如上肢交替前伸、握拳，下肢交替抬离床面，使肌肉保持紧张5秒后，松弛平放床上，并鼓励患者进行呼吸功能锻炼，提高活动耐力。

4）指导患者采取既有利于气体交换又能节省能量的姿势。如站立时，背倚墙，使膈肌和胸廓松弛，全身放松。坐位时凳高合适，两足正好平放在地，身体稍向前倾，两手摆在双腿上或趴在小桌上，桌上放软枕，使患者胸椎与腰椎尽可能在一直线上。卧位时抬高床头，并略抬高床尾，使下肢关节轻度屈曲。

5）协助患者大小便时，尽量避免患者过度用力；保持大便通畅，必要时按医嘱予通便药物如杜密克等；协助生活护理时，最好分阶段进行，避免劳累加重心脏负担。

（2）营养支持：给予高蛋白、高热量、高纤维素、易消化清淡饮食，防止因便秘、腹胀而加重呼吸困难。避免含糖高的食物，以免引起痰液黏稠。如患者出现水肿、腹水或尿少时，应限制钠水摄入，每天钠盐＜3g、水分＜1500ml、蛋白质 1.0～1.5g/kg。因碳水化合物可增加 CO_2 生成量，增加呼吸负担，应减少碳水化合物的摄入，一般碳水化合物≤60%。少食多餐，减少用餐时的疲劳，进餐前后漱口，保持口腔清洁，促进食欲。必要时遵医嘱静脉补充营养。

（3）皮肤护理：注意观察全身水肿情况、有无皮损、压疮的发生。因肺心病患者常有营养不良，身体下垂部位水肿，若长期卧床，极易形成压疮。指导患者穿宽松、柔软的衣服；定时更换体位，受压处垫海绵垫，或使用气垫床。评估皮肤情况，必要时填写患者压疮风险评估表，制订预防措施，若有压疮发生应及时请造口师会诊，协助处理。

2. 病情观察 观察患者的生命体征及意识状态；注意有无发绀和呼吸困难及严重程度；观察有无右心衰竭的表现；定期监测动脉血气分析，密切观察患者有无头痛、烦躁不安、神志改变等肺性脑病的临床表现。准确记录 24 小时出入液量，依据出入量而定，量出为入。

3. 氧疗与机械通气治疗 气急发绀者，应给予氧气吸入，4～6L/min，以提高血氧饱和度，纠正组织缺氧，改善呼吸困难症状。对于Ⅱ型呼衰的患者，应依据血气分析结果，若 $PaCO_2$ ＞60mmHg，应予 1～2L/min 氧气吸入，以免加重二氧化碳的潴留。必要时进行机械通气并做好相关的护理配合。

4. 积极排痰，保持呼吸道通畅（详见本章第一节"呼吸系统疾病患者常见症状和体征的护理"。

5. 用药护理

（1）对二氧化碳潴留、呼吸道分泌物多的重症患者慎用镇静剂、麻醉药、催眠药，如必须用药，使用后注意观察是否有抑制呼吸和咳嗽反射的情况出现。

（2）应用利尿剂后易出现低钾、低氯性碱中毒、痰液黏稠不易排出和血液浓缩等不良反应，应注意观察和预防。使用排钾利尿剂时，监测患者血钾，督促患者遵医嘱补钾。利尿剂尽可能在白天给药，避免夜间频繁排尿而影响患者睡眠。

（3）使用洋地黄类药物时，应询问有无洋地黄用药史，遵医嘱准确用药，注意观察药物毒性反应。

（4）血管扩张药在扩张肺动脉的同时也扩张体动脉，往往造成体循环血压下降，反射性心率增快、氧分压下降、二氧化碳分压上升等不良反应。应用血管扩张剂时，注意观察患者心率及血压情况，严格控制输液速度。

（5）使用抗生素时，注意观察感染控制的效果、有无继发性感染。

（6）使用抗凝药物时应注意观察患者有无皮肤黏膜出血等情况。

6. 潜在并发症：肺性脑病的护理

（1）吸氧护理：持续低流量、低浓度给氧，氧流量 1～2L/min，浓度在 25%～29%。防止高浓度吸氧抑制呼吸，加重二氧化碳潴留。

（2）病情观察：定期监测动脉血气分析，密切观察病情变化，出现头痛、烦躁不安、表情淡漠、神志恍惚、精神错乱、嗜睡和昏迷等症状时，及时通知医生并协助处理。

（3）用药护理：遵医嘱使用呼吸兴奋剂，注意控制输液速度，并观察药物的疗效和不良反应。出现心悸、呕吐、震颤、惊厥等症状，立即通知医生。

（4）休息与安全：患者绝对卧床休息，呼吸困难者取半卧位，有意识障碍者，予床栏和约束带进行安全保护，必要时专人护理。

7. 健康指导

（1）疾病预防指导：积极采取各种措施，广泛宣传提倡戒烟，必要时辅以有效的戒烟药。积极防治原发病的诱发因素，开展多种形式的群众性体育活动和卫生宣教，普及人群的疾病防治知识，增强抗病能力。

（2）提高自身免疫力：加强饮食营养，以保证机体康复的需要。病情缓解期应根据肺、心功能及体力情况进行适当的体育锻炼和呼吸功能锻炼，以改善呼吸功能、提高机体免疫功能。

（3）疾病知识宣教：向患者和家属讲解疾病发生、发展过程及防止原发病的重要性，减少反复发作的次数。积极防治原发病，避免和防治各种可能导致病情急性加重的诱因。坚持家庭氧疗等。

（4）定期门诊随访：告知患者及家属病情变化的征象，如体温升高、呼吸困难加重、咳嗽剧烈、咳痰不畅、尿量减少、水肿明显或家人发现患者神志淡漠、嗜睡、躁动、口唇发绀加重等，均提示病情变化或加重，需要及时就医诊治。

📖 小　结

慢性肺源性心脏病最多见病因为慢性阻塞性肺疾病；冬春季节和气候骤变时，易出现急性发作；肺、心功能的代偿期和失代偿期临床表现有所不同；治疗主要是控制感染，保持呼吸道通畅，改善呼吸功能，控制呼吸衰竭和心力衰竭，防治并发症。护理重点是指导患者根据病情合理安排休息与活动；给予高蛋白、高热量、高纤维素、易消化清淡饮食，少食多餐；如患者出现水肿、腹水或尿少时，应限制钠水摄入，减少碳水化合物的摄入；必要时遵医嘱静脉补充营养。保证氧疗；保护皮肤；遵照医嘱合理用药，并观察药物不良反应；严密观察病情变化，如有肺性脑病等并发症应保证患者安全，积极配合治疗工作；做好疾病及预防的健康教育指导。

第十一节　原发性支气管肺癌患者的护理

学习目标 ▮▮▮

1. 掌握原发性支气管肺癌的临床表现、主要护理诊断与护理措施。
2. 熟悉原发性支气管肺癌的分类与治疗要点。
3. 了解原发性支气管肺癌的病因与发病机制。

原发性支气管肺癌（primary bronchogenic carcinoma）简称肺癌（lung cancer），是肺部

最常见的原发性恶性肿瘤，肿瘤细胞源于支气管黏膜或腺体，常有区域性淋巴结转移和血行转移。早期常有刺激性干咳和痰中带血等呼吸道症状，其病情进展速度与细胞的生物特性有关，是一种严重威胁人类健康和生命的疾病。世界卫生组织（WHO）2003 年报告显示肺癌的发病率和死亡率均居全球癌症的首位，且呈上升趋势。亦居恶性肿瘤死因的第一位。

【病因与发病机制】

病因和发病机制尚未明确，认为与下列因素有关：

1. 吸烟　是肺癌死亡率进行性增加的首要原因。开始吸烟年龄越小、吸烟时间越长、吸烟量越大，肺癌的发病率越高。包括被动吸烟和环境吸烟。戒烟后肺癌发病危险性逐年减少，戒烟 1~5 年后可减半。

2. 职业致癌因子　石棉、砷、铬、镍、铍、煤焦油、芥子气、三氯甲醚、氯甲醚、烟草的加热产物以及铀、镭等放射物质衰变时产生的氡和氡子气，电离辐射和微波辐射等和肺癌发生也有密切关系。吸烟可明显加重以上危险。

3. 空气污染　室内被动吸烟、燃料燃烧和烹调过程均能产生致癌物。室外大环境污染包括城市中汽车尾气、工业废气、公路沥青等都含有致癌物质，其中主要是苯并芘。

4. 饮食与营养　较少食用含 β 胡萝卜素的蔬菜和水果，肺癌发生的危险性升高。较多地食用含 β 胡萝卜素的绿色、黄色和橘黄色的蔬菜和水果及含维生素 A 的食物，可减少肺癌发生的危险性。对于吸烟者结果更明显。

5. 其他诱发因素　结核病被美国癌症学会列为肺癌的发病因素之一。有结核病者患肺癌的危险性是正常人群的 10 倍。

6. 遗传和基因改变　遗传基因与肺癌易感性有关。肺癌可能是一种外因通过内因发病的疾病，上述的外因可诱发细胞的恶性转化和不可逆的基因改变。

【分类】

1. 按解剖学部位分类

（1）发生在段及段以上支气管的中央型肺癌，约占 3/4，以鳞状上皮细胞癌和小细胞癌较多见。

（2）发生在段支气管以下的周围型肺癌，约占 1/4，以腺癌较为多见。

2. 按组织病理学分类

（1）非小细胞肺癌（non-small cell lung cancer，NSCLC）：主要包括鳞癌（以中央型肺癌多见）、腺癌、大细胞肺癌、腺癌混杂亚型等。

（2）小细胞肺癌（small cell lung cancer，SCLC）：主要包括燕麦细胞型、中间细胞型、复合燕麦细胞型。

【临床分期】

以美国联合癌症分类委员会和国际抗癌联盟 2002 年制订的 TNM 分期为基础，2009 年国际肺癌研究会公布了修订的肺癌 TNM 分期（表 2-6、表 2-7）。

表2-6 肺癌的 TNM 分期

T 原发肿瘤

T_0：没有原发肿瘤的证据

T_1：肿瘤最大直径≤3cm；周围为肺或脏层胸膜所包绕，镜下肿瘤没有累及叶支气管近端

T_{1a}：癌肿最大直径≤2cm

T_{1b}：癌肿最大直径>2cm，≤3cm

T_2：肿瘤最大直径>3cm，≤7cm 或符合以下任何一点：

　　①累及脏层胸膜

　　②累及主支气管，但距隆突≥2cm

　　③原发肿瘤扩展到肺门区伴肺不张或阻塞性肺炎，但不累及全肺

T_{2a}：癌肿最大直径>3cm，≤5cm

T_{2b}：癌肿最大直径>5cm，≤7cm

T_3：癌肿最大直径>7cm

　　或侵犯胸壁、膈神经、纵隔胸膜、壁层心包

　　或肿瘤位于距隆突2cm 以内的支气管，但尚未累及隆突

　　或全肺的肺不张或阻塞性炎症

　　或同叶有卫星结节

T_4：任何大小的肿瘤已直接侵犯下述结构之一者，心脏、大血管、喉返神经、气管、食管、椎体、隆突，

　　或原发肿瘤同一肺叶内出现卫星结节

N 区域性淋巴结

N_0：没有区域淋巴结转移

N_1：转移至同侧支气管周围淋巴结和（或）同侧肺门淋巴结，原发肿瘤直接侵及肺内淋巴结

N_2：转移至同侧纵隔和（或）隆突下淋巴结

N_3：转移至对侧纵隔、对侧肺门淋巴结、同侧或对侧斜角肌或锁骨上淋巴结

M 远处转移

M_0：没有远处转移

M_1：有远处转移（包括同侧非原发肿瘤所在肺叶内出现肺叶结节）

M_{1a}：对侧肺叶有转移灶

　　　转移至胸膜

M_{1b}：远处转移

特殊情况

TX/NX/MX　　T，N，M

T_{is}：原位癌

T_{1ss}：局限于隆突或主气管内任何大小的沿气道表面转移的癌肿

表2-7 TNM 与临床分期的关系

Ⅰa 期	$T_{1a,b}$，N_0，M_0	Ⅲa 期	·	$T_{1\sim3}$，N_2，M_0
Ⅰb 期	T_{2a}，N_0，M_0			T_3，N_1，M_0
Ⅱa 期	$T_{1a,b}$，N_1，M_0			T_4，$N_{0,1}M_0$
	T_{2a}，N_1，M_0	Ⅲb 期		T_4，N_2，M_0
	T_{2b}，N_0，M_0			$T_{1\sim4}$，N_3，M_0
Ⅱb 期	T_{2b}，N_1，M_0	Ⅳ期		T_{any}，N_{any}，$M_{1a,b}$
	T_3，N_0，M_0			

【临床表现】

肺癌的临床表现与肿瘤发生部位、大小、类型、发展阶段、有无并发症或转移有密切关系。5%~15%的患者于发现肺癌时无症状。

1. 由原发肿瘤引起的症状和体征

（1）咳嗽：是常见的早期症状，癌细胞生长在较大的气道时，为阵发性刺激性干咳或少许泡沫痰；细支气管肺泡癌可有大量浆液痰；肺泡癌可有大量的黏液痰；当继发感染时，痰量增多，呈黏液脓性。肿瘤引起远端支气管狭窄，咳嗽加重，多为持续性，呈高调金属音或刺激性呛咳，是一种特征性的阻塞性咳嗽。

（2）咯血：肿瘤向管腔内生长可出现间歇或持续痰中带血，表面糜烂严重侵蚀大血管可出现咯血，大咯血少见，多为痰中带血或间断血痰。

（3）气短或喘鸣：肿瘤向支气管内生长，或转移到肺门淋巴结导致肿大的淋巴结压迫主支气管或隆突引起支气管部分阻塞，可有呼吸困难、喘息，偶可出现局限性或单侧喘鸣音。

（4）发热：肿瘤组织坏死引起发热，多继发肺炎所致。

（5）体重下降：肿瘤发展到晚期，由于肿瘤毒素、长期消耗、感染及疼痛导致食欲减退，患者消瘦明显，表现为恶病质。

2. 肿瘤胸内侵犯引起的症状和体征

（1）胸痛：近半数患者有模糊或难以描述的胸痛或钝痛，由于肿瘤细胞侵犯所致，也可因阻塞性炎症波及部分胸膜或胸壁引起。肿瘤侵犯部位不同，产生的疼痛的范围、性质、加重因素也不同。

（2）声音嘶哑：肿瘤直接压迫或转移至纵隔淋巴结压迫喉返神经（多见左侧）可引起声音嘶哑。

（3）咽下困难：癌肿侵犯或压迫食管，可引起咽下困难，尚可引起气管-食管瘘，导致肺部感染。

（4）胸水：如肿瘤转移累及胸膜或淋巴回流受阻，可引起不同程度的胸水。

（5）上腔静脉阻塞综合征：肿大的转移性淋巴结压迫或右上肺的原发肺癌侵犯上腔静脉，以及腔静脉内癌栓阻塞静脉回流引起，表现为头面部和上半身淤血水肿，颈部水肿，颈静脉扩张，在前胸壁可见扩张的静脉侧支循环。患者常主诉领口进行性变紧。

（6）Horner综合征：肺尖部的肺癌又称肺上沟瘤，易压迫颈部交感神经，引起患侧眼睑下垂、瞳孔缩小、眼球内陷、同侧额部与胸壁少汗或无汗。也常有压迫臂丛神经造成以腋下为主、向上肢内侧放射的火灼样疼痛。

3. 胸外转移引起的症状和体征 如肿瘤转移至中枢神经系统、骨骼、腹部、淋巴结等可引起相应的系统部位症状和体征。包括异位促性腺激素、肌无力样综合征、肥大性肺性骨关节病、分泌促肾上腺皮质激素样物、分泌抗利尿激素、神经肌肉综合征、高钙血症、类癌综合征等表现。

【实验室及其他检查】

1. 胸部影像学检查 是发现肺癌的最重要的方法之一，可通过透视或正侧位 X 线和 CT 检查发现肺部阴影。

（1）中央型肺癌：①肿瘤向管腔内生长引起支气管阻塞征象，呈现段、叶局限性气肿或不张，肺不张伴有肺门淋巴结转移时呈现"倒 S 状影像"（右上叶中央型肺癌的典型征象）；②肿瘤向管腔外生长，可产生单侧性、不规则的肺门肿块。CT 可明显提高分辨率，还可发现段支气管以上管腔内的肿瘤或狭窄。

（2）周围型肺癌：早期常呈局限性小斑片状阴影，边缘不清，逐渐呈圆形或类圆形，边缘呈分叶状，有脐凹或细毛刺。高分辨 CT 可清晰显示肿瘤的分叶、边缘毛刺、胸膜凹陷征、支气管充气征和空泡征，甚至钙质分布类型。如肿瘤向肺门淋巴结蔓延，癌组织坏死与支气管相通后，表现为癌性空洞。

（3）细支气管-肺泡细胞癌：有结节型和弥漫型两种表现。结节型与周围型肺癌类似。弥漫型为两肺大小不等的结节状播散病灶，随病情发展，可见肺炎样片状影或支气管充气征。CT 能够显示小病灶、早期病变及侵犯邻近气管情况。

2. 磁共振成像（MRI） 在明确肺癌与心脏大血管、支气管胸壁的关系上优于 CT，但在发现小病灶（<5mm）反面则不如 CT 敏感。

3. 正电子发射计算机体层显像（PET） 用于肺癌及淋巴结转移的定性诊断。PET 扫描对肺癌的敏感性可达 95%，特异性可达 90%。

4. 痰脱落细胞学检查 痰标本收集方法正确，3 次以上的系列痰标本可使中央型肺癌的诊断率达 80%，周围型肺癌达 50%。痰中混有脓性分泌物可影响准确性。

5. 纤维支气管镜检查 对诊断、明确手术指征与方式有帮助，经支气管镜肺活检可提高周围型肺癌的诊断率。

6. 其他 如针吸细胞学检查、纵隔镜检查、胸腔镜检查、肿瘤标记物检查、开胸肺活检等。

【治疗要点】

根据肺癌的组织学决定治疗方案。小细胞肺癌以化学药物治疗为主加以放疗，必要时辅以手术。非小细胞肺癌以手术治疗为主，辅以化疗和放疗。

（一）非小细胞肺癌（NSCLC）

1. 局限性病变

（1）手术：可耐受手术的Ⅰa、Ⅰb、Ⅱa、Ⅱb 期患者首选手术治疗。Ⅲa 期患者若其年龄、心肺功能和解剖位置合适，也可考虑手术。术前化疗（新辅助化疗）可使不能手术者降级而能够手术。

（2）根治性放疗：Ⅲa 期及拒绝或不能耐受手术的Ⅰ、Ⅱ期患者均可考虑根治性放疗。已有远处转移、恶性胸腔积液或累及心脏者一般不考虑根治性放疗。

（3）根治性综合治疗：对产生 Horner 综合征的肺上沟瘤可采用放疗和手术联合治疗。对于部分Ⅲ期患者可选择手术加放疗、新辅助放化疗加手术等治疗。

2. 播散性病变 70% 的不能手术的 NSCLC 患者的预后较差，可根据行动状态评分为 0 分（无症状）、1 分（有症状，完全能走动）、2 分（<50% 的时间卧床）、3 分（>50% 的时间卧床）和 4 分（卧床不起），选择适当化疗和放疗，或支持治疗。

（1）化学药物治疗：联合化疗可增加生存率、缓解症状及提高生活质量。患者行为状态评分≤2 分，且主要器官功能可耐受，可给予化疗。化疗应使用标准方案：①基础的化疗方案：紫杉醇 + 卡铂、多西紫杉醇 + 顺铂或长春瑞滨 + 顺铂、吉西他滨 + 顺铂、丝裂霉素 C + 长春地辛 + 顺铂等。②适当的支持治疗：止吐药、用顺铂时补充液体、需要时给予红细胞生成素等，并根据最低粒细胞计数调整化疗剂量。

（2）放射治疗：患者的原发瘤阻塞支气管引起阻塞性肺炎、上呼吸道或上腔静脉阻塞等症状者，应考虑放疗。通常一个疗程 2~4 周。

（3）靶向治疗：肿瘤分子靶向治疗是以肿瘤组织或细胞中所具有的特异性分子为靶点，利用分子靶向药物特异性阻断该靶点的生物学功能，选择性从分子水平来逆转肿瘤细胞的恶性生物学行为，从而达到抑制肿瘤生长甚至消退的目的。部分药物在晚期 NSCLC 治疗中显示出较好的临床疗效如吉非替尼、厄洛替尼等。

（4）转移灶治疗：伴脑转移可考虑放疗，气管内肿瘤复发可激光治疗。

（二）小细胞肺癌

小细胞肺癌（SCLC）以化疗为主的综合治疗以延长患者生存期。

1. 化疗常用方案 足叶乙苷 + 顺铂或卡铂，每 3 周一个周期，共 4~6 周期，并注意血常规变化。治疗后应重新分期以确定是否进入完全临床缓解（所有临床明显的病变和癌旁综合征完全消失）、部分缓解、无反应或无进展，以此调换方案。

2. 放疗 放射线对癌细胞有杀伤作用，对明确有颅脑转移的患者、对有症状且胸部或其他部位病灶进展的患者，给予全剂量放疗。放疗对小细胞肺癌效果较好，其次为鳞癌和腺癌。

3. 综合治疗 根据患者肺癌的分期、分类、行动状态评分及全身状态选择化疗、放疗及手术治疗的综合性治疗。

（三）其他

生物反应调节剂可作为辅助治疗，如干扰素、转移因子、左旋咪唑等，能增加机体对化疗和放疗的耐受性，提高疗效。中医中药治疗在巩固、促进、恢复机体功能中也可起到辅助作用。

【护理评估】

1. 病史评估 了解患者的年龄、职业，吸烟史，吸烟的量、家人吸烟的情况；有无职业暴露，工作、生活居住环境情况；是否有遗传因素；有无慢性肺部疾病或患有其他系统的癌症；药物使用的情况，是否长期服用免疫抑制剂。咳嗽的时间、性质、量和气味，咳痰与体位的关系，是否有咳血痰或脓痰，有无咯血、胸痛，注意胸痛的性质、部位、发作及持续时间、严重程度、缓解或体位性及劳动与休息有无异同等，有无胸闷、气促、发热、声音嘶哑、吞咽困难、肩臂痛、头痛、头晕或眩晕、骨痛，上肢运动是否受限；起病后体重是否改变。日常活动及睡眠是否受影响。

2. 身体评估 观察患者的精神状态，全身营养状况；四肢运动是否受限，有无面部、颈部、上肢、胸部静脉怒张，皮下组织水肿；是否有上眼睑下垂、瞳孔缩小、眼球内陷、面部无汗。注意呼吸的频率和节律，血压、脉搏及心率、心律，患者皮肤的颜色、温度，有无苍白或发绀、杵状指；胸部呼吸音和啰音及心音情况；淋巴结肿大情况；有无肝大、黄疸、肢体或脊柱局部压痛。是否有胸腔积液、心包积液、腹水的症状体征。

3. 实验室及其他检查的评估 心肺功能检查、血常规、血气分析、痰的细菌学和细胞学检查、胸部 X 线和 CT 检查和纤维支气管镜检结果等。

4. 心理与社会评估　患者是否已知道所患疾病及将要经历的治疗方法；对疾病的态度，是否存在恐惧、悲哀心理，对治疗的期望；家属对疾病的认识及对患者的态度，家庭经济支持情况。

【护理诊断/问题】

1. 恐惧　与肺癌的确诊、不了解治疗计划以及预感到治疗对机体功能的影响和死亡威胁有关。

2. 疼痛　与癌细胞浸润、肿瘤压迫或转移有关。

3. 营养失调：低于机体需要量　与癌肿致机体过度消耗、压迫食管致吞咽困难、化疗反应致食欲下降、摄入量不足有关。

4. 潜在并发症：化疗药物不良反应。

【护理措施】

1. 心理护理

（1）倾听与交流：多与患者交谈，了解其病情，心理状况，年龄、职业、文化程度、性格等情况，鼓励患者表达自己的感受，耐心倾听患者诉说，尽量解答患者提出的问题和提供有意义的信息，与患者建立良好的护患关系，鼓励患者之间的交流，介绍治疗成功的病例，增强患者的治疗信心，调整患者的情绪，使其以积极的心态面对疾病。

（2）病情的告知：确诊后根据患者的心理承受能力和家属意见，决定是否告知患者病情真实情况。根据患者对病情的关心和知晓程度、心理承受能力和家属的意见，以适当的方式和语言与患者讨论病情、检查和治疗方案。家属有特别要求时，应协同家属采取保护性措施，合理隐瞒，以配合家属的要求。对于了解病情的患者应引导其面对现实，正确认识和对待疾病，积极配合检查及治疗，与患者家属共同保证患者人身安全。

（3）心理与社会支持：当患者得知自己患肺癌时，会面临巨大的身心应激，而心理应对结果会对疾病产生明显的积极或消极影响，护士应通过多种途径给患者及家属提供心理与社会支持。在未明确诊断之前，应向患者解释各种诊断性检查的目的、意义和过程、劝说患者接受并配合检查；确诊后，帮助患者正确估计所面临的情况，鼓励患者及家属积极参与治疗和护理计划的制订过程，让患者了解肺癌及将接受的治疗。帮助患者建立起良好、有效的社会支持系统，安排家庭成员和亲朋好友定期看望患者，使患者感受到关爱，激起对生活热情，增强对治疗的信心。帮助患者和家属面对现实，积极应对癌症的挑战，让患者了解到癌症不是只等于痛苦和死亡，随着科学技术的发展，减轻痛苦，提高生存率已不是不可能的，从而使患者克服恐惧、绝望心理，保持积极、乐观情绪，充分调动机体的潜在力量，战胜疾病。

2. 疼痛护理

（1）疼痛的评估：①视觉模拟评分法（visual analogue scale，VAS）：用于疼痛的评估，在我国临床使用较为广泛，基本的方法是使用一条游动标尺，一面标有 10 个刻度，两端分别 "0" 分端和 "10" 分端，"0" 分表示无痛，"10" 分代表难以忍受的最剧烈的疼痛，让患者在直尺上标出能代表自己疼痛程度的相应位置，为其评出分数，临床治疗前后使用同样的方法即可较为客观的做出评分，并对疼痛治疗的效果进行较为客观的评价。②评估疼痛加重或减轻的因素：疼痛持续、缓解或再发的时间。③评估影响患者表达疼痛的因素：如性别、年龄、文化背景、教育程度、性格等。④评估疼痛对睡眠、进食、活动等日常生活的影响程度。

（2）减少可诱发和加重疼痛的因素：①提供安静的环境，调整舒适的体位，保证患者充分的休息；②预防上呼吸道感染，尽量避免咳嗽，必要时给予止咳剂；③指导、协助胸痛患者用手或枕头护住胸部，以减轻深呼吸、咳嗽或变换体位所引起的胸痛；④小心搬运患者，滚动式平缓地给患者变换体位，避免拖、拉动作，必要时，寻求协助，防止用力不当引起病变部位疼痛，告知患者不要突然扭曲或转动身体；⑤倾听患者诉说，教会患者正确描述疼痛程度及转移疼痛的注意力和技巧，帮助患者找出适宜的减轻疼痛的方法。

（3）控制疼痛：①药物止痛：按医嘱及早用药，尽量口服给药，有需要时按时给药，3~6小时给药1次，而不是在疼痛发作的时候给药；也可根据患者疼痛再发时间，提前按时用药。用药期间应取得患者及家属的配合，以确定维持有效止痛作用的药物和最佳剂量。止痛药的剂量要根据患者的需要由小到大直至患者的疼痛消失为止。给药时应遵循WHO推荐的，按阶梯给药（表2-8）。应用止痛药物后要注意观察用药的效果，了解疼痛缓解程度和镇痛作用持续时间，当所制定的用药方案已不能有效止痛时，应及时通知医生并重新调整止痛方案。在应用镇痛药期间，注意预防药物的不良反应，如阿片类药物有便秘、恶心、呕吐、镇静和精神紊乱等不良反应，嘱患者多进食富含纤维素的蔬菜和水果，或饮服番泻叶冲剂等措施，缓解和预防便秘。②患者自控镇痛（PCA），该方法是用计算机化的注射泵，经由静脉、皮下或椎管内连续性输注止痛药，并且患者可自行间歇性给药，护士应指导患者掌握操作方法。

表2-8　三阶梯疗法

阶梯	治疗药物
轻度疼痛	非阿片类止痛药 ± 辅助药物
中度疼痛	弱阿片类 ± 非阿片类止痛药 ± 辅助药物
重度疼痛	强阿片类 ± 非阿片类止痛药 ± 辅助药物

3. 营养支持　向患者及家属讲解增加营养与促进康复、配合治疗的关系，安排品种多样化饮食。根据患者的饮食习惯共同制订饮食计划，原则是给予高蛋白、高热量、高维生素、易消化饮食，动、植物蛋白应合理搭配，如鱼、蛋、鸡肉、大豆等。避免产气食物，如地瓜、韭菜等。注意调配好食物的色、香、味，以刺激食欲。创造清洁、舒适、愉快的进餐环境，鼓励患者与他人共同进餐，少量多餐；有吞咽困难者应给予流质饮食，进食宜慢，取半卧位以免发生吸入性肺炎或呛咳，甚至窒息。病情危重或不能经口进食者应采取喂食、鼻饲，或静脉输入高营养液体。

4. 化疗药物毒性反应的预防与护理　包括骨髓抑制反应、胃肠道反应、口腔溃疡、静脉炎及其他毒副反应的护理（详见第六章第五节"白血病患者的护理"）。

5. 健康指导

（1）疾病预防知识指导：提倡健康的生活方式，宣传吸烟对健康的危害，提倡不吸烟或戒烟，并注意避免被动吸烟。改善工作和生活环境，加强职业接触中的劳动保护，减少或避免吸入被致癌物质污染的空气、粉尘。肺癌高危人群要定期进行体检，早期发现肿瘤，早期治疗。

（2）心理指导：护士要以丰富的疾病知识为基础，健全自己对癌症的看法，给予患者及家属适当的心理支持，提供有关资料，使之尽快脱离过激的心理反应，保持较好的精神状态，增强治疗疾病的信心。同时，应向患者解释治疗中可能出现的反应，消除患者的恐惧心理，使患者做好必要的准备，完成治疗方案。采取分散注意力的方式，如看书、听音乐等，以减轻痛苦。

（3）疾病知识指导：指导患者加强营养支持，进食高蛋白、高热量、高维生素、高纤维易消化的食物，加强饮食、饮水卫生，多吃新鲜蔬菜、水果；合理安排休息，适当活动，保持良好的精神状态，避免呼吸道感染。鼓励患者坚持化疗或放射治疗，若出现呼吸困难、疼痛等症状加重时应及时到医院诊治。对晚期癌肿转移患者，要指导家属对患者临终前的护理，告知患者及家属对症处理的措施，使患者平静地走完人生最后旅途。

小结

　　原发性支气管肺癌是起源于支气管黏膜或腺体的最常见的恶性肿瘤，分为小细胞肺癌和非小细胞肺癌两大类；吸烟是肺癌死亡率进行性增加的首要原因；临床表现因其发生的部位、类型、大小、有无转移和并发症等有所不同。小细胞肺癌选用化疗加放疗，必要时辅以手术；非小细胞肺癌首选手术治疗，辅以化疗和放疗。护理重点是给予患者心理支持；提供高蛋白、高热量、高维生素、易消化饮食，动、植物蛋白应合理搭配，避免产气食物，少量多餐，有吞咽困难者应给予流质饮食，必要时鼻饲，或静脉输入高营养液体；正确评估疼痛，减少可诱发和加重疼痛的因素，合理使用药物缓解患者疼痛；防治骨髓抑制反应、胃肠道反应、口腔溃疡、静脉炎及其他化疗相关并发症；给予疾病及预防的健康教育指导。

第十二节　胸腔积液患者的护理

学习目标 ▌▌

1. 掌握胸腔积液患者的临床表现、主要护理诊断与护理措施。
2. 熟悉胸腔积液的分类与治疗要点。
3. 了解胸腔积液的病因与发病机制。

　　胸膜腔是位于肺和胸壁之间的一个潜在的腔隙，内有少量的液体，在呼吸运动时起润滑作用，利于肺脏在胸腔内的扩张与回缩，每一次呼吸周期中胸膜腔形状和压力均有很大变化。胸膜腔中的积液其形成与吸收处于动态平衡，任何原因使胸膜腔内液体形成过快或吸收过缓，导致产生胸腔积液（pleural effusion），简称胸水。

【病因和发病机制】

许多肺、胸膜和肺外疾病引起胸膜毛细血管内静水压增加、胸膜通透性增加、胸膜毛细血管内胶体渗透压降低、壁层胸膜淋巴回流障碍，损伤，药物、放疗、消化内镜检查、腹膜透析等医源性操作均能打破胸液形成与吸收的动态平衡，导致胸腔积液异常积聚。

【分类】

按积液发生机制分漏出性和渗出性胸腔积液。渗出液病因在我国多为结核性胸膜炎（多见于青壮年）。漏出液病因可能为充血性心力衰竭、肝硬化、肾病综合征、低蛋白血症等。另外，强烈利尿可引起假性渗出液。恶性肿瘤积液很难确切划入漏出液或渗出液。

【临床表现】

1. 症状 呼吸困难是最常见的症状，多伴有胸痛和咳嗽。呼吸困难与胸廓顺应性下降，患侧膈肌受压，纵隔移位，肺容量下降刺激神经反射有关。积液量少于 300~500ml 时可无明显症状或仅有胸痛，胸痛部位多为单侧锐痛，并随呼吸或咳嗽加重，可向肩、颈或腹部放射；当胸腔积液量超过 500ml 时可出现胸闷、呼吸困难、心悸，并随积液量的增多而加重。随着胸水增多胸痛可缓解。

2. 体征 少量积液或早期时，可无明显体征，或可闻及胸膜摩擦音；中至大量积液时，可有呼吸运动受限，语颤减弱或消失，叩诊呈浊音或实音；严重者可伴有气管、纵隔向健侧移位。肺外疾病引起的胸腔积液多有原发病的体征。

【实验室及其他检查】

1. X 线检查 少量胸腔积液时，患侧肋膈角变钝或消失；中等量积液时，呈内低外高的弧形积液影；大量积液时整个患侧胸部呈均匀致密阴影，纵隔向健侧移位，平卧时积液散开，使整个肺野透亮度降低，常遮盖肺内原发病灶。

2. CT 检查 CT 能正确鉴别支气管肺癌的胸膜侵犯或广泛转移，良性或恶性胸膜增厚，对恶性胸腔积液的病因诊断、肺癌分期与选择治疗方案至关重要。

3. 超声检查 准确性优于 X 线检查，灵敏度高，定位准确。用于判断有无胸腔积液及量，协助胸腔穿刺定位。

4. 诊断性胸腔穿刺和胸液检查 有助于明确胸腔积液的性质和病原，渗出液必须做胸腔穿刺，漏出液避免胸腔穿刺。主要包括：①常规检查，如外观和细胞血检查；②生化检查，如 pH、葡萄糖、蛋白质、类脂；③酶学测定：如乳酸脱氢酶（LDH）、淀粉酶、腺苷脱氨酶（ADA）；④免疫学检查；⑤肿瘤标志物：如癌胚抗原（CEA）；⑥病原学检测。

5. 其他检查 胸膜活检、纤维支气管镜检查、胸腔镜或开胸活检等。

【治疗要点】

临床治疗包括胸腔积液消除和病因治疗。漏出液常在纠正病因后吸收，不需要抽液。渗出性胸腔积液根据不同病因而处理有所差异。结核性胸膜炎主要是抗结核药物治疗，胸腔穿刺抽液，糖皮质激素治疗。脓胸主要是控制感染、引流胸腔积液及促使肺复张。类肺炎性胸腔积液经有效的抗生素治疗后可吸收，必要时抽液，胸水 pH < 7.2 应肋间插管引流。恶性胸腔积液主要包括病因治疗；胸腔穿刺抽液；局部注入抗肿瘤药物，胸腔内注入生物免疫抑制剂；胸膜粘连术，必要时可行胸-腹腔分流术或胸膜切除术。此外，一般支持治疗亦相当重要，给予高能量、高蛋白及富含维生素的食物，纠正水电解质紊乱及维持酸碱平衡。

【护理评估】

1. 病史评估 询问患者是否患过或正患某种肺、胸膜和肺外疾病，治疗和转归情况；患者的饮食习惯及嗜好；食物或药物过敏史；从事的职业；传染病接触史；症状出现的时间，是否伴有胸闷、心悸和呼吸困难及加重情况；胸痛、肝区疼痛的部位、性质；咳嗽咳痰情况及性质；起病后体重的变化；日常活动是否受影响。

2. 身体评估 观察患者的一般情况，营养状态。呼吸的频率、节律；有无胸廓凸出或下陷、肋间隙饱满或变窄；有无气管、纵隔移向健侧；语颤是否增强、减弱或消失；局部叩诊的音质；积液区听诊呼吸音是否减弱或消失，语音传导有否减弱。同时注意是否有肺部原发病的体征。

3. 实验室及其他检查的评估 胸腔积液检查、X 线、CT 检查，超声检查，胸腔积液检查，活体组织检查，纤维支气管镜检查。

4. 心理与社会评估 耐心倾听患者对疾病及治疗的看法，是否有焦虑、急躁的情绪。因为此病病程较长，呼吸困难、疼痛明显，尤其癌性胸膜腔积液，身心承受的痛苦和压力大。还应了解患者家属对患者疾病的认识程度及对患者的支持态度，家庭经济情况。

【常用护理诊断/问题】

气体交换受损 与大量胸液压迫使肺不能充分扩张，气体交换面积减少有关。

【护理措施】

1. 一般护理 呼吸困难或发热者，应卧床休息，减少氧耗，以减轻呼吸困难症状。胸液消失后还需继续休养 2~3 个月，避免疲劳，一般取半卧位或患侧卧位，减少胸液对健侧肺的压迫。渗出性胸液宜卧向健侧。鼓励患者进食高能量、高蛋白及富含维生素的食物。

2. 氧疗 按患者的缺氧情况给予低、中流量的持续吸氧，改善患者的缺氧状态。

3. 维持有效的呼吸

（1）协助胸腔抽液或置管行闭式引流的护理：大量胸水者每周抽液 2~3 次，直至胸水完全消失。首次抽液不要超过 700ml，以后每次抽液量不应超过 1000ml。过快、过多抽液可使胸腔压力骤降，若发生复张后肺水肿或循环衰竭（表现为剧咳、气促、咳大量泡沫状痰，双肺满布湿啰音，PaO_2下降，X 线显示肺水肿征），应立即吸氧，酌情应用糖皮质激素及利尿剂，控制液体入量，严密监测病情与酸碱平衡，必要时气管插管机械通气。若抽液时发生"胸膜反应"（表现：头晕、冷汗、心悸、面色苍白、脉细等），应立即停止抽液，使患者平卧，必要时皮下注射 0.1% 肾上腺素 0.5ml，密切观察病情，注意血压变化，防止休克。一般情况下，抽胸水后，没必要胸腔内注入抗结核药物，但可注入链激酶等防止胸膜粘连。

（2）鼓励患者进行深呼吸和有效的咳嗽、咳痰，保持呼吸道通畅。

（3）呼吸锻炼：胸膜炎患者在恢复期，每天督导患者进行缓慢的腹式呼吸。经常进行呼吸锻炼可减少胸膜粘连的发生，提高通气量。

（4）缓解胸痛：协助患者取患侧卧位，必要时用宽胶布或胸带固定胸壁，以减少胸廓活动幅度，减轻疼痛，或遵医嘱给予止痛剂。

（5）康复锻炼：待体温恢复正常，胸液抽吸或吸收后，鼓励患者逐渐下床活动，增加肺活量。

4. 病情观察　注意观察患者胸痛及呼吸困难的程度、体温的变化。监测血氧饱和度或动脉血气分析的改变。对胸腔穿刺抽液后患者，应密切观察其呼吸、脉搏、血压的变化，注意穿刺处有无渗血或液体渗出，如出现复张后肺水肿、循环衰竭或"胸膜反应"，应立即给予抢救措施。

5. 健康指导

（1）休息与活动：患者应得到充分休息，采取措施减轻疼痛，逐渐增加活动量、肺活量，减少胸膜粘连的发生。

（2）疾病知识指导：向患者及家属解释本病的特点及目前的病情，介绍所采用的治疗方法、药物剂量、用法和不良反应。胸腔排液前向患者或家属解释排液的目的，基本过程及配合注意事项。指导患者合理调配饮食，进食高蛋白、高热量、富含维生素的易消化食物，增强机体抵抗力。患者应得到充分休息，采取措施减轻疼痛，逐渐增加活动量、肺活量，减少胸膜粘连的发生。

（3）坚持规律全程用药：在胸腔积液的病因治疗中，如结核性胸膜炎需要较长期用药，强调坚持用药及遵从治疗方案的重要性，即使临床症状消失，也不可自行停药，并定期复查。

小结

　　任何使胸膜腔内液体形成过快或吸收过缓的原因，均可导致产生胸腔积液；按积液发生机制分漏出性和渗出性胸腔积液；呼吸困难为其主要的临床表现；治疗包括胸腔积液消除和病因治疗。护理重点是指导患者合理休息，患侧卧位；提供高能量、高蛋白及富含维生素的食物；给予氧疗；协助胸腔抽液或置管行闭式引流，首次抽液≤700ml，以后每次抽液≤1000ml；注意观察患者病情变化，如有复张后肺水肿、循环衰竭或"胸膜反应"，应立即给予相应抢救措施；给予疾病及预防的健康指导。

第十三节 睡眠呼吸暂停综合征患者的护理

学习目标 ■▶

1. 掌握睡眠呼吸暂停综合征患者的临床表现、主要护理诊断与护理措施。
2. 熟悉睡眠呼吸暂停综合征的病因与治疗要点。
3. 了解睡眠呼吸暂停综合征的发病机制。

睡眠呼吸暂停综合征（sleep apnea syndrome，SAS）是各种原因导致睡眠状态下反复出现呼吸暂停和（或）低通气，引起低氧血症、高碳酸血症，使机体发生一系列病理生理改变的临床综合征。SAS 是指每晚睡眠过程中，呼吸暂停及低通气反复发作 30 次以上或呼吸暂停低通气指数（apnea hypopnea index，AHI）≥5 次/小时并伴有嗜睡等临床症状。其中，呼吸暂停是指睡眠过程中口和鼻呼吸气流均停止 10 秒以上；低通气是指睡眠过程中呼吸气流幅度较基础水平降低 50% 以上，并伴有血氧饱和度较基础水平下降≥4% 或微醒觉；AHI 指每小时睡眠时间内呼吸暂停加上低通气的次数。

临床上根据睡眠过程中呼吸暂停时胸腹运动的情况，将睡眠呼吸暂停综合征分为中枢型（呼吸暂停过程中呼吸动力消失）、阻塞型（呼吸暂停过程中呼吸动力仍然存在）和混合型（一次呼吸暂停过程中前半部分为中枢型特点，后半部分为阻塞型特点），以阻塞型最常见。

【病因与发病机制】

1. 中枢型睡眠呼吸暂停综合征（central sleep apnea syndrome，CSAS） 多数与神经系统或运动系统的病变有关，部分充血性心力衰竭经常出现称为 Azeyne-Stokes 呼吸的中枢性呼吸暂停。其发病机制可能与下列因素有关：①睡眠时呼吸中枢对各种不同刺激的反应性降低；②中枢神经系统对低氧血症特别是 CO_2 浓度改变引起的呼吸反馈调控的不稳定性；③呼气与吸气转换机制异常等。

2. 阻塞型睡眠呼吸暂停低通气综合征（obstructive sleep apnea hypopnea syndrome，OSAHS） 有家庭聚集性和遗传因素。多数有解剖学因素如肥胖所致的气道狭窄、鼻和咽喉部结构异常、鼻息肉、咽壁肥厚等。部分内分泌疾病如甲状腺功能减低、肢端肥大症等常合并 OSAHS。其发病机制可能与睡眠状态下上气道软组织、肌肉的塌陷性增加、睡眠期间上气道肌肉对低氧和二氧化碳的刺激反应性降低有关，此外，还与神经、体液、内分泌等因素的综合作用有关。

【临床表现】

1. 日间临床表现 由于夜间反复呼吸暂停、低氧血症，使睡眠连续性中断，醒觉次数增多，睡眠质量下降，患者日间出现以下表现：嗜睡（最常见的症状）、头痛、头晕乏力、精神行为异常、个性变化、性功能减退等。

2. 夜间临床表现

（1）打鼾：是主要症状，往往是鼾声—气流停止—喘气—鼾声交替出现，气流中断的时间为20~30秒，个别长达2分钟以上，此时患者可出现明显的发绀。

（2）呼吸暂停：睡眠时常有呼吸暂停，呼吸暂停多随着喘气、憋醒或响亮的鼾声而终止，OSAHS患者有明显的胸腹矛盾呼吸。

（3）憋醒：呼吸暂停后突然憋醒，常伴有翻身，四肢不自主运动甚至抽搐，或突然坐起，感觉心慌、胸闷或心前区不适。

（4）睡眠行为异常：恐惧、惊叫、呓语、夜游、幻听等。

（5）多动不安：夜间翻身、转动较频繁。

（6）多汗。

（7）夜尿：部分患者夜间小便次数增多，个别出现遗尿。

3. 全身器官损害表现 高血压、冠心病、肺心病和呼吸衰竭、缺血性或出血性脑血管病、精神异常、糖尿病及各种类型的心律失常。

【实验室及其他检查】

1. 血液检查 病程长、低氧血症严重者，血红细胞计数和血红蛋白可有不同程度增加。

2. 动脉血气分析 病情严重或已合并其他心肺疾病者，可有低氧血症，高碳酸血症和呼吸性酸中毒。

3. 肺功能检查 可有不同程度的限制性通气功能障碍。

4. 心电图 累及循环系统疾病时，可出现心室肥厚，心肌缺血或心律失常等变化。

5. 多导睡眠图 是确诊本病的方法。同步记录患者睡眠时的脑电图、肌电图、口鼻气流、胸腹呼吸运动、动脉血氧饱和度、心电图等多项指标，可准确了解患者睡眠时呼吸暂停及通气的情况，并能确定其类型及病情轻重。本病的病情分度见表2-9。

表2-9 睡眠呼吸暂停低通气综合征的病情分度

病情分度	AHI（次/小时）	夜间最低SaO_2（%）
轻度	5~14	85~89
中度	15~30	80~84
重度	>30	<80

【治疗要点】

1. 一般治疗 对能够引起上气道阻塞的原发病进行治疗，还应戒烟、戒酒，避免服用安眠药，以减少危险因素。改变仰卧位睡眠为侧卧位睡眠，抬高床头。

2. 减肥 包括饮食控制、药物或手术。

3. 药物治疗 按医嘱使用呼吸兴奋药。鼻塞的患者睡前用血管收缩剂滴鼻，有呼吸道感染者给予抗感染治疗。

4. 器械治疗

（1）经鼻持续气道正压治疗（continuous positive airway pressure，CPAP）：是治疗中重度 OSAHS 患者的首选方法，采用气道内持续正压送气，可使患者的功能残气量增加，同时防止睡眠时上气道塌陷。适应证：①AHI≥15 次/小时的患者；②AHI＜15 次/小时，但白天嗜睡等症状明显的患者；③手术治疗失败或复发者；④不能耐受其他方法治疗者。禁忌证：昏迷，有肺大疱、咯血、气胸和血压不稳定者。

（2）双水平气道正压治疗（bilevel positive airway pressure，BiPAP）：在吸气和呼气相分别给予不同的送气压力，既保证上气道开放，又更符合呼吸生理过程，适用于 CPAP 压力需求较高的患者，老年人有心、肺血管疾病患者（如合并 COPD）。

（3）自动调压智能（Auto-CPAP）呼吸机治疗：根据患者睡眠时气道阻塞所致血压饱和度降低程度不同，呼吸机送气压力自行随时调节。

（4）口腔矫治器（oral appliance，OA）治疗：通过下颌前移，使舌根部及舌骨前移，上气道扩大。

5. 手术治疗　包括鼻手术；腭垂软腭咽成形术（目前最常用的手术方法）；激光辅助咽成形术；低温射频消融术；正颌手术。

【护理评估】

1. 病史评估　评估患者睡眠及起床习惯，鼻、咽、颈部及全身性疾病情况、家族病史等。询问其家人，患者是否有频繁打鼾与呼吸停止现象，白天是否容易打瞌睡，是否经常服用抗过敏药物、安眠药或镇静剂等。

2. 身体评估　评估患者白天是否头痛、头晕、乏力；夜间有无打鼾、呼吸停止及憋醒现象，有无遗尿、多汗；是否并发肺动脉高压、高血压冠心病等。

3. 实验室及其他检查的评估　评估多导睡眠图（PSG）的监测结果有无异常。评估血液、动脉血气分析、胸部 X 线、肺功能、心电图等检查有无异常改变。

4. 心理与社会评估　评估患者是否易烦躁激动、焦虑、抑郁等；评估家属对疾病知识的了解程度、对患者的关心程度和经济情况等。

【护理诊断/问题】

1. 气体交换障碍　与肥胖、扁桃体肥大有关。
2. 睡眠方式紊乱　与咽峡狭窄、高血压、环境的改变有关。
3. 潜在并发症：缺血性脑卒中、猝死、心肌梗死、呼吸衰竭。

【护理措施】

1. 休息与卧位　合理安排治疗护理操作，尽量勿打扰患者的睡眠。建议患者侧卧或半坐卧位，抬高床头。可在患者腰背部固定一适当大小的硬球，仰卧位睡眠时因腰背置球部位不适可转为侧卧睡眠。

2. 病情观察　密切观察患者入睡后呼吸、神态、呼吸变化，必要进行心电监护。

3. PAP 治疗的护理

（1）提高认识：PAP 治疗前进行治疗相关知识的健康指导以取得患者的配合，治疗压力由低到高逐步提高，以利于患者适应。治疗中鼓励患者坚持佩戴会获得很好的治疗效果。鼓励患者努力调整自己的心态，使心情平静、按平常的节律呼吸。治疗开始的阶段应有医护人员陪伴在患者的身边，给予心理支持和技术支持。

（2）选择合适的面罩：有义齿者佩戴义齿，根据患者的脸型和适应性选择合适的鼻罩、面罩或全面罩。

（3）保证夜间治疗时间：指导患者 PAP 治疗的关键在于长期佩戴 PAP 呼吸机，≥70% 夜晚使用 PAP 机，每晚使用≥4 小时。当患者体型肥胖、病情重，需要的 PAP 压力较高时，容易在睡梦中将鼻罩扯掉中断治疗，应调整合适的 PAP 压力，或使用 BiPAP 呼吸机增加舒适度。

（4）气道湿化：PAP 治疗时使用湿化器可减轻口咽鼻部的不适症状（鼻塞、通气不畅、鼻内干燥），从而提高患者对 PAP 治疗的依从性。

（5）防止皮肤破损：在每次用鼻罩之前应洗脸，清洗鼻罩，可防止皮肤过敏。使用气泡型鼻罩、额部垫海绵垫等防止鼻背破溃。

（6）减少噪音：采取带耳塞、隔音玻璃罩或将 PAP 呼吸机置于壁橱内等方法可减少噪音的影响。

4. 健康指导

（1）生活习惯指导：①采取侧卧位睡眠：改变习惯于仰卧位的睡眠，采取侧卧位睡眠，可以防止咽部软组织和舌体后坠堵塞气道，减轻颈部和胸部脂肪对气道造成的压力，从而有助于减轻鼾声甚至防止睡眠呼吸暂停；②鼓励患者戒烟，避免喝酒和随意用镇静安眠药物等中枢神经系统抑制药，以免直接导致睡眠窒息的发作；③减轻体重：肥胖使打鼾加剧，是引起睡眠呼吸暂停的原因之一，鼓励患者进行有效的体育锻炼，减轻体重，增加有效通气，如散步、步行上下楼梯。也可采取其他自己所喜爱的运动方式。

（2）保持鼻部通畅：预防感冒，及时治疗鼻腔阻塞性疾病，有助于鼾症和睡眠呼吸暂停的改善。积极治疗过敏性鼻炎和鼻窦疾病，手术纠正偏曲的鼻中隔、摘除鼻息肉等。

（3）指导患者学会正确使用 PAP 呼吸机，并定期随访评价和提高 PAP 治疗的依从性，保证治疗效果。

小　结

　　睡眠呼吸暂停综合征可分为中枢型、阻塞型和混合型，以阻塞型最常见。患者白天嗜睡、头痛、头晕乏力；夜间打鼾、呼吸暂停、憋醒。多导睡眠图是确诊本病的方法。治疗主要是指导患者改变不良生活习惯，减肥，药物治疗和器械治疗，手术治疗等。护理重点是指导患者睡眠时侧卧或半坐卧位，抬高床头；避免饮酒或随意使用中枢神经系统抑制药；减轻体重；观察患者睡眠时的病情；合理使用并提高 PAP 治疗的依从性，预防其并发症；给予疾病及预防相关的健康指导。

第十四节 呼吸衰竭患者的护理

呼吸衰竭（respiratory failure）简称呼衰，是指各种原因引起的肺通气和（或）换气功能严重障碍，以致在静息状态下亦不能维持足够的气体交换，导致低氧血症伴（或不伴）高碳酸血症，从而引起一系列病理生理改变和相应临床表现的综合征。因其临床表现缺乏特异性，明确诊断需依据动脉血气分析。

【病因与发病机制】

气道阻塞性病变、肺组织病变、肺血管疾病、胸廓与胸膜病变、神经肌肉病变等引起肺泡通气不足、弥散障碍、通气/血流比例失调、肺内动-静脉解剖分流增加、氧耗量增加，导致低氧血症和高碳酸血症，从而影响全身各系统器官的代谢、功能甚至使组织结构发生变化。通常先引起各系统器官的功能和代谢发生一系列代偿适应反应，以改善组织的供氧，调节酸碱平衡和适应改变了的内环境；当呼吸衰竭进入严重阶段时，则出现代偿不全，表现为各系统器官严重的功能和代谢紊乱直至衰竭。

相关链接

低氧血症和高碳酸血症对呼吸系统的影响：PaO_2 降低和 $PaCO_2$ 升高呼吸均有兴奋和抑制双重作用。$PaO_2 < 60mmHg$ 时，主要通过颈动脉窦和主动脉体化学感受器，反射性兴奋呼吸中枢，但若缺 O_2 缓慢加重，反射作用会较迟钝；缺氧对呼吸中枢产生的直接作用是抑制作用，$PaO_2 < 30mmHg$ 时，抑制作用占优势。CO_2 是强有力的呼吸中枢兴奋剂，$PaCO_2$ 增加时，通气量可明显增加，但 $PaCO_2 > 80mmHg$ 时，会对呼吸中枢产生抑制和麻醉作用，通气量反而下降，此时呼吸运动主要靠缺氧的反射性兴奋呼吸作用维持。

【分类】

临床上呼衰主要有以下几种分类方法：

1. 按照动脉血气分析结果分类

（1）Ⅰ型呼衰：$PaO_2 < 60mmHg$，$PaCO_2$ 降低或正常，见于换气功能障碍的疾病，如严

重肺部感染性疾病、间质性肺疾病、急性肺栓塞等。

（2）Ⅱ型呼衰：$PaO_2 < 60mmHg$，伴 $PaCO_2 > 50mmHg$，系肺泡通气不足所致，若还伴有换气功能障碍，则缺氧更为严重，如 COPD。

2. 按照起病急缓分类

（1）急性呼衰：某些突发致病因素使通气和（或）换气功能迅速出现严重障碍，在短时间内发展为呼衰，如不及时抢救将危及生命。

（2）慢性呼衰：由于呼吸和神经肌肉系统的慢性疾病，导致呼吸功能损害逐渐加重，经较长时间发展为呼衰，以 COPD 为最常见。

3. 按照发病机制分类

（1）泵衰竭：由呼吸泵（驱动或制约呼吸运动的神经、肌肉及胸廓）功能障碍引起，主要表现为Ⅱ型呼衰。

（2）肺衰竭：由肺组织、气道阻塞和肺血管病变引起，可表现为Ⅰ型或Ⅱ型呼吸衰竭。

【临床表现】

除呼吸衰竭原发病的症状和体征外，主要是缺氧和 CO_2 潴留引起的呼吸困难和多脏器功能障碍。

1. 呼吸困难 是最早出现的症状。急性呼吸衰竭早期表现为呼吸频率加快，重者出现"三凹征"；慢性呼吸衰竭轻者表现为呼吸费力伴呼气延长，重者呼吸浅快，并发 CO_2 麻醉时转为浅慢呼吸或潮式呼吸。

2. 发绀 是缺氧的典型表现。$SaO_2 < 90\%$ 时，在口唇、甲床等处出现发绀。因其程度与还原血红蛋白含量相关，故红细胞增多者发绀更明显，贫血者则不明显。

3. 精神神经症状 急性呼吸衰竭可迅速出现精神错乱、狂躁、昏迷、抽搐等症状。慢性呼吸衰竭随 CO_2 潴留表现为先兴奋后抑制现象。兴奋可表现为烦躁不安、失眠、昼夜颠倒。出现肺性脑病时，可表现为肌肉震颤、间歇抽搐、意识障碍等抑制症状。

4. 循环系统表现 多数患者有心动过速，严重者出现血压下降、心律失常、心脏骤停。CO_2 潴留使外周浅表静脉充盈、皮肤充血、温暖多汗，早期心率增快、血压升高、心排血量增多致洪脉，后期可并发肺心病出现右心衰的表现，因脑血管扩张可致搏动性头痛。

5. 消化和泌尿系统表现 严重呼衰可损害肝、肾功能，并发肺心病时可出现少尿，部分患者可致应激性溃疡而发生上消化道出血。

【实验室及其他检查】

1. 动脉血气分析 在海平面、标准大气压、静息状态、呼吸空气条件下，$PaO_2 < 60mmHg$，伴或不伴 $PaCO_2 > 50mmHg$，pH 值可正常或降低。

2. 影像学检查 胸部 X 线、CT、放射性核素肺通气/灌注扫描和肺血管造影等有助于分析呼衰的原因。

3. 肺功能检测 肺功能检测有助于判断原发病的种类和严重程度。纤维支气管镜检查可以明确大气道情况和取得病理学证据。

【治疗要点】

治疗原则为在保持呼吸道通畅的前提下，迅速纠正缺氧、改善通气，积极治疗原发病、消除诱因，加强一般支持治疗和对其他重要脏器功能的监测与支持，防治并发症。

1. 保持呼吸道通畅　是最基本、最重要的治疗。方法有：①昏迷患者用仰头提颌法将呼吸道打开；②清除呼吸道分泌物及异物；③必要时可采用简易人工气道（口咽通气道、鼻咽通气道、喉罩）或气管内导管（气管插管和气管切开）建立人工气道；④应用缓解支气管痉挛的药物。

2. 氧疗　是重要治疗措施。急性呼吸衰竭原则是保证 PaO_2 迅速提高到 60mmHg 或 SaO_2 >90% 的前提下，尽量降低吸氧浓度。Ⅰ型呼衰可给予较高浓度（>35%）吸氧；Ⅱ型呼衰应给予低浓度（<35%）持续吸氧。

3. 增加通气量、改善 CO_2 潴留

（1）呼吸兴奋剂：主要用于以中枢抑制为主、通气量不足所致的呼衰，患者的呼吸肌功能基本正常；不宜用于以换气功能障碍为主所致的呼衰。常用药有尼可刹米、洛贝林和多沙普仑。脑缺氧、水肿未纠正而出现频繁抽搐者慎用；不可突然停药。

（2）机械通气：用于经上述处理不能有效地改善缺氧和 CO_2 潴留的严重呼衰患者。机械通气过程中应根据血气分析和临床资料调整呼吸机参数。机械通气的主要并发症为通气过度，造成呼吸性碱中毒；通气不足，加重原有的呼吸性酸中毒和低氧血症；出现血压下降、心排血量下降、脉搏增快等循环功能障碍；气道压力过高或潮气量过大可致气压伤，如气胸、纵隔气肿或间质性肺气肿；人工气道长期存在，可并发呼吸机相关肺炎（ventilator associated pneumonia，VAP）。无创正压通气（non-invasive positive pressure ventilation，NPPV）为经鼻/面罩行正压通气，无需建立有创人工气道，简便易行，机械通气相关的严重并发症的发生率低，近年用于呼吸衰竭的治疗已取得了良好效果。

相关链接

　　NPPV 的适应证：轻中度呼吸衰竭，患者出现较为严重的呼吸困难，动用辅助呼吸肌，常规氧疗方法（鼻导管和面罩）不能维持氧合或氧合障碍有恶化趋势，且没有急插管指征、生命体征相对稳定、没有 NPPV 禁忌证的患者，用于呼吸衰竭早期干预和辅助撤机。

　　NPPV 的禁忌证：意识障碍，呼吸微弱或停止，无力排痰，严重的脏器功能不全（上消化道出血、血流动力学不稳定等），未经引流的气胸或纵隔气肿，严重腹胀，上气道或颌面部损伤/术后/畸形，不能配合 NPPV 或面罩不适等。

4. 纠正酸碱平衡失调　急性呼衰较慢性呼衰更易合并代谢性酸中毒，应积极纠正，加强液体管理，防止血容量不足和液体负荷过大以维持氧输送能力和防止肺水过多。慢性呼衰常因 CO_2 潴留致呼酸，宜采用改善通气的方法纠酸，但应注意呼吸性酸中毒迅速纠正后，已增加的碱储备使 pH 升高而严重危害机体，故在纠酸的同时给予盐酸精氨酸和氯化钾以防产生

代谢性碱中毒。

5. 其他 积极抗感染治疗；保证充足的营养及热量供给；重症患者需转入 ICU 进行积极抢救和监测，特别要注意防治多器官功能障碍综合征（MODS）。

【护理评估】

1. 病史评估 评估有无感染（尤为呼吸道感染）、高浓度吸氧、手术、创伤、使用麻醉药等诱因；既往有无慢性支气管-肺疾病，如 COPD、严重肺结核等患病史；评估有无呼吸频率、节律、深度及呼吸形态的改变；使用辅助呼吸肌呼吸的呼吸困难症状，其程度、出现的缓急和发作时间，有无明显发绀、精神神经症状、右心衰竭症状及呕血或黑便及少尿等症状。

2. 身体评估 评估患者有无缺氧和 CO_2 潴留的表现，外周浅表静脉是否充盈，有无皮肤温暖、面色潮红、多汗、球结膜充血水肿等。有无视乳头水肿，瞳孔缩小，腱反射减弱或消失，锥体束征阳性等。特别注意患者有无肺性脑病及右心衰竭的体征。

3. 实验室及其他检查的评估 了解血气分析、影像学检查、肺功能检测、尿常规及肝、肾功能等检查结果。

4. 心理与社会评估 患者必须依赖他人提供帮助和照顾时，易情绪低落，甚至拒绝配合治疗及护理，因此应注意评估患者有无这些心理反应。评估家属对患者的支持情况及家庭经济情况等。

【护理诊断/问题】

1. 清理呼吸道无效 与呼吸道阻塞、分泌物过多或黏稠、无效咳嗽有关。
2. 气体交换受损 与低氧血症、CO_2 潴留、肺血管阻力增高有关。

【护理措施】

1. 一般护理 患者需卧床休息以降低氧耗量，可取半卧位或坐位，以利于增加肺泡通气量；机械通气患者可采取俯卧位辅助通气，以改善氧合。保证充足的营养及热量供给。

2. 病情观察 观察呼吸状况，缺氧及 CO_2 潴留情况，循环状况，意识状况及神经精神症状，液体平衡状态，血气分析及电解质和酸碱平衡情况。

3. 吸氧 氧疗可提高 PaO_2，使 PaO_2 和 SaO_2 升高，从而纠正缺氧和改善呼吸功能，减轻组织损伤，恢复脏器功能。Ⅰ型呼衰和 ARDS 患者需吸入较高浓度（$FiO_2 > 35\%$ 、$< 50\%$）氧气，使 PaO_2 提高到 60mmHg 或 $SaO_2 > 90\%$；Ⅱ型呼衰的患者一般在 $PaO_2 < 60$mmHg 时才开始氧疗，应给予低浓度（$FiO_2 < 35\%$）持续吸氧，使 PaO_2 控制在 60mmHg 或 SaO_2 在 90% 或略高。常用鼻导管、鼻塞、面罩给氧或配合机械通气行气管内给氧。鼻导管和鼻塞法用于轻度和Ⅱ型呼衰的患者；面罩包括简单面罩、无重复呼吸面罩和文丘里面罩等。简单面罩用于缺氧较严重的Ⅰ型呼衰和 ARDS 患者；无重复呼吸面罩用于有严重低氧血症、呼吸状态极不稳定的Ⅰ型呼衰和 ARDS 患者；文丘里面罩尤适用于 COPD 所致呼衰，且能按需调节 FiO_2。氧疗过程中，若呼吸困难缓解、神志转清、发绀减轻、心率减慢、尿量增多、皮肤转暖，提示氧疗有效；若意识障碍加深或呼吸过度表浅、缓慢，可能是 CO_2 潴留加重。应根据血气分析结果和患者临床表现，即时调整吸氧浓度，保证氧疗效果，防止氧中毒和 CO_2

麻醉。

4. 促进患者排痰　神清者，指导其深吸气而有效的咳嗽、咳痰；咳嗽无力者协助其翻身、拍背；机械通气者可给予气管内吸痰或间歇气管内滴入，必要时可用纤维支气管镜吸痰并冲洗。机械通气患者注意气道管理，防止吸入性肺炎的产生；急性呼吸窘迫综合征（acute respiratory distress syndrome，ARDS）的患者宜使用密闭系统进行吸痰，防止因 PEEP 中断致严重低氧血症和肺泡内分泌物重新增多；鼓励患者多饮水；给予祛痰药等。

5. 用药护理　及时准确用药，并观察疗效和不良反应。静滴呼吸兴奋剂的速度不宜过快，注意患者神志、呼吸频率、节律、幅度及血气分析结果的变化。若出现恶心、呕吐、烦躁、面色潮红、皮肤瘙痒、肌肉颤动等现象，提示药物过量，及时减量或停药。

6. 健康指导

（1）疾病知识指导：向患者及家属介绍本病的诱因、发生、发展和转归。嘱患者坚持正确用药，掌握药量、用法和注意事项。对出院后仍需吸氧的低氧血症者，指导患者和家属学会合理的家庭氧疗方法及其注意事项。根据活动耐力制订合理的休息与活动计划，以避免耗氧量增加。若有气急、发绀加重等变化，及时就医。

（2）预防及康复指导：教会患者有效地咳嗽、咳痰和缩唇、腹式呼吸等方法。鼓励患者进行耐寒锻炼以预防呼吸道感染，如用冷水洗脸等；合理安排膳食，加强营养以增强体质；避免吸入刺激性气体，劝告吸烟者戒烟；避免劳累、情绪激动等不良刺激，以免加重气急而诱发呼衰；少去人群拥挤的公共场所，减少与呼吸道感染者接触的机会。

小　结

呼吸衰竭是各种原因引起并导致低氧血症伴（或不伴）高碳酸血症，从而引起一系列病理生理改变和相应临床表现。明确诊断需依据动脉血气分析。治疗上必须兼顾原发病以及缺氧、CO_2 潴留引起的损害，机械通气是有效治疗手段。护理重点是指导患者卧床休息，半卧位或坐位；保证充足的营养及热量供给；Ⅰ型呼衰者吸入氧浓度 35% ~ 50%，Ⅱ型呼衰者予低于 35% 的持续吸氧；根据病情选择合理的氧疗工具并保证并观察氧疗的效果；采取促进排痰的措施；严密观察病情变化，积极配合并保证机械通气的有效实施；给予疾病及预防的健康指导。

第十五节　呼吸系统常用诊疗技术及护理

一、胸腔穿刺术

胸膜腔穿刺术（thoracentesis）简称胸穿，是指对有胸腔积液（或气胸）的患者，为了诊断和治疗疾病的需要而通过胸腔穿刺抽取积液或气体的一种技术。

【适应证】

1. 胸腔内大量积液或气胸者，排除积液或积气，以缓解压迫症状，避免胸膜增厚。
2. 胸腔积液性质不明者，抽取积液检查，协助病因诊断。
3. 脓胸抽脓灌洗治疗或恶性胸腔积液需胸腔注入药物者。

【禁忌证】

病情危重，有严重出血倾向，大咯血，穿刺部位有炎症病灶，对麻醉药过敏者禁忌胸腔穿刺。

【操作过程】

1. 体位　患者多取坐位（面向椅背），两手交叉抱臂，置于椅背，前额扶于前臂上，使肋间隙增宽；不能坐起者，可采取半卧位，举起患侧上臂，完全暴露胸部或背部。

2. 穿刺部位　穿刺点选在胸部叩诊实音最明显部位，胸腔积液较多时一般选肩胛下角线或腋后线第7~8肋间，也可在腋中线第6~7肋间或腋前线第5肋间穿刺。包裹性积液可结合X线或超声检查确定穿刺方向与深度。气胸者取患侧锁骨中线第2肋间隙或腋前线第4~5肋间隙。应避免在第9肋间以下穿刺，以免穿透膈肌损伤腹腔脏器。

3. 穿刺方法　术者戴口罩和无菌手套，助手协助打开胸穿包，穿刺部位依常规消毒、铺巾，局部用2%利多卡因逐层浸润麻醉达壁层胸膜。检查穿刺针是否通畅，术者左手示指与中指固定穿刺处皮肤，右手将穿刺针沿下位肋骨之上缘垂直缓慢刺入，当穿过壁层胸膜时，针尖抵抗感突然消失，然后接注射器，放开钳子即可抽液。助手用止血钳协助固定穿刺针，并随时夹闭乳胶管，以防空气进入胸腔，始终保持胸腔负压。恶性胸腔积液，可注射抗肿瘤药或注射硬化剂诱发化学性胸膜炎，促使脏层与壁层胸膜粘连，闭合胸腔，防止胸液重新积聚。抽液或注药完毕，拔出穿刺针，再次消毒穿刺点后盖以无菌纱布，稍用力压迫穿刺部位，胶布固定。如有必要可给予胸腔穿刺处留置导管连接引流袋，根据病情给予定时开放或夹闭引流管。

【护理】

1. 术前护理
（1）患者准备：向患者及家属解释穿刺目的、操作步骤以及术中注意事项，为其消除顾虑，以配合穿刺，并签署知情同意书。
（2）患者指导：指导患者练习穿刺体位，并向其解释在操作过程中需保持穿刺体位，避免随意活动，避免咳嗽或深呼吸，以免损伤胸膜或肺组织。必要时给予镇静药。
2. 术中配合
（1）病情观察：穿刺过程中密切观察患者的脉搏、面色等变化，以判定患者对穿刺的耐受性。注意询问患者有无异常感觉，如有异常，应减慢或立即停止抽吸。抽吸时，若患者突觉头晕、心悸、冷汗、面色苍白、脉细、四肢发凉，提示患者可能出现"胸膜反应"，应立即停止抽吸、患者平卧，并皮下注射0.1%肾上腺素0.3~0.5ml，或进行其他对症处理。
（2）抽液抽气量：每次抽液、抽气时，不宜过快、过多，防止抽吸过多过快使胸腔内压骤然下降，发生复张后肺水肿或循环障碍、纵隔移位等意外。首次总抽液量不宜超过700ml，抽气量不宜超过1000ml，以后每次抽吸量不应超过1000ml。如为明确诊断，抽液50~100ml即可，置入无菌试管中送检；如治疗需要，抽液抽气后可注射药物。

3. 术后护理

（1）指导患者静卧，24小时后方可洗澡，以免穿刺部位潮湿感染。鼓励患者深呼吸，促进肺膨胀。

（2）记录穿刺的时间、抽液抽气量、胸液的颜色以及患者在术中状态；根据临床需要填写检验单，分送标本；清洁器械及操作场所。

（3）监测患者穿刺后的反应，观察患者的脉搏和呼吸状况，注意血胸、气胸、肺水肿等并发症的发生。观察穿刺部位，如出现红、肿、热、痛、体温升高或液体溢出等及时通知医生予以处理。

二、纤维支气管镜检查术

纤维支气管镜检查是利用光学纤维内镜对气管、支气管及肺内深部病变进行检查和治疗。因操作简单易行、患者痛苦小、安全性大，被广泛应用于临床。通过纤支镜不但能直接观察气管、肺叶、段及亚段的病变，还可在直视下行活检或刷检，钳取异物、吸引或清除阻塞物，并可作支气管肺泡灌洗，行细胞系或液体成分的分析，另外利用支气管镜可注入药物，或切除气管内腔的良性肿瘤等。纤维支气管镜检查成为支气管、肺和胸腔疾病及治疗不可缺少的手段。

【适应证】

1. 原因不明的咯血，需明确病因及出血部位或需局部止血治疗者。

2. 胸部X线占位改变或阴影而致肺不张、阻塞性肺炎、支气管狭窄或阻塞、刺激性咳嗽，经抗生素治疗不缓解，疑为异物或肿瘤者。

3. 用于清除黏稠的分泌物、黏液栓或异物。

4. 行支气管肺泡灌洗及用药等治疗。

5. 原因不明的喉返神经麻痹、膈神经麻痹或上腔静脉阻塞。

6. 引导气管导管，进行经鼻气管插管。

【禁忌证】

1. 严重心脏病，心肺功能不全，严重心律失常，频发心绞痛，新近发生心肌梗死者。

2. 严重肺功能不全者。

3. 活动性肺结核未经治疗者。

4. 出凝血机制严重障碍者。

5. 急性上呼吸道感染、高热、哮喘发作或大咯血者暂缓检查。

6. 主动脉瘤有破裂危险者。

7. 对麻醉药过敏，不能用其他药物代替者。

8. 影响纤支镜检查的颈椎畸形者。

【操作过程】

纤维支气管镜可经鼻或口插入，目前大多数经鼻插入。

1. 患者体位　患者常取仰卧位，不能平卧者，可取坐位或半坐位。

2. 纤支镜操作方法　术者用左手或右手持纤支镜的操纵部，拨动角度调节环和钮，持纤支镜快速送入气管，在直视下边向前推进边观察气管内腔，达到隆突后观察隆突形态，看清两侧主支气管开口后，先进入健侧再进入患侧，依据各支气管的位置，拨动操纵部调节钮，依次插入各段支气管。

3. 检查　观察气管黏膜形态，对直视下的可见病变，先取标本活检，再用毛刷刷取涂片，或用无菌生理盐水注入病变部位进行支气管灌洗，做细胞学或病原学检查。

【护理】

1. 术前护理

（1）患者准备：向患者及家属说明检查目的、操作过程及有关配合注意事项，以消除其紧张情绪，取得合作，并签署知情同意书。术前详细采集病史和体格检查，对拟经插管的鼻腔做鼻内镜检查，需经口插入者应取下义齿。术前 4 小时禁食水，以防误吸。

（2）物品准备：核实申请单并准备好病历、X 线胸片、CT 片等资料。备好吸引器和复苏设备（以防术中出现喉痉挛和呼吸窘迫，或因麻醉药物的作用抑制患者的咳嗽和呕吐反射，使分泌物不易咳出），心电监护设备，标本瓶和载物片等。

（3）术前用药：评估患者对消毒剂、局部药或术前用药是否过敏，防止发生变态反应。术前半小时遵医嘱给予阿托品 1mg 或地西泮 10mg 肌注，以减少呼吸道分泌和镇静。

2. 术中配合　护士按医生指示经纤维支气管镜滴入麻醉剂作黏膜表面麻醉，根据需要配合医生做好吸引、灌洗、活检、治疗等相关操作，密切观察患者的生命体征和反应，观察分泌物的颜色和特征。有呼吸困难、低氧表现，PaO_2 低于 70mmHg 者，可给予氧气吸入。

3. 术后护理

（1）向患者说明术后数小时内，特别是活检后会有少量咯血及痰中带血，不必担心，对咯血者应通知医生，并注意窒息的发生；术后数小时内避免吸烟、谈话和咳嗽，使声带得以休息，以免声音嘶哑和咽喉部疼痛。检查后患者应在检查室休息 10 分钟。

（2）校对标本和申请单并及时送检。

（3）术后 24～48 小时注意观察患者有无发热、胸痛、呼吸困难以及咳出分泌物的颜色、性状和量。

（4）术后 2 小时内禁食禁水。麻醉作用消失后试验先小口喝水，无呛咳再进食。

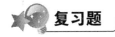 复习题

一、病例分析

病例一：

宋女士，54 岁。以"咳嗽喘息发作 6 年，加重 10 天"入院。

患者 6 年前因"感冒"后开始出现剧烈咳嗽、喘息。此后常于气候变冷、闻及刺激性气

味后发作，常在夜间加重，喘息明显且不能平卧，可闻及哮鸣音，伴咳嗽咳痰。6 年来上述症状反复发作，每年 2~3 次，持续 2~3 周不等，未系统治疗。10 天前再次出现喘息、活动耐力下降，伴咳嗽、咳痰、流涕等症状，自觉呼吸困难，遂入院治疗。病来精神状态较差，饮食及睡眠较差，二便正常。否认冠心病、糖尿病及高血压病史，无过敏史，无家族史。

护理体检：T 36.5℃，P 102 次/分，R 26 次/分，BP 124/80mmHg，神志清楚，端坐位、大汗，言语常有中断，口唇发绀，桶状胸，胸廓对称。双肺叩诊清音，听诊可闻及广泛哮鸣音。双下肢无水肿，无杵状指。

辅助检查示：支气管激发试验阳性；血气分析：pH：7.38，$PaCO_2$：43mmHg，PaO_2：65mmHg，HCO_3^-：24.4mmol/l；WBC：14.54 × 10^9/L，N：83.16%，血钾：3.54mmol/L，血钠：142mmol/L。

请问：

1. 该患者可能的疾病诊断是什么？请判断病情程度的级别。

2. 该患者的治疗要点是什么？

3. 护士提供的护理措施有哪些？

病例二：

张先生，男，74 岁。因"咳嗽、咳痰 20 年，活动后气短 1 年，加重伴双下肢水肿 2 个月"入院。患者有长期大量吸烟史，20 年前开始每于寒冷季节出现咳嗽、咳痰症状。近 2 个月上述症状有所加重，时有咳嗽、咳黄痰，伴气喘，双下肢水肿，不能平卧，活动耐力明显下降。病来无发热头晕，无胸痛，自觉胸闷腹胀，精神状态可，饮食睡眠欠佳，二便正常。否认高血压、冠心病，糖尿病病史。

护理体检：T 36.5℃，P 102 次/分，R 26 次/分，BP 124/80mmHg，神志清，口唇发绀，胸廓对称，双肺叩诊清音，双肺底可闻及小水泡音，心浊音界无扩大，律齐，无病理性杂音。

辅助检查示：肺 CT 双肺弥漫性小片状模糊影及囊状透光区，心脏增大。心彩超示肺动脉中度高压。肺功能示混合性通气功能障碍，小气道功能重度障碍。血气分析：pH：7.26，$PaCO_2$：80mmHg，PaO_2：51mmHg，SaO_2：80%；WBC：11.37×10^9/L，N：79.34%。

请问：

1. 该患者可能的疾病诊断有哪些？

2. 该患者的治疗要点是什么？

3. 护士提供的护理措施有哪些？

二、简答题

1. 请简述有效咳嗽和胸部叩击的方法。

2. 如何指导患者预防急性上呼吸道感染？

3. 简述肺炎患者用药护理的内容。

4. 简述肺脓肿患者进行口腔护理的原因。

5. 简述体位引流的护理内容。

6. 如何进行肺结核预防的健康指导？

7. 请对哮喘患者进行常用药物的用药指导。

8. 简述 COPD 患者氧疗有效的指标。

9. 如何指导肺栓塞患者消除再栓塞的危险因素？

10. 如何指导肺源性心脏病患者进行休息与活动？

11. 如何对肺癌患者进行疼痛的评估与控制？

12. 如何进行留置闭式引流的护理？

13. 如何对 SAS 患者进行 PAP 治疗的护理？

14. 如何对呼吸衰竭患者进行合理的氧疗？

15. 简述纤维支气管镜术前及术后护理的内容。

（孙龙凤　史铁英）

第 三 章

循环系统疾病患者的护理

　　循环系统由心脏、血管和调节血液循环的神经体液组成，其生理功能是为全身组织器官运输血液，通过血液将氧、营养物质和激素等供给组织，并将组织代谢废物运走，以保证人体正常新陈代谢的进行。

　　循环系统疾病包括心脏和血管病变，统称心血管病。在我国城乡居民中循环系统疾病的发病率和死亡率不断上升。《中国心血管病报告 2010》概要指出，我国心血管病发病的危险因素持续增长，估计全国有心血管病 2.3 亿人，其中高血压 2 亿，心肌梗死 200 万，心力衰竭 420 万，肺心病 500 万，风心病 250 万，先心病 200 万，每 5 位成年人中有 1 人患心血管病。全国每年有 300 万人死于心血管病，占总死亡原因的 41%。由于循环系统疾病的发生与患者的心理状态和行为方式密切相关，因此，在临床护理工作中，运用护理程序解决患者的健康问题，帮助患者建立良好的生活方式，对提高患者的生活质量具有十分重要的意义。

第一节　循环系统疾病患者常见症状和体征的护理

学习目标 ▮▮

1. 掌握循环系统疾病常见症状体征及护理措施。
2. 熟悉循环系统疾病常见症状的病因、主要护理诊断。
3. 了解循环系统疾病常见症状的护理评估内容。

一、心源性呼吸困难

　　心源性呼吸困难（cardiogenic dyspnea）是指由于各种心血管疾病引起患者呼吸时感到呼吸费力并有呼吸频率、深度与节律的异常。最常见的病因是左心衰竭，亦见于右心衰竭、心包积液、心脏压塞时。

【类型】

　　1. 劳力性呼吸困难　常为左心衰竭最早出现的症状。其特点是在体力活动时发生或加重，休息后缓解或消失。引起呼吸困难的体力活动包括上楼、步行、穿衣、洗漱、吃饭、讲话等。

2. 夜间阵发性呼吸困难 即患者在夜间入睡后因突然胸闷、气急而憋醒，被迫采取坐位，呼吸深快，大多于端坐休息后自行缓解。重者可伴有咳嗽、气喘、发绀、咯白色泡沫痰，肺部哮鸣音，称为心源性哮喘。

3. 端坐呼吸 常为严重心功能不全的表现之一。患者因平卧时呼吸困难，常被迫采取高枕卧位、半卧位甚至端坐位。

4. 急性肺水肿 是左心功能不全呼吸困难最严重的形式。

【护理评估】

1. 病史评估 询问呼吸困难发生与发展的特点，引起呼吸困难的诱因，如体力活动类型、睡眠情况等；了解呼吸困难缓解方式，是否有咳嗽、咳痰、乏力等伴随症状，以及痰液的颜色、性状、量；评估呼吸困难对日常生活的影响等。

2. 身体评估 评估呼吸频率、节律、深度，脉搏、心率、血压；意识状况、面容与表情、营养状况、体位、皮肤黏膜有无水肿、发绀、颈静脉充盈程度等；胸部有无三凹征、两侧肺底是否可闻及湿啰音或哮鸣音；心率、心律、心音的改变情况，有无奔马律等。

3. 心理与社会评估 评估患者是否有紧张、焦虑和抑郁；评估患者家庭情况、经济、文化程度以及家庭、社会对患者的支持情况等。

4. 实验室及其他检查的评估 评估血氧饱和度（SaO_2）、血气分析，判断患者缺氧的程度及酸碱平衡状况，胸部 X 线检查及心电图检查结果。

【护理诊断/问题】

1. 气体交换功能受损 与肺淤血、肺水肿或伴肺部感染有关。
2. 活动无耐力（气促） 与氧的供需失衡有关。

【护理措施】

1. 气体交换功能受损 与肺淤血、肺水肿或伴肺部感染有关。

（1）一般护理

1）环境：保持室内安静、整洁，利于患者休息，适当开窗通风，每次 15~30 分钟。

2）休息与活动：患者有明显呼吸困难时应卧床休息，以减轻心脏负担，利于心功能恢复。劳力性呼吸困难者应减少活动量，以不引起症状为度。对夜间阵发性呼吸困难者，应加强夜间巡视，协助患者坐起。端坐呼吸者，应加强生活护理，注意口腔清洁，协助大小便。患者应衣服宽松，盖被轻软，以减轻憋闷感。

3）体位：根据患者呼吸困难的类型和程度采取适当的体位，如高枕卧位、端坐位等，增加肺活量，双腿下垂可减少回心血量，均有利于改善呼吸困难。注意患者体位的舒适与安全，必要时加用床档防止坠床。

（2）氧疗：按医嘱给氧和选择合适的湿化液，氧流量一般为 2~4L/min。急性左心衰竭患者应高流量（4~6L/min）鼻导管给氧或以面罩加压给氧，咯粉红色泡沫痰时需用 30%~50% 酒精作湿化液；肺心病患者宜低流量（1~2L/min）持续给氧。

（3）病情观察：密切观察病情变化，如呼吸困难有无改善，皮肤发绀是否减轻，血气分析结果是否正常等，若病情加重，应及时通知医生。

（4）用药护理：遵医嘱给予抗心衰、抗感染等药物治疗，以改善肺泡通气。密切观察用药后效果及不良反应。

（5）心理护理：由于心源性呼吸困难患者的病情反复发作而影响日常生活及睡眠质量，导致患者产生焦虑、烦躁、痛苦、悲观失望等心理变化。应及时安慰患者及家属，鼓励患者及家属采取积极的态度面对疾病。促进其与自信的病友交流、沟通，提高患者战胜疾病的信心。

2. 活动无耐力（气促）　与氧的供需失衡有关。

（1）评估活动耐力：了解患者过去和现在的呼吸型态，确定既往活动的类型、强度、持续时间和耐受力，评估患者恢复以往活动形态的潜力。

（2）制订活动目标和计划：与患者及家属一起确定活动量和持续时间，告知患者遵循循序渐进的活动原则。患者可遵循卧床休息-床边活动-病室内活动-病室外活动-上下楼梯的活动步骤。根据患者身体状况和活动时的反应，确定活动的持续时间和频度。

（3）监测活动过程中反应：若活动中出现心悸、心前区不适、呼吸困难、头晕眼花、面色苍白、极度疲乏时，应停止活动，就地休息，并以此作为限制最大活动量的指征。

（4）协助和指导患者生活自理：患者卧床期间应加强床上主动或被动的肢体活动。护士应为患者自理活动提供方便和指导，如抬高床头使患者容易坐起，利用床上小桌，让患者可以坐在床上用餐。指导患者使用病房中的辅助设备，如床栏、椅背、走廊、厕所及浴室中的扶手等。将经常使用的物品放在患者容易取放的位置。教会患者保存体力，减少氧耗的技巧，如以恒定的速度进行自理活动或其他活动，在较长的活动中穿插休息。

（5）健康指导：出院前根据患者病情及居家生活条件进行活动指导，指导患者在职业、家庭、社会关系等方面进行必要的角色转换。

二、心源性水肿

心源性水肿（cardiogenic edema）是因心血管疾病致使机体内钠、水潴留和毛细血管静水压升高所致。最常见的病因为右心衰竭或全心衰竭，也可见于渗液性心包炎或缩窄性心包炎。其特点是早期出现在身体下垂部位，如卧床患者的背骶部、会阴或阴囊部，非卧床患者的足踝部、胫前，水肿常在下午出现或加重，休息一夜后减轻或消失，用指端加压水肿部位，局部可出现凹陷，称为凹陷性水肿。重者可延及全身，出现胸腔积液、腹腔积液。此外，患者还会出现尿量减少、近期体重增加等。

【护理评估】

1. 病史评估　了解水肿出现的部位、时间、程度、发展速度；了解患者饮水量、摄盐量、水肿与饮食、体位及活动的关系；评估患者尿量、是否使用过利尿剂等。

2. 身体评估　检查水肿的程度、部位、范围，压之是否凹陷，观察生命体征、体重、颈静脉充盈程度，还应注意有无胸水征、腹水征。

3. 心理与社会评估 患者是否因水肿久不消退或其形象改变而出现焦虑、烦躁，或因病情反复而失去信心。

4. 实验室及其他检查的评估 了解有无低蛋白血症及电解质紊乱。

【护理诊断/问题】

1. 体液过多 与水钠潴留、低蛋白血症有关。
2. 有皮肤完整性受损的危险 与水肿所致组织细胞营养不良、局部长时间受压有关。

【护理措施】

1. 体液过多 与水钠潴留、低蛋白血症有关。

（1）一般护理：患者应卧床休息，伴胸水或腹水的患者宜采取半卧位；给予低盐、高蛋白、易消化饮食，以减轻腹胀和胃肠道的负担。

（2）病情观察：记录24小时液体出入量，每日测体重、腹围1次；观察水肿的部位、范围，用手指压水肿部位5秒钟后放开，观察压陷程度，观察水肿严重程度的变化。

（3）用药护理：遵医嘱使用利尿剂，观察用药后尿量、体重变化及水肿消退情况，监测有无电解质紊乱。用药后注意观察血压及心率的变化。另外，利尿剂尽量在白天给药，防止因频繁排尿而影响患者夜间休息。

2. 有皮肤完整性受损的危险 与水肿所致组织细胞营养不良、局部长时间受压有关。

（1）保护皮肤：保持床褥柔软、平整、干燥，可加用海绵垫，严重水肿者可使用气垫床。保持皮肤清洁，嘱患者穿柔软、宽松的衣服和鞋袜。定时协助或指导患者更换体位。发生会阴部水肿时，应保持局部皮肤清洁、干燥，男患者可用托带支托阴囊部。

（2）病情观察：定期观察水肿部位及其他受压处皮肤有无发红、破溃现象发生，并积极采取相应措施。

三、胸　　痛

胸痛（chest pain）是循环系统疾病的常见症状之一，常见于各类型心绞痛、急性心肌梗死、急性主动脉夹层、急性心包炎、心血管神经症等。不同疾病其胸痛发生的部位、性质、诱因、持续时间、缓解方式等各不相同。典型心绞痛位于胸骨后，呈阵发性压榨样痛，于体力活动或情绪激动时诱发，休息后可缓解；急性心肌梗死多呈持续性剧痛，伴心律、血压改变；急性主动脉夹层动脉瘤患者可出现胸骨后或心前区撕裂性剧痛或烧灼痛，可向背部放射；急性心包炎引起的疼痛可因呼吸或咳嗽而加剧；心血管神经官能症患者也可出现心尖部针刺样疼痛，但与劳累、休息无关，且活动后减轻，常伴神经衰弱症状。

【护理评估】

1. 病史评估 了解有无冠心病的危险因素，如肥胖、高血压、糖尿病等；了解患者胸痛的部位、性质、有无放射、持续时间、有无其他伴随症状如大汗、恶心、乏力、头晕等；胸痛缓解方式或能否缓解；是否有心律失常、休克、心力衰竭等表现。

2. 身体评估 观察生命体征、心率、心律、心音变化，有无心脏杂音及肺部湿啰音；对胸痛剧烈者，应评估其意识状况、面容与表情。

3. 心理与社会评估　患者是否有焦虑、抑郁或恐惧感。

4. 实验室及其他检查的评估　心电图检查，必要时给予连续监测心电图的动态变化，注意有无心律失常；观察心肌酶谱的变化；对心前区撕裂性剧痛者，应了解 CT 或磁共振的结果。

【护理诊断/问题】

心前区疼痛　与心肌缺血、缺氧或心肌坏死有关。

【护理措施】

1. 一般护理　向患者解释心前区疼痛的原因和诱因，指导患者避免诱因以减少发作；指导患者在发作时停止活动，卧床休息，协助患者采取舒适的体位；安慰患者，解除紧张不安情绪以减少心肌耗氧量。保持大便通畅，嘱患者避免增加腹压的动作，必要时使用轻泻药，如果导、麻仁丸等。

2. 病情观察　密切观察病情变化，并遵医嘱给予心电图的动态描记。及时查阅检验结果，发现异常及时通知医生。

3. 用药护理　按医嘱给予硝酸酯类等药物，改善心肌供血，减少心前区疼痛的发作。如胸痛症状在含服硝酸酯类药物后不能缓解，应考虑发生心肌梗死的可能，应立即通知医生，遵医嘱给予吗啡或哌替啶止痛等处理（具体见本章第四节的相关内容）。

四、心源性晕厥

心源性晕厥（cardiac syncope）是指心脏疾病引起的心排血量骤减或中断，使脑组织一时性缺血、缺氧而导致的突发短暂意识丧失。常见病因包括严重心律失常（如病窦综合征、房室传导阻滞、室性心动过速）和器质性心脏病（如严重主动脉瓣狭窄、急性心肌梗死、梗阻性肥厚性心肌病等）。一般认为，心脏供血暂停 2~4 秒可产生黑矇，5~10 秒可出现昏厥，10 秒以上除意识丧失外，可出现抽搐，称阿-斯综合征（Adams-Stokes syndrome），是病情严重而危险的征兆。

五、心　　悸

心悸（palpitation）是指患者自觉心跳或心慌并伴心前区不适感。最常见的病因为心律失常，如心动过速、心动过缓、期前收缩等；也可因心脏搏动增强，如各种器质性心血管疾病心功能代偿期及全身性疾病如甲亢、贫血、发热、低血糖反应等；心血管神经症者也可主诉心悸。心悸严重程度并不一定与病情成正比，初发、敏感性较强者、夜深人静或注意力集中时心悸明显。心悸持续较久者经适应后则自我感觉减轻。心悸的护理见心律失常、病毒性心肌炎的相关内容。

第二节 心力衰竭患者的护理

学习目标

1. 掌握心力衰竭的定义、诱因、临床表现及护理措施。
2. 熟悉心力衰竭的分类、治疗要点，心功能分级、护理评估要点及护理诊断。
3. 了解心力衰竭的病因及发病机制。

心力衰竭（heart failure）简称心衰，是由于心脏器质性或功能性疾病损害心室充盈和（或）射血能力而引起的一组临床综合征。临床表现以肺循环和（或）体循环淤血及器官、组织血液灌注不足为主要特征。

心力衰竭的临床类型按其发展速度分为急性心衰和慢性心衰两种，以慢性居多；按其发生的部位分为左心、右心和全心衰竭。

一、慢性心力衰竭

慢性心力衰竭是大多数心血管疾病的最终归宿，也是最主要的死亡原因。我国与西方国家相比，引起心衰的基础心脏病的构成比有所不同，在西方国家以高血压、冠心病为主；在我国，过去以心瓣膜病为主，如今高血压、冠心病已成为心力衰竭的最常见病因，瓣膜病和心肌病位于其后。

【病因及发病机制】

1. 基本病因

（1）原发性心肌损害：包括缺血性心肌损害如冠心病心肌缺血和（或）心肌梗死；心肌炎和心肌病如病毒性心肌炎及原发性扩张型心肌病；心肌代谢障碍性疾病以糖尿病心肌病最为常见，其他如维生素 B_1 缺乏及心肌淀粉样变性等均属罕见。

（2）心脏负荷过重

1）压力负荷（后负荷）过重：左心室压力负荷过重常见于高血压、主动脉瓣狭窄；右心室压力负荷过重常见于肺动脉高压、肺动脉瓣狭窄、肺栓塞等。

2）容量负荷（前负荷）过重：常见于以下两种情况：①心脏瓣膜关闭不全，血液反流，如二尖瓣关闭不全、主动脉瓣关闭不全等。②左、右心或动静脉分流性先天性心脏病如间隔缺损、动脉导管未闭等。此外，伴有全身血容量增多或循环血量增多的疾病如慢性贫血、甲状腺功能亢进症等，心脏容量负荷也必然增加。

2. 诱因 有基础心脏病的患者，其心力衰竭症状常由一些增加心脏负荷的因素所诱发。常见的诱因有：

（1）感染：呼吸道感染是最常见、最重要的诱因，其次如感染性心内膜炎、全身感染等。

（2）心律失常：心房颤动是诱发心力衰竭的最重要因素。其他各种类型的快速性心律失常以及严重的缓慢性心律失常也可诱发心力衰竭。快速型心律失常由于心率加快，增加了心肌的耗氧量，减少心排血量，而诱发心力衰竭的发生。

（3）血容量增加：如摄入钠盐过多，静脉输液或输血过快、过多。

（4）治疗不当：如不恰当地停用洋地黄类药物或降血压药等。

（5）生理或心理压力过大：如劳累过度，情绪激动，精神过度紧张。

（6）妊娠和分娩：妊娠和分娩可加重心脏负荷，增加心肌耗氧量，诱发心力衰竭。

（7）原有心脏病加重或并发其他疾病：如冠心病发生心肌梗死、风湿性心内膜病出现风湿活动，合并甲状腺功能亢进或贫血等。

3. 发病机制

（1）代偿机制：当心肌收缩力减弱时，为了保证正常的心排血量，机体通过以下的机制进行代偿。

1）Frank-starling机制：即增加心脏的前负荷，使回心血量增多，心室舒张末期容积增加，从而增加心排血量及提高心脏作功量。心室舒张末期容积增加，意味着心室扩张，舒张末压力也增高，心房压、静脉压也随之升高（图3-1）。

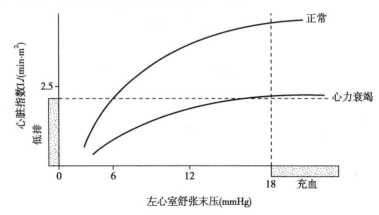

图 3-1　左心室功能曲线

左心室功能曲线表明在正常人和心力衰竭时左心室收缩功能（以心脏指数表示，为纵坐标）和左心室前负荷（以左心室舒张末压表示，为横坐标）的关系。在心力衰竭时，心功能曲线向右下偏移。当左心室舒张末压 >18mmHg 时，出现肺充血的症状和体征；若心脏指数 <2.2L/（min·m²）时，出现低心排血量的症状和体征

2）心肌肥厚：当心脏后负荷增高时常以心肌肥厚作为主要的代偿机制，心肌肥厚心肌收缩力增强，克服后负荷阻力，使心排血量在相当长时间内维持正常。心肌肥厚时心肌细胞数目并不增多，以心肌纤维增多为主，细胞核及作为供给能源的物质线粒体增大和增多，但程度和速度均落后于心肌纤维的增多。心肌从整体上显得能源不足，继续发展终至心肌细胞死亡。

3）神经体液的代偿机制

A. 交感神经兴奋性增强：心力衰竭患者血中去甲肾上腺素水平升高，作用于心肌 β₁肾上腺素能受体，增强心肌收缩力并提高心率，以提高心排血量。但同时周围血管收缩，增加

心脏后负荷，心率加快，均使心肌耗氧量增加。此外，去甲肾上腺素对心肌细胞有直接的毒性作用，可促使心肌细胞凋亡，参与心脏重塑的病理过程。

B. 肾素-血管紧张素系统（RAS）激活：由于心排血量降低，导致肾血流量随之减小，RAS 被激活。一方面，使心肌收缩力增强，周围血管收缩维持血压，调节血液的再分配，保证心、脑等重要脏器的血液供应；另一方面，促进醛固酮的分泌，使水钠潴留，增加总体液量及心脏前负荷。近年的研究表明，RAS 被激活后，血管紧张素Ⅱ（AⅡ）及醛固酮分泌增加使心肌、血管平滑肌、血管内皮细胞等发生一系列变化，称之为细胞和组织的重塑。

以上各种不利因素的长期作用形成恶性循环，加重心肌损伤和心功能恶化。

（2）心力衰竭时各种体液因子的改变

1）心钠肽和脑钠肽（atrial natriuretic peptide，ANP and brain natriuretic peptide，BNP）：当心房压力增高，房壁受牵引时，心钠肽分泌增加，其生理作用为扩张血管，增加排钠，对抗肾上腺素、肾素-血管紧张素等的水、钠潴留效应。正常人脑钠肽主要储存于心室肌内，其分泌量亦随心室充盈压的高低变化，其生理作用与心钠肽相似。心力衰竭时，心室壁张力增加，心室肌内心钠肽和脑钠肽分泌明显增加，其增加的程度与心衰的严重程度呈正相关，在心衰状态下，循环中的心钠肽和脑钠肽降解很快，其生理效应明显减弱。

2）精氨酸加压素（arginine vasopressin，AVP）：由垂体分泌，具有抗利尿和周围血管收缩的生理作用。对维持血浆渗透压起关键作用。AVP 的释放受心房牵张受体的调节和控制。心衰时心房牵张受体敏感性下降，使 AVP 的释放不能受到相应的抑制，导致水的潴留增加；且周围血管的收缩作用又使心脏后负荷增加。AVP 的效应对于心衰早期有一定的代偿作用，而长期 AVP 的增加，其负面影响将使心衰进一步恶化。

3）内皮素：是由血管内皮释放的肽类物质，具有较强的收缩血管作用。内皮素还参与心脏重塑过程。

（3）心肌损害和心室重塑：原发性心肌损害和心脏负荷过重使心脏功能受损，导致心室扩大或心室肥厚等各种代偿性变化，产生心室重构。目前大量的研究表明，心力衰竭发生发展的基本机制是心室重塑，肥厚心肌在长期负荷过重的状态下处于能量相对或绝对的不足及能量的利用障碍导致心肌相对缺血、缺氧，最终使心肌细胞死亡，继以纤维化。心肌细胞减少使心肌整体收缩力下降；纤维化的增加又使心室的顺应性下降，重塑更趋明显，心肌收缩力不能发挥其应有的射血效应，为此形成恶性循环，最后发展至不可逆的心肌损害终末阶段。

【临床表现】

1. 左心衰竭　以肺淤血和心排血量降低表现为主。

（1）症状

1）咳嗽、咳痰和咯血：咳嗽、咳痰是肺泡和支气管黏膜淤血所致，常发生在夜间，坐位或立位时可减轻或消失。痰呈白色泡沫状，有时痰中带血丝。当肺淤血明显加重或有肺水肿时，可咳粉红色泡沫痰。

2）呼吸困难：是左心衰竭最早出现的症状。表现为劳力性呼吸困难，端坐呼吸、夜间阵发性呼吸困难或急性肺水肿，急性肺水肿是左心衰竭呼吸困难最严重的形式。

3）头晕、心慌、疲倦、乏力：心排血量不足致使器官组织灌注不足及代偿性心率加快而致上述症状。

4）少尿及肾功能损害症状：严重的左心衰竭血液进行再分配时，首先是肾的血流量明显减少，患者可出现少尿。长期慢性的肾血流量减少可出现血尿素氮、肌酐升高甚至肾功能不全的相应症状。

（2）体征

1）肺部湿性啰音：由于肺毛细血管压增高，液体可渗出到肺泡而出现湿性啰音。随着病情由轻到重，肺部啰音可从局限于肺底部直至全肺。

2）心脏体征：除基础心脏病的固有体征外，慢性左心衰患者均有心脏扩大，肺动脉区第二心音亢进及舒张期奔马律。

2. 右心衰竭　以体静脉淤血的表现为主。

（1）症状

1）劳力性呼吸困难：右心衰竭呼吸困难常继发于左心衰竭。单纯性右心衰竭是分流性先天性心脏病或肺部疾患所致，也有明显的呼吸困难。

2）消化道症状：胃肠道及肝脏淤血引起腹胀、食欲下降、恶心、呕吐等，是右心衰竭最常见的症状。

（2）体征

1）水肿：主要是由于水钠潴留和静脉淤血使毛细血管内压增高所致。其特征为水肿首先出现在身体最低垂的部位，常为对称性可压陷性。胸腔积液也是因体静脉压力增高所致，多见于全心衰竭时，以双侧多见，如为单侧则以右侧更为多见。腹水多发生于病情晚期，与心源性肝硬化有关。

2）肝大：持续慢性右心衰竭可导致心源性肝硬化，肝脏因淤血肿大常伴有压痛，晚期可出现黄疸和血清转氨酶升高，肝功能受损及大量腹水。

3）颈静脉征：颈静脉搏动增强、充盈、怒张是右心衰竭时的主要体征，提示体循环静脉压增高；肝颈静脉反流征阳性则更具特征性。

4）心脏体征：除基础心脏病的相应体征外，右心衰竭时可因右心室显著扩大而出现三尖瓣关闭不全的反流性杂音。

3. 全心衰竭　继发于左心衰竭而形成的右心衰竭，当右心衰竭出现后，右心排血量减少，因此阵发性呼吸困难等肺淤血症状反而有所减轻。扩张型心肌病等表现为左、右心室同时衰竭者，肺淤血征往往不很严重，左心衰竭的表现主要为心排血量减少的相关症状和体征。

4. 心功能分级　将心脏病患者的心功能状况给予分级可大体上反映病情严重程度，对治疗措施的选择，劳动能力的评定、预后的判断等有实用价值。

（1）纽约心脏病学会（NYHA）分级：目前通用的心功能分为四级，是美国纽约心脏病学会（NYHA）1928年提出的分级方案（表3-1）。

表3-1　心功能分级方案（NYHA，1928年）

心功能分级	特征
Ⅰ级	患者患有心脏病，但平时一般活动不引起疲乏、心悸、呼吸困难或心绞痛等症状
Ⅱ级	体力活动轻度受限。休息时无自觉症状，但平时一般活动可出现上述症状，休息后很快缓解

心功能分级	特征
Ⅲ级	体力活动明显受限。休息时无症状，低于平时一般活动量时即可引起上述症状，休息较长时间后症状方可缓解
Ⅳ级	不能从事任何体力活动。休息时亦有心衰的症状，体力活动后加重

（2）功能分期：2001年美国心脏病学会心衰指南提出心功能分期的概念，主要根据患者的症状和客观检查的结果划分为四期（表3-2）。

表3-2 心功能分期方案（2001年）

功能分期	特征
A 期	患者有发生心力衰竭的高度危险性，但尚无器质性改变
B 期	患者有心脏器质性改变，但从未有过心力衰竭的症状
C 期	患者过去曾出现或反复出现与基础器质性心脏病有关的心力衰竭
D 期	进展性器质性心脏病患者，在强效药物治疗的基础上，安静时仍有明显的心力衰竭症状，需要特殊的干预治疗

（3）6分钟步行试验：是一项简单易行、安全、方便的用以评定慢性心衰患者的运动耐力的方法。要求患者在平直走廊里尽可能快地行走，测定6分钟的步行距离，若6分钟步行距离<150m，表明为重度心衰；150~425m为中度心衰；426~550m为轻度心衰。本试验除用此评价心脏的储备功能外，常用以评价心衰治疗的疗效。

【实验室及其他检查】

1. X线检查
（1）心影大小及外形可为心脏病的病因诊断提供重要的依据。
（2）肺淤血的有无及其程度直接反映心功能状态。kerley B线是在肺野外侧清晰可见的水平线状影，是肺小叶间隔内积液的表现，是慢性肺淤血的特征性表现。
2. 心电图 可显示左心室肥厚劳损，右心室肥大。
3. 超声心动图 比X线更准确地提供各心腔大小变化、心瓣膜结构及功能情况。评估心脏功能。
4. 放射性核素检查 放射性核素心血池显影，除了有助于判断心室腔大小外，还可反映心脏收缩及舒张功能。
5. 有创性血流动力学检查 为抢救心力衰竭患者提供可靠的血流动力学改变依据。目前多采用漂浮导管在床边进行，测定各部位的压力及血液含氧量，直接反映左心功能。
6. 其他 磁共振显像（MRI）检查、运动耐量与运动峰耗氧量（VO_2max）测定均有助于心力衰竭的诊断。动脉血气分析、血液生化等检查可协助明确临床诊断。

【诊断要点】

1. 心力衰竭的诊断是根据综合病因、症状、体征及客观检查而作出的。

2. 有明确的器质性心脏病的诊断。

3. 左心衰竭的肺淤血引起不同程度的呼吸困难，右心衰竭的体循环淤血引起的颈静脉怒张、肝大、水肿等是诊断心力衰竭的重要依据。

【治疗要点】

治疗心力衰竭不能仅限于缓解症状，必须采取综合治疗措施，达到以下目的：①提高运动耐量，改善生活质量；②阻止或延缓心室重塑防止心肌损害进一步加重；③降低死亡率。

1. 基本原因的治疗　如控制高血压；应用药物、介入及手术治疗改善冠心病心肌缺血；慢性心瓣膜病的换瓣手术治疗；先天畸形的纠治手术等。

2. 消除诱因　如积极控制呼吸道感染；注意控制心率；注意检查并及时纠正甲亢、贫血等。

3. 药物治疗

（1）利尿剂：利尿剂是心力衰竭治疗中最常用的药物，通过排钠排水减轻心脏的容量负荷，对缓解淤血症状，减轻水肿有显著的效果。常用的利尿剂有氢氯噻嗪（双克）、呋塞米（速尿）等。

（2）血管扩张剂：血管扩张剂通过扩张容量血管和外周阻力血管而减轻心脏前、后负荷，减少心肌耗氧，改善心功能。常用药物有：①降低前负荷的药物：以扩张静脉和肺小动脉为主。如硝酸甘油、硝酸异山梨醇酯（消心痛）。②降低后负荷药物：以扩张小动脉为主。如血管紧张素转换酶抑制剂（ACEI），常用药物有贝那普利、卡托普利等。③同时降低前后负荷的药物：可同时扩张小动脉及静脉。常用药物有：硝普钠。

（3）洋地黄类药物：洋地黄可加强心肌收缩力，减慢心率，从而改善心力衰竭患者的心血流动力学变化。常用洋地黄制剂有：①地高辛（digoxin）：适用于中度心力衰竭维持治疗，目前，采用自开始即使用维持量的给药方法称之为维持量法，以减少洋地黄中毒的发生率。②毛花苷 C（lanatoside C，西地兰）：适用于急性心力衰竭或慢性心力衰竭加重时，特别适用于心力衰竭伴快速心房颤动者。③毒毛花苷 K（strophanthin K）：适用于急性心力衰竭。

（4）其他正性肌力药物：常用药物有 β 受体兴奋剂如多巴胺、多巴酚丁胺、磷酸二酯酶抑制剂如米力农等。

【护理评估】

1. 病史评估　评估心力衰竭的病因及诱因，如患者有无冠心病、高血压、风湿性心脏瓣膜病、心肌炎、贫血、心肌病、先天心脏畸形等病史；有无呼吸道感染、心律失常、劳累过度等诱发因素。评估主要症状及其特点，如患者是否有夜间睡眠中憋醒，不能平卧或活动后心悸、气促，甚至休息状态下的呼吸困难等。若有劳力性呼吸困难，需了解患者产生呼吸困难的体力活动类型和轻重程度，如日常活动、快步行走、上楼、爬山等；有无咳嗽，咳痰；有无疲乏、头晕、失眠等。同时需注意了解患者是否有恶心、呕吐、食欲降低、腹痛、腹胀、体重增加及身体低垂部位水肿等右心衰竭的症状体征。了解既往及目前检查、用药情况等。

2. 身体评估

（1）一般状态：①生命体征的监测，如呼吸状况，脉搏快慢、节律、有无交替脉和血压降低；②意识与精神状况；③体位：是否采取半坐卧位或端坐卧位；④有无皮肤、黏膜发绀。

（2）心肺：心脏是否增大，心尖冲动的位置和范围，有无心尖部舒张期奔马律，瓣膜疾病的杂音等。两肺有无湿啰音或哮鸣音。

（3）颈静脉充盈情况，肝大小、质地，水肿部位及程度，有无胸水征，腹水征等。

3. 心理与社会评估 心力衰竭往往是心血管病发展至晚期的表现。疾病的折磨和心力衰竭的反复发作，日常生活受到限制，甚至不能从事任何体力活动，生活上需他人照顾，常使患者陷于痛苦、焦虑、内疚、绝望甚至对死亡的恐惧之中。

4. 实验室及其他检查的评估 重点了解胸部 X 线检查、心电图、超声心动图、血流动力学检查结果等，以判断有无心力衰竭及其程度。另外，还应定期检查电解质、血气分析，以判断有无电解质紊乱和酸碱平衡失调。

【护理诊断/问题】

1. 气体交换受损 与左心衰竭致肺循环淤血有关。
2. 体液过多 与右心衰竭致体循环淤血、水钠潴留、低蛋白血症有关。
3. 活动无耐力 与心排血量下降有关。
4. 潜在并发症：洋地黄中毒。

【护理措施】

1. 一般护理

（1）环境：保持病室安静、整洁，适当开窗通风，每次 15~30 分钟，每天 2 次。适当限制探视。

（2）休息与活动：①告诉患者休息是心力衰竭的一种基本治疗，体力和精神休息可减轻心脏负荷，利于心功能恢复。②评估患者目前的心功能状态和日常活动量，确定活动受限的原因，与患者一起制订活动目标与计划，坚持动静结合，循序渐进增加活动量（表 3-3）。③活动过程中监护：根据病情鼓励患者坚持动静结合。若患者活动中有面色苍白、头晕、心悸、疲乏、呼吸困难，胸痛、低血压等症状时应停止活动，并协助患者卧床休息。若患者经休息后症状仍未缓解，应及时通知医生。

表 3-3 心功能分级与活动计划

心功能分级	活动计划
Ⅰ级	不限制一般的体力活动，积极参加体育锻炼，但避免剧烈运动和重体力劳动
Ⅱ级	适当限制体力活动，增加午睡时间，下午多休息，可不影响轻体力工作和家务劳动
Ⅲ级	严格限制一般的体力活动，每天有充分的休息时间，日常生活可以自理或他人协助下自理
Ⅳ级	绝对卧床休息，生活由他人照顾。可在床上做肢体被动运动，轻微的屈伸运动和翻身，逐步过渡到坐或下床活动，病情好转后，应尽早作适量的活动，避免因长期卧床导致静脉血栓形成、肺栓塞、便秘、虚弱、直立性低血压的发生

（3）体位：根据患者呼吸困难类型和程度采取适当的体位：①严重呼吸困难时，应协助端坐位，使用床上小桌，让患者扶桌休息，必要时双腿下垂。半卧位或端坐位可使横膈下移、增加肺活量，双腿下垂可减少回心血量，有利于改善呼吸困难。②注意患者体位的舒适与安全，可用枕或软垫支托肩、臂、骶、膝部以避免受压或下滑，必要时加用床栏防止坠床。

（4）饮食护理：给予易咀嚼、易消化、富含维生素的饮食，限制总热量的摄入，少量多餐，避免过饱。保持大便通畅。

2. 病情观察

（1）密切观察呼吸困难有无改善，发绀是否减轻，听诊肺部湿啰音是否减少，监测血氧饱和度，血气分析结果是否正常等。若病情加重或血氧饱和度降低到94%以下，应报告医生。

（2）注意观察水肿的消长情况，每日测量体重，准确记录24小时出入量，并将其重要性告诉患者及家属，以取得配合。若患者尿量<30ml/h，应报告医生。

（3）有腹水者应每天测量腹围。适当控制液体摄入量，一般每天入水量限制1500ml以内。此外，询问患者有无畏食、恶心、腹部不适，注意颈静脉充盈程度，肝脏大小等情况，以判断病情进展及疗效。

3. 用药护理 注意观察和预防药物毒副作用。

（1）血管扩张剂：因血管扩张可致头痛、面红、心动过速、血压下降、直立性低血压等副作用，尤其是硝酸甘油静滴时应严格掌握滴速，监测血压；硝普钠不宜长期应用，以免发生氰化物中毒。血管紧张素转换酶抑制剂可致蛋白尿、咳嗽、间质性肺炎，高钾血症等不良反应，应注意监测。

（2）利尿剂：袢利尿剂和噻嗪类利尿剂最主要的副作用是低钾血症，严重时伴碱中毒，从而诱发心律失常或洋地黄中毒，故应监测血钾，观察有无乏力、腹胀、肠鸣音减弱等低钾血症的表现，同时多补含钾丰富的食物，如菠菜、马铃薯、鲜橙汁、西红柿汁、香蕉、葡萄干、枣、杏、无花果等。必要时遵医嘱补充钾盐。口服补钾时间应在饭后或将水剂与果汁同饮，以减轻胃肠道不适；噻嗪类的其他不良反应还有胃部不适、呕吐、腹泻、高血糖、高尿酸血症等。氨苯蝶啶的不良反应有胃肠道反应、嗜睡、乏力、皮疹、长期用药可产生高钾血症，尤其是伴肾功能减退，少尿或无尿者应慎用。螺内酯的不良反应有嗜睡、运动失调、男性乳房发育、面部多毛等，肾功能不全及高钾血症者禁用。另外，非紧急情况下，利尿剂的应用时间选择早晨或日间为宜，避免夜间排尿过频而影响患者的休息。

（3）洋地黄

1）注意事项：洋地黄用量个体差异很大，口服地高辛前应严密监测脉搏，预防洋地黄中毒，注意不与奎尼丁、普罗帕酮、维拉帕米、钙剂、胺碘酮等药物合用，以免增加药物毒性，长期使用地高辛的患者应定期监测血清地高辛浓度。

2）洋地黄毒性表现：洋地黄中毒最重要的反应是各类心律失常，最常见的是室性期前收缩，多呈二联律或三联律，其他如房性期前收缩、心房颤动、房室传导阻滞等；胃肠道反应如食欲下降、恶心、呕吐；神经系统表现如头痛、乏力、头晕、视力模糊、黄视、绿视等，在维持用量给药时相对少见。

3）洋地黄中毒的处理：立即停用洋地黄；低血钾患者可口服或静脉补充氯化钾，及时停用排钾利尿剂；纠正快速性心律失常可用利多卡因或苯妥英钠，禁用电复律，因易致心室颤动，有传导阻滞及缓慢性心律失常患者可用阿托品静注或安置临时心脏起搏器。

（4）输液护理：输液患者应加强巡视，控制输液量和滴速，并告诉患者及家属此做法的重要性，以防其随意调快滴速，加重心脏负荷，诱发急性肺水肿。24小时输液量应控制在1500ml以内为宜，输液滴速宜控制在每分钟20～30滴，必要时使用输液泵控制输液速度。

4. 氧疗的护理　对于有低氧血症者，纠正缺氧对缓解呼吸困难、保护心脏功能、减少缺氧性器官功能损害有重要的意义，氧疗的指征包括：

（1）急性肺水肿。

（2）有明确缺氧表现如 $SaO_2 < 90\%$ 或 $PaO_2 < 60mmHg$。

（3）睡眠性潮式呼吸或合并夜间低通气，睡眠呼吸暂停。氧疗方法见本章第一节中的"心源性呼吸困难"的护理措施。

5. 健康指导

（1）疾病相关知识指导：与患者及家属一起制订活动目标和计划，根据患者身体情况确定活动的持续时间和频度，循序渐进增加活动量，制订活动计划，指导患者及家属饮食宜清淡、易消化、富营养，每餐不宜过饱，多食蔬菜、水果，防止便秘，戒烟酒。严格遵医嘱服药，不随意增减或撤换药物。教会患者服地高辛前自测脉搏，当脉搏在60次/分以下时暂停服药，及时就诊。服洋地黄者应会识别其中毒反应并及时就诊；用血管扩张剂者，改变体位时动作不宜过快，以防止发生直立性低血压。

（2）嘱患者定期门诊随访，防止病情发展。

二、急性心力衰竭

急性心力衰竭系指由于急性心脏病变引起心排血量显著急骤降低导致组织器官灌注不足和急性淤血综合征。临床上以急性左心衰竭较为常见，多表现为急性肺水肿或心源性休克，是临床最常见的急危重症之一，抢救是否及时合理与预后密切相关。

【病因及发病机制】

1. 病因　心脏解剖或功能的突发异常，使心排血量急剧降低和肺静脉压突然升高均可发生急性左心衰竭。

（1）与冠心病有关的急性广泛前壁心肌梗死、乳头肌梗死断裂、室间隔破裂穿孔等。

（2）感染性心内膜炎引起的瓣膜穿孔，腱索断裂所致瓣膜性急性反流。

（3）其他：高血压心脏病血压急剧升高，在原有心脏病的基础上出现快速型心律失常或严重缓慢性心律失常，输液过多过快等。

2. 发病机制　心脏收缩力突然严重减弱，或左室瓣膜急性反流，心排血量急剧减少，左室舒张末压迅速升高，肺静脉回流不畅。由于肺静脉压快速升高，肺毛细血管压随之升高使血管内液体渗入到肺间质和肺泡内形成急性肺水肿。肺水肿早期可因交感神经激活，血压升高，随着病情持续进展，血管反应减弱，血压逐步下降。

【临床表现】

1. 症状　突发严重呼吸困难，呼吸频率常达 30～40 次/分，强迫坐位、面色苍白、发绀、大汗、烦躁、频繁咳嗽，咳粉红色泡沫痰。发病开始可有一过性血压升高，如病情持续发展，血压可逐渐下降直至休克。严重者可因脑缺氧而致神志模糊。

2. 体征　听诊时两肺满布湿性啰音和哮鸣音，心尖部第一心音减弱，频率快，可闻及舒张期奔马律，肺动脉瓣第二心音亢进。

【诊断要点】

根据典型症状与体征，如突发极度呼吸困难，咳粉红色泡沫痰，两肺满布湿啰音等。

【抢救配合】

1. 体位　立即协助患者取坐位，双腿下垂，以减少回心血量而减轻肺水肿，减轻心脏负荷。

2. 氧疗　立即给予高流量氧气吸入，6～8L/min，并通过 30%～50% 的酒精湿化，使肺泡内泡沫的表面张力降低而破裂，以利于改善肺泡通气。注意吸氧时间不宜过长，要间歇使用。如 PaO_2 仍 <60mmHg，应予机械通气辅助呼吸，包括持续气道正压通气（CPAP）或无创性正压机械通气（NIPPV），必要时使用气管插管通气支持，保证气道通畅。

3. 迅速建立两条静脉通道，遵医嘱正确、及时使用药物，观察药物疗效与不良反应。

（1）吗啡：吗啡可使患者镇静，降低心率，同时扩张小血管而减轻心脏负荷，临床上以吗啡 3～5mg 皮下注射或静脉推注，必要时可重复使用一次，但肺水肿伴颅内出血，神志障碍，慢性肺部疾病时禁用，以免呼吸抑制，老年患者应减量或改为肌内注射。注意观察患者有无心动过缓或呼吸抑制。

（2）快速利尿剂：如呋塞米 20～40mg 静注，10 分钟内起效，4 小时后可重复一次。

（3）血管扩张剂：可选用硝酸甘油、硝普钠或酚妥拉明静滴，严密监测血压，有条件者用输液泵控制滴速，并根据血压调整剂量。

（4）洋地黄制剂：适用于快速心房颤动或已知有心脏增大伴左心室收缩功能不全的患者。可用毛花苷 C 或毒毛花苷 K 等快速制剂缓慢静脉推注，推注时注意监测患者脉搏。

（5）氨茶碱：对解除支气管痉挛有效，并有一定的正性肌力及扩张血管、利尿作用。静脉给药时注意速度。

4. 病情观察　严密监测患者血压、呼吸、血氧饱和度、心率、心电图，检查血电解质、血气分析等，对安置漂浮导管者应监测血流动力学指标的变化，记录 24 小时出入量。观察呼吸频率和深度、意识、精神状态、皮肤颜色及温度、肺部啰音的变化。

5. 心理护理　恐惧或焦虑可导致交感神经兴奋性增高，使呼吸困难加重。医护人员在抢救时必须保持镇静、操作熟练、忙而不乱，使患者产生信任、安全感，避免在患者面前讨论病情，以减少误解。指导患者进行自我心理调整，如深呼吸、放松疗法等，向患者说明恐惧对病情的不良影响，如增加心脏负荷、诱发心律失常、加重支气管痉挛等，使患者主动配合，保持情绪稳定。

6. 健康指导

（1）向患者及家属讲解导致本病的诱因，并指导其如何尽量避免诱发因素的影响。

（2）遵从医嘱积极治疗原有心脏病。

（3）嘱患者在静脉输液前主动告诉护士自己有心脏病史，便于护士在输液时控制输液量及速度。

小　结

心力衰竭是由于心脏器质性或功能性疾病损害心室充盈和（或）射血能力而引起的一组临床综合征。临床表现以肺循环和（或）体循环瘀血及器官、组织血液灌注不足为主要特征。临床类型按其发展速度分为急性心衰和慢性心衰两种，以慢性居多；按其发生的部位分为左心、右心和全心衰竭。护理要点主要包括急慢性心力衰竭患者使用利尿剂、洋地黄等药物的用药观察、病情观察、氧疗护理及心理护理。

第三节　心律失常患者的护理

学习目标

1. 掌握心律失常的定义、临床常见心律失常的心电图特点、护理措施。
2. 熟悉心律失常患者治疗要点、护理评估及护理诊断。
3. 了解心律失常的病因及发病机制。

一、概　　述

心律失常（cardiac arrhythmia）是指心脏冲动的频率、节律、起源部位、传导速度或激动次序的异常。

【病因与及发病机制】

1. 病因　引起心律失常的原因很多，可以是生理性的，但更多是病理性的。病理状况包括各种器质性心脏病、自主神经功能紊乱、药物中毒、内分泌代谢失常、酸碱平衡失调、电解质紊乱、急性感染、手术和心导管刺激等。正常人在吸烟、饮酒、饱餐、疲劳、紧张、激动等情况下也可发生心律失常。

2. 发病机制　心律失常的发病机制包括冲动形成异常和（或）冲动传导异常。

（1）冲动形成异常

1）自律性异常：窦房结、结间束、冠状窦口附近、房室结的远端和希氏束-浦肯野系统等处的心肌细胞均有自律性，自主神经系统兴奋性改变或其内在病变，导致不适当的冲动发放。此外，心肌缺血、药物、电解质紊乱、儿茶酚胺增多等因素可使无自律性的心肌细胞（如心房、心室肌细胞）在病理状态下出现异常自律性。

2）触发活动：见于局部儿茶酚胺浓度增高、心肌缺血-再灌注、低血钾、高血钙、洋地黄中毒时，心房、心室与希氏束-浦肯野组织在动作电位后产生除极活动，被称为后除极。若后除极的振幅增高并抵达阈值，则可引起反复激动。触发活动虽与自律性不同，但亦可导致持续性快速性心律失常。

（2）冲动传导异常：折返是所有快速心律失常中最常见的发生机制。产生折返需要以下基本条件：①心脏两个或多个部位的传导性与不应期各不相同，相互连接形成一个闭合环；②其中一条通道发生单向传导阻滞；③另一通道传导缓慢，使原先发生阻滞的通道有足够时间恢复兴奋性；④原先阻滞的通道再次激动，从而完成一次折返激动。冲动在环内反复循环，从而产生持续而快速的心律失常。

【心律失常的分类】

1. 冲动形成异常

（1）窦性心律失常：包括窦性心动过速、窦性心动过缓、窦性心律不齐、窦性停搏。

（2）异位心律：包括：①被动性异位心律：有逸搏（房性、房室交界区性、室性）和逸搏心律（房性、交界性、室性）；②主动性异位心律：有期前收缩（房性、房室交界区性、室性）、阵发性心动过速（房性、房室交界区性、室性）、心房扑动、心房颤动、心室扑动、心室颤动。

2. 冲动传导异常

（1）生理性：干扰及房室分离。

（2）病理性：窦房传导阻滞、房内传导阻滞、房室传导阻滞、束支或分支阻滞（左右束支及左束支分支传导阻滞）和室内阻滞。

（3）房室间传导途径异常：预激综合征。

按心律失常发生时心率的快慢，还可分为快速性心律失常和缓慢性心律失常。

【诊断要点】

1. 病史　可提供：①心律失常的存在及其类型；②心律失常的诱发因素，如烟、酒、咖啡、运动及精神刺激等；③心律失常发作的频繁程度、起止方式；④心律失常对患者造成的影响；⑤心律失常对药物和非药物方法如体位、呼吸、活动等的反应。

2. 心电图　是诊断心律失常最重要的一项无创性检查，应记录 12 导联心电图，并记录清楚显示 P 波导联的心电图长条以备分析，通常选择 V_1 或 Ⅱ 导联。

3. 其他检查　动态心电图（Holter，ECG monitoring）、运动试验、食管心电图、临床心电生理检查等均有助于心律失常的诊断、治疗和预后判断。

二、常见的心律失常

【窦性心律失常】

1. 窦性心动过速　正常窦性心律的冲动起源于窦房结，频率为 60～100 次/分。若成人窦性心律的频率超过 100 次/分，即为窦性心动过速（sinus tachycardia）。

（1）心电图特征：成人窦性心律的频率 >100 次/分，大多在 100~150 次/分，P 波、PR 间期和 QRS 波均正常（图 3-2）。

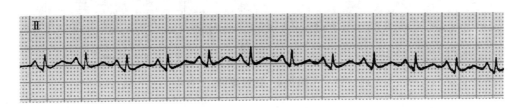

图 3-2　窦性心动过速

（2）临床意义：窦性心动过速常见于：①健康人群：如吸烟、饮酒、饮茶或咖啡、剧烈运动、情绪激动等；②某些病理状态：甲状腺功能亢进、发热、贫血、休克、心肌缺血、心力衰竭等；③药物影响：应用肾上腺素、阿托品等。

（3）治疗：窦性心动过速的治疗应针对病因和去除诱发因素，如治疗心力衰竭、控制甲状腺功能亢进等，必要时 β 受体阻滞剂如美托洛尔（倍他乐克）可用于减慢心率。

2. 窦性心动过缓　成人窦性心律的频率低于 60 次/分，称为窦性心动过缓（sinus brady-cardia）。

（1）心电图特征：成人窦性心律的频率 <60 次/分，常伴有窦性心律不齐（图 3-3）。

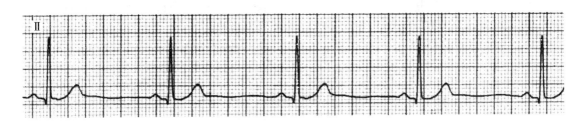

图 3-3　窦性心动过缓

（2）临床意义：窦性心动过缓常见于：①健康的青年人、运动员和睡眠状态；②颅内高压、严重缺氧、低温、甲状腺功能低下、阻塞性黄疸等；③服用洋地黄及抗心律失常药物如 β-受体阻滞剂、胺碘酮、钙拮抗剂等；④器质性心脏病，如急性下壁心肌梗死、窦房结病变等。

（3）治疗：无症状的窦性心动过缓无需治疗。如因心率过慢而出现症状者可用阿托品或异丙肾上腺素等药物，症状不能缓解者可考虑安置心脏起搏器。

3. 窦性停搏　也称窦性静止（sinus pause or sinus arrest），指窦房结不能产生冲动，由低位起搏点（如房室结）逸搏取代发生冲动控制心室。

（1）心电图特征：较正常 PP 间期明显延长的间期内无 P 波或 P 波与 QRS 波群均不出现，长的 PP 间期与基本的窦性 PP 间期无倍数关系（图 3-4）。

（2）临床意义：常见原因有：迷走神经张力增高或颈动脉窦过敏可发生窦性停搏；心肌梗死、窦房结变性与纤维化、脑血管意外和应用洋地黄药物亦可引起窦性停搏。长时间的窦性停搏如无逸搏，可使患者出现黑矇、头晕、短暂意识障碍或晕厥，严重时可发生阿-斯综合征。

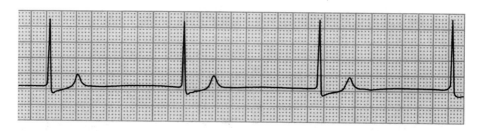

图 3-4　窦性停搏

（3）治疗：可参照病态窦房结综合征。

4. 病态窦房结综合征（sick sinus syndrome，SSS）　简称病窦综合征，是由窦房结病变导致功能减退，产生多种心律失常的综合表现。

（1）病因：①损害窦房结导致窦房结起搏与窦房传导障碍的病变，如淀粉样变性、甲状腺功能减退、某些感染等；②窦房结周围神经或心房肌的病变，窦房结的动脉供血减少；③迷走神经张力增高及某些抗心律失常药物抑制窦房结功能等。

（2）临床表现：患者出现与心动过缓有关的心脑供血不足的症状如头晕、黑矇、乏力等，严重者发生晕厥。有心动过速发作时出现心悸、心绞痛等。

（3）心电图特征：①持续而显著的窦性心动过缓，心率＜50 次/分，且非药物引起；②窦性停搏与窦房阻滞；③窦房阻滞与房室传导阻滞并存；④心动过缓-心动过速综合征，即心动过缓与房性快速性心律失常（心房扑动、心房颤动或房性心动过速）交替发作。

（4）治疗：无症状者定期随诊观察，有症状者应安装心脏起搏器。心动过缓-心动过速综合征者应用起搏治疗后，若患者有心动过速发作，可同时应用抗快速心律失常药物。

【房性心律失常】

1. 房性期前收缩（atrial premature beats）　激动起源于窦房结以外心房的任何部位。正常成人进行 24 小时心电监测，大约 60% 有房性期前收缩发生。

（1）心电图特征：房性期前收缩的 P 波提前发生，形态与窦性 P 波不同；下传的 QRS 波群形态正常，少数无 QRS 波出现（阻滞的或未下传的房性期前收缩）；常见不完全性代偿间歇（图 3-5）。

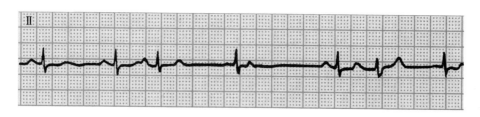

图 3-5　房性期前收缩

（2）临床意义：各种器质性心脏病患者均可发生房性期前收缩。过度疲劳、情绪紧张、吸烟、饮酒与咖啡均可诱发房性期前收缩。患者多无特殊症状，频发房性期前收缩者可有胸闷、心悸。

（3）治疗：房性期前收缩常无需治疗，当有明显症状或因房性期前收缩触发室上性心动过速时，应给予治疗。治疗药物包括 β-受体阻滞剂、普罗帕酮（心律平）、胺碘酮和莫雷西嗪等。

2. **房性心动过速（atrial tachycardia）**　简称房速，根据发生机制与心电图表现的不同，可分为自律性房性心动过速、折返性房性心动过速与紊乱性房性心动过速三种。

（1）自律性房性心动过速

1）心电图特征：心房率常为 150～200 次/分；P 波与窦性 P 波形态不同，在 Ⅱ、Ⅲ、aVF 导联通常直立；常出现二度 Ⅰ 型或 Ⅱ 型房室传导阻滞，呈现 2:1 房室传导者常见，但心动过速不受影响；P 波之间的等电位线仍存在；刺激迷走神经不能终止心动过速，仅加重房室传导阻滞；发作开始时心率逐渐加速（图 3-6）。

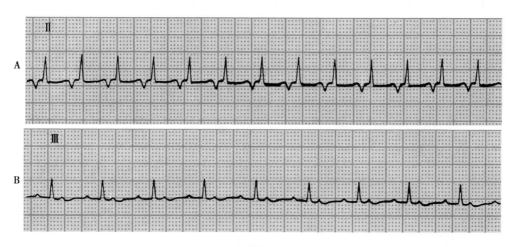

图3-6　房性心动过速

2）临床意义：常见病因为心肌梗死、慢性阻塞性肺疾病、大量饮酒、代谢障碍，洋地黄中毒尤其是低血钾时易发生。患者可有胸闷或心悸，发作呈短暂、间歇或持续。

3）治疗：房速合并房室传导阻滞者，心室率通常较慢，无须紧急处理。若心室率达 140 次/分以上或伴有严重心力衰竭或休克时，应紧急处理。

（2）折返性房性心动过速：本型较少见，折返发生于手术瘢痕或解剖缺陷的邻近部位。心电图显示 P 波与窦性者形态不同，PR 间期通常延长。

（3）紊乱性房性心动过速

1）心电图特征：有三种或三种以上形态各异的 P 波，PR 间期各不相同；心房率为 100～300 次/分；大多数 P 波能下传心室，但部分 P 波因过早发生而受阻，心室率不规则，最终可发展为房颤。

2）临床意义：常发生于有慢性阻塞性肺疾病或充血性心力衰竭的老年人，也见于洋地黄中毒与低血钾患者。

3）治疗：应针对原发病治疗，肺部疾病者给予吸氧，控制感染，停用氨茶碱、去甲肾上腺素和异丙肾上腺素等药物；使用维拉帕米和胺碘酮可能有效。补充钾盐、镁盐可抑制心动过速发作。

3. **心房扑动（atrial flutter）**　简称房扑。

（1）病因：房扑可发生在无器质性心脏病者，也可见于一些心脏病患者，如风湿性心脏病、冠心病、心肌病、高血压心脏病等。此外，导致心房扩大的病变，如肺栓塞，慢性心力衰竭，二、三尖瓣狭窄与反流等，亦可出现房扑。其他病因有甲状腺功能亢进、酒精中毒和心包炎等。

（2）临床表现：心房扑动时，心室率不快的患者可无任何症状，房扑伴有极快的心室率，可诱发心绞痛和心力衰竭。体格检查可见快速的颈静脉扑动。

（3）心电图特征：①P波消失，代之以规律的锯齿状扑动波，称为F波，其间的等电位线消失，在Ⅱ、Ⅲ、aVF或V_1导联最明显。典型房扑的心房率250~300次/分。②心室率规则与否，取决于房室传导比率是否恒定。不规则的心室率是由于房室传导比率发生变化。③QRS波群形态正常，当发生室内差异传导或原有束支传导阻滞时，QRS波群可增宽、形态异常（图3-7）。

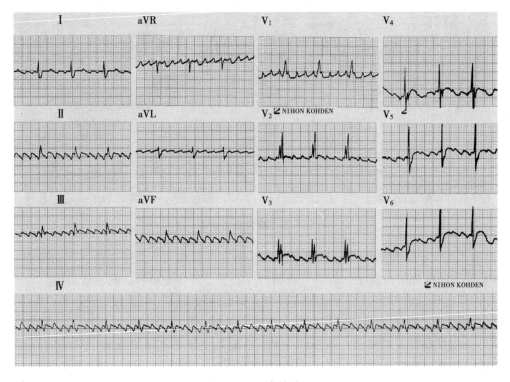

图3-7　心房扑动

（4）治疗要点：针对原发病治疗。终止房扑最有效的方法为同步直流电复律。钙通道阻滞剂（维拉帕米或地尔硫草）可有效减慢房扑患者的心室率。若上述方法无效或房扑发作频繁，可应用洋地黄制剂减慢心室率。普罗帕酮和胺碘酮对转复心房扑动及预防复发有一定疗效。对于症状明显或引起血流动力学不稳定的房扑，应选用射频消融治疗。

4. 心房颤动（atrial fibrillation）　简称房颤，在临床上十分常见，并随年龄增长其发病率增加。

（1）病因：房颤常发生于原有心血管疾病者，如风湿性心脏病、冠心病、高血压心脏病、缩窄性心包炎、心肌病、感染性心内膜炎和慢性肺源性心脏病。甲状腺功能亢进者也可发生。房颤也可见于正常人在情绪激动、运动、手术后或急性酒精中毒时。

（2）临床表现：房颤患者症状的轻重受心室率快慢的影响。若心室率不快，患者可无不适；若心室率超过 150 次/分，患者可表现为心绞痛和心力衰竭的症状。房颤并发体循环栓塞的危险性很大，二尖瓣狭窄或二尖瓣脱垂合并房颤时，脑栓塞的发生率更高。心脏听诊第一心音强弱不等和心律极不规则，可有脉搏短绌。

（3）心电图特征：①P 波消失，代之以小而不规则的基线波动，形态与振幅均变化不定，称 f 波，频率为 350～600 次/分；②R-R 间距绝对不等，心室率极不规则，多在 100～160 次/分；③QRS 波群形态一般正常（图 3-8）。

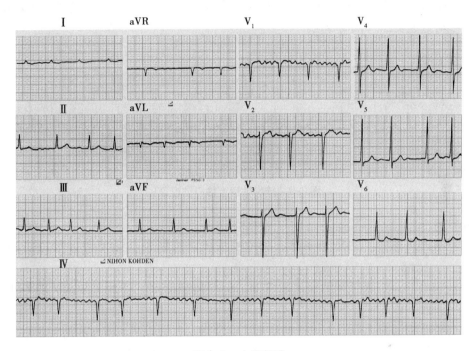

图 3-8 心房颤动

（4）治疗要点：应针对房颤的原发病和诱发因素进行治疗。

1）急性心房颤动：初次发作的房颤且在 24～48 小时以内。通常发作在短时间内自行终止。对于症状显著者应迅速给予治疗，常采取静脉给药，常用药物有洋地黄、β-受体阻滞剂和钙通道阻滞剂，使安静时心率保持在 60～80 次/分。24～48 小时仍未恢复窦性心律者，可应用药物或同步直流电复律。

2）慢性心房颤动：慢性房颤可分为阵发性、持续性与永久性三类。阵发性房颤常能自行终止，当发作频繁或伴随明显症状，可口服普罗帕酮和胺碘酮减少发作次数及持续时间。持续性房颤不能自行转复为窦性心律，也可选用普罗帕酮和胺碘酮进行复律。慢性房颤经复律与维持窦律治疗无效者，称永久性房颤，可选用地高辛、β-受体阻滞剂和钙通道阻滞剂控制过快的心室率。

3）预防栓塞并发症：慢性房颤患者有较高的栓塞发生率。有栓塞病史、瓣膜病、高血压、糖尿病和冠心病等使发生栓塞的危险性更大。存在以上任何一种情况，均应接受长期抗凝治疗。

【阵发性室上性心动过速】

阵发性室上性心动过速（paroxysmal supraventricular tachycardia，PSVT）简称室上速。

1. 临床表现 心动过速发作突然起始与终止，持续时间长短不一。常见症状有心悸、胸闷、焦虑不安、头晕，少见晕厥、心绞痛心力衰竭或休克。听诊心尖部第一心音强度恒定，心律绝对规则。

2. 心电图特征 ①心率150~250次/分，节律规则；②QRS波群形态与时限正常，若有室内差异性传导或原有束支传导阻滞，QRS波群的形态异常；③P波为逆行性（Ⅱ、Ⅲ、aVF导联倒置），P波与QRS波群的关系固定；④起始突然，通常由一个房性期前收缩触发，随之引起心动过速发作（图3-9）。

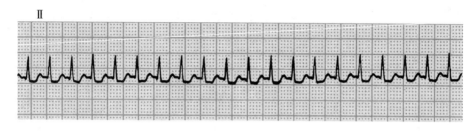

图3-9 阵发性室上性心动过速

3. 治疗要点

（1）兴奋迷走神经，如压迫眼球、刺激咽后壁、按摩颈动脉窦等方法可使心动过速终止。

（2）药物治疗，如腺苷、钙通道阻滞剂、β-受体阻滞剂、洋地黄制剂、普罗帕酮和胺碘酮。

（3）各种药物治疗无效者，可行同步直流电复律、食管心房调搏术和射频消融术。导管消融术具有安全、迅速、有效且根治心动过速的优点，优先考虑应用。

【预激综合征】

预激综合征（preexcitation syndrome）是指心电图呈预激（指心房冲动提前激动心室的一部分或全部）表现，临床上有心动过速发作。

1. 病因 预激综合征可发生于任何年龄，以男性居多，常无其他心脏异常征象。先天性心血管病如三尖瓣下移畸形、二尖瓣脱垂与心肌病等可并发预激综合征。

2. 临床表现 预激综合征本身无症状，可并发心动过速，频率过快的心动过速可导致心室颤动、心力衰竭或低血压。

3. 心电图特征 ①P-R间期<0.12秒；②某些导联QRS间期≥0.12秒，QRS起始部分粗钝，终末部分正常；③ST-T继发性改变，与QRS波群主波的方向相反（图3-10）。

4. 治疗要点 预激综合征患者没有心动过速发作、或偶有发作但症状轻微者，无需治疗。如心动过速发作频繁，症状明显则应积极治疗。治疗方法有药物、导管消融术、手术治疗3种，目前首选导管消融术。如无条件行消融治疗者可选用维拉帕米或β-受体阻滞剂治疗。

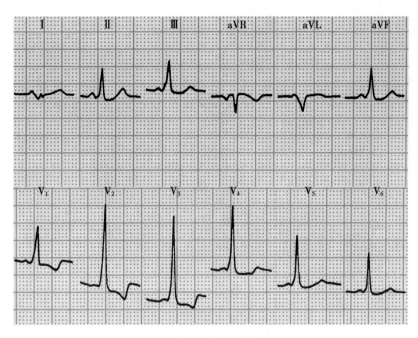

图 3-10　预激综合征

【室性心律失常】

1. 室性期前收缩（premature ventricular beats）　是一种常见的心律失常。

（1）病因：室性期前收缩既可发生于正常人，也可发生于器质性心脏病患者。心肌炎、缺血、缺氧、麻醉和手术等可发生室性期前收缩。电解质紊乱、精神紧张、情绪激动、过量吸烟、饮酒与咖啡时，亦能诱发室性期前收缩。洋地黄和三环类抗抑郁药中毒发生严重心律失常之前常有室性期前收缩出现。

（2）临床表现：室性期前收缩患者是否有症状或症状的轻重程度与其频发程度不直接相关。患者可有心悸、类似电梯快速升降的失重感或代偿间歇后有力的心脏搏动。

（3）心电图特征：①QRS 波群提前出现，宽大畸形、时限超过 0.12 秒，ST 段与 T 波的方向与 QRS 波群主波方向相反；②室性期前收缩与其前面的窦性搏动之间期恒定；③室性期前收缩后有完全性代偿间歇；④室性期前收缩可孤立或规律出现，每隔一个窦性搏动后出现一个室性期前收缩，称为二联律；每隔两个正常搏动后出现一个室性期前收缩称三联律；如此类推，连续发生两个室性期前收缩称成对室性期前收缩；连续发生三个或三个以上室性期前收缩称室性心动过速。同一导联内，室性期前收缩形态相同者，为单形性室性期前收缩；形态不同者，称为多形性或多源性室性期前收缩（图 3-11）。

（4）治疗要点：无器质性心脏病者，室性期前收缩一般不需特殊治疗；若症状明显，应减轻患者的焦虑与不安，去除诱发因素如吸烟、咖啡和应激等，适当应用 β-受体阻滞剂、美西律（慢心律）和普罗帕酮等药物。急性心肌梗死发生室性期前收缩，早期应用 β-受体阻滞剂可能减少心室颤动的危险。心肌梗死后或心肌病患者如有频发室性期前收缩用胺碘酮治疗有效。

2. 室性心动过速（ventricular tachycardia）　简称室速。

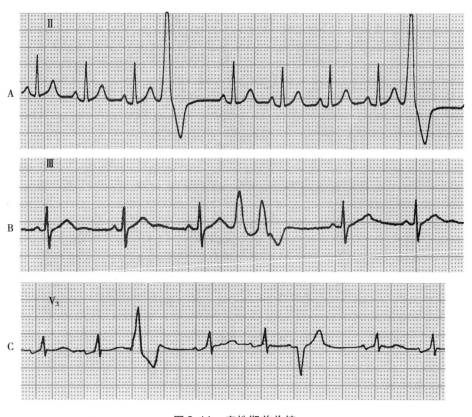

图 3-11 室性期前收缩

（1）病因：室速多见于器质性心脏病的患者，最常见为冠心病，特别是心肌梗死。其次是心肌病、心力衰竭、二尖瓣脱垂和心瓣膜病等，其他如代谢障碍、电解质紊乱、长 QT 间期综合征等。

（2）临床表现：室速的临床症状轻重与发作时心室率、持续时间、基础心脏病变和心功能状况不同而异。非持续性室速（室速发作时间短于 30 秒，能自行终止）的患者通常无症状；持续性室速（发作时间超过 30 秒，需药物或电复律才能终止）的患者可出现低血压、少尿、晕厥、气促、心绞痛等。

（3）心电图特征：①连续出现三个或三个以上室性期前收缩；②QRS 波群形态宽大畸形，时限大于 0.12 秒，ST-T 波方向与 QRS 波群主波方向相反；③心室率一般为 100～250次/分，心律规则，或略不规则；④心房独立活动与 QRS 波群无固定关系，形成房室分离；⑤通常发作突然开始；⑥心室夺获与室性融合波：是确立室速诊断的重要依据。室速发作时少数室上性冲动可下传心室，产生心室夺获，表现为 P 波之后提前发生一次正常的 QRS 波群；室性融合波的 QRS 波群形态介于窦性与异位心室搏动之间，其意义为部分夺获心室（图 3-12）。

（4）治疗要点：有器质性心脏病或有明确诱因应首先给予针对性治疗；无器质性心脏病患者发生非持续性短暂室速，如无症状或血流动力学影响，处理的原则与室性期前收缩相同；持续性室速发作，无论有无器质性心脏病，均应给予治疗；有器质性心脏病的非持续性室速应考虑治疗。终止室速发作首选利多卡因静脉注射，同时静脉持续滴注，也可选用普罗帕酮、胺碘酮或直流电复律。洋地黄中毒引起的室速不宜使用电复律，应首选利多卡因或苯

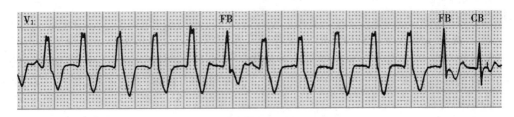

图 3-12 室性心动过速

妥英钠静脉注射。

3. 心室扑动与心室颤动（ventricular flutter and ventricular fibrillation） 是致命性心律失常。

（1）病因：心室扑动与颤动常见于缺血性心脏病。严重缺氧、缺血、预激综合征合并房颤与极快的心室率、电击伤和抗心律失常药物等亦可引起。

（2）临床表现：临床症状有意识丧失、抽搐、呼吸停顿甚至死亡，触诊大动脉搏动消失，听诊心音消失，血压测不到。

（3）心电图特征：①心室扑动呈正弦波图形，波幅宽大而规则，频率为 150~300 次/分，有时难与室性心动过速鉴别（图 3-13）；②心室颤动的波形、振幅与频率极不规则，无法分辨 QRS 波群、ST 段及 T 波，频率为 150~500 次/分（图 3-14）。

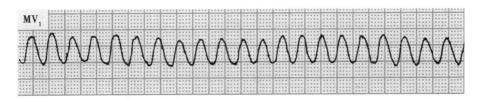

图 3-13 心室扑动

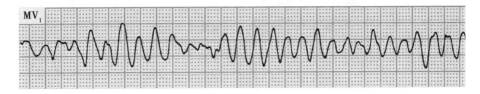

图 3-14 心室颤动

（4）治疗要点：心室扑动与颤动抢救成功的关键是尽早进行心肺复苏和复律治疗。

【房室传导阻滞】

房室传导阻滞（atrioventricular block，AVB）又称房室阻滞，是指房室交界区脱离了生理不应期后，心房冲动传导延迟或不能传导至心室。阻滞可发生在房室结、希氏束及束支等不同部位。

1. 病因 正常人或运动员可发生不完全性房室传导阻滞，与迷走神经张力增高有关，常于夜间发生。器质性心脏病如急性心肌梗死、冠状动脉痉挛、病毒性心肌炎、心内膜炎、心肌病、先天性心脏病、原发性高血压等可导致房室传导阻滞。其他亦可见于心脏手术、药物中毒和电解质紊乱等。

2. 临床表现 第一度房室传导阻滞患者通常无症状。第二度房室传导阻滞患者可有心悸和心搏脱漏感。第三度房室传导阻滞可出现疲乏、晕厥、心绞痛、心力衰竭等症状。若心室率过慢导致脑缺血，患者可发生暂时意识丧失，甚至抽搐，称阿-斯综合征。

3. 心电图特征

（1）第一度房室传导阻滞：每个心房冲动都能传导至心室，P-R 间期延长大于 0.20 秒（图 3-15）。

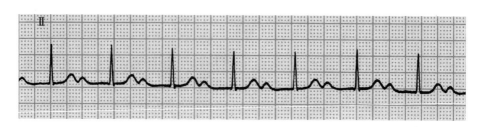

图 3-15　第一度房室传导阻滞

（2）第二度房室传导阻滞：可分为 Ⅰ 型和 Ⅱ 型。

1）第二度 Ⅰ 型房室传导阻滞：PR 间期进行性延长，直至一个 P 波受阻不能下传心室；相邻的 RR 间期进行性缩短，直至一个 P 波不能下传心室；包含受阻 P 波在内的 RR 间期小于正常窦性 PP 间期的 2 倍（图 3-16）。

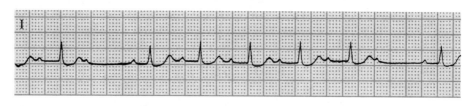

图 3-16　第二度 Ⅰ 型房室传导阻滞

2）第二度 Ⅱ 型房室传导阻滞：心房冲动传导突然阻滞，PR 间期恒定不变（图 3-17）。

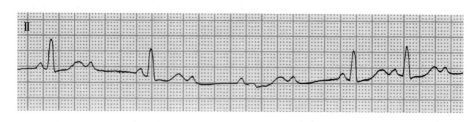

图 3-17　第二度 Ⅱ 型房室传导阻滞

（3）第三度房室传导阻滞：全部心房冲动均不能传导至心室。特点为：①心房与心室活动各自独立、互不相关；②心房率快于心室率；③心室起搏点通常在阻滞部位稍下方。如位于希氏束及其近邻，心室率为 40～60 次/分，QRS 波群正常；如位于室内传导系统的远端，心室率可低至为 40 次/分以下，QRS 波群增宽（图 3-18）。

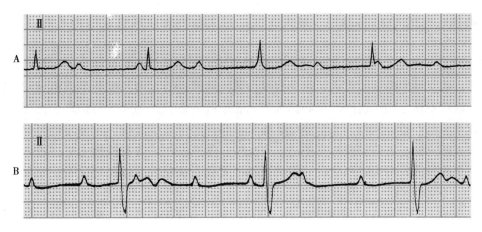

图 3-18　第三度房室传导阻滞

4. 治疗要点　针对病因进行治疗。第一度房室传导阻滞与第二度 I 型房室传导阻滞心室率不太慢者，无需特殊治疗。第二度 II 型与第三度房室传导阻滞，如心室率显著缓慢且症状明显，应首选临时或永久性心脏起搏器治疗。无心脏起搏条件的应急情况，可用阿托品和异丙肾上腺素治疗。

三、心律失常患者的护理

【护理评估】

1. 病史评估　详细的病史对判断心律失常的病因、性质、程度可提供有用的线索。询问患者是否患有器质性心脏病及其他全身疾病。了解有无诱发因素，如情绪紧张、过度运动或劳累、吸烟、饮酒或咖啡等。询问有无服用抗心律失常药物及洋地黄等。

2. 身体评估　询问和观察患者有无头晕、乏力、胸闷、心悸和黑矇等症状，严重时可出现晕厥、抽搐或猝死。检查患者的脉搏、心率、心律和心音的变化，部分心律失常的患者依靠体格检查即能确诊，如心房颤动。

3. 心理与社会评估　患者是否因心律失常引起的不适而紧张不安，过于注意自己的脉搏；房颤患者有无因血栓脱落导致栓塞，使患者致残而焦虑；严重心律失常发作时，患者有无恐惧感；了解安装人工心脏起搏器者对手术及自我护理的认识。

【护理诊断/问题】

1. 活动无耐力　与心律失常致心排血量减少有关。
2. 有受伤的危险　与心律失常引起的头晕、晕厥有关。
3. 潜在并发症：猝死。

【护理措施】

1　一般护理

1) 环境：保持病室环境清洁，定时开门窗通风换气，保持适宜的温度和湿度。适当开窗通风，每次 15~30 分钟，每天 2 次，但注意不要让风直接吹向患者。适当限制探视。

（2）休息与活动：保证患者充足的休息和睡眠。无器质性心脏病的患者，鼓励其正常工作和生活，建立健康的生活方式，避免过度劳累。窦性停搏、第二度Ⅱ型或第三度房室传导阻滞、持续性室性心动过速等严重心律失常患者应卧床休息，加强生活护理。指导患者在心律失常发作引起心悸、胸闷、头晕等症状时采取高枕卧位或半卧位，避免左侧卧位，因左侧卧位时患者感觉到心脏搏动而加重不适。有头晕、晕厥发作或曾有跌倒史者应卧床休息，嘱患者避免单独外出，避免剧烈活动、情绪激动或紧张、快速改变体位等，防止意外。一旦有头晕或黑矇等立即平卧，以免跌伤。

（3）饮食：给予富含纤维素的食物，以防便秘；避免饱餐及摄入刺激性食物如咖啡、浓茶等。

2. 病情观察　注意观察患者的生命体征和心电图的变化，防止恶性心律失常的发生。

（1）心电监护：对严重心律失常者，应持续心电监护，严密监测心率、心律和血氧饱和度变化。发现频发、多源、成对的或 R on T 现象的室性期前收缩，阵发性室性心动过速，窦性停搏，第二度Ⅱ型或第三度房室传导阻滞，立即报告医生。安放监护电极前注意清洁皮肤，电极放置部位应避开胸骨右缘及心前区，以免影响做心电图和紧急电复律。电极片松动时及时更换，观察有无皮肤发红、发痒等。

（2）配合抢救：建立静脉通道，准备抢救仪器（如除颤器、心电图机、心电监护仪、临时心脏起搏器等）及各种抗心律失常药物和其他抢救药品，做好抢救准备。及时遵医嘱给予药物治疗，必要时配合临时起搏器或电复律。（详见本章第十节中的"心脏电复律术、人工心脏起搏术"）一旦发生猝死的表现如意识突然丧失、抽搐、大动脉搏动消失，呼吸停止，立即进行心肺复苏。

3. 氧疗的护理　密切观察患者有无缺氧症状，如伴有呼吸困难、发绀时，给予 2~4L/min 氧气吸入，注意观察氧疗的效果。

4. 用药护理　遵医嘱准确、及时应用抗心律失常药物，如心率显著缓慢的患者可予阿托品、异丙肾上腺素等药物或配合人工心脏起搏器治疗。注意观察患者的生命体征和心电图的变化，密切观察药物的效果及不良反应。

5. 健康指导

（1）向患者及家属讲解心律失常的常见病因、诱因及防治知识。说明继续按医嘱服抗心律失常药物的重要性，不可自行减量、停药或擅自改用其他药物。告诉患者药物可能出现的不良反应，嘱其有异常及时就医。

（2）嘱患者注意劳逸结合、生活规律，保证充足的休息和睡眠；保持乐观、稳定的情绪；戒烟酒，避免摄入刺激性食物如咖啡、浓茶等，避免饱食。避免劳累、感染，防止诱发心力衰竭。

（3）嘱患者多食粗纤维食物，保持大便通畅，心动过缓患者避免排便时过度屏气，以免兴奋迷走神经而加重心动过缓。

（4）教会患者自测脉搏的方法以利于自我监测病情。对反复发生严重心律失常，危及生命者，教会家属心肺复苏术以备应急。

小 结

心律失常是指心脏冲动的频率、节律、起源部位、传导速度或激动次序的异常。根据其发病机制又将心律失常分为冲动形成异常和（或）冲动传导异常两大类。护理重点是能够掌握常见心律失常心电图特点，做好心律失常患者的病情观察、用药护理及健康指导。

第四节　冠状动脉粥样硬化性心脏病患者的护理

学习目标

1. 掌握心绞痛及心肌梗死的定义、临床表现、护理措施。
2. 掌握急性心肌梗死典型的心电图变化。
3. 熟悉心绞痛及心肌梗死的治疗要点、护理评估及护理诊断。
4. 了解心绞痛及心肌梗死的病因与发病机制。

冠状动脉粥样硬化性心脏病（coronary atherosclerotic heart disease）简称冠心病，是指冠状动脉粥样硬化使血管腔狭窄或阻塞，和（或）因冠状动脉功能性改变（痉挛）导致心肌缺血缺氧，或坏死引起的心脏病。

冠心病是动脉粥样硬化导致器官病变的最常见类型，也是严重危害人类健康的常见病。1999 年我国农村和城市男性 35~74 岁人群中冠心病死亡率分别是 64/10 万和 106/10 万，同期美国同年龄段男性冠心病死亡率为 230/10 万。据世界卫生组织 2011 年资料显示，我国冠心病死亡人数已列世界第二位。

【病因】

本病病因尚未完全明确，目前认为是多种因素作用于不同环节所致，这些因素也称为危险因素或易患因素。主要的危险因素有：

1. 年龄、性别　本病多见于 40 岁以上人群，男性 > 女性，但在更年期后女性发病率增加。

2. 血脂异常　脂质代谢异常是动脉粥样硬化最重要的危险因素。总胆固醇（TC）、三酰甘油（TG）、低密度脂蛋白（LDL）或极低密度脂蛋白（VLDL）增高；高密度脂蛋白尤其是它的亚组分 II（HDL_{II}）减低，载脂蛋白 A 降低和载脂蛋白 B 增高都被认为是危险因素。

3. 高血压　血压增高与本病密切相关。高血压患者患本病较血压正常者高 3~4 倍，收缩压和舒张压增高都与本病关系密切。

4. 吸烟　可造成动脉壁氧含量不足，促进动脉粥样硬化的形成。吸烟者与不吸烟者相比较，本病的发病率和病死率增高 2~6 倍，也与每天吸烟的支数成正比，被动吸烟也是冠心病的危险因素。

5. 糖尿病和糖耐量异常　糖尿病患者中本病发病率较非糖尿病者高 2 倍。糖耐量减低者中也常见本病患者。

次要危险因素包括：肥胖；缺少体力劳动；进食过多的动物脂肪、胆固醇、糖和钠盐；遗传因素；A 型性格等。

冠心病临床上可分为无症状性心肌缺血、心绞痛、心肌梗死、缺血性心肌病以及猝死。目前更趋于将本病分为急性冠脉综合征和慢性缺血综合征。前者包括不稳定型心绞痛、非 ST 段抬高性心肌梗死、ST 段抬高性心肌梗死和冠心病猝死。后者包括稳定性和冠脉正常的心绞痛、无症状性心肌缺血和缺血性心力衰竭。本节主要介绍心绞痛和心肌梗死。

一、心　绞　痛

（一）稳定型心绞痛

稳定型心绞痛（stable angina pectoris）是在冠状动脉狭窄的基础上，由于心肌负荷的增加而引起心肌急剧的、暂时的缺血与缺氧的临床综合征。主要表现为阵发性的前胸压榨性疼痛，主要位于胸骨后，可放射至心前区和左上肢尺侧，常发生于劳力负荷增加时，持续数分钟，休息或用硝酸制剂后消失。

【病因及发病机制】

1. 病因　最基本的原因是冠状动脉粥样硬化引起血管腔狭窄和（或）痉挛。其他病因以重度主动脉瓣狭窄或关闭不全较为常见，肥厚型心肌病、先天性冠状动脉畸形、冠状动脉扩张症、冠状动脉栓塞等也是本病病因。

2. 发病机制　当冠状动脉病变导致管腔狭窄或扩张性减弱时，限制了血流量的增加，使心肌的供血量相对地比较固定。一旦心脏负荷突然增加，如体力活动或情绪激动等使心肌耗氧量增加时，心肌对血液的需求增加；或当冠状动脉发生痉挛时，其血流量减少；或在突然发生循环血流量减少的情况下，冠脉血流灌注量突降，其结果均导致心肌血液供求之间矛盾加深，心肌血液供给不足，引起心绞痛发作。

在缺血缺氧的情况下，心肌内积聚过多的代谢产物如乳酸、丙酮酸等酸性物质或类似激肽的多肽类物质，刺激心脏内自主神经的传入纤维末梢，传至大脑，产生痛觉。

【临床表现】

1. 症状　以发作性胸痛为主要临床表现。其特点为：

（1）部位：位于胸骨体上段或中段之后，可波及心前区，有手掌大小范围，界限不很清楚。常放射至左肩、左臂内侧达无名指和小指，或至咽、颈、背、上腹部等。

（2）性质：为压迫性不适或紧缩、发闷、堵塞、烧灼感，但无锐痛或刺痛，偶伴濒死感。发作时，患者常不自觉地停止原来的活动，直至症状缓解。

（3）诱因：常因体力劳动或情绪激动而诱发，也可在饱餐、寒冷、阴雨天气、吸烟时发病。疼痛多发生在体力劳动或激动的当时，而不是在一天劳累之后。

（4）持续时间：疼痛多在停止原来的活动后或舌下含服硝酸甘油后 3～5 分钟内缓解。可数天、数周发作一次，亦可一日内多次发作。

2. 体征　平时一般无异常体征。心绞痛发作时常见面色苍白、表情焦虑、皮肤湿冷、血压升高、心率增快，有时心尖部可出现第四心音、一过性收缩期杂音。

【实验室及其他检查】

1. 心电图检查　心电图（electrocardiogram，ECG）是发现心肌缺血、诊断心绞痛的最常见检查方法。

（1）静息心电图：约半数患者为正常。最常见的心电图异常是 ST-T 改变，包括 ST 段压低，T 波低平或倒置，可伴有或没有陈旧性心肌梗死的表现。

（2）心绞痛发作时的心电图检查：将近 95% 的病例心绞痛发作时出现明显的并伴有相当特征的心电图改变，可出现暂时性心肌缺血引起的 ST 段移位。

（3）心电图负荷试验：是对怀疑有冠心病的患者给心脏增加负荷而激发心肌缺血的心电图检查。运动负荷试验为最常用的方法，运动方式主要为分级踏板或蹬车。

（4）心电图连续检测（动态心电图）：连续记录 24 小时以上的心电图，可从中发现心电图 ST-T 改变和各种心律失常，出现时间可与患者的活动和症状对照。

2. 放射性核素检查　包括 210TI- 静息和负荷心肌灌注显像和放射性核素心腔造影。

3. 心导管检查　主要包括冠状动脉造影术和左心造影术，是有创性检查方法。前者是目前诊断冠心病最准确的方法，可以准确地反映冠状动脉狭窄的程度和部位，为选择治疗方案提供依据。

4. 其他　包括超声心动图。

【诊断要点】

有典型心绞痛发作病史者诊断不难。症状不典型者，结合年龄、冠心病易患因素、心电图及其负荷试验等检查也多可建立诊断。诊断仍有困难者，可考虑行放射性核素检查和冠状动脉造影。

【治疗要点】

1. 发作时的治疗

（1）休息：发作时应立即休息。

（2）药物治疗：宜选用作用快、疗效高的硝酸酯制剂。这类药物可扩张冠状动脉，增加冠脉循环的血流量；还可扩张周围血管，减少静脉回心血量，减轻心脏前、后负荷，从而缓解心绞痛。常用药物有：硝酸甘油片、硝酸异山梨酯。

2. 缓解期的治疗

（1）一般治疗：尽量避免各种诱发因素如过度劳累、情绪激动等，积极治疗和预防诱发或加重冠心病的危险因素，如高血压、高脂血症、糖尿病等。

（2）药物治疗：使用作用持久的抗心绞痛药物，可单独选用、交替联合应用。常用药物为硝酸酯制剂、β 受体阻滞剂、钙通道阻滞剂。

（3）冠状动脉介入治疗：对符合适应证的心绞痛患者可行经皮冠状动脉腔内成形术及冠

状动脉内支架植入术。

（4）外科治疗：对病情严重、药物治疗效果不佳者，应及时作冠脉搭桥术。

（二）不稳定型心绞痛

目前，临床上已趋向将除上述典型的稳定型劳力性心绞痛以外的缺血性胸痛统称为不稳定型心绞痛。这不仅是基于对不稳定的粥样斑块的深入认识，也表明了这类心绞痛患者临床上的不稳定性，有进展至心肌梗死的高度危险性，必须予以足够的重视。

【发病机制】

与稳定型劳力性心绞痛的差别主要在于冠状动脉内不稳定的粥样斑块继发的病理改变。使局部的心肌血流量明显下降，如斑块内出血、斑块纤维帽出现裂隙、表面有血小板聚集和（或）刺激冠状动脉痉挛，导致缺血性心绞痛，虽然也可因劳力负荷诱发，但劳力负荷终止后胸痛并不能缓解。

【临床表现】

胸痛的部位、性质与稳定型心绞痛相似，但具有以下特点之一：

1. 原为稳定型心绞痛，在 1 个月内疼痛发作的频率增加，程度加重、时限延长、诱发因素变化，硝酸类药物缓解作用减弱。

2. 1 个月之内新发的心绞痛，并因较轻的负荷所诱发。

3. 休息状态下发作心绞痛或较轻微活动即可诱发，发作时表现有 ST 段抬高的变异型心绞痛也属此类。

此外，由于贫血、感染、甲亢、心律失常等原因诱发的心绞痛称之为继发性不稳定型心绞痛。

临床上根据不稳定型心绞痛的严重程度不同，分为低危组、中危组和高危组。低危组是指新发的或是原有劳力性心绞痛恶化加重，发作时 ST 段 ≤1mm，持续时间 <20 分钟；中危组就诊前 1 个月内（但近 48 小时未发作）发作 1 次或数次，静息心绞痛及梗死后心绞痛，发作时 ST 段下移 >1mm，持续时间 <20 分钟；高危组就诊前 48 小时内反复发作，静息心电图 ST 段下移 >1mm，持续时间 >20 分钟。

【治疗要点】

1. **一般处理** 卧床休息 1～3 天，床边 24 小时心电监护，密切观察心电、脉搏、呼吸、心率、心律的变化，必要时给予氧气吸入。

2. **缓解疼痛** 烦躁不安、剧烈疼痛者可给予吗啡 5～10mg，皮下注射。硝酸甘油或硝酸异山梨酯含服或持续滴注，直至症状缓解或出现血压下降。另外，可根据患者有无并发症等具体情况，选用钙通道拮抗剂或 β 受体阻滞剂。

3. **抗栓（凝）** 应用阿司匹林、氯吡格雷和肝素（包括低分子肝素）防止血栓形成，阻止病情向心肌梗死的方向发展。

4. **急诊冠状动脉介入治疗** 对于个别病情极严重者，保守治疗不佳，心绞痛发作时 ST 段压低 >1mm，持续时间 >20 分钟，或血肌钙蛋白升高者，在有条件的医院可行急诊冠脉造影，考虑 PCI 治疗。

不稳定型心绞痛经治疗病情稳定，出院后应继续强调抗凝和调脂治疗，特别是他汀类药物的使用，以促进斑块的稳定，缓解期的进一步检查和长期治疗方案与稳定型心绞痛相同。

（三）心绞痛患者的护理

【护理评估】

1. 病史评估　了解患者有无高血压、高血脂、糖尿病、是否吸烟等。了解疾病发作的诱因、患者生活饮食方式等。

2. 身体评估　评估疼痛的部位、性质、持续时间、诱发因素及缓解方式。了解有无其他伴随症状。评估患者心绞痛发作时有无面色苍白、冷汗、心率增快、血压升高，评估有无一过性心尖区收缩期杂音（因乳头肌功能失调）及交替脉。

3. 心理与社会评估　评估患者有无焦虑或抑郁等心理。

4. 实验室及其他检查的评估　了解心电图、心电图连续监测、放射性核素检查、冠状动脉造影等检查的结果。

【护理诊断/问题】

1. 疼痛　与心肌缺血、缺氧有关。
2. 活动无耐力　与心肌氧的供需失调有关。

【护理措施】

1. 一般护理

（1）环境：保持病室环境清洁，定时开门窗通风换气，保持适宜的温度和湿度。适当开窗通风，每次 15～30 分钟，每天 2 次，但注意不要让风直接吹向患者。适当限制探视。

（2）休息与活动：鼓励患者参加适当的体力劳动和体育锻炼，最大活动量以不致发生疼痛症状为度。一般不需卧床休息，但对初发型、恶化型、卧位型、变异型、梗死后心绞痛及急性冠状动脉功能不全，疑为心肌梗死前奏的患者，应予以卧床休息一段时间，并严密观察。避免重体力劳动、竞赛性运动和屏气用力动作，如推、拉、抬、举、用力排便等；避免精神过度紧张的工作或过长的工作时间，以免诱发心绞痛。适当运动有利于侧支循环建立，从而提高患者的活动耐力。观察患者在活动中有无呼吸困难、胸痛、脉搏过快等反应，一旦出现上述症状，应立即停止活动，并给予积极的处理，如含服硝酸甘油、吸氧。

（3）饮食护理：合理饮食，摄入低热量、低脂、低胆固醇、低盐饮食，多食蔬菜、水果和粗纤维食物如芹菜、糙米等，避免暴饮暴食，注意少量多餐。

2. 疼痛的观察　评估疼痛的部位、性质、程度、持续时间，严密观察血压、心率、心律变化和有无面色改变、大汗、恶心、呕吐等。嘱患者发作或加重时告诉护士，警惕心肌梗死的发生。

3. 氧疗的护理　氧疗可改善心肌细胞因缺血导致的缺氧状态，缓解疼痛。可用低到中流量的氧气持续或间断吸入。向患者及家属交待不能随意自行调整氧流量、不能在病房内吸烟等用氧注意事项。

4. 用药护理　给予硝酸甘油 0.3～0.6mg 或硝酸异梨酯（消心痛）5～10mg 舌下含服，

若服药后 3~5 分钟仍不缓解，可再服一片。对于心绞痛发作频繁或含服硝酸甘油效果差的患者，遵医嘱静滴硝酸甘油，监测血压及心率的变化，注意滴速的调节，并嘱患者及家属切不可擅自调节滴速，以免造成低血压。部分患者用药后可出现面部潮红、头部胀痛、头昏、心动过速、心悸等不适，应告诉患者是由于药物导致血管扩张造成的，以解除其顾虑。第一次用药时，患者宜平卧片刻。青光眼、低血压时忌用。

5. 减少或避免诱因　患者疼痛缓解后，与其一起讨论引起心绞痛发作的诱因，总结预防发作的方法。如避免过度劳累、情绪过分激动或悲伤、寒风刺激；调节饮食，特别是一次进食不应过饱；保持大便通畅；禁烟酒；保持心境平和，改变急躁易怒、争强好胜的性格等。

6. 心理护理　安慰患者，解除紧张不安情绪，以减少心肌氧耗量。

7. 健康指导

（1）疾病知识的指导　根据患者文化背景和生活习惯不同讲解发病有关知识，说明情绪对疾病的影响，当情感压抑时应自我疏泄或向亲人倾诉；克服不良情绪；节制生活中不恰当活动，如快步、追赶车辆等；各种活动以不感疲累、胸部不适及气急为限度，但也不要过分限制活动使体重增加，加重心脏负荷；避免寒冷刺激，注意保暖、睡眠充足。

（2）饮食指导　指导患者合理选择饮食，宜摄入低热量、低脂、低胆固醇、低盐饮食，多食水果、蔬菜和粗纤维食物如芹菜、糙米等，避免暴饮暴食，注意少量多餐。肥胖患者应在饮食治疗的基础上，结合运动和行为治疗等综合治疗的方式控制体重。

（3）服药指导　指导患者坚持按医嘱服药，自我监测药物副作用如受体阻滞剂与钙通道阻滞剂合用时应密切注意脉搏，发生心动过缓时应暂停服药并到医院就诊。外出时随带硝酸甘油以应急，在家中，硝酸甘油应放在易取之处，用后放回原处，家人也应知道药物的位置，以便需要时能及时找到。此外，硝酸甘油见光易分解，应放在棕色瓶中，开瓶后 6 个月更换一次，以防止药物受潮、变质而失效。

（4）治疗原发病　嘱患者积极治疗高血压、糖尿病、高脂血症，定期进行心电图、血糖、血脂检查。

（5）生活指导　告诉患者及家属，患者洗澡时应让家属知道，且不宜在饱餐或饥饿时进行，水温勿过冷过热，时间不宜过长，门不要上锁，以防发生意外。

（6）预防心肌梗死的发生　应告知患者如疼痛比以往频繁、程度加重、服用硝酸甘油不易缓解，伴出冷汗等，应即刻由家属护送到医院就诊，警惕心肌梗死的发生。

二、心　肌　梗　死

心肌梗死（myocardial infarction）是指在冠状动脉病变的基础上，发生因冠状动脉供血急剧减少或中断，使相应的心肌严重而持久地缺血导致心肌坏死。临床上表现为持久的胸骨后剧烈疼痛、血清心肌坏死标记物增高、心电图进行性改变。可发生心律失常、休克或心力衰竭，属冠心病的严重类型。

本病男性多于女性，男女之比为（2~5）:1。40 岁以上患者占绝大多数。冬春两季发病率较高，北方地区较南方地区为多。其发病的危险因素有原发性高血压、高脂血症、糖尿病、吸烟等。

【病因及发病机制】

心肌梗死的基本病变是冠状动脉粥样硬化，造成管腔严重狭窄和心肌血供不足，而侧支循环未完全建立，在此基础上，一旦血供进一步急剧减少或中断，使心肌严重而持久地急性缺血导致心肌坏死。

诱因以剧烈体力劳动、精神紧张或情绪激动最为多见，其次为饱餐、上呼吸道感染或其他感染、用力排便或心动过速，少数为手术大出血或其他原因的低血压、休克等。气候寒冷、气温变化大亦可诱发。

【临床表现】

与心肌梗死面积的大小、部位、侧支循环情况密切相关。

1. 先兆　有50%~81.2%的患者在起病前数日至数周有乏力、胸部不适、活动时心悸、气急烦躁等前驱症状，其中以初发型心绞痛或恶化型心绞痛最为突出。

2. 症状

（1）疼痛：为最早出现的最突出的症状。其性质和部位与心绞痛相似，但多无明显诱因，且常发生于安静时，程度较重，持续时间较长，可达数小时或更长，休克和含硝酸甘油多不能缓解。部分患者疼痛位于上腹部，或疼痛放射至下颌、颈部，常被误诊为急腹症或骨关节炎。少数急性心肌梗死患者可无疼痛，一开始即表现为休克或急性心力衰竭。

（2）全身症状：有发热，体温升高至38℃左右，持续约1周。伴心动过速或过缓。

（3）胃肠道症状：疼痛剧烈时常伴频繁的恶心、呕吐和上腹胀痛，肠胀气亦不少见。

（4）心律失常：见于75%~95%的患者，多发生在起病1~2周内，尤以24小时内最多见。以室性心律失常多见。下壁梗死易发生房室传导阻滞。

（5）休克：主要为心源性休克，因心肌广泛坏死，心排血量急剧下降所致。休克多在起病后数小时至一周内发生，发生率为20%左右。

（6）心力衰竭：主要为急性左心功能不全，可在起病最初几天内发生。其发生率约为32%~48%。

3. 体征

（1）心脏体征：心脏浊音界可正常或轻至中度增大，心率可增快也可减慢，心律不齐，心尖部第一心音减弱，可闻第四心音奔马律。

（2）血压：除急性心肌梗死早期血压可增高外，几乎所有患者都有血压降低。

（3）其他：当伴有心律失常、休克、心力衰竭时可出现相应的体征。

4. 并发症

（1）乳头肌功能失调或断裂：二尖瓣乳头肌因缺血、坏死等使收缩功能发生障碍，造成二尖瓣脱垂及关闭不全。轻者可以恢复，重者可严重损害左心功能致使发生急性左心功能不全，最终导致死亡。

（2）心脏破裂：少见，常在起病一周内出现，多为心室游离壁破裂，偶有室间隔破裂。

（3）栓塞：发生率为1%~6%，见于起病后1~2周，如为左心室附壁血栓脱落所致，则引起脑、肾、脾或四肢等动脉栓塞。由下肢静脉血栓脱落所致，则产生肺动脉栓塞。

（4）心室壁瘤：主要见于左心室，发生率为5%~20%。较大的室壁瘤体检时可见左侧心界扩大，超声心动图可见心室局部有反常运动，心电图示 ST 段持续抬高。

（5）心肌梗死后综合征：发生率为 10%。于心肌梗死后数周至数月内出现，可反复发生，表现为心包炎、胸膜炎或肺炎，有发热、胸痛等症状，可能为机体对坏死组织的过敏反应。

【实验室及其他检查】

1. 心电图　急性透壁性心肌梗死的心电图常有典型的改变及演变过程。急性期可见异常深、宽的 Q 波（反映心肌坏死），ST 段呈弓背向上抬高（反映心肌损伤）及 T 波倒置。其心电图演变过程为抬高的 ST 段可在数日至 2 周内逐渐回到基线水平，T 波倒置加深呈冠状 T，此后逐渐变浅、平坦，部分可恢复直立。Q 波大多永久存在。

2. 超声心动图　可了解心室各壁的运动情况，评估心室梗死面积，测量心功能，诊断室壁瘤和乳头肌功能不全，为临床治疗及判断预后提供重要依据。

3. 实验室检查

（1）血液检查常见白细胞计数增高，红细胞沉降率增快，可持续 1~3 周。

（2）血心肌坏死标记物增高：①肌红蛋白：患者起病后 2 小时内升高，12 小时内达到高峰，24~48 小时内恢复正常；②肌钙蛋白 I（cTnI）：起病 3~4 小时后升高，11~24 小时达高峰，7~10 天降至正常；③血清心肌酶：血清肌酸激酶及其同工酶（CK、CK-MB）可在起病后 6 小时以内升高，24 小时达高峰，3~4 天恢复正常。

【诊断要点】

诊断主要依靠典型临床表现、特征性心电图改变及实验室检查。上述三项中具备二项即可确诊。但临床表现可不典型。对老年患者，突然发生严重的心律失常、休克、心力衰竭而原因未明，或突然发生较重而持久的胸闷或胸痛者都应考虑本病的可能。

【治疗要点】

1. 一般治疗

（1）休息：急性期需卧床一周，保持环境安静。

（2）吸氧：间断或持续吸氧 2~3 天，重者可以面罩给氧。

（3）监测：入冠心病监护病房（CCU）行心电图、血压、呼吸等监测 3~5 天，有血流动力学改变者可行漂浮导管作肺毛细血管楔嵌压和静脉压监测。

2. 解除疼痛　尽快解除患者疼痛。常用药有：哌替啶、吗啡、硝酸甘油或硝酸异山梨醇酯。严重者可行亚冬眠治疗即哌替啶与异丙嗪（非那根）合用。

3. 再灌注心肌　为防止梗死面积扩大，缩小心肌缺血范围，要尽早使闭塞的冠状动脉再通，使心肌得到再灌注。

（1）经皮腔内冠状动脉介入治疗（PCI）：有条件的医院对具备适应证的患者应尽快实施 PCI，可获得更好地治疗效果。详见本章第十节"循环系统常见诊疗技术及护理"。

（2）溶栓疗法：所有在症状发作后 12 小时内就诊的 ST 段抬高的心肌梗死患者，若无禁忌证均可考虑溶栓治疗，发病虽超过 12 小时但仍有进行性胸痛和心电图 ST 段抬高者，也可考虑溶栓治疗。常用药物有尿激酶（urokinase，UK）、链激酶（streptokinase，SK），新型溶栓剂有重组织型纤溶酶原激活剂（rtPA）。给药途径有静脉给药及冠脉内给药。冠脉内给药的溶栓效率比静脉给药好，所需药品剂量亦小，但必须先行冠状动脉造影。

4. 其他药物治疗

（1）硝酸酯类药物：硝酸酯类药物的主要作用是松弛血管平滑肌产生血管扩张的作用，周围静脉的扩张可降低心脏前负荷，动脉的扩张可减轻心脏后负荷，从而减少心脏作功和心肌耗氧量，硝酸酯类药物还可直接扩张冠状动脉，增加心肌血流。常用的硝酸酯类药物包括硝酸甘油、硝酸异山梨酯等。

（2）抗血小板治疗：冠状动脉内斑块破裂诱发局部血栓形成是导致 AMI 的主要原因，在急性血栓形成中血小板活化起着十分重要的作用，抗血小板治疗已成为 AMI 的常规治疗，溶栓前即应使用。阿司匹林和氯吡格雷是目前常用的抗血小板药物。

（3）抗凝治疗：对防止梗死面积扩大及再梗死有积极疗效，常用药物有普通肝素、低分子肝素等。

（4）β 受体阻滞剂、钙通道阻滞剂：急性心肌梗死早期应用 β 受体阻滞剂对伴有交感神经功能亢进者防止梗死范围扩大、改善预后有利。常用药物有阿替洛尔、美托洛尔。钙通道阻滞剂亦有类似效果，常用药物有地尔硫䓬。

（5）极化液疗法：用氯化钾 1.5g、胰岛素 8～12U 加入 10% 葡萄糖液 500ml 静滴。此法对恢复心肌细胞极化状态，改善心肌收缩功能，减少心律失常有益。对伴有二度以上房室传导阻滞者禁用。

5. 并发症处理

（1）消除心律失常：心肌梗死后的室性心律失常常引起猝死，必须及时消除。首选利多卡因静注。发生心室颤动时，应立即行非同步直流电复律。发生二度或三度房室传导阻滞，心室率缓慢时，应尽早使用临时起搏治疗。

（2）控制休克：急性心肌梗死后的休克属心源性，亦可伴有外周血管舒缩障碍或血容量不足。其治疗应采用升压药及血管扩张剂、补充血容量、纠正酸中毒等综合措施。如上述处理无效时，应选用在主动脉内气囊反搏术的支持下，即刻行急诊 PTCA 或支架植入，使冠脉及时再通。亦可作急诊冠脉旁路移植术（CABG）。

（3）治疗心力衰竭：主要是治疗急性左心功能不全，除应用吗啡、利尿剂外，应选用血管扩张剂减轻左心室前后负荷。如心力衰竭程度较轻，可用硝酸异山梨醇酯舌下含服、硝酸甘油静脉滴注，如心力衰竭较重宜首选硝普钠静滴。

【护理评估】

1. 病史评估　评估有无冠心病的危险因素，如肥胖、高血压、糖尿病、高脂血症、吸烟等。

2. 身体评估

（1）先兆症状评估：患者心绞痛发作较以往频繁，程度较重，时间较长，硝酸甘油疗效较差，诱发因素不明显。心电图呈现明显缺血性改变。及时处理先兆症状，可使部分患者避免心肌梗死发生。

（2）胸痛的评估：常发生于安静时，程度更剧烈，呈难以忍受的压榨、窒息或烧灼样，伴有大汗、烦躁不安、恐惧及濒死感，持续时间可长达数小时或数天，服硝酸甘油无效。部分患者疼痛可向上腹部、下颌、颈部、背部放射。应评估胸痛发作的特征，并与以往心绞痛发作相比较，尤其是其剧烈疼痛程度、部位、持续时间，有无发热、恶心、呕吐、腹痛等伴随症状。

（3）体征：主要检查生命体征、心率、心律、心音变化、有无奔马律、心脏杂音及肺湿啰音等，判断是否有心律失常、休克、心力衰竭等表现。

3. 心理与社会评估　急性心肌梗死时胸痛程度异常剧烈，可产生濒死感，由此引起恐惧心理。由于心肌坏死使患者活动耐力和自理能力大大下降，使患者易产生焦虑。此外，患者入院住冠心病监护病房，常需在短时间内采取一系列检查和治疗措施，如心电监护、吸氧、多次抽血、两条以上静脉通路反复给药等，这些都是患者从未经历过的，进一步增加了患者的焦虑或恐惧。

4. 实验室及其他检查的评估　连续监测心电图的动态变化，注意有无心律失常。定时抽查心肌酶谱以了解心肌坏死程度和病情进展，评估血清电解质、血糖、血脂等。

【护理诊断/问题】

1. 疼痛　与心肌缺血坏死有关。
2. 活动无耐力　与氧的供需失调有关。
3. 恐惧　与剧烈疼痛产生濒死感、处于监护病室的陌生环境有关。
4. 有便秘的危险　与进食少、活动少、不习惯床上排便有关。
5. 潜在并发症：心律失常、心力衰竭。
6. 生活自理缺陷　与治疗需要绝对卧床有关。

【护理措施】

1. 一般护理

（1）环境：保持环境安静，防止不良刺激。向患者介绍 CCU 环境、监护仪的作用等。

（2）休息与活动：卧床休息，限制探视，减少干扰，安慰患者，稳定患者情绪。指导并督促患者按照依据其病情制订的活动处方进行活动：急性心肌梗死后第 1~3 天，绝对卧床休息，进食、排便、翻身、洗漱等活动由护士协助完成。第 4~6 天，卧床休息，可做深呼吸运动和上、下肢的被动与主动运动。第 1 周后，无并发症的患者可开始由床上坐起，逐渐过渡到坐在床边或椅子上，每次 20 分钟，每日 3~5 次。开始起坐时动作要缓慢，防止直立性低血压，有并发症者酌情延长卧床时间。第 1~2 周，开始在床边、病室内走动，在床边完成洗漱等个人卫生活动。根据病情和对活动的反应，逐渐增加活动量和活动时间。病情稳定者，目前主张早期活动，以减少并发症，利于康复。

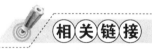

相关链接

　　AMI 护理几点新观念 卧床时间的改变，传统护理方法 7~14 天，现无并发症只卧床 1~3 天开始康复运动；在适应范围内进行静脉溶栓是近年来 AMI 治疗的重要方法之一，溶栓时间的确定，2~3 小时最好，最迟不超 6 小时；抑郁是心肌梗死的触发剂；心肌梗死发作时间的探讨，国外资料统计 39%~46% 发作于 6am~12N，国内资料统计第一次高峰 36.1% 发作于 11pm~5am，第二次高峰 30.3% 发作于 11am~5pm，所以在临床护理中要密切观察病情变化。

（3）饮食护理：起病后 4～12 小时内给予流质饮食，少量多餐，避免糖类产气食物，既保证营养的供给，又能减轻胃肠负担，避免胃肠胀气。随后过渡到低脂、低胆固醇、富含纤维素的清淡饮食，提倡少量多餐。保持大便通畅，必要时使用缓泻剂或灌肠。

2. 病情观察

（1）症状体征的观察：严密观察患者有无咳嗽、咳痰、气急、夜尿增多等表现，听诊肺部有无湿啰音，发现异常及时汇报医师。

（2）心电监护：急性期持续心电监护，观察有无心律失常。若发现频发室性期前收缩 >5 次/分、或呈二联律、多源性的、成对的、R on T 现象的室性期前收缩或严重的房室传导阻滞时应立即通知医师，遵医嘱使用利多卡因等药物，警惕室颤或心脏停搏的发生。

（3）电解质和酸碱平衡的监测：电解质紊乱或酸碱平衡失调时更容易并发心律失常。

（4）抢救设备和药物准备：备好除颤仪、起搏器和急救药物等，以随时备用。

（5）控制出入量：控制输液速度和液体入量，一旦患者发生急性肺水肿则按急性肺水肿处理。

（6）溶栓治疗的观察：ST 段抬高型心肌梗死不足 6 小时的患者，可遵医嘱给予溶栓治疗。其护理包括：询问患者是否有脑血管病史、活动性出血、近期大手术或外伤史、消化性溃疡等溶栓禁忌证；准确、迅速配制并输注溶栓药物；观察患者用药后有无寒战、发热、皮疹等过敏反应，是否发生皮肤、黏膜及内脏出血等副作用，一旦出血严重应立即终止治疗，紧急处理。使用溶栓药物后，应定时描记心电图及抽血查心肌酶，询问患者胸痛有无缓解，观察有无胸痛消失、ST 段回降、CK 峰值前移和出现再灌注心律失常等溶栓成功的标志出现。

3. 氧疗的护理　间断或持续吸氧，氧流量为 2～5L/min，以增加心肌氧的供应，减轻缺血和疼痛。

4. 用药护理　遵医嘱给予吗啡或哌替啶止痛，注意有无呼吸抑制、脉搏加快等不良反应。给予硝酸甘油或硝酸异山梨醇酯时应随时监测血压的变化，维持收缩压在 100mmHg 以上。

5. 心理护理　疼痛发作时有专人陪伴，允许患者表达内心的感受，给予心理支持，鼓励患者战胜疾病的信心。向患者讲明住进 CCU 后病情的任何变化都在医护人员的严密监护下并能得到及时的治疗，最终会转危为安，以缓解患者的恐惧心理。

6. 健康指导　除参见"心绞痛"患者的健康教育措施外，还应注意：

（1）饮食调节：急性心肌梗死恢复后的患者均应采取饮食调节，可减少再发，以低饱和脂肪酸和低胆固醇饮食为宜，要求饱和脂肪酸占总热量的 7% 以下，胆固醇 <200mg。

（2）戒烟：是心肌梗死后二级预防的重要措施，研究表明急性心肌梗死后继续吸烟再梗死和死亡危险增高 22%～47%，每次随访都必须了解并登记吸烟情况，积极劝导患者戒烟，并实施戒烟计划。

（3）心理指导：对于患者应给予充分理解并指导其保持乐观、平和的心情，正确地对待自己的病情。告诉家属对患者要积极配合与支持，并给患者创造一个良好的身心休养环境，在生活中避免对其施加压力，当患者出现紧张、焦虑或烦躁等不良情绪时，应予以理解并设法进行疏导。

（4）康复指导：嘱患者合理安排休息与活动，保证足够的睡眠，适当参加力所能及的体力活动。若病情稳定无并发症，急性心肌梗死第 6 周后要每天步行、打太极拳等；第 8 ~ 12 周后可开始较大活动量的锻炼如洗衣、骑车等；3 ~ 6 个月后可部分或完全恢复工作，但对重体力劳动、驾驶员、高空作业及其他精神紧张或工作量过大的工种应予更换。

（5）用药指导：指导患者遵医嘱服用 β 受体阻滞剂、血管扩张剂、钙通道阻滞剂、降血脂药及抗血小板药物等，告知药物的作用和不良反应，并教会病人定时测脉搏，定时门诊随诊。若胸痛发作频繁、程度较重、时间较长，服用硝酸酯类制剂疗效较差时，提示急性心血管事件，应及时就医。

（6）照顾者指导：心肌梗死是心脏性猝死的高危因素，应教会家属心肺复苏的基本技术，以备急用。

小　结

冠状动脉粥样硬化性心脏病是指冠状动脉粥样硬化使血管腔狭窄或阻塞，和（或）因冠状动脉功能性改变（痉挛）导致心肌缺血缺氧，或坏死引起的心脏病，简称冠心病。本节重点介绍心绞痛及心肌梗死，其护理要点是做好患者疼痛护理、用药护理、指导患者减少或避免诱因，必要时做好患者溶栓治疗或冠状动脉介入治疗的护理工作。

第五节　原发性高血压患者的护理

学习目标

1. 掌握原发性高血压的定义和分类、典型临床表现、护理措施。
2. 熟悉原发性高血压的治疗要点、高血压急症的处理、护理评估及护理诊断。
3. 了解原发性高血压的病因及发病机制。

原发性高血压（primary hypertension）是以血压升高为主要临床表现的综合征。高血压是多种心、脑血管疾病的重要病因和危险因素，影响心、脑、肾等重要脏器的结构和功能，最终导致这些器官的功能衰竭，是心血管疾病致死的主要原因之一。流行病学调查显示，高血压患病率、发病率及血压水平随年龄增加而升高。我国高血压患病率呈明显上升趋势，总体表现为：北方高于南方，沿海高于内地，城市高于农村；青年期男性高于女性，中年后女性略高于男性。

【病因及发病机制】

1. 病因 原发性高血压的病因为多因素，是遗传易感性和环境及其他因素相互作用的结果。

（1）遗传因素：高血压具有家族聚集性，约60%高血压患者有家族史。父母均有高血压，子女的发病概率高达46%。

（2）环境因素

1）饮食：钠盐摄入量与高血压的发生密切相关。钠盐摄入越多，血压水平和患病率越高。低钾、低钙、高蛋白的饮食摄入都可能与血压升高有关。

2）精神应激：脑力劳动者和高度精神紧张的职业者发生高血压的可能性大，长期环境噪音和视觉刺激下也可引起高血压。

（3）其他因素：肥胖、服避孕药、阻塞性睡眠呼吸暂停综合征等也与高血压的发生有关。

2. 发病机制 本病的发病机制尚未完全阐明。从血流动力学角度来看，平均动脉血压（MBP）=心排血量（CO）×总外周血管阻力（PR）。高血压的血流动力学特征主要是PR相对或绝对增高。从PR增高方面看，目前认为高血压的发病机制包括以下几个方面：

（1）交感神经系统活动亢进：长期过度紧张和反复的精神刺激，使大脑皮质兴奋与抑制过程失调，皮层下神经中枢功能发生变化，各种神经递质浓度与活性异常，导致交感神经系统活动亢进，血浆儿茶酚胺浓度升高，阻力小动脉收缩增强。

（2）肾性水钠潴留：各种原因引起肾性水钠潴留，机体为避免心排血量增高使组织过度灌注，全身阻力小动脉收缩增强，导致外周血管阻力增高。也可能通过排钠激素释放增加使外周血管阻力增加。

（3）肾素-血管紧张素-醛固酮系统（RAAS）激活：肾小球入球动脉的球旁细胞分泌的肾素，激活从肝脏产生的血管紧张素原，生成血管紧张素Ⅰ，再经血管紧张素转换酶（ACE）的作用生成血管紧张素Ⅱ，作用于血管紧张素Ⅱ受体，使小动脉平滑肌收缩，引起外周阻力增加，并可刺激肾上腺皮质分泌醛固酮，通过交感神经正反馈使去甲肾上腺素分泌增加，这些作用均可使血压升高。

（4）胰岛素抵抗（IR）：是指胰岛素维持正常血糖的能力下降，即一定浓度的胰岛素没有达到预期的生理效应，或组织对胰岛素的反应下降。近年来认为胰岛素抵抗是2型糖尿病和高血压发生的共同病理生理基础，胰岛素抵抗造成继发性高胰岛素血症，使肾脏水钠重吸收增加，交感神经系统活动亢进，动脉管壁增生肥厚、弹性减退，从而造成血压升高。

（5）其他：细胞膜离子转运异常，血管内皮系统生成、激活和释放各种血管活性物质，代谢异常，饮酒过多等均能导致心排血量及外周血管阻力增加，因而引起血压升高。

【血压水平分类和定义】

目前，我国结合国际上统一的血压水平分类和标准将血压水平分为正常血压、正常高值和高血压（表3-4），适用于任何年龄的成人。高血压定义为收缩压≥140mmHg和（或）舒张压≥90mmHg，根据血压升高水平，又进一步将高血压分为1、2、3级。

表 3-4 血压水平分类和定义（中国高血压防治指南，2010 年）

类别	收缩压（mmHg）		舒张压（mmHg）
正常血压	<120	和	<80
正常高值	120~139	和（或）	80~89
1 级高血压（轻度）	140~159	和（或）	90~99
2 级高血压（中度）	160~179	和（或）	100~109
3 级高血压（重度）	≥180	和（或）	≥110
单纯收缩期高血压	≥140	和	<90

注：当收缩压和舒张压属于不同分级时，以较高的级别作为标准

【心血管危险分层】

根据血压升高水平、其他心血管危险因素、糖尿病、靶器官损害及并发症情况将高血压患者分为低危、中危、高危和极高危。具体分层标准见表 3-5。其他心血管危险因素：①男性 >55 岁、女性 >65 岁；②吸烟；③总胆固醇≥5.7mmol/L；④早发心血管疾病家族史（发病年龄女性 <65 岁，男性 <55 岁）；⑤血压水平（1~3 级）。靶器官损害：①左心室肥厚；②蛋白尿和（或）血肌酐轻度升高（106~177μmol/L）；③动脉粥样斑块；④视网膜动脉狭窄。并发症：①心脏疾病；②脑血管疾病；③肾脏疾病；④血管疾病和视网膜病变。

表 3-5 高血压患者心血管危险分层标准

其他危险因素和病史	血压水平（mmHg）		
	1 级	2 级	3 级
无其他危险因素	低危	中危	高危
1~2 个危险因素	中危	中危	极高危
3 个以上危险因素或靶器官损害	高危	高危	极高危
有并发症	极高危	极高危	极高危

【临床表现】

1. 一般表现　大多数起病缓慢，早期多无症状，常见症状有头痛、头晕、眼花、疲劳、心悸等，在紧张或劳累后加重，不一定与血压水平成正比。体格检查听诊时可有主动脉瓣区第二心音亢进、主动脉区收缩期杂音或收缩早期喀喇音；长期持续高血压可有左心室肥厚并可闻及第四心音。

2. 恶性或急进型高血压　少数患者病情急骤发展，血压显著升高，舒张压可持续高于130mmHg，并有头痛，视力模糊，眼底出血、渗出和乳头水肿，肾脏损害突出，持续蛋白尿、血尿与管型尿。病情进展迅速，如不及时有效降压治疗，预后很差，患者常死于肾衰竭、脑卒中或心力衰竭。

3. 高血压危象　因紧张、疲劳、寒冷、突然停服降压药物等诱因，小动脉发生强烈痉

挛，血压急剧上升，影响重要脏器血液供应而产生危急症状，临床表现为：头痛、烦躁、眩晕、恶心、呕吐、心悸、气急及视力模糊等。

4. 高血压脑病 多见于重症高血压患者。由于过高的血压突破了脑血流自动调节范围，脑组织血流灌注过多引起脑水肿。表现为弥漫性严重头痛、呕吐、意识障碍、精神错乱，甚至昏迷、抽搐。

5. 并发症 长期、持久血压升高，可导致心、脑、肾等靶器官受损的表现，是导致高血压患者致残或致死的主要原因。

（1）脑血管并发症：最常见，包括脑出血、脑血栓形成、腔隙性脑梗死、短暂性脑缺血发作。

（2）心脏并发症：高血压性心脏病、急性左心衰、冠心病。

（3）肾脏并发症：高血压肾病及慢性肾衰竭。

（4）其他：主动脉夹层、鼻出血、眼底改变等。

【实验室及其他检查】

1. 常规检查 常规检查的项目是尿常规、血糖、血胆固醇、血清电解质、血三酰甘油、肾功能、心电图。部分患者根据需要和条件可以进一步检查眼底、超声心动图等。

2. 特殊检查 24 小时动态血压监测有助于判断血压升高严重程度，了解血压昼夜节律，指导降压治疗以及评价降压药物疗效。

【诊断要点】

定期而正确的血压测量是诊断高血压的关键。测量静息状态下坐位时上臂肱动脉血压。高血压的诊断必须以未服用降压药物情况下 2 次或 2 次以上非同日多次血压测定所得的平均值为依据。同时，必须排除由于其他疾病导致的继发性高血压。

【治疗要点】

治疗高血压的主要目的是使血压降至正常范围，最大限度地降低高血压患者心脑血管病的发生和死亡危险。

1. 改善生活方式 适用于各级高血压患者，包括使用降压药物治疗的患者。①减轻体重；②限制钠盐的摄入；③补充钙和钾盐；④减少食物中不饱和脂肪酸的含量和脂肪总量；⑤戒烟、限酒；⑥适当运动；⑦减少精神压力，保持心理平衡。

2. 降压药物治疗 目前常用降压药物可归纳为五大类，即利尿剂、β-受体阻滞剂、钙通道阻滞剂（CCB）、血管紧张素转换酶抑制剂（ACEI）和血管紧张素 Ⅱ 受体阻滞剂（ARB）。用药原则：降压治疗的益处是通过长期控制血压达到的，所以高血压患者需要长期降压治疗，不要随意停止治疗或频繁改变治疗方案；降压药物应从小剂量开始，逐步递增剂量；大多数无并发症或合并症的患者可以单独或联合使用降压药物，可减少每种药物剂量，降低不良反应。

3. 高血压急症的治疗 高血压急症是指短时期内（数小时或数天）血压重度升高，舒张压 >130mmHg 和（或）收缩压 >200mmHg，伴有重要器官组织如心、脑、肾、眼底、大动脉的严重功能障碍或不可逆损害。高血压急症包括：高血压脑病、颅内出血、脑梗死、急性左心衰、急性冠脉综合征、主动脉夹层等。及时正确处理高血压急症十分重要，必需迅速使血压下降，同时也应对靶器官的损害和功能障碍予以处理。采用静脉途径给药，常用药物有：

（1）硝普钠：为首选药，通过直接扩张动脉和静脉降低心脏前、后负荷从而使血压下降，开始以每分钟 $10 \sim 25\mu g$ 速率静滴，根据血压情况调节滴注速率。

（2）硝酸甘油：扩张静脉和选择性扩张冠状动脉与大动脉。开始以每分钟 $5 \sim 10\mu g$ 速率静滴，可逐渐增至 $20 \sim 50\mu g$ 速率静滴。

（3）有烦躁、抽搐者用地西泮肌注或静注。

（4）有高血压脑病者，宜给予脱水剂（如甘露醇）快速静滴或快速利尿剂（如呋塞米）静脉注射，以降低颅内压、减轻脑水肿。

【护理评估】

1. 病史评估　了解患者与高血压有关的危险因素，是否有家族史，是否有糖尿病和肥胖，是否摄入钠盐过多、大量饮酒、吸烟等。了解患者高血压的发病及治疗经过，有无过度劳累、情绪激动、精神紧张、环境嘈杂等诱因，是否有头痛、头晕、耳鸣、烦躁、心悸、疲劳、恶心、呕吐等症状，是否出现过晕厥、视物模糊、一过性失语、肢体麻木瘫痪、心前区憋闷、疼痛等症状。了解患者的血压水平与用药情况，平日血压控制在什么水平，服用药物与剂量，是否坚持服药等。

2. 身体评估　护士应重点检查患者血压变化，评估心、脑、肾靶器官受损情况。

3. 心理与社会评估　了解患者的职业、经济状况和压力，评估患者的个性特征，是否因症状加重无法工作，日常生活受到影响而焦虑、抑郁等。

4. 实验室及其他检查的评估　了解患者心电图、超声心动图和 X 线的结果以及血、尿常规、肾功能、血脂、血糖检查结果，有助于判断靶器官受损程度。

【护理诊断/问题】

1. 头痛　与血压升高有关。

2. 有受伤的危险　与血压增高致头晕和视力模糊、降压药致低血压有关。

3. 潜在并发症：高血压急症。

【护理措施】

1. 一般护理

（1）环境：保持病室清洁、安静、舒适，光线柔和，尽量减少探视。

（2）休息与活动：护理人员操作应相对集中，动作轻柔，防止过多干扰患者。头痛时指导患者卧床休息，抬高床头，改变体位时动作宜缓慢。患者活动时加强保护意识，如日常活动注意手扶栏杆。避免劳累、情绪激动、精神紧张、吸烟、酗酒、环境嘈杂等。

（3）饮食护理：指导患者限制钠盐的摄入，每天应低于 6g。保证充足的钾、钙摄入，多食绿色蔬菜、水果、豆类食物。减少脂肪的摄入，补充适量蛋白质，如蛋类、鱼类等。增加粗纤维的摄入，预防便秘，因用力排便可使收缩压上升，甚至造成血管破裂。戒烟限酒，控制体重。

2. 病情观察　定期监测血压，严密观察病情变化，如发现血压急剧升高、剧烈头痛、呕吐、大汗、视力模糊、面色及神志改变、肢体运动障碍等症状，应立即通知医生，给予对症处理。

3. 用药护理　遵医嘱给予降压药物治疗，测量用药后的血压以判断疗效，并观察药物的副作用。使用噻嗪类和袢利尿剂时应注意补钾，防止低钾血症；用β-受体阻滞剂应注意其抑制心肌收缩力、心动过缓、房室传导时间延长、支气管痉挛、低血糖、血脂升高的副作用；钙通道阻滞剂硝苯地平的副作用有头痛、面部潮红、下肢水肿、心动过速，而地尔硫䓬可致负性肌力作用和心动过缓；血管紧张素转换酶抑制剂的不良反应主要是刺激性干咳和血管性水肿。

4. 症状体征的护理

（1）患者有头晕、眼花、耳鸣等症状时应卧床休息，上厕所或外出活动应有人陪伴，若头晕严重，应协助患者生活护理。伴恶心、呕吐的患者，应提供容器方便患者使用。注意改变患者体位时应缓慢，保持环境光线充足且无障碍物，避免地面湿滑、厕所无扶手等危险因素，必要时加用床栏保护。

（2）防止低血压反应：指导患者正确的改变体位方法，避免长时间站立，选择平静休息时服药，避免用过热的水洗澡或蒸气浴而引起周围血管扩张，防止发生低血压反应。如患者出现乏力、头晕、心悸、出汗、恶心、呕吐时提示发生低血压反应，应指导患者采取平卧位，下肢抬高，促进血液回流。

（3）高血压急症的护理

1）避免诱因：向患者说明不良情绪可诱发高血压急症，根据患者的性格特点，指导其保持心绪平和、轻松和稳定，避免情绪激动。避免过度劳累和寒冷刺激。必须按医嘱坚持规律服用降压药，不可擅自增减药量，更不可突然停服，以免血压突然急剧升高或下降。

2）病情监测：定期监测血压，严密观察病情变化，发现血压急剧升高、剧烈头痛、呕吐、大汗、视力模糊、面色及神志改变、肢体运动障碍等症状，立即通知医生。

3）对症处理：一旦发生高血压急症，患者应立即卧床休息，抬高床头，避免一切不良刺激和不必要的活动，协助生活护理。保持呼吸道通畅，吸氧。安抚患者情绪，必要时按医嘱用镇静剂。持续心电、血压、呼吸监护。立即建立静脉通路，遵医嘱迅速准确给予降压药，一般首选硝普钠，避光输注、现用现配，根据血压调整给药速度。严密监测血压，每5~10分钟测血压一次。当患者发生脑水肿用脱水剂时，滴速宜快，以达到快速脱水作用。

5. 心理护理　向患者解释头痛主要与高血压有关，血压恢复正常且平稳后头痛症状可减轻或消失。指导患者使用放松技术，如心理训练、音乐疗法和缓慢呼吸等。

6. 健康指导

（1）生活方式指导

1）适当活动：保证身心休息与适当活动，提高机体活动耐力。高血压初期可适当休息，保证足够睡眠，安排合适的有氧运动，如散步、打太极拳、气功等，不宜登高、提取重物、跑步等。血压较高、症状较多或有并发症的患者需卧床休息。

2）指导患者合理安排休息与工作，避免大脑过度兴奋，可组织患者听音乐，看画报、下棋、体操等调节紧张情绪，放慢生活节奏，学会自我心理平衡调整，保持乐观情绪，家属也应给患者以理解、宽容与支持。

3）增加运动：较好的运动方式是低或中等强度的等张运动，可根据年龄及身体状况选择慢跑或步行，一般每周 3～5 次，每次 30～60 分钟。常用运动强度指标为活动时最大心率不超过 170 减去年龄。活动中注意监测病情变化，如有不适，立即停止活动，原地休息，必要时立即就诊。

（2）饮食指导：①减轻体重：尽量将体重指数（BMI）控制在 25 以下。体重降低对改善胰岛素抵抗、糖尿病、高脂血症和左心室肥厚均有益。②减少钠盐摄入：膳食中约 80% 钠盐来自烹调和各种腌制品，所以应减少烹调用盐，每人每日食盐量以不超过 6g 为宜。③补充钙和钾盐：每人每日吃新鲜蔬菜 400～500g，喝牛奶 500ml，可以补充钾 1000mg 和钙 400mg。④减少脂肪摄入：膳食中脂肪量应控制在总热量的 25% 以下。⑤限制饮酒：饮酒量每日不可超过相当于 50g 乙醇的量。

（3）疾病知识指导：向患者及家属解释引起原发性高血压的生理、心理、社会因素及高血压对机体的危害，了解控制血压的重要性和终身治疗的必要性。教会患者及家属正确测量血压的方法，每次就诊携带记录，作为医生调整药量或选择用药的依据。

（4）用药指导：告诉患者药物的名称、剂量、用法、作用及不良反应。指导患者及家属坚持服药治疗，帮助患者建立长期治疗的思想准备。教育患者按医嘱服药，不可随意增减药量或突然撤换药物。提醒患者注意药物的不良反应，学会自我观察及护理。指导患者和家属正确保管药物的方法。

相关链接

《中国高血压防治指南（2010 版）》对血压测量的要求：应相隔 1～2 分钟重复测量，取 2 次读数的平均值记录。如果收缩压或舒张压的 2 次读数相差 5mmHg 以上，应再次测量，取 3 次读数的平均值记录。首诊时要测量两上臂血压，以后通常测量较高读数一侧的上臂血压。

（5）定期复诊：根据患者的总危险分层级血压水平决定复诊时间。危险分层属低危或中危者，可安排患者 1～3 个月随诊 1 次；若为高危者，则应至少每一个月随诊 1 次。

小 结

原发性高血压是以血压升高为主要临床表现的综合征。高血压是多种心、脑血管疾病的重要病因和危险因素，影响心、脑、肾等重要脏器的结构和功能，最终导致这些器官的功能衰竭，是心血管疾病致死的主要原因之一。本病护理要点是做好患者饮食、运动、用药的指导，观察患者使用降压药物的效果及不良反应的，避免直立性低血压、高血压急症的发生。

第六节 心脏瓣膜病患者的护理

学习目标

1. 掌握心脏瓣膜病的类型、典型临床表现、护理措施。
2. 熟悉心脏瓣膜病的治疗要点、护理评估、护理诊断。
3. 了解心脏瓣膜病的发病机制及病因。

心脏瓣膜病（valvular heart disease）是由于炎症、黏液样变性、退行性改变、先天性畸形、缺血性坏死、创伤等原因引起的单个或多个瓣膜（包括瓣环、瓣叶、腱索、乳头肌等）的功能或结构异常导致瓣口狭窄和（或）关闭不全。心室扩大和主、肺动脉根部严重扩张，也可以产生相应房室瓣和半月瓣的相对性关闭不全。二尖瓣最常受累，其次为主动脉瓣。

心脏瓣膜病是临床上常见的心脏病之一。由风湿热引起的心脏瓣膜病称为风湿性心脏病，简称风心病，主要累及 40 岁以下人群，女性多于男性。本节主要介绍风心病。

一、二尖瓣狭窄

【病因及发病机制】

二尖瓣狭窄（mitral stenosis）最常见的病因为风湿热，约半数患者无急性风湿热史，但大多数有反复链球菌扁桃体炎或咽峡炎史。急性风湿热后，至少需要 2 年形成明显二尖瓣狭窄，多次发作急性风湿热较一次发作出现狭窄早。狭窄的二尖瓣呈漏斗状，瓣口显著增厚，呈鱼口状。慢性二尖瓣狭窄可导致左心房扩大、左心房壁钙化、左心房附壁血栓形成和肺血管的闭塞性改变。

二尖瓣狭窄的血流动力学异常是由于舒张期血流流入左心室受阻。正常成人二尖瓣口面积为 $4\sim6cm^2$。当瓣口面积减少至 $1.5\sim2cm^2$ 为轻度狭窄，左心房代偿性扩张及肥厚以增强收缩。当瓣口面积减少至 $1.0\sim1.5cm^2$ 为中度狭窄。当瓣口面积减少至 $1cm^2$ 为重度狭窄，患者出现劳力性呼吸困难，进入左房失代偿期。重度肺动脉高压导致右心衰竭，进入右心受累期。

【临床表现】

1. 症状 一般在二尖瓣中度狭窄时方有明显症状。

（1）呼吸困难：为最常见的早期症状。患者首次呼吸困难发作，常以运动、精神紧张、性交、感染、妊娠或心房颤动为诱因，并多先有劳力性呼吸困难，随狭窄加重出现静息时呼吸困难、夜间阵发性呼吸困难和端坐呼吸，甚至发生急性肺水肿。

（2）咯血：有以下几种情况：

1）突然咯大量鲜血：见于严重二尖瓣狭窄，可为首发症状。

2）夜间阵发性呼吸困难或咳嗽时的血性痰或带血丝痰。

3）急性肺水肿时咯大量粉红色泡沫状痰。

4）肺梗死伴咯血，为本病晚期并发慢性心衰时少见的情况。

（3）咳嗽：常见，尤其是冬季明显。

（4）声嘶：较少见，由于扩大的左心房和肺动脉压迫左喉返神经所致。

2. 体征　重度二尖瓣狭窄常有"二尖瓣面容"，口唇及双颧绀红。心尖部可触及舒张期震颤；心尖部可闻及第一心音亢进和开瓣音，提示瓣膜前叶柔顺、活动度好。典型体征是心尖部可有局限、低调的隆隆样舒张中晚期杂音，不传导。肺动脉瓣区可闻及第二心音亢进或伴分裂，伴右心衰竭时有颈静脉怒张、肝大、下肢水肿等。

3. 并发症

（1）心房颤动：相对早期的并发症，可能为患者就诊的首发病症，也可为首次呼吸困难发作的诱因和患者体力活动明显受限的开始。

（2）急性肺水肿：为重度二尖瓣狭窄的严重并发症，如不及时救治，可能致死。

（3）血栓栓塞：20%的人可并发体循环栓塞，大多数为脑动脉栓塞，其余为外周动脉和内脏动脉栓塞。栓子主要来源于左心耳或左心房。

（4）右心衰竭：为晚期常见并发症及主要死亡原因。

（5）其他：如感染性心内膜炎、肺部感染等，但较少见。

【实验室及其他检查】

1. 心电图　左房扩大，可出现"二尖瓣 P 波"（P 波宽度 >0.12 秒，伴切迹）和右室肥厚。可表现出各类心律失常，较常见的是心房颤动。

2. X 线检查　轻度二尖瓣狭窄时心影可正常或仅见左心耳饱满。中、重度二尖瓣狭窄左房显著扩大时，心影呈梨形，称二尖瓣型心脏，它是肺动脉总干、左心耳和右心室扩大所致。

3. 超声心动图（UCG）　是确定和定量诊断二尖瓣狭窄的可靠方法。M 型超声典型表现是二尖瓣前叶活动曲线 EF 斜率降低、双峰消失，前后叶同向运动，形成"城墙样"图形。

【诊断要点】

根据心尖部有隆隆样舒张期杂音伴 X 线或心电图示左心房增大，一般可确立二尖瓣狭窄。超声心动图对诊断具有特异性价值。

二、二尖瓣关闭不全

【病因及发病机制】

二尖瓣关闭不全（mitral incompetence）是由于风湿性炎症引起瓣叶僵硬、变性、连接处融合及腱索融合缩短使心室收缩时瓣叶不能完全闭合，心室收缩时引起血液反流。包括慢性关闭不全和急性关闭不全。慢性二尖瓣反流使左室及左房容量负荷持续过度增加，左房压和左室舒张末压明显上升，引起肺淤血，最终导致左心功能衰竭。左心衰导致肺动脉高压，引起右心衰竭。常见病因有：

1. 慢性二尖瓣关闭不全

（1）风心病：为我国最常见病因。男性多见。风湿性炎症引起瓣叶纤维化、增厚、僵硬和缩短，若有腱索和乳头肌纤维化、融合或缩短，将加重关闭不全。

（2）二尖瓣脱垂：收缩期中，一或二瓣叶脱垂入左心房，可引起二尖瓣关闭不全。

（3）冠心病：心肌慢性缺血或梗死后纤维化，使乳头肌功能失常，引起收缩期瓣叶脱垂入左心房或被牵拉向下所致。

（4）腱索断裂：多数原因不明，偶可继发于二尖瓣脱垂。

（5）二尖瓣环和环下部钙化：为退行性改变，多见于老年女性。

（6）感染性心内膜炎：赘生物破坏瓣叶边缘，瓣叶穿孔或炎症愈合后瓣叶挛缩畸形。

（7）左心室显著扩大：瓣环扩张和乳头肌侧移引起继发性二尖瓣轻至中度关闭不全。

2. 急性二尖瓣关闭不全　原因有腱索断裂、感染性心内膜炎损伤瓣叶或致腱索断裂、急性心肌梗死致乳头肌急性缺血、坏死或断裂、创伤损害二尖瓣结构、人工瓣膜损坏。

【临床表现】

1. 症状　轻度关闭不全可终身无症状，严重反流时致心排血量减少。最早出现的突出症状是乏力，肺淤血的症状如呼吸困难等出现较晚。

2. 体征　心尖搏动增强，呈高动力型，左心室增大时向左下移位。心尖部第一心音减弱。第二心音提前，且分裂增宽。在心尖区可闻及收缩期吹风样高调管型杂音，向左腋下和左肩胛下区传导。

【实验室及其他检查】

1. 心电图　常有左房肥厚，重症者多有左室肥厚伴劳损图形。急性二尖瓣关闭不全心电图正常，常伴窦性心动过速。

2. X 线检查　慢性重度反流常见左房和左室增大，左室衰竭时可见肺淤血和间质性肺水肿征。

3. 超声心动图　二维超声心动图和 M 型超声不能确定二尖瓣关闭不全，常用于测量左室容量超负荷改变如左房左室扩大，有助于明确二尖瓣关闭不全的病因。脉冲多普勒超声和彩色多普勒对二尖瓣关闭不全敏感性较高。

4. 其他　可行核素心室造影或心导管检查。

【诊断要点】

急性患者如突然发生呼吸困难，心尖区出现典型收缩期杂音，X 线心影不大而肺淤血明显且有病因可寻，则可诊断；慢性患者心尖区有典型杂音伴左心增大，诊断可成立。超声心动图检查可确诊。

三、主动脉瓣狭窄

【病因及发病机制】

主动脉瓣狭窄（aortic stenosis）指主动脉瓣膜病变使心室收缩时主动脉瓣开放受限、狭窄，导致左室射血受阻。常见病因如下：

1. 风心病 风湿性炎症导致瓣膜交界处粘连融合，瓣叶纤维化、僵硬、钙化和挛缩畸形，因而瓣口狭窄。

2. 先天性畸形 分为先天性二叶瓣钙化性主动脉瓣狭窄和先天性主动脉瓣狭窄。前者为成人孤立性主动脉狭窄的常见原因。

3. 退行性老年钙化性主动脉瓣狭窄 为 65 岁以上老年人单纯性主动脉狭窄的常见原因。

成人主动脉瓣口 $\geqslant 3.0cm^2$，当瓣口面积减少一半时收缩期仍无明显跨瓣压差，瓣口 $\leqslant 1.0cm^2$ 时，左心室收缩压明显升高时，跨瓣压差显著。主动脉瓣狭窄使左心室射血受阻，左心房后负荷增加，其代偿性肥厚进行性加重，最终由于室壁应力增高、心肌缺血和纤维化等导致左心功能衰竭。严重主动脉狭窄导致冠状动脉灌注和脑动脉供血减少，运动增加心肌耗氧量，心肌缺血缺氧症状加重，表现出一系列的临床症状。

【临床表现】

1. 症状 呼吸困难、心绞痛和晕厥为典型主动脉狭窄常见的三联征。

（1）呼吸困难：劳力性呼吸困难为晚期肺淤血引起的常见首发症状，见于 90% 的有症状患者，进而可发生阵发性夜间呼吸困难、端坐呼吸和急性肺水肿。

（2）心绞痛：60% 的患者有该症状。常由运动诱发，休息后缓解。部分患者同时患冠心病，进一步加重心肌缺血。

（3）晕厥：见于 1/3 的有症状患者。多发生于直立、运动中或运动后即刻，少数在休息时发生。均由于体循环动脉压下降，脑循环灌注压降低而出现脑缺血现象。

2. 体征

（1）心音：第一心音正常。由于左心室射血时间延长，第二心音常为单一性，严重狭窄者呈逆分裂。

（2）收缩期喷射性杂音：在第一心音稍后或紧随喷射音开始，止于第二心音前，在胸骨右缘第 2 或左缘第 3 肋间最响，向颈动脉、胸骨左下缘和心尖区传导，常伴震颤。

【辅助检查】

1. 心电图 左室肥厚伴 ST-T 继发性改变，房室传导和室内传导阻滞较常见。可有心房颤动或室性心律失常。

2. X 线检查 心影可正常或左心轻度增大。晚期右心扩大。

3. 超声心动图 超声心动图为明确诊断和判定狭窄程度的重要方法。可显示瓣叶数目、大小、增厚、钙化，收缩期呈圆拱状的活动度、交界处融合瓣口大小和形状等，还可判断狭窄程度。

【诊断要点】

根据主动脉瓣区典型收缩期震颤及杂音，结合心电图、X 线检查，可基本确诊。超声心动图和心导管检查具有确诊价值。

四、主动脉瓣关闭不全

【病因及发病机制】

主动脉瓣关闭不全（aortic incompetence）也包括慢性关闭不全和急性关闭不全。其原因和发病机制如下。

1. 慢性主动脉瓣关闭不全

（1）主动脉瓣疾病：包括风心病、感染性心内膜炎、先天性畸形、主动脉黏液样变性和强直性脊柱炎等。

（2）主动脉根部扩张：包括梅毒性主动脉炎、Marfan 综合征（为遗传性结缔组织病，通常累及骨、关节、眼、心脏和血管）、强直性脊柱炎、特发性升主动脉扩张、严重高血压和动脉粥样硬化。

2. 急性主动脉瓣关闭不全　包括感染性心内膜炎、创伤、主动脉夹层、人工瓣膜破裂。

主动脉关闭不全使心室在舒张期同时接受左心房流入的血液及从主动脉反流的血液，故左心室心搏量增加，发生左心室肥大和扩张，逐渐发展至左心衰竭，最后引起右心衰竭。

【临床表现】

1. 症状

（1）急性：轻者可无症状，重者出现急性左心衰竭和低血压。

（2）慢性：可多年无症状，甚至可耐受运动。最先出现与心搏量增多有关的心前区不适、心悸、头部强烈搏动感等症状。晚期出现左心衰竭的表现。心绞痛较主动脉狭窄时少见。常有体位性头晕。

2. 体征　收缩压升高，舒张压降低及脉压增大。外周血管征常见，包括随心脏搏动的点头征（即 De Musset 征）、颈动脉及桡动脉扪及水冲脉、毛细血管搏动征、股动脉枪击音等。心尖搏动增强，向左下移动，呈抬举性。重度反流患者心尖区亦可听到一舒张期隆隆样杂音，是由于从主动脉逆流至左心房的血流冲击二尖瓣，使它在舒张期不能很好地开放所致（称 Austin-Flint 杂音）。

3. 并发症　左心衰竭为其主要并发症，亚急性感染性心内膜炎、室性心律失常亦较常见。

【实验室及其他检查】

1. 心电图　电轴左偏，左心室肥大和劳损，后期可有心室内传导阻滞等改变。

2. X 线检查　可显示不同程度的左心室扩大。心影呈靴形，主动脉弓突出，并有显著搏动。

3. 超声心动图　二维超声示左心室内径及左心室流出道增宽，主动脉根部内径增大；脉冲多普勒和彩色多普勒血流显像在主动脉瓣的心室侧可探及全舒张期高速射流，此为最敏感的确定主动脉瓣反流的方法。

4. 主动脉造影　无创技术不能确诊时，可选择主动脉造影确诊。

【诊断要点】

根据典型的主动脉关闭不全的舒张期杂音、周围血管征、X 线表现及心电图变化可基本诊断。超声心动图和主动脉造影有助确诊。

五、瓣膜疾病的治疗与护理

【治疗要点】

首先应着重预防和治疗风湿热，使心脏瓣膜免遭损害。一旦瓣膜损害形成，应积极控制和预防风湿活动以免病情加重。

1. 内科治疗

（1）抗风湿治疗，预防风湿热复发。可给予苄星青霉素 120 万单位肌内注射。

（2）无症状、心功能正常者无需特殊治疗，但应定期随诊。

（3）并发心房颤动者应控制心室率，以防诱发心力衰竭或栓塞。心力衰竭者应限制钠盐摄入，使用血管紧张素转换酶抑制剂，利尿剂和洋地黄。

（4）抗凝治疗：华法林适用于慢性心房颤动、有栓塞史或左心房附壁血栓、人工瓣膜置换术后等。

2. 外科治疗　主要有人工瓣膜置换术，另外二尖瓣狭窄者还可以行闭式分离术和直视分离术。

3. 介入治疗　主要针对二尖瓣狭窄、肺动脉瓣狭窄、主动脉瓣狭窄者，可行经皮球囊瓣膜成形术。

【护理评估】

1. 病史评估　了解患者有无风湿热或反复的链球菌感染史。

2. 身体评估　评估各瓣膜损害的相应临床表现，如二尖瓣狭窄患者有"二尖瓣面容"等。了解患者呼吸困难发作与缓解方式，睡眠情况等。评估水肿部位及程度、患者体重等。评估心脏搏动的速率、节律、强弱，有无奔马律、二尖瓣开放拍击音及病理性杂音等。了解患者活动受限、生活自理的程度。

3. 心理与社会评估　评估患者及家属有无焦虑，对疾病的了解程度。患者家庭经济状况及社会支持系统。

4. 实验室及其他检查的评估　了解实验室检查、X 线检查、心电图、超声检查的结果。

【护理诊断/问题】

1. 体温过高　与风湿活动或合并感染有关。

2. 活动无耐力　与心功能不全致氧的供需失调及心律失常等有关。

3. 潜在并发症：心力衰竭、心绞痛、心律失常、感染性心内膜炎、猝死、栓塞等。

4. 焦虑 与担心疾病预后、工作、生活与前途有关。

5. 家庭应对无效 与长期患病，经济负担过重而产生负面情绪有关。

【护理措施】

1. 一般护理

（1）环境：保持病室环境清洁，空气流通、温暖、干燥，阳光充足。

（2）休息与活动：症状较重、心功能差者应卧床休息。症状较轻者可适量活动，但应避免过度劳动。出汗后及时更换衣物，保证皮肤清洁干燥。

（3）饮食护理：给予清淡、易消化、高蛋白、高热量、富含维生素的食物，控制钠盐摄入。保证口腔黏膜完整，口腔清洁，餐后、睡前用漱口水漱口。

2. 病情观察

（1）体温过高：每4小时测量一次体温，注意热型。观察有无风湿活动的表现，如皮肤环形红斑、皮下结节、关节红肿及疼痛不适等。

（2）心力衰竭：监测生命体征，评估患者有无呼吸困难、乏力、食欲下降、少尿等症状；检查有无肺部湿啰音、肝大、下肢水肿等体征。

（3）栓塞：观察有无栓塞症状及体征，如突发头痛、胸痛、腹痛、腰痛、脑膜刺激征及皮肤颜色、温度及外周动脉搏动异常等情况。

（4）输液护理：准确记录24小时出入量，严格控制输液量及滴速，做好详细的护理记录。

3. 用药护理 遵医嘱给予抗生素及抗风湿治疗，观察药物作用与不良反应。服用抗凝剂可减少附壁血栓的形成，注意观察患者有无胃肠道反应及脑出血的症状。应用强心、利尿等药物治疗时应注意观察药物的疗效与不良作用。

4. 症状体征的护理

（1）体温过高：体温超过38.5℃时给予物理降温或遵医嘱给予药物降温，半小时后重测体温并记录降温效果。

（2）心力衰竭：见本章第二节"心力衰竭患者的护理"相关内容。

（3）密切观察有无栓塞征象，详见本章第七节"感染性心内膜炎患者的护理"，一旦发生，立即报告医生并协助处理。

5. 健康指导

（1）疾病知识指导：向患者及家属提供有关疾病形成的知识，鼓励患者树立信心，做好长期与疾病作斗争以控制病情进展的思想准备。告诉患者坚持按医嘱服药的重要性，并定期门诊复查。有手术适应证者劝患者早日择期手术，提高生活质量，以免失去最佳手术时机。

（2）预防感染：尽可能改善居住环境中潮湿、阴暗等不良条件，保持室内空气流通、温暖、干燥、阳光充足。日常生活中适当锻炼，加强营养，提高机体抵抗力。注意防寒保暖，避免感冒，避免与上呼吸道感染、咽炎患者接触。在拔牙、内镜检查、导尿术、分娩、人工流产等手术操作前应告知医生风心病史，以便预防性使用抗生素，劝告反复发作扁桃体炎者在风湿活动控制后2~4个月手术摘除扁桃体。

（3）避免诱因：避免重体力劳动、剧烈运动或情绪激动。育龄妇女要根据心功能情况在医生指导下选择好妊娠与分娩时机，病情较重者避免妊娠与分娩。

> ### 📖 小　结
>
> 　　心脏瓣膜病是由于炎症、黏液样变性、退行性改变、先天性畸形、缺血性坏死、创伤等原因引起的单个或多个瓣膜（包括瓣环、瓣叶、腱索、乳头肌等）的功能或结构异常导致瓣口狭窄和（或）关闭不全。二尖瓣最常受累，其次为主动脉瓣。护理重点是做好患者的病情观察，防止栓塞、心力衰竭的发生；指导患者正确使用抗生素及抗风湿等药物，同时观察药物作用及不良反应。

第七节　感染性心内膜炎患者的护理

> **学习目标** ▮▮
>
> 1. 掌握感染性心内膜炎的分类、典型临床表现、护理措施。
> 2. 熟悉感染性心内膜炎的治疗要点、护理评估、护理诊断。
> 3. 了解感染性心内膜炎的发病机制及病因。

　　感染性心内膜炎（infective endocarditis）为微生物感染心内膜或邻近的大血管内膜引起的炎症损伤，伴赘生物形成。赘生物为大小不等、形状不一的血小板和纤维素团块，其中含大量微生物和少量炎症细胞。瓣膜为最常受累部位。根据病程分为急性和亚急性，并可分为自体瓣膜、人工瓣膜和静脉药物依赖者的心内膜炎。

一、自体瓣膜心内膜炎

【病因及发病机制】

　　链球菌和金黄色葡萄球菌分别占自体瓣膜心内膜炎（native valve endocarditis）致病微生物的60%和25%。急性者主要由金黄色葡萄球菌引起，少数由肺炎球菌、淋球菌、A族链球菌和流感嗜血杆菌等所致。亚急性者，草绿色链球菌最常见，其次为D族链球菌。真菌、立克次体和衣原体为自体瓣膜心内膜炎的少见致病微生物。

　　1. 亚急性自体瓣膜心内膜炎

　　（1）心内膜损伤：病变瓣膜的跨瓣压差的湍流使受压腔侧心内膜损伤；室间隔缺损时左到右高速射流可造成面对缺损处的右室心内膜损伤。损伤使胶原暴露，血小板和纤维蛋白沉积，形成血小板-纤维蛋白微血栓，并且机化，为细菌的黏着创造了条件。

　　（2）菌血症：细菌可在咽峡炎、上呼吸道感染、扁桃体炎或扁桃体术后、拔牙、流产、泌尿道器械检查和心脏手术时，侵入血液。如首次侵入的数量少，细菌黏着力不强，很快被机体清除，即使有上述条件也不致病。如侵入细菌数量大，当心血管内膜存在病理损害或缺陷时，细菌即在损害部位粘着，继之有血小板和纤维蛋白附着，成为赘生物的基础，使细菌能够在局部滋长繁殖，当赘生物破裂时，细菌被释放进入血液，菌血症反复发生使机体产生特异性的凝集抗体，后者使该菌聚集于心内膜损伤处，数量增多引起炎症。

2. 急性自体瓣膜心内膜炎　发病机制尚不清楚，主要累及正常心瓣膜。病原菌来自皮肤肌肉、骨骼和肺等部位的活动性感染灶，循环中细菌量大，细菌毒力强，具有高度侵袭性和黏附于内膜的能力。主动脉瓣常受累。

【临床表现】

1. 全身症状　除有些老年人或心、肾衰竭重症者外几乎均有发热，热型多为不规则的中度发热，午后和晚上高，伴寒战和盗汗。亚急性者起病隐匿，可有全身不适、乏力、食欲减退等非特异性症状。急性者呈暴发性败血症过程，有高热寒战，常诉头、胸、背和四肢肌肉关节疼痛。突发心力衰竭者较常见。进行性贫血较常见，多见于亚急性者，多为轻、中度，晚期患者可有重度贫血，主要由于感染抑制骨髓所致。此外，还可有脾脏肿大、质软。

2. 体征

（1）心脏杂音：几乎所有患者均可闻及心脏杂音，可由于基础心脏病和（或）心内膜炎所致的瓣膜损害导致。急性者要比亚急性者更易出现杂音强度和性质的变化，或出现新的杂音（尤以主动脉瓣关闭不全多见）。

（2）栓塞和血管病损现象：栓塞现象常见于晚期，约1/3的患者为首发症状。急性者较亚急性者多见。可发生在机体的任何部位。脑、心、脾、肾、肠系膜和四肢为临床常见的体循环动脉栓塞常发生部位。在左向右分流的先天性心血管病或右心内膜炎时，肺循环栓塞多见。瘀点常见于睑结膜、口腔黏膜及胸前和四肢皮肤，为细小的红色或紫红色小点，持续数天消退。Osler结节为指（趾）垫出现的豌豆大的红或紫色的痛性结节，较常见于亚急性患者。Janeway损害为手掌和足底处直径1~4mm的无痛性出血红斑，主要见于急性患者。Roth斑为视网膜的卵圆形出血斑，其中心呈白色，多见于亚急性感染。

【实验室及其他检查】

1. 血象及血沉　进行性贫血较常见，60%~70%患者属正色素型正细胞性贫血，白细胞计数正常或轻度升高，分类计数轻度左移。90%以上的患者红细胞沉降率增快。

2. 超声心动图　M型与实时二维图联合使用，能检出大于2mm的赘生物，还可检出原发性心脏病变，对决定是否进行换瓣手术有重要参考价值。

3. 血培养　是最重要的诊断方法，药物敏感试验可为治疗提供依据。至少需获两次以上同种细菌阳性培养结果，约10%~25%的患者血培养结果始终阴性。

【诊断要点】

阳性血培养对本病诊断具有重要价值。为争取早期诊断，对原因不明的发热在1周以上伴有心脏杂音、贫血、脾大、白细胞增高，伴或不伴栓塞时，必须考虑本病，应立即做血培养。

【治疗要点】

1. 抗生素治疗　青霉素为本病的首选用药。常用剂量为每天1800万~3000万单位，分

3~4 次静滴，青霉素过敏者可用头孢类抗生素。血培养后尽早使用抗生素，大剂量长疗程联合静脉用药为主，一般用药 4 周或 4 周以上。血培养分离出病原微生物后，可根据药敏试验结果指导用药。

2. 外科治疗　即行人工瓣膜置换术。

二、人工瓣膜和静脉药物依赖者心内膜炎

1. 人工瓣膜心内膜炎（prosthetic valve endocarditis）　发生于人工瓣膜置换术后 60 天以内为早期人工瓣膜心内膜炎，60 天以后发生者为晚期人工瓣膜心内膜炎。早期者致病菌约1/2 为葡萄球菌，晚期者以链球菌最常见。除赘生物形成外，常致人工瓣膜部分破裂、瓣周漏，瓣环周围组织和心肌脓肿，最常累及主动脉瓣。早期多为急性暴发，晚期多见亚急性表现。术后发热、出现新杂音、脾大或周围栓塞征。血培养同一种细菌阳性结果至少两次，可诊断本病。

本病难以治愈且预后不良。应在自体瓣膜心内膜炎用药基础上，将疗程延长为 6~8 周，任何用药均应联合庆大霉素。有瓣膜再置换术的适应证者应尽早手术。

2. 静脉药物依赖者心内膜炎（endocarditis in intravenous drug abusers）　多见于年轻男性。致病菌常来源于皮肤，药物污染所致者较少见。主要致病菌为金黄色葡萄球菌，其次为链球菌。大多累及正常瓣膜，急性发病者多见，常伴转移性感染灶。亚急性表现多见于有感染性心内膜炎史者。

对甲氧西林敏感的金黄色葡萄球菌所致右心感染，用奈夫西林或苯唑西林 2g，每 4 小时1 次静滴，加妥布霉素 1mg/kg，每 8 小时 1 次，用药 2 周。其余用药与自体瓣膜心内膜炎的治疗相同。

三、感染性心内膜炎患者的护理

【护理评估】

1. 病史评估　了解患者有无链球菌和葡萄球菌感染史，有无行人工瓣膜置换、静脉途径药物滥用史。

2. 身体评估　评估患者的体温、热型及伴随症状如全身不适、乏力、食欲减退等。了解患者有无胸、背和四肢肌肉关节疼痛。评估患者贫血症状或体征，有无心力衰竭发生。评估患者有无栓塞和血管病损现象，如肺循环栓塞、瘀点、瘀斑等。

3. 心理与社会评估　本病的治疗时间较长，费用较高，易发生栓塞、心衰等并发症，且预后不良，患者及家属心理压力较大，易产生焦虑、消极等不良情绪。护理人员应评估患者对疾病知识的了解程度，评估患者的心理状态、职业、社会关系、经济状况等。

4. 实验室及其他检查的评估　了解血常规、血红蛋白、血细菌培养结果；了解心电图检查、超声心动图等检查结果。

【护理诊断/问题】

1. 体温过高　与感染有关。

2. 潜在并发症：心力衰竭。

3. 急性意识障碍　与脑血管栓塞有关。

4. 焦虑　与并发症、疗程长或病情反复有关。

【护理措施】

1. 一般护理

（1）环境：保持病室环境清洁，空气流通、温湿度适宜，阳光充足。

（2）休息与活动：嘱患者安静卧床休息，直至热退和感染症状缓解。急性期过后，指导患者实施渐进性活动，并注意患者机体反应，有无出汗、头昏、乏力等。

（3）饮食护理：鼓励患者多进食，给予营养丰富的食物，以高蛋白高维生素饮食为主，以加强营养，增强机体抵抗力。

（4）生活护理：加强皮肤及口腔护理，每日洗澡，勤换衣物，保持皮肤、口腔清洁，预防感染。

2. 病情观察　密切观察体温变化，每日测量4~6次直至正常，并记录于体温单上。观察热型的变化。观察水电解质平衡，准确记录出入量。观察并评估患者活动耐力，在生活护理方面给予必要的协助。

3. 用药护理　遵医嘱应用抗生素治疗，观察药物疗效、可能产生的不良反应，并及时报告医生。告知患者抗生素是治疗本病的关键，病原体隐藏在赘生物内和内皮下，需坚持大剂量长疗程的抗生素治疗才能杀灭。严格按时间用药，以确保维持有效的血药浓度。注意保护静脉，可使用静脉留置针，避免多次穿刺增加患者痛苦。

4. 症状体征的护理

（1）注意观察心功能不全的表现，如呼吸困难、水肿、咳嗽、心悸、尿少等。观察心脏杂音，仔细检查口腔黏膜、睑结膜、前胸、手、足等处有无瘀点出现。

（2）体温升高者应卧床休息，注意病室的温度和湿度适宜。给予物理降温或退热剂，及时观察降温效果，做好护理记录。出汗较多时可在衣服与皮肤之间垫以柔软毛巾，便于潮湿后及时更换，增加舒适感，防止因频繁更衣而导致患者受凉。

（3）注意有无栓塞征象，重点观察瞳孔、神志、肢体活动及皮肤温度等。当患者突然出现胸痛、气急、发绀和咯血等症状，要考虑肺栓塞的可能；出现腰痛、血尿等考虑肾栓塞的可能；当患者出现神志和精神改变、失语、吞咽困难、肢体功能障碍、瞳孔大小不等，甚至抽搐或昏迷征象时，警惕脑血管栓塞的可能；当出现肢体突发剧烈疼痛，局部皮肤温度下降，动脉搏动减弱或消失要考虑外周动脉栓塞的可能。

5. 血培养标本的留取　及时、正确留取合格的血培养标本。未经治疗的亚急性患者，应在第1日每间隔1小时采血1次，共3次。如次日未见细菌生长，重复采血3次后，开始抗生素治疗。已使用抗生素者，停药2~7天后采血，必要时需补充特殊培养技术，以提高血培养阳性率。每次采血量10ml左右，严格执行无菌操作，分别做需氧和厌氧菌培养，至少培养3周。告诉患者停用抗生素和反复采血的必要性，取得患者的配合。

6. 心理护理　关心患者，多与患者及家属进行沟通，告知本病病程较长，需坚持治疗才能彻底治愈，使患者树立起战胜疾病的信心。告诫患者切忌情绪激动，以免赘生物脱落。

7. 健康指导

（1）疾病知识指导：向患者及家属讲解本病的病因及发病机制、致病菌侵入途径、坚持足够剂量和足够疗程抗生素治疗的重要性。在拔牙、扁桃体摘除术、上呼吸道手术或泌尿、生殖、消化道侵入性诊疗操作及其他外科手术治疗前，应说明自己患有心瓣膜病、心内膜炎等病史，以预防性使用抗生素。

（2）生活指导：嘱患者防寒保暖，避免感冒，加强营养，增强机体抵抗力，合理安排休息。保持口腔和皮肤清洁，少去公共场所。勿挤压痤疮、疖、痈等感染病灶，减少病原体入侵的机会。

（3）病情自我监测指导：教会患者监测体温变化、栓塞征象，定期门诊随访。

小　结

　　感染性心内膜炎为微生物感染心内膜或邻近的大血管内膜引起的炎症损伤，伴赘生物形成。赘生物为大小不等、形状不一的血小板和纤维素团块，其中含大量微生物和少量炎症细胞。瓣膜为最常受累部位。根据病程分为急性和亚急性，并可分为自体瓣膜、人工瓣膜和静脉药物依赖者的心内膜炎。本病护理重点是做好患者的病情观察，防止栓塞的发生；正确留取血培养标本；遵医嘱应用抗生素治疗，观察药物疗效、可能产生的不良反应。

第八节　心肌疾病患者的护理

学习目标 ▮▮▮

1. 掌握心肌炎及心肌病的典型临床表现、护理措施。
2. 熟悉心肌炎及心肌病的治疗要点、护理评估及护理诊断。
3. 了解心肌炎及心肌病的发病机制及病因。

　　心肌疾病是指除心脏瓣膜病、冠状动脉粥样硬化性心脏病、高血压性心脏病、肺源性心脏病和先天性心脏病以外的以心肌病变为主要表现的一组疾病。

一、心肌炎患者的护理

　　心肌炎（myocarditis）指心肌本身的炎症病变。心肌炎中最常见的是病毒性心肌炎（viral myocarditis，VMC），是指由嗜心肌性病毒感染引起的非特异性间质性炎症为主要病变的心肌炎，约占心肌炎的半数。

【病因及发病机制】

病毒性心肌炎常由柯萨奇病毒、埃可病毒和脊髓灰质炎病毒引起，尤其以柯萨奇B组病毒最为常见。细菌感染、营养不良、劳累、寒冷、缺氧等引起机体抵抗力下降，容易导致病毒感染而发病。病毒作用于心肌的方式有：①直接侵犯心肌；②由免疫机制引起心肌及微血管损伤。

【临床表现】

1. 病毒感染症状 在发现心肌炎前1～3周，患者常有发热、全身倦怠感等"感冒"样症状或呕吐、腹泻等消化道症状。

2. 心脏受累症状 常出现心悸、胸闷、呼吸困难、心前区隐痛乏力等表现。严重者甚至出现阿-斯综合征、心源性休克。

3. 主要体征 可见与发热程度不平行的心动过速，各种心律失常，心尖部第一心音减弱，出现第三心音、舒张期奔马律，或出现颈静脉怒张、水肿、肝大及心脏扩大等心力衰竭体征。

【实验室及其他检查】

1. 实验室检查 白细胞计数可升高，血沉增快，C反应蛋白增加，少数患者肌酸激酶（CK）、天门冬氨酸基转移酶（AST）、乳酸脱氢酶（LDH）增高。

2. X线检查 心影扩大或正常。

3. 心电图 多有ST-T改变，R波降低，病理性Q波以及各种心律失常，特别是房室传导阻滞、期前收缩较为常见。

【诊断要点】

目前主要采用综合诊断，依据病史、临床表现及心电图、实验室检查等综合分析，排除其他疾病。

【治疗要点】

1. 急性期卧床休息，给予清淡易消化的食物。
2. 应用营养心肌、促进心肌代谢的药物。
3. 及时处理并发症，治疗病毒感染。

【护理评估】

1. 病史评估 了解患者有无"感冒"样症状、病毒感染史及消化道症状。
2. 身体评估 评估患者心悸、胸闷、呼吸困难、心前区隐痛乏力等情况，有无心源性休克的表现；评估患者心率、心律及心音。
3. 心理与社会评估 了解患者的文化程度、对疾病的了解程度、职业、生活方式以及心理状况等。
4. 实验室及其他检查的评估 了解血常规、X线、心电图等检查结果。

【护理诊断/问题】

1. 活动无耐力　与心肌炎症损伤致心律失常、心功能不全有关。
2. 体温过高　与病毒感染有关。
3. 潜在并发症：心律失常、心力衰竭。

【护理措施】

1. 一般护理

（1）环境：保持病室环境清洁，安静，空气流通、阳光充足。

（2）休息与活动：急性期卧床休息到体温下降至正常后 3~4 周，症状及体征基本消失，心电图恢复正常后逐渐增加活动。如活动中出现胸闷、心悸、呼吸困难、心律失常等，应立即停止活动，卧床休息。限制探视，减少不必要的干扰，保证患者充分的休息和睡眠时间。

（3）饮食护理：给予高蛋白、高维生素、易消化的低盐饮食。嘱患者少量多餐，避免刺激性食物。

2. 病情观察　注意患者心率、心律、心电图波形变化，密切观察生命体征、尿量、意识、皮肤黏膜颜色，有无呼吸困难、咳嗽、颈静脉怒张、水肿、奔马律、肺部湿啰音等表现。备好抢救仪器及药物，一旦发生严重心律失常或心力衰竭，立即配合抢救。

3. 用药护理　遵医嘱准确、及时的用药，观察药物的疗效及不良反应。

4. 心理护理　向患者说明本病的演变过程及预后，使患者安心休养。告诉患者体力恢复需要一段时间，不要急于求成，当活动耐力有所增加时，应及时给予心理疏导，督促患者完成耐力范围内的活动量。

5. 健康指导

（1）饮食：患者应进食高蛋白、高维生素、易消化饮食，尤其是补充富含维生素 C 的食物如新鲜蔬菜、水果，以促进心肌代谢与修复。戒烟酒及刺激性食物。

（2）活动：急性病毒性心肌炎患者出院后需继续休息 3~6 个月，无并发症者可恢复学习或轻体力劳动，6 个月至 1 年内避免剧烈运动或重体力劳动、妊娠等。

（3）自我保健与监测：指导患者进行适当体育锻炼，增强机体抵抗力。注意防寒保暖，预防病毒性感冒。教会患者及家属自测脉搏，发现异常或有胸闷、心悸等不适及时就诊。

二、心肌病患者的护理

心肌病（cardiomyopathy）是指伴有心肌功能障碍的心肌疾病。临床包括：扩张型心肌病、肥厚型心肌病、限制型心肌病、致心律失常型右室心肌病、未分类性心肌病和特异性心肌病。其中，以扩张型心肌病和肥厚型心肌病较常见。

（一）扩张型心肌病

扩张型心肌病（dilated cardiomyopathy，DCM）主要特征是一侧或双侧心腔扩大，心肌收缩功能障碍，产生心力衰竭。本病常伴有心律失常，病死率较高，男女发病比率为 2.5∶1。

【病因及发病机制】

本病病因尚不完全清楚，除特发性、家族遗传性外，近年来认为病毒感染是其重要原因，病毒对心肌的直接损伤，或体液、细胞免疫反应所致的心肌炎可导致和诱发扩张型心肌病。其病理改变以心腔扩张为主，肉眼可见心室扩张、室壁变薄，常伴有附壁血栓。组织学检测可见非特异性心肌细胞肥大、变性，特别是不同程度的纤维化。

【临床表现】

本病起病缓慢，多在临床症状明显时才就诊，如有气急甚至端坐呼吸，水肿和肝大等心力衰竭的症状和体征时，才被诊断。部分患者可发生栓塞和猝死。主要体征为心脏扩大，75%的病例可听到第三或第四心音呈奔马律。常合并各种类型的心律失常。

【实验室及其他检查】

1. X线检查　心影明显增大，心胸比值增大，可见肺淤血征。
2. 心电图　可见左心室肥大、各种心律失常及ST-T改变。
3. 超声心动图　心脏四腔均增大，以左侧明显，左心室流出道增宽，心室壁运动减弱，提示心肌收缩力下降。
4. 其他　心导管检查、冠状动脉造影、心内膜心肌活检等。

【诊断要点】

临床上有心界扩大、心力衰竭或心律失常，超声心动图证实心腔扩大和心肌弥漫性搏动减弱而无其他病因可解释时，应考虑本病的诊断。

【治疗要点】

1. 主要针对心力衰竭和各种心律失常的对症治疗。
2. 选用β受体阻滞剂、钙通道阻滞剂、血管扩张剂及血管紧张素转换酶抑制剂等，从小剂量开始，视症状、体征调整用量，长期口服可延缓病情进展。本病易发生洋地黄中毒，应慎用。
3. 条件允许时可考虑心脏移植术。

（二）肥厚性心肌病

肥厚性心肌病（hypertrophic cardiomyopathy，HCM）是以心肌非对称性肥厚、心室腔变小为特征，以左心室血液充盈受阻，舒张期顺应性下降为基本病态的心肌病。根据左心室流出道有无梗阻可分为梗阻性肥厚型和非梗阻性肥厚型心肌病。

【病因及发病机制】

本病常有明显家族史（约占1/3），目前认为是常染色体显性遗传疾病，肌节收缩蛋白基因（sarcomeric contractile protein genes）突变是主要的致病因素。

【临床表现】

1. 症状　部分患者可无自觉症状。梗阻性肥厚型心肌病的患者临床表现类似扩张性心肌病，可有劳力性呼吸困难、心悸、乏力、头晕及晕厥，甚至猝死。突然站立、运动、应用硝酸酯类药物等可使外周阻力降低，加重左心室流出道梗阻。部分患者因肥厚性心肌耗氧增多而致心绞痛，休息和应用硝酸甘油不能使之缓解。

2. 体征　心脏轻度增大。部分患者可在胸骨左缘或心尖部听到收缩中、晚期粗糙的吹风样杂音，屏气、剧烈运动、含服硝酸甘油时此杂音可增强。心尖部可闻及第四心音。

【实验室及其他检查】

1. X线检查　并发心力衰竭者心影明显增大。

2. 心电图　最常见左心室肥大，可有 ST-T 改变及病理 Q 波及各种心律失常。

3. 超声心动图　对本病有非常重要的诊断意义。可示室间隔的非对称性肥厚，舒张期室间隔厚度与左心室后壁厚度之比≥1.3，间隔运动低下。

【诊断要点】

典型病例诊断不难，但轻型病例易于漏诊或误诊，对可疑病例行超声心动图检查多可确诊。

【治疗要点】

目前主张应用 β 受体阻滞剂及钙通道阻滞剂治疗，以减慢心率，减轻流出道肥厚心肌的收缩，缓解流出道梗阻，增加心排血量，并可治疗室上心律失常。对重度梗阻性肥厚型心肌病可做左室流出道心肌切开术，或无水乙醇化学消融。

（三）心肌病患者的护理

【护理评估】

1. 病史评估　了解患者有无病毒感染、高血压等病史。

2. 身体评估　评估患者心肌缺血、心力衰竭的症状和体征。了解患者心脏大小、心脏病理性杂音等。评估患者有无心律失常及其类型。

3. 心理与社会评估　评估患者的职业、文化程度、对疾病相关知识的了解程度。评估患者的心理状态及社会支持情况。

4. 实验室及其他检查的评估　了解 X 线、心电图、超声心动图等检查的结果。

【护理诊断/问题】

1. 潜在并发症：心力衰竭、猝死。

2. 气体交换受损　与肺水肿、心力衰竭有关。

3. 焦虑　与并发症、疗程长或病情反复有关。

【护理措施】

1. 一般护理

（1）环境：保持病室内空气新鲜，温度适宜，促进患者的舒适。

（2）休息与活动：限制体力活动，卧床休息。根据病情取半卧位或坐位。

（3）饮食护理：给予高蛋白、高维生素、富含纤维素的清淡饮食。心力衰竭时低盐饮食，限制含钠量高的食物。

2. 病情观察　监测生命体征和周围血管灌注情况，如体温、脉搏、皮肤温度、颜色及毛细血管充盈情况。监测心力衰竭征象，如呼吸困难、心悸、颈静脉怒张、腹水、下肢水肿等。注意观察胸痛诱发因素、部位、时间、性质和程度，注意血压、心率、心律及心电图的变化。注意水电解质平衡，观察出入量。

3. 用药护理　遵医嘱应用抗心力衰竭药及抗生素等，观察药物的效果及不良反应。扩张性心肌病患者对洋地黄耐受性差，使用时应警惕发生中毒。严格控制输液量与速度，以免发生急性肺水肿。

4. 症状体征的护理　胸痛发作时立即停止活动，卧床休息；安慰患者，解除紧张情绪；遵医嘱使用β受体阻滞剂或钙通道阻滞剂，注意有无心动过缓等不良反应；持续吸氧，氧流量 3~4L/min。

5. 健康指导

（1）疾病知识指导：症状轻者可参加轻体力工作，但要避免劳累。防寒保暖，预防感冒和上呼吸道感染。肥厚型心肌病者应避免情绪激动、持重、屏气及激烈运动如球类比赛等，减少晕厥和猝死的危险。有晕厥病史或猝死家族史者应避免独自外出活动，以免发作时无人在场而发生意外。

（2）用药与随访：告知患者坚持服药的必要性，说明药物的名称、剂量、用法，教会患者及家属观察药物疗效及不良反应。嘱患者定期门诊随访，症状加重时立即就诊，防止病情进展、恶化。

小结

心肌疾病是指除心脏瓣膜病、冠状动脉粥样硬化性心脏病、高血压性心脏病、肺源性心脏病和先天性心脏病以外的以心肌病变为主要表现的一组疾病。其中心肌炎指心肌本身的炎症病变；心肌病是指伴有心肌功能障碍的心肌疾病。本病护理重点是监测患者生命体征和周围血管灌注情况，监测心力衰竭征象，如呼吸困难、心悸、颈静脉怒张、腹水、下肢水肿等；遵医嘱给予抗心力衰竭药及抗生素等，观察药物的效果及不良作用。

第九节　心包疾病患者的护理

学习目标

1. 掌握心包炎的典型临床表现、护理措施。
2. 熟悉心包炎的治疗要点、护理评估及护理诊断。
3. 了解心包炎的发病机制及病因。

心包可因细菌、病毒、自身免疫、物理、化学等因素而发生急性炎性反应和渗液以及心包粘连、增厚、缩窄、钙化等慢性病变。临床上以急性心包炎和慢性缩窄性心包炎最为常见。

一、急性心包炎

急性心包炎（acute pericarditis）为心包脏层和壁层的急性炎症，可由细菌、病毒、自身免疫等因素引起。心包炎常是某种疾病表现的一部分或为其并发症，故常被原发疾病所掩盖，但也可以单独存在。

【病因及发病机制】

1. 病因

（1）感染性：由病毒、细菌、真菌、寄生虫、立克次体等感染引起。

（2）非感染性：自身免疫性（如风湿热、其他结缔组织病、系统性红斑狼疮、类风湿关节炎）、肿瘤性、内分泌及代谢性（如尿毒症、痛风）、急性非特异性心包炎，急性心肌梗死后综合征、外伤性、放射性心包炎等。

2. 发病机制　心包腔是心包脏层与壁层之间的间隙，正常心包腔约有 30～50ml 浆液，以润滑心脏，减少搏动时的摩擦。心包发生急性炎症反应时，心包壁层和脏层上有纤维蛋白、白细胞及少许内皮细胞的渗出，此时尚无明显液体积聚，为纤维蛋白性心包炎。随着病程发展，心包腔渗出液增多，则转变为渗出性心包炎，常为浆液纤维蛋白性，液体量可由100ml 至 2000～3000ml 不等，多为黄而清的液体，可呈血性或脓性。渗出液体也可在较短时间内大量积聚，心包腔内压力迅速上升，导致心室舒张期充盈受限，并使外周静脉压升高，最终导致心排量降低，血压下降，出现急性心脏压塞的临床表现。积液一般在数周至数月内吸收，但也可伴随发生壁层与脏层的粘连、增厚及缩窄。

【临床表现】

1. 症状

（1）心前区疼痛：为纤维蛋白性心包炎的主要症状，多见于急性非特异性心包炎和感染性心包炎。疼痛可位于心前区，性质尖锐，与呼吸运动有关，常因咳嗽、深呼吸或变换体位而加重。疼痛也可呈压榨性，位于胸骨后，需注意与心肌梗死相鉴别。

（2）呼吸困难：为渗出性心包炎最突出的症状，可能与肺、支气管受压或肺淤血有关。严重时可有端坐呼吸，伴身体前倾、呼吸浅速、面色苍白或发绀等。

（3）全身症状：可表现为发冷、发热、乏力、烦躁、上腹部痛等，也可因压迫气管、喉返神经、食管而产生干咳，声音嘶哑及吞咽困难。

2. 体征

（1）纤维蛋白性心包炎：心包摩擦音是纤维蛋白性心包炎的典型体征。多位于心前区，以胸骨左缘第 3、4 肋间最为明显，心包摩擦音可持续数小时或数天、数周。

（2）渗出性心包炎：心尖搏动减弱或消失，心脏叩诊浊音界向两侧扩大，心率增快，心音低而遥远。大量心包积液可使收缩压下降，而舒张压变化不大，故脉压变小。大量渗液可累及静脉回流，出现颈静脉怒张、肝大、下肢水肿及腹水等。

（3）急性心脏压塞：表现为急性循环衰竭、休克等。如积液积聚较慢，可出现亚急性或慢性心脏压塞，表现为体循环静脉淤血、奇脉等。

【实验室及其他检查】

1. 实验室检查　取决于原发病，感染性者常有外周血白细胞计数增加、红细胞沉降率增快等炎症反应。

2. X 线检查　对渗出性心包炎有一定诊断价值，可见心影向两侧增大，而肺部无明显充血现象，是心包积液的有力证据。

3. 心电图　常规导联（除 aVR 外）普遍 ST 段抬高呈弓背向下型，一至数天后，ST 段回到基线，出现 T 波低平及倒置，持续数周至数月后 T 波逐渐恢复正常。渗出性心包炎时可有 QRS 波群低电压及电交替，无病理性 Q 波。

4. 超声心动图　对诊断心包积液简单易行，迅速可靠。M 型或二维超声心动图中均可见液性暗区。

5. 心包穿刺　心包穿刺的主要指征是心脏压塞和未能明确病因的渗出性心包炎。抽取心包穿刺液进行常规涂片、细菌培养和寻找肿瘤细胞等。

6. 心包镜及心包活检　有助于明确病因。

【诊断要点】

一般根据临床表现、X 线检查、心电图、超声心动图可作出急性心包炎诊断，再结合心包穿刺、心包活检等作出病因学诊断。

【治疗要点】

治疗上可针对病因，应用抗生素、抗结核药物、化疗药物等治疗。呼吸困难者给予半卧位、吸氧，疼痛者应用镇痛剂。大量渗液引起的压迫症状或心脏压塞者予以心包穿刺。必要时可采取心包切开引流及心包切除术等。

二、缩窄性心包炎

缩窄性心包炎是指心脏被致密厚实的纤维化或钙化心包所包围，使心室舒张期充盈受限而产生一系列循环障碍的病征。

【病因及发病机制】

1. 病因　缩窄性心包炎继发于急性心包炎。在我国，以结核性心包炎最为常见，其次为化脓性或创伤性心包炎，少数与心包肿瘤、急性非特异性心包炎及放射性心包炎有关。

2. 发病机制　急性心包炎后，渗出液被逐渐吸收使纤维组织增生，心包增厚、粘连、钙化，最终形成坚厚的瘢痕，致使心室舒张期扩张受限，而产生血液循环障碍。心包长期缩窄，心肌可萎缩。

【临床表现】

心包缩窄多于急性心包炎后 1 年内形成，少数可长达数年。

1. 症状

（1）劳力性呼吸困难：主要与心搏量降低有关。

（2）疲乏、食欲减退、上腹胀满或疼痛。

2. 体征

（1）颈静脉怒张、肝脏肿大、腹水、下肢水肿等。

（2）心率增快，可扪及奇脉。

（3）心脏体检：可见心浊音界正常或稍增大，心尖搏动减弱或消失，心音减低。约有半数患者可在胸骨左缘第 3、4 肋间听到心包叩击音。

【实验室及其他检查】

X 线检查心影偏小、正常或轻度增大。心电图有 QRS 波群低电压、T 波低平或倒置。超声心动图对其诊断价值较心包积液低，可见心包增厚、室壁活动减弱、室间隔矛盾运动等。右心导管检查血流动力学可有相应改变。

【诊断要点】

典型缩窄性心包炎根据临床表现及实验室检查可明确诊断，临床上需与肝硬化、心力衰竭及结核性腹膜炎相鉴别。

【治疗要点】

早期实施心包切除术以避免病情发展而影响手术效果，通常在心包感染被控制、结核活动已静止即应手术，并在术后继续用药 1 年。

三、护　　理

【护理评估】

1. 病史评估　询问患者有无结核病、病毒、细菌感染等感染性疾病，有无自身免疫性、肿瘤性、内分泌及代谢性、外伤性、放射性等非感染性病史。

2. 心理与社会评估　观察患者有无焦虑、恐惧、抑郁等心理状况及其严重程度。

3. 身体评估　主要观察生命体征，尤其是体温和脉搏，评估有无奇脉；观察疼痛的部位、性质、诱因及严重程度，有无心包摩擦音等。

4. 实验室及其他检查的评估　重点观察胸部超声心动图、X 线检查、血液检查，以判断心包积液量及有无白细胞计数增加等炎症反应。

【护理诊断/问题】

1. 气体交换受损　与肺淤血、肺或支气管受压有关。

2. 疼痛：胸痛　与心包炎有关。

3. 体液过多　与渗出性、缩窄性心包炎有关。

4. 体温过高　与心包炎症有关。

5. 活动无耐力　与心排量减少有关。

6. 营养失调：低于机体需要量　与结核、肿瘤等病因有关。

【护理措施】

1. 一般护理

（1）环境：保持病室空气新鲜，环境安静，温湿度适宜，限制探视。

（2）休息与活动：指导患者疼痛时卧床休息，减少活动；勿用力咳嗽或突然改变体位使胸痛加重，可采用坐位前倾改善呼吸困难。

（3）饮食护理：指导患者进食高热量、高蛋白、高维生素的易消化饮食，限制钠盐的摄入。

2. 病情观察　观察患者呼吸困难的程度，有无呼吸浅快、发绀，血气分析结果；有无面色苍白、呼吸困难、烦躁不安、发绀、干咳、脉压减小等心包填塞症状，如发现静脉怒张、奇脉、血压下降、心音低钝等症状，立即通知医生，必要时进行心包穿刺。

3. 用药护理　遵医嘱给予解热镇痛剂，注意有无出血反应。应用糖皮质激素、抗结核、抗菌、抗肿瘤药物治疗时，指导患者全程、足量用药。

4. 吸氧的护理　根据缺氧程度给予间断或持续吸氧，观察用氧效果。

5. 症状体征的护理　胸痛发作时指导患者卧床休息，勿用力咳嗽、深呼吸或突然改变体位，以免引起疼痛加重。遵医嘱给予解热镇痛药物，必要时应用吗啡类药物。

6. 健康指导

（1）疾病知识指导：嘱患者注意休息，加强营养，增强抵抗力。注意防寒保暖，积极防治呼吸道感染。

（2）治疗指导：告诉患者坚持足够疗程药物治疗（如抗结核治疗）的重要性，不可自行减药或停药，防止复发；注意药物不良反应；定期随访检查肝肾功能。对缩窄性心包炎的患者讲明心包剥离术的重要性，解除思想顾虑，尽早接受手术治疗。术后患者仍应坚持休息半年左右，加强营养，以利于心功能的恢复。

小　结

心包可因细菌、病毒、自身免疫、物理、化学等因素而发生急性炎性反应和渗液以及心包粘连、增厚、缩窄、钙化等慢性病变。临床上以急性心包炎和慢性缩窄性心包炎最为常见。本病护理重点是观察患者呼吸困难的程度及有无心包填塞症状，必要时配合医生进行心包穿刺；遵医嘱及时、准确的给予药物治疗，同时做好患者饮食、用药及疾病相关知识的指导。

第十节　循环系统常见诊疗技术及护理

学习目标 ▥▮

1. 掌握循环系统常见诊疗技术的类型及护理要点。
2. 熟悉循环系统常见诊疗技术的适应证及禁忌证。
3. 了解循环系统常见诊疗技术的操作过程。

一、心脏电复律

心脏电复律（cardioversion）是利用高能脉冲电流消除异位性快速心律失常，恢复窦性心律的方法。最早用于消除心室颤动，故亦称为心脏电除颤（defibrillation）。

【适应证】

1. 心室颤动和扑动是电复律的绝对指征。
2. 心房颤动和扑动伴血流动力学障碍者。
3. 药物及其他方法治疗无效或有严重血流动力学障碍的阵发性室上性心动过速、室性心动过速、预激综合征伴快速心律失常者。

【禁忌证】

1. 病史多年，心脏（尤其是左心房）明显增大及心房内有新鲜血栓形成或近 3 个月有栓塞史。
2. 伴高度或完全性房室传导阻滞的心房颤动或扑动。
3. 伴病态窦房结综合征的异位性快速心律失常。
4. 有洋地黄中毒、低钾血症时，暂不宜电复律。

【操作过程】

1. 非同步电复律　也称电除颤，用于心室颤动和扑动以及无脉性室速，须立即进行。患者仰卧于硬板床上，松开衣领，确认"非同步"模式，立即将两电极板上均匀涂满导电糊或包以生理盐水浸湿的纱布，分别置于胸骨右缘第 2~3 肋间和心尖部，并与皮肤紧密接触。选择能量在 200~360J，按充电钮，充电完毕后两电极板同时放电，通过心电除颤仪示波器观察患者的心律是否转为窦性心律。

2. 同步电复律　利用患者心电图上的 R 波行触发放电，其电脉冲发放在 R 波降支。患者仰卧于硬板床上，连接好心电除颤仪，建立静脉通路，静脉缓慢注射地西泮 0.3~0.5mg/kg，至睫毛反射消失，设定"同步"模式，房颤和室上性心动过速选择能量在 100~150J 左右，室性心动过速选择能量在 100～200J，按充电钮。充电完毕后两电极板同时放电。电极板放置方法和部位同非同步电复律。观察示波器上患者的心律是否转为窦性心律。

【护理】

1. 复律前护理

（1）向择期复律的患者介绍电复律的目的和必要性、操作过程、可能出现的不适和并发症，消除其顾虑，取得合作。

（2）遵医嘱作术前检查。

（3）复律前 1～2 天停用洋地黄制剂，房颤者需术前口服奎尼丁，预防复发，并给予抗凝治疗。观察心率、心律、血压及心电图变化。

（4）复律当日晨禁食，排空膀胱。

（5）备好心电除颤仪和心肺复苏所需的抢救设备、急救药品。

2. 复律中配合

（1）协助患者平卧于绝缘的硬板床上，松开衣领，有义齿者取下，开放静脉通路，给予氧气吸入。术前做全导联心电图。

（2）清洁电击处的皮肤，连接好心电导联线，贴放心电监测电极片时注意避开除颤部位。

（3）遵医嘱给予地西泮 0.3～0.5mg/kg 缓慢静注，密切观察患者呼吸情况。

（4）充分暴露患者前胸，两电极板之间距离不应小于 10cm，与皮肤紧密接触，并有一定的压力。按充电钮充电到所需功率，嘱所有人避免接触病人及病床，两电极板同时放电，此时患者身体和四肢会抽动一下，通过心电示波器观察患者的心律是否转为窦性，根据情况决定是否需要再次电复律。

（5）观察患者复律中有无不适情况，并做好解释工作，保证电复律顺利进行。

3. 复律后护理

（1）休息与饮食：患者卧床休息 24 小时，清醒后 2 小时内避免进食，以免恶心、呕吐。

（2）病情监测：持续心电监护 24 小时，严密观察心率、心律变化。

（3）密切观察病情变化：如神志、瞳孔、呼吸、血压、皮肤及肢体活动情况，及时发现患者有无栓塞症状。

（4）用药护理：电复律后指导患者继续服用奎尼丁、洋地黄及其他抗心律失常药以维持窦性心律。

（5）及时发现因电击导致的各种心律失常、栓塞、局部皮肤灼伤、肺水肿等并发症，做好相应护理。

二、人工心脏起搏术

人工心脏起搏是通过人工心脏起搏器发放脉冲电流，刺激心脏使之激动和收缩，从而替代正常心脏起搏点，控制心脏按脉冲电流的频率有效地搏动。主要用于治疗缓慢型心律失常，也可用于快速型心律失常。

【起搏器类型与起搏方式】

1. 起搏器类型　根据起搏器电极导线植入的部位分为三类：

（1）单腔起搏器：只有一根电极导线置于一个心腔。

（2）双腔起搏器：两根电极导线分别置于心房和心室，进行房室顺序起搏。

（3）三腔起搏器：目前主要分为双房＋右室三腔起搏器治疗房室传导阻滞合并阵发性心房颤动和右房＋双室三腔起搏器治疗心力衰竭。

2. 起搏方式　目前常用的是两种经静脉心内膜起搏法。

（1）临时起搏：采用体外携带式起搏器。

（2）埋藏式起搏：起搏器一般埋置在患者胸部的皮下组织内。适用于需长时间起搏的缓慢性心律失常者。

【适应证】

1. 埋藏式心脏起搏

（1）伴有临床症状的任何水平的完全或高度房室传导阻滞。

（2）伴有症状的束支-分支水平阻滞，间歇性第二度Ⅱ型房室传导阻滞。

（3）病态窦房结综合征或房室传导阻滞，有明显临床症状或虽无症状，但逸搏心律＜40次/分或心脏停搏时间＞3秒。

（4）有窦房结功能障碍或房室传导阻滞，必须采用具有减慢心率作用的药物治疗者。

（5）反复发作的颈动脉窦性昏厥和血管迷走性晕厥，以心脏反应为主者。

（6）药物治疗效果不满意的顽固性心力衰竭。

2. 临时心脏起搏　适用于急需起搏救治、超速抑制治疗异位快速心律失常或需"保护性"应用者。

【操作过程】

1. 临时起搏　将双极电极导管经周围静脉（右股静脉或左锁骨下静脉）送入右心室心尖部，使电极接触到心内膜，起搏器置于体外。放置时间不宜太久，一般不能超过1个月，以免发生感染。

2. 埋藏式起搏　单腔起搏：将电极导线从头静脉或锁骨下静脉、颈外静脉送至右心室心尖部，脉冲发生器多埋藏于前胸壁胸大肌皮下组织中。双腔起搏：一般将心房起搏电极导线顶端置于右心房，心室起搏电极置于右心室。三腔起搏时如行双房起搏则左房电极放置在冠状窦内，如行心脏再同步治疗（双心室）时，左室电极经过冠状窦放置在左室侧壁。

【护理】

1. 术前护理

（1）心理护理：向患者及家属介绍起搏器的目的、手术的必要性及安全性，手术过程及术中如何配合，消除紧张心理。必要时，手术前应用地西泮，保证充足的睡眠。

（2）皮肤护理：经股静脉临时起搏器备皮范围为双侧腹股沟及会阴部；埋藏式起搏器范围为左上胸部（包括颈部和腋下）。

（3）用药护理：①埋藏式起搏术前停用抗凝剂；②术前半小时给予苯巴比妥 0.1g，肌注；③抗生素皮试。

（4）指导患者完成必要的实验室检查，如血常规、尿常规、血型、出凝血时间、胸片、心电图、动态心电图（Holter）等。

（5）术前训练床上大小便，术前排空膀胱。

（6）建立静脉通路，备好各种抢救器械及药品。

2. 术中配合

（1）协助患者仰卧，连接监护装置。

（2）手术区消毒、铺巾，协助医生局部麻醉。

（3）协助医生进行起搏阈值、起搏系统阻抗等项目的测试。

（4）严密监测心率、心律、呼吸及血压的变化，发生异常立即通知医生。

（5）观察患者手术中有无疼痛等不适情况，并做好解释工作，保证手术顺利进行。

3. 术后护理

（1）持续心电监护 24 小时，监测起搏和感知功能，术后描记 12 导联心电图。询问患者症状，监测脉搏、心率、心律的变化，及时发现有无电极移位或起搏器功能障碍。

（2）埋藏式起搏器患者要保持平卧位或略向左侧卧位 1～3 天，术侧肢体不宜过度活动，以防电极脱位；临时起搏器植入患者需绝对卧床休息，术侧肢体平伸制动，做好生活护理。

（3）伤口护理：①伤口局部以沙袋压迫 6 小时，每 2 小时解除压迫 5 分钟。定期更换敷料，一般术后 7 天拆线。临时起搏器每天换药 1 次。②观察起搏器囊袋有无出血或血肿，观察伤口有无疼痛、皮肤变暗变紫情况，如有异常，警惕出血、感染等并发症。③勿用力咳嗽或屏气。④监测体温变化，常规应用抗生素，预防感染。

4. 健康指导

（1）活动指导　指导患者避免剧烈运动，植入起搏器的一侧上肢应避免做过度用力或幅度过大的活动（如打网球、举重物等），以免影响起搏器功能或使电极脱位。

（2）起搏器知识指导　告知患者保管好起搏器卡（有患者姓名、联系方式、起搏器型号、设置频率及使用年限等），外出时随身携带，便于出现意外时为诊治提供信息。告知患者避免接触强磁场和高电压场所（如大电机旁、磁共振检查），避免微波及超短波理疗，但家庭生活用电一般不影响起搏器工作。嘱患者一旦接触某种环境或电器后出现胸闷、头晕等，应立即离开现场或不再使用该电器。对侧拨打或接听移动电话。

（3）病情自我监测指导　教会患者每天自测脉搏 2 次，当脉率减慢，低于设置频率 10% 时或再次出现安装起搏器前症状时及时就医。

（4）定期随访　术后半年内 1～3 个月第 1 次随诊，以调整起搏参数；情况平稳后每半年随访 1 次，接近起搏器使用年限时，缩短间隔时间，在电池耗尽前及时更换起搏器。

三、冠状动脉介入性诊疗技术

（一）冠状动脉造影术

冠状动脉造影术（CAG）可提供冠状动脉病变的部位、性质、范围、侧支循环等的准确资料，有助于选择最佳治疗方案，是诊断冠心病最可靠的方法。

【适应证】

1. 对药物治疗中心绞痛仍较重者，明确动脉病变情况以及考虑介入治疗或旁路移植手术。

2. 似心绞痛而不能确诊者。

3. 中老年患者心脏增大、心力衰竭、心律失常，疑有冠心病而无创性检查未能确诊者。

【操作过程】

穿刺部位局部麻醉，1% 利多卡因 5~8ml 皮下注射；经股动脉、肱动脉或桡动脉穿刺植入动脉鞘管，将心导管通过鞘管推送至主动脉根部，使导管顶端分别进入左、右冠状动脉开口处；注入造影剂而使其显影，常用造影剂为非离子型碘造影剂，如碘普罗胺（优维显）、碘帕醇。

（二）经皮冠状动脉腔内成形术及经皮冠状动脉内支架安置术

经皮冠状动脉腔内成形术（PTCA）是用以扩张冠状动脉内径，解除其狭窄，使相应心肌供血增加，缓解症状，改善心功能的一种非外科手术方法，是冠状动脉介入治疗的最基本手段。冠状动脉内支架置入术是在 PTCA 基础上发展而来的，目的是为防止和减少 PTCA 后急性冠状动脉闭塞和后期再狭窄，以保持血流通畅。

【适应证】

PTCA 适应证如下：

（1）稳定型心绞痛经药物治疗后仍有症状，狭窄的血管供应中到大面积存活心肌者。

（2）有轻度心绞痛症状或无症状但心肌缺血的客观证据明确，狭窄病变显著，病变血管供应中到大面积存活心肌者。

（3）介入治疗后心绞痛复发，管腔再狭窄者。

（4）急性心肌梗死。

【禁忌证】

1. PTCA 禁忌证

（1）慢性完全阻塞性伴钙化的病变。

（2）多支广泛性弥漫性病变。

（3）冠状动脉僵硬或钙化性、偏心性狭窄。

（4）冠状动脉病变狭窄程度≤50% 或仅有痉挛者。

（5）无侧支循环保护区的左主干病变。

2. 冠状动脉内支架置入术禁忌证　有出血倾向者，有左主干病变而无保护措施，病变血管直径<2mm，血管严重迂曲的病变，不宜选用。

【操作过程】

1. 先行冠状动脉造影，确定狭窄部位；用导引导管置入带球囊导管，通过导丝引至冠状动脉狭窄处；以 1∶1 稀释造影剂注入球囊，加压扩张球囊，一般每次持续 10～30 秒，血管已扩张后抽回造影剂、球囊。即刻造影，评价结果。

2. PTCA 结束后，用导引导管置入带支架的导管，到预定位置后，支架膨胀支开，留在血管病变处，支撑血管壁。支架的大小依血管直径来选择，以 1∶1 为宜。

（三）冠状动脉介入诊疗技术的护理

1. 术前护理

（1）术前指导：向患者及家属讲解冠状动脉介入诊疗技术的必要性和安全性及简单手术过程，帮助患者稳定情绪，增强信心，解除思想顾虑。进行呼吸、咳嗽训练以便术中配合手术，进行床上排尿、排便训练，避免术后因卧床引起排便困难。手术前夜保证充足的睡眠，必要时口服地西泮 5mg。

（2）指导患者完成相关实验室检查（如出凝血时间、肝肾功能、心电图、胸片、超声心动图等）。

（3）皮肤准备：经股动脉穿刺者会阴部及两侧腹股沟区备皮。经桡动脉穿刺者，术前行 Allen 试验，即同时按压同侧桡、尺动脉，嘱患者连续伸屈五指至掌面苍白时松开尺动脉，如 10 秒内掌面颜色恢复正常，提示尺动脉功能好，可行桡动脉介入治疗。术前留置套管针，避免在术侧肢体。

（4）术前 6 小时禁食、禁水。

（5）检查两侧足背动脉搏动情况并标记，以便与术中、术后对照。

（6）药品准备：①抗生素及碘过敏试验；②根据医嘱术前使用镇静剂；③PTCA 及经皮冠状动脉支架置入术者口服抗血小板聚集药物。

2. 术中配合

（1）密切监测生命体征、心律、心率变化，准确记录压力数据，出现异常及时通知医生并配合处理。

（2）因患者采取局麻，在整个检查过程中始终是清醒的，因尽量多陪伴在患者身边，多与患者交谈，分散其注意力，以缓解对陌生环境和仪器设备的紧张焦虑等。

（3）告知患者如术中出现心悸、胸闷等不适，应及时告诉医护人员。

（4）维持静脉通路通畅，准确及时给药。

（5）准确递送所需各种器械，完成术中记录。

（6）备齐抢救药品、物品和器械，以供急需。

3. 术后护理

（1）术侧肢体制动 12～24 小时。

（2）术后停用：4～6 小时后，测定 ACT < 150 秒，即可拔除动脉鞘管，按压穿刺部位 15～20 分钟以彻底止血，加压包扎，沙袋压迫 8 小时，每 2 小时解除压迫 5 分钟。穿刺桡动脉者，桡动脉止血器充气 15～18ml 压迫止血 6 小时，每 2 小时放气 5ml。观察穿刺部位有无出血、血肿等并发症。

（3）检查足背脉搏动是否减弱或消失，观察肢体皮肤颜色与温度。以桡动脉进入者，注意观察桡动脉搏动情况。

（4）根据医嘱合理应用抗生素。

（5）根据医嘱确定是否需要心电、血压监护。

（6）术后鼓励患者多饮水，以加速造影剂的排泄。合理饮食，保持大便通畅。

（7）抗凝治疗的护理：术后常规给予低分子肝素皮下注射。安置支架者须在拔除动脉鞘管，穿刺处止血后先给予普通肝素钠静脉滴注 24 小时，400~600U/h。注意观察有无出血倾向。

（8）术后负性效应的观察与护理

1）出血或血肿：手指压迫止血 15~20 分钟，重新加压包扎，肢体制动；局部有血肿及淤血者，可用 50% 硫酸镁湿热敷或理疗。

2）腰酸、腹胀：多数由于术后要求平卧、术侧肢体伸直时间较长所致。应告知患者起床活动后腰酸与腹胀会自然消失，可适当活动另一侧肢体，严重者可帮助热敷、适当按摩腰背部以减轻症状。

3）尿潴留：系因患者不习惯床上排尿而引起。应做好心理疏导，解除床上排尿时的紧张心理；诱导排尿，如用温水冲洗会阴部、听流水声、热敷等，或按摩膀胱并适当加压。以上措施均无效时可行导尿术。

4）迷走神经反射：常发生在拔出动脉鞘管时，患者突然出现血压下降伴心率减慢、恶心、呕吐、出冷汗，严重时心跳停止。一旦发生立即报告医师，遵医嘱给予多巴胺、阿托品静脉注射；静滴硝酸甘油时要严格控制滴速，并监测血压。

5）栓塞：术后注意观察足背动脉搏动情况，皮肤颜色、温度、感觉改变，如动脉搏动消失、皮肤苍白、发凉或肢体肿胀，多为肢体动脉栓塞，应及时通知医生。

6）心肌梗死：由于病变处血栓形成导致急性闭塞所致。故术后要经常了解患者有无胸闷、胸痛症状，并注意有无心肌缺血的心电图表现。

四、心导管射频消融术

射频消融术（radio frequency catheter ablation，RFCA）是通过心导管将射频导管电流引入心脏内，以消融特定部位的心肌细胞，消除病灶以治疗心律失常的一种方法。此种方法创伤范围小，因而并发症少，安全有效。

【适应证】

1. 频发和（或）药物治疗无效的房室折返性或房室结折返性心动过速。
2. 预激综合征合并快速性心房颤动和快速心室率。
3. 房性心动过速（折返性、局灶性）。
4. 药物治疗不能满意控制心室率的心房颤动者，采用消融房室结产生完全房室传导阻滞及植入埋藏式起搏器。
5. 左、右心室特发性室性心动过速，束支折返性室性心动过速。

【禁忌证】

1. 感染性疾病如败血症、感染性心内膜炎等。
2. 外周静脉血栓性静脉炎。
3. 严重出血性疾病。

4. 严重肝、肾功能损害者。

【操作过程】

行心腔内电生理检查以明确诊断和所需消融的病变部位。消融左侧房室旁路时，大头导管经股动脉逆行置入；消融右侧房室旁路或改良房室结时，大头导管经股静脉置入，导管顶端电极到达消融靶点后，将射频电流导入心脏组织，持续发放射频能量 10～60 秒，在局部产生不可逆干燥性坏死，从而阻断异常传导通道，治疗快速心律失常。

【护理】

1. 术前护理
（1）做好患者的解释，讲解射频消融术的方法和意义，以避免精神紧张。
（2）皮肤护理：备皮范围为颈部、腋下及双侧腹股沟。
（3）用药护理：①术前停用抗心律失常药物至少 5 个半衰期以上。②抗生素皮试。③遵医嘱给予术前镇静剂。
（4）常规 12 导联心电图检查，必要时进行食管调搏、动态心电图（Holter）等检查。
（5）训练床上大小便，避免术后由于卧床体位而出现排尿困难。
2. 术中配合
（1）密切监护患者血压、呼吸、心律、心率等变化，密切观察有无心脏压塞、心脏穿孔、房室传导阻滞或其他严重心律失常等并发症，并积极协助医生进行处理。
（2）做好患者的解释工作，如药物、发放射频电能引起的不适症状，或由于术中靶点选择困难导致手术时间长等，以缓解患者紧张与不适，帮助患者顺利配合手术。
3. 术后护理　基本同心律失常介入治疗护理，同时应注意以下几点：
（1）描记 12 导联心电图。
（2）观察术后并发症，如房室传导阻滞、气胸、心脏压塞等。

五、心包穿刺术

心包穿刺术主要用于对心包积液性质的判断与协助病因的诊断，同时通过穿刺抽液可以减轻患者的临床症状。对于某些心包积液，如化脓性心包炎，经过穿刺排脓、冲洗和注药尚可达到一定的治疗作用。

【适应证】

心脏压塞和未能明确病因的渗出性心包炎。

【操作过程】

1. 患者体位　患者取坐位或半卧位。
2. 穿刺部位　以手术巾盖住面部，仔细叩出心浊音界，选好穿刺点。目前，多在穿刺术前采用心脏超声定位，决定穿刺点、进针方向和进针的距离。通常采用的穿刺点为剑突与左肋弓缘夹角处进针或心尖部穿刺点，采用后者进针时，根据横膈位置高低，一般在左侧第5肋间或第6肋间心浊音界内2.0cm左右进针。

3. 穿刺方法　常规消毒局部皮肤，术者及助手均戴无菌手套、铺洞巾。自皮肤至心包壁层以2%利多卡因作局部麻醉。术者持穿刺针穿刺，助手以血管钳夹持与其连接的导液橡皮管。在心尖部进针时，应使针自下而上，向脊柱方向缓慢刺入；剑突下进针时，应使针体与腹壁呈30°~40°，向上、向后并稍向左刺入心包后下部。待针尖抵抗感突然消失时，示针已经穿过心包壁层，同时感到心脏搏动，此时应退针少许，以免划伤心脏。助手立用血管钳夹住针体固定其深度，术者将注射器接于橡皮管上，而后放松橡皮管上止血钳。缓慢抽吸，记录液体量，留标本送检。术毕夹闭橡皮管拔出针后，盖消毒纱布、压迫数分钟，用胶布固定。

【护理】

1. 术前护理　应向患者说明手术的意义和必要性，解除思想顾虑，并嘱其在穿刺过程中切勿咳嗽或深呼吸，必要时术前用少量镇静剂。应在心电监护下进行穿刺，较为安全。术前需行心脏超声检查，以确定积液量与穿刺部位。操作前开放静脉通道，备用阿托品，以备术中发生迷走反射。

2. 术中配合

（1）密切监测生命体征、心律、心率变化，出现异常及时通知医生并配合处理。

（2）抽液过程中注意随时夹闭胶管，防止空气进入心包腔；第一次抽液量不宜超过200~300ml，若抽出鲜血，立即停止抽吸，密切观察有无心脏压塞症状。

（3）密切观察患者面色、生命体征变化。嘱患者勿剧烈咳嗽或深呼吸，穿刺过程中有任何不适应立即告知医护人员。

（4）准确递送所需各种器械，完成术中记录。

（5）备齐抢救药品、物品和器械，以供急需。

3. 术后护理

（1）患者静卧，保持穿刺部位清洁、干燥、敷料固定。

（2）继续心电监护2小时，密切观察病情变化。心包引流者需做好引流管的护理，待引流液<25ml/d可拔管。

（3）记录穿刺时间、抽液量、心包液的颜色以及患者在术中的状态。

小　结

心脏电复律、人工心脏起搏术、冠状动脉造影术、经皮冠状动脉腔内成形术、心导管射频消融术、心包穿刺术是循环系统常用诊疗技术，其护理重点是做好术前准备、术中配合、术后护理及病情观察。

（周春霞　赵书娥）

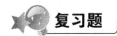

复习题

一、病例分析

病例一：

患者，男性，28 岁，因劳累性心悸，气急 5 个月，伴下肢水肿 10 天入院。自 5 个月前在劳动时感到心悸，气短，咳嗽。曾先后在当地医院求治，服药后症状消失，但自觉体力不如从前，只能做轻体力劳动。1 个月前因受凉出现发热、咽痛、咳嗽、心悸、不能平卧，近几日咳泡沫样痰。既往史：10 余年前曾多次发作咽痛，余无特殊。查体：T 36.8℃、P 104 次/分、R 26 次/分、BP 110/70mmHg，脉律不齐。叩诊：心脏向两侧增大，听诊：两肺底湿性啰音。

请问：

1. 根据患者活动能力，诊断该患者心功能几级？

2. 写出一个最主要的护理诊断及相应的护理措施？

病例二：

患者，男性，58 岁，主诉因"间歇性心前区闷痛 2 年、加重 2 个月、加剧 1 小时"入院。2 个月前患者因外出跑步锻炼身体时突感心前区压榨样疼痛，几分钟后疼痛缓解。1 小时前，因搬重物感到心前区剧烈疼痛、头昏乏力，经大家扶住，才避免跌倒。

查体：神志清楚，痛苦面容，T 37.0℃、P 110 次/分、R 24 次/分、BP 190/60mmHg。心、肺、腹部及各系统检查未见异常。

心理-社会评估：近 1 周来，工作不顺心，患者精神抑郁不安。入院后，进入监护室，心情更加紧张，焦虑。担心疾病预后不好，以后不能从事现有的工作。患者知识水平较高，对疾病知识有一定的了解。

心电图检查：Ⅱ、Ⅲ、aVF 导联有异常 Q 波，ST 段呈弓背向上抬高，T 波倒置，Ⅰ、aVL 导联 ST 段水平型压低。

请问：

1. 写出此患者可能的医疗诊断。

2. 为明确诊断，首先应做哪项检查？

3. 写出 3 个主要的护理诊断，针对此患者情况应采取哪些主要的护理措施？

病例三：

患者，女，34 岁，主诉因"心悸、气短 5 年，加重伴双下肢水肿 1 年"入院。患者 5 年前由于过度劳累自觉心悸、气短，休息后可缓解，未经任何治疗，能胜任一般的日常工作。近 1 年反复出现双下肢水肿，在当地医院用利尿药后水肿消退。近 2 天由于着凉，再次出现气短、水肿而来院求治。既往史：间断咯血 5 年。查体：T 36.5℃，P 130 次/分，R 20 次/分，BP 123/71mmHg。呼吸稍促，口唇发绀，可见颈静脉怒张，双肺底可听到干湿性啰音，心界叩诊向左扩大，心尖部可触及舒张期震颤，HR 130 次/分，节律规整。心尖部可听到舒张中晚期隆隆样杂音，第一心音亢进，并听到清脆响亮的开瓣音。全腹软，无压痛，肝脏于右锁骨中线肋缘下 3.0cm 触及，前正中线剑突下 5.0cm，脾脏未触及，双下肢中度水肿。辅助检查：血常规 WBC 10.0×10^9/L，N 0.60，L 0.40。血清 K^+、Na^+、Cl^- 均在正常范围。尿常规未见异常。心电图：窦性心律，心电轴右偏 +120°，P 波呈双峰型，峰间距 >0.04

秒，RV_1 1.2mV，$RV_1 + SV_5 = 2.1$mV。

请问：

1. 请提出完整的疾病诊断。

2. 主要的护理诊断有哪些？

3. 治疗原则有哪些？

4. 此患者健康指导的重点是什么？

二、简答题

1. 冠心病治疗中应用硝酸酯类药物后，药物护理方面应观察哪些内容？

2. 试述洋地黄中毒表现及处理。

3. 心脏前后负荷过重见于哪些疾病？

4. 试述血压水平的分级。

5. 急性心肌梗死的典型心电图表现有哪些？

6. 5 大类降压药物包括哪些？

7. 心脏电复律的类型及适应证有哪些？

8. 心脏介入治疗后的护理要点有哪些？

9. 心绞痛的诱因主要有哪些？

10. 急性心力衰竭患者的抢救措施有哪些？

11. 心脏瓣膜病主要包括哪些疾病类型？

12. 心肌疾病患者的护理要点有哪些？

13. 感染性心内膜炎患者如何正确留取血培养标本？

14. 简述心包疾病患者的护理要点？

（周春霞　赵书娥）

第 四 章

消化系统疾病患者的护理

消化系统由消化管和消化腺组成。前者包括口腔、咽、食管、胃、肠和肛门，后者包括唾液腺、肝、胰和消化管内的黏膜腺。消化系统主要生理功能是摄取和消化食物、吸收营养及排泄废物，为机体新陈代谢提供物质和能量来源。此外，还有内分泌、防御和免疫功能。

消化系统疾病的常见症状有恶心与呕吐、呕血与便血、腹泻与便秘、腹胀、腹痛、吞咽困难等。

第一节　消化系统疾病患者常见症状和体征的护理

学习目标

1. 掌握消化系统疾病常见的症状与体征及其护理措施。
2. 熟悉常见症状与体征的常见护理诊断/问题。

一、恶心与呕吐

恶心是一种紧迫欲吐的不适感，是延髓呕吐中枢受到刺激的结果。呕吐是胃内容物或部分肠内容物通过食管逆流出口腔的反射动作。二者可单独发生，但多数患者先有恶心，继而呕吐。引起恶心与呕吐的病因很多，其中消化系统的常见病因有：①急慢性胃炎、消化性溃疡、功能性消化不良、幽门梗阻、胃癌、肠梗阻；②肝、胆囊、胆管、胰、腹膜的急性炎症；③胃肠功能紊乱引起的神经性呕吐。

【护理评估】

1. 病史评估　评估恶心与呕吐发生的时间、频率、诱因，与进食的关系，呕吐物的性质、量、颜色和气味；伴随的症状，呕吐是否与精神因素有关，是否伴有腹痛、腹泻、发热、头痛及眩晕等。

2. 身体评估　评估患者的全身情况，生命体征、神志、营养情况，皮肤弹性及皮脂厚度，疲乏及焦虑情绪等。有无腹膜刺激征、腹部包块及移动性浊音，肠鸣音是否正常。

3. 实验室及其他检查的评估　有无电解质紊乱及酸碱平衡失调，必要时做呕吐物毒性分析或细菌培养等检查。

4. 心理与社会的评估　评估患者对恶心和呕吐原因的认识程度，是否有诱因，如是否受过不良刺激、节食、厌食；是否对症状的出现存在焦虑；家庭成员及其单位对患者支持与否；经济、文化、教育背景如何。

【护理诊断/问题】

1. 体液不足　与大量呕吐导致水分丢失有关。

2. 活动无耐力　与频繁呕吐导致水、电解质紊乱有关。

3. 焦虑　与频繁呕吐不能进食有关。

【护理措施】

1. 体液不足

（1）病情监测：监测和记录生命体征变化情况。准确记录24小时的出入水量、尿比重、体重，动态观察皮肤情况及有无神志改变、监测血清电解质等体液指标。记录呕吐的次数、时间，呕吐物的性质、量、颜色和气味。

（2）症状体征护理：遵医嘱应用止呕药物，补充水和电解质，以保持机体的平衡状态。卧床患者注意将容器放在便于取用的位置，以便呕吐时使用。呕吐过后协助患者漱口，保持口腔清洁，避免咽喉部刺激，诱发恶心、呕吐。及时更换污染衣物和被褥，开窗通风去除异味。

2. 活动无耐力

（1）一般护理：协助患者进行日常生活护理。呕吐时应帮助其坐起、侧卧或头偏一侧，以免误吸。坐起时动作应缓慢，以免发生直立性低血压而出现头晕、心悸等不适。

（2）症状体征护理：按医嘱应用止吐药等，促使患者逐步恢复正常饮食及体力。禁食期间可通过静脉输液补充生理所需。

二、呕血与便血

当上消化道出血时，胃内或反流入胃的血液，经口腔呕出即为呕血。少而缓慢的出血，血液在胃内停留经胃酸作用形成亚铁血红素，使呕出的血液呈暗褐色或咖啡色；大量、快速的出血，则呕出鲜红色血液。出现呕血说明胃内积血量至少达250~300ml。引起呕血的常见病因包括消化道溃疡、急性糜烂出血性胃炎、食管胃底静脉曲张破裂和胃癌等。便血是指消化道出血的血液由肛门排出，便血颜色可呈鲜红色、暗红色或黑色，引起便血的原因包括上消化道疾病、小肠、结肠及直肠肛管疾病。上消化道出血时，血红蛋白的铁质在肠道经硫化物作用，形成黑色硫化铁，随大便排出形成黑便，出血量较多时则呈柏油样便。摄取绿色蔬菜或含血较多的鱼肉或铁剂、海藻制剂等药物可使粪便呈黑色，应予以鉴别。

【护理评估】

1. 病史评估　评估患者饮食情况、服药史；呕血和黑便的性状、颜色和量，有无诱因和伴随症状。

2. 身体评估 观察患者神志、生命体征变化；评估皮肤弹性及皮脂厚度；有无移动性浊音等腹部体征；判断有无活动性出血表现。

3. 实验室及其他检查的评估 血常规、大便隐血试验；有无电解质紊乱及酸碱平衡失调；必要时作呕吐物潜血试验。

4. 心理与社会评估 询问患者对症状原因的认识程度，症状出现前是否受过不良刺激，有无烦躁、焦虑、恐惧等情绪反应；家庭成员及其单位对患者支持与否；经济、文化、教育背景如何。

【护理诊断/问题】

体液不足 与消化道出血有关。

【护理措施】

1. 一般护理 注意休息，有头晕不适时卧床休息。小量出血者可进食少量温凉、清淡流质饮食，以中和胃酸，促进溃疡愈合。大量黑便或呕血者应禁食。

2. 症状体征护理 建立静脉通道，根据医嘱补充电解质及热量等，必要时给予输血。使用生长抑素，首剂静脉推注宜慢（超过 10 分钟），防止推注过快引起低血糖反应，行静脉滴注维持治疗时注意控制药物的滴速。密切观察患者神志及生命体征，注意有无血压下降、脉搏细速、肤色苍白、乏力、头晕、心悸、四肢湿冷、尿量减少等休克症状；有无恶心、胃区烧灼感、腹痛等活动性出血先兆。

三、腹泻与便秘

肠蠕动亢进，水分不能充分吸收以及肠分泌增多而引起排便次数增多，大便稀薄，称为腹泻。肠内容物在肠内运行迟缓和停滞过久，水分被大量吸收，致使粪便坚硬，排便次数减少，超过 3 天无粪便排出称为便秘。正常人的排便习惯多为每日 1 次，有的人每日 2~3 次或每 2~3 日 1 次，只要粪便的性状正常，均属正常范围。频繁的腹泻可引起营养不良。腹泻和便秘多由于肠道疾病引起。

【护理评估】

1. 病史评估 观察大便的次数、性状、颜色、量及气味；腹痛与进食、活动、体位等因素的关系，腹痛发生时的伴随症状，如有无里急后重、恶心、呕吐、发热等症状；有无口渴、乏力等失水表现；有无精神紧张。

2. 身体评估 观察患者的神志、生命体征、皮肤弹性、尿量等；注意有无电解质紊乱、酸碱失衡、血容量减少；有无贫血及其严重程度；观察腹部有无肠型、凹陷、肿块等，腹部听诊肠鸣音是否正常。

3. 实验室及其他检查的评估 正确采集新鲜粪便标本送检，必要时作细菌培养及药敏试验。监测血清电解质、酸碱平衡状况。根据需要进行腹部 X 光、B 超检查。

4. 心理与社会评估 评估患者年龄、性格、文化背景、情绪和注意力；周围人们的态度；疾病对患者的生活、工作、休息、睡眠和社交活动的影响；患者对患病的看法，有何顾虑。

【护理诊断/问题】

1. 腹泻 与肠道疾病或全身疾病有关。
2. 便秘 与活动减少、消化不良、饮食结构不合理有关。

【护理措施】

1. 腹泻

（1）一般护理：①卧床休息，注意腹部保暖。饮食以少渣、易消化食物为主，避免生冷、多纤维、味道浓烈的刺激性食物。急性腹泻应根据病情和医嘱，给予禁食、流质、半流质或软食。②排便后用温水清洗肛周，保持局部皮肤清洁干燥。可使用皮肤保护膜，或在肛周涂无菌凡士林、抗生素软膏或珍珠粉末等，预防肛周糜烂和感染。③注意观察药物的副作用：应用止泻药时注意观察患者的排便情况，腹泻得到控制时及时停药；应用解痉止痛药如阿托品时有无口干、视力模糊、心动过速等；使用山莨菪碱时注意有无尿潴留。

（2）病情观察：包括排便情况、伴随症状，全身情况及血生化指标的监测。遵医嘱给予水、电解质、营养物质，恢复和维持血容量。

2. 便秘

（1）饮食：进食含纤维素丰富的蔬菜、水果和食物，如无禁忌，每天至少摄入2000ml 水。

（2）活动：做腹部按摩、进行适当的肢体活动以促进肠蠕动。培养定时排便的习惯，必要时应用开塞露及缓泻剂，但不宜长期使用。如无器质性病变，单纯的出口型便秘亦可采取生物反馈性治疗。

四、腹 胀

腹胀是一种腹部胀满、膨隆的不适感觉，可由胃肠道积气、积食、积粪、腹水、气腹、腹腔内肿物、胃肠功能紊乱等引起，另外，低钾血症也可导致腹胀。

【护理评估】

1. 病史评估 腹胀发生的原因或诱因，与进食的关系；起病的缓急、持续时间及其部位、性质和程度；了解腹胀发生时伴随症状等。

2. 身体评估 生命体征、意识状态、营养情况及伴随症状等。急性肠梗阻引起的腹胀常伴有腹痛、呕吐及排便、排气停止；低钾血症引起的腹胀常伴有软弱无力、厌食、恶心与呕吐等表现。

3. 实验室及其他检查的评估 完善血常规、生化、细菌培养、腹水常规等，必要时行 X 线检查、B 超、内镜检查等。

4. 心理与社会评估 评估患者年龄、个性、文化背景，疾病对患者的影响等。

【护理诊断/问题】

焦虑 与胃肠道积气、积食或积粪、腹水、腹腔内肿物、低钾血症等引起的腹胀不适有关。

【护理措施】

1. 一般护理 观察患者的心理状态，观察并记录患者腹胀的性质及程度。

2. 症状体征护理 ①轻轻按摩腹部，采取放松疗法或转移患者注意力，如数数、谈话、深呼吸等；②注意腹部保暖，用热水袋热敷或肛管排气；③针灸疗法；④有手术适应证者遵医嘱做好术前准备。

五、腹　　痛

腹痛是局部的感觉神经纤维受到炎症、缺血、损伤及理化因子等因素刺激后，产生冲动传至痛觉中枢所产生的疼痛感。腹痛多由腹腔脏器的急性炎症、扭转或破裂等引起，腹腔外疾病及全身性疾病也可引起。

【护理评估】

1. 病史评估 腹痛发生的原因或诱因，与进食的关系；持续时间及其部位、性质、程度和伴随症状等。

2. 身体评估 生命体征、意识状态、营养情况及伴随症状等。腹痛伴黄疸提示与胰腺、胆系疾病有关，伴有休克先兆可能与腹腔内脏破裂或出血有关。

3. 实验室及其他检查的评估 进行血常规、生化、细菌培养等，必要时行 X 线检查、B 超、内镜检查等。

4. 心理与社会评估 评估患者心理状态和对疾病的认识；疾病对患者的影响。

【护理诊断/问题】

腹痛 与腹腔脏器或腹外脏器的炎症、缺血、梗阻、溃疡、肿瘤或功能性疾病等有关。

【护理措施】

1. 一般护理 ①观察并记录患者腹痛的部位、性质及程度、发作的时间、频率、持续时间及其他表现；②观察药物或非药物止痛治疗的效果。

2. 症状护理 临床上常用一些具体方法提高患者的疼痛阈值，以减轻患者对疼痛的敏感性，具体如下：

（1）心理护理：指导患者对某特定人物或事物的想象而达到特定正向效果，如回忆一些有趣的往事等；转移注意力：如数数、谈话、深呼吸等；行为疗法：如看书读报、欣赏音乐等。

（2）局部热敷：除急腹症外，可用热水袋进行局部热敷。

（3）用药护理：遵医嘱用药，并观察药物不良反应，如口干、恶心、呕吐、便秘及镇静状态等。急腹症未明确诊断前不可随意使用镇痛药等。

六、吞 咽 困 难

吞咽困难多见于咽、食管及食管周围疾病如咽部脓肿、食管癌、胃食管反流病、贲门失弛缓症、结缔组织病、主动脉瘤压迫食管等。

第二节 胃食管反流病患者的护理

> **学习目标** ▮▮▮
>
> 1. 掌握胃食管反流病的临床表现、主要护理诊断与护理措施。
> 2. 熟悉胃食管反流病的治疗要点。
> 3. 了解胃食管反流病的病因与发病机制。

胃食管反流病（gastro-esophageal reflex disease，GERD）是指过多胃、十二指肠内容物，主要是酸性胃液或酸性胃液加胆汁反流至食管所引起的食管黏膜的炎症、糜烂、溃疡和纤维化等病变，并可导致食管炎和咽、喉、气道等食管以外的组织损害。

约半数胃食管反流病患者内镜下见食管黏膜糜烂、溃疡等炎症病变，称反流性食管炎；但相当部分胃食管反流病患者内镜下可无反流性食管炎表现，这类胃食管反流病称为内镜阴性的胃食管反流病。

【病因和发病机制】

1. 病因　胃食管反流病是由多种因素造成的消化道动力障碍性疾病，存在酸或其他有害物质如胆酸、胰酶等的食管反流。正常情况下食管有防御胃酸及十二指肠内容物侵袭的功能，包括抗反流屏障、食管廓清功能及食管黏膜组织抵抗力。胃食管反流病的发病是抗反流防御机制下降和反流物对食管黏膜攻击作用的结果。

2. 发病机制

（1）食管抗反流屏障：是指在食管和胃连接处一个复杂的解剖区域，包括食管下括约肌（lower esophageal sphincter，LES）、膈肌脚、膈食管韧带、食管与胃底之间的锐角（His 角）等，上述各部分的结构和功能上的缺陷均可造成胃食管反流，其中最主要的是 LES 的功能状态。①LES 压降低，某些激素（如胆囊收缩素、高血糖素、血管活性肠肽等）、食物（如高脂肪、巧克力等）、药物（如钙通道阻滞剂、地西泮）等可导致 LES 压降低；腹内压增高（如妊娠、腹水、呕吐、负重劳动等）及胃内压增高（如胃扩张、胃排空延迟等）均可影响 LES 压相对降低而导致胃食管反流；②一过性 LES 松弛（transit lower esophageal sphincter relaxation，TLESR），TLESR 与吞咽时引起的 LES 松弛不同，它无先行的吞咽动作和食管蠕动的刺激，松弛时间更长，LES 压的下降速率更快、LES 的最低压力更低，目前认为 TLESR

是引起胃食管反流的主要原因；③食管裂孔疝，可加重反流并降低食管对酸的清除，可导致胃食管反流病。

（2）食管酸清除：正常情况时食管内容物通过重力作用，一部分排入胃内，大部分通过食管体部的自发和继发性推进蠕动将食管内容物排入胃内，此即容量清除（volume clearance），是食管廓清的主要方式。吞咽动作诱发自发性蠕动，反流物反流入食管引起食管扩张并刺激食管引起继发性蠕动，容量清除减少了食管内酸性物质的容量，剩余的酸由咽下的唾液中和。因此，任何引起食管蠕动异常及唾液产生异常的因素都可能是致病因素。

（3）食管黏膜防御：在胃食管反流病中，仅有48%~79%的患者发生食管炎症，另一部分患者虽有反流症状，却没有明显的食管黏膜损害，提示食管黏膜对反流物有防御能力，这种防御作用称之为食管黏膜组织抵抗力。包括食管上皮表面黏液、不移动水层和表面 HCO_3^-、复层扁平上皮结构和功能上的防御能力及黏膜血液供应的保护作用等。

（4）胃排空延迟：胃食管反流餐后发生较多，其反流频率与胃内容物的含量、成分及胃排空情况有关。胃排空延迟者可促进胃食管反流。

【临床表现】

反流性食管炎的临床表现可分为典型症状、非典型症状和消化道外症状。典型症状有胃灼热感、反酸、反胃等；非典型症状为胸痛、上腹部疼痛和恶心；消化道外症状包括口腔、咽喉部、肺及其他部位（如大脑、心脏）的一些症状。

1. 胃灼热感　50%以上的患者有此症状，由酸性或碱性反流物对食管上皮下感觉神经末梢的化学性刺激引起。多出现于饭后1~2小时，进食某些食物，如酒、甜食、冷水、咖啡、浓茶等可诱发症状，抽烟可使症状加重；某些体位也可引发胃灼热感觉，如仰卧、侧卧（特别是右侧卧位）、向前屈身弯腰、作剧烈运动、腹压增高（举重、用力排便）等。

2. 胸痛　位于胸骨后、剑突下或上腹部，常向胸、腹、肩、颈、下颌、耳和上肢放射，也可向左肩放射。这类胸痛也被称为非心源性胸痛（non-cardiac-chest pain，NCCP）。

3. 吞咽困难　初期常可因食管炎引起的食管痉挛而出现间歇性吞咽困难，情绪波动可使症状加重，镇静剂能使之缓解。后期可因瘢痕形成而出现食管狭窄，此时胃灼热感可逐步减轻，但吞咽困难呈进行性加重，严重者可日渐消瘦。

4. 反胃　大多数患者有此症状。空腹时反胃为酸性胃液反流，称为反酸，但也可有胆汁、胰液溢出。进食、用力或体位改变，特别是卧位或弯腰时，更易发生反胃。

5. 胃胀　患者的胃胀、嗳气和恶心等症状也较常见，其发生一是由于患者为减轻胃灼热感觉和对抗反胃，自觉或不自觉地作吞咽活动，同时咽下过多气体；二是患者可能有胃动力障碍致胃排空延迟，食物在胃内发酵产气而引起胃胀。

6. 多涎　一些患者的唾液分泌过多，这是酸反流至食管远端引起的放射作用。多涎有利于增加吞咽次数，加快酸在食管内的清除，同时唾液还可中和酸性反流物。

7. 其他　一些患者自诉咽部不适，有异物感、棉团感或堵塞感，但无真正吞咽困难，称为癔球症，可能与酸反流引起食管上段括约肌压力升高有关。反流物刺激咽喉部可引起咽喉炎、声嘶。反流物吸入气管和肺可反复发生肺炎，甚至出现肺间质纤维化；有些非季节性哮喘也可能与反流有关。

【实验室及其他检查】

1. 内镜检查 内镜检查是诊断反流性食管炎最准确的方法。根据内镜下所见食管黏膜的损害程度进行反流性食管炎的分级，有利于病情判断及指导治疗。

2. 24 小时食管 pH 监测 应用便携式 pH 记录仪在生理状态下对患者进行 24 小时食管连续监测，可提供食管是否存在过度酸反流的客观依据，尤其在患者症状不典型、无反流性食管炎，及虽症状典型但治疗无效时更具重要价值。

3. 食管吞钡 X 线检查 详见本章总论部分。

4. 食管测压 可测定 LES 的长度和部位、LES 压、LES 松弛压、食管体部压力及食管上括约肌压力等。

【治疗要点】

胃食管反流病以控制症状、治愈食管炎、预防复发和防治并发症，提高生活质量为治疗目的。

1. 一般治疗 为了减少卧位反流及夜间反流，可将头端床脚抬高 15~20cm，以患者感觉舒适为度。餐后易致反流，故睡前不宜进食，进餐后不宜立即卧床。注意减少一切影响腹压增高的因素，如肥胖、便秘、紧束腰带等。应避免进食使 LES 压降低或延迟胃排空的药物、食物，如巧克力、咖啡、浓茶、高脂食物等。戒烟禁酒。

2. 药物治疗

（1）H_2 受体拮抗剂（H_2 receptor antagonists，H_2RA）：如西咪替丁、雷尼替丁、法莫替丁等。H_2RA 能减少 24 小时胃酸分泌 50%~70%，但不能有效抑制进食刺激的胃酸分泌，因此适用于轻、中度患者。

（2）促胃肠动力药：这类药物的作用是增加 LES 压力、改善食管蠕动功能、促进胃排空，从而达到减少胃内容物食管反流及其在食管的暴露时间。

（3）质子泵抑制剂（proton pump inhibitor，PPI）：包括奥美拉唑、兰索拉唑、泮托拉唑、埃索美拉唑等。这类药物抑酸作用强而持久，缓解症状快，特别适用于症状重、有严重食管炎的患者，是治疗反流性食管炎的首选药物。

（4）抗酸药：仅用于症状轻、间歇发作的患者作为临时缓解症状用。

3. 抗反流手术治疗 抗反流手术是不同术式的胃底折叠术，目的是阻止胃内容物反流入食管。

【护理评估】

1. 病史评估 询问患者的年龄、饮食、运动、内分泌、情绪、环境等影响因素；评估患者营养状态。

2. 身体评估 观察起病的缓急，胸痛与体位的关系；胸骨后或剑突下烧灼感，常由胸骨下段向上伸延。注意患者反流物的性状，观察患者症状出现的缓急和发作时间及吞咽困难的程度，症状出现与进食食物类型的关系，有无其他伴随症状。

3. 实验室及其他检查的评估 注意观察典型的临床症状，根据病情进行内镜检查、24 小时食管 pH 监测、食管滴酸试验、食管吞钡等；心电图检查、心肌酶谱分析等。

4. 心理与社会评估　评估患者心理状态和对疾病的认识；疾病对患者的影响。

【护理诊断/问题】

1. 舒适的改变：胃灼热感、反酸、胸痛　与消化道动力障碍有关。
2. 营养失调：低于机体需要量　与摄入减少有关。
3. 焦虑　与对疾病缺乏认识有关。

【护理措施】

1. 一般护理

（1）环境：提供安静、舒适、温湿度适宜的环境，保持病室空气清洁、流通，定时开门窗通风换气。

（2）休息与活动：①平卧时将床头抬高 10~20cm，以患者感觉舒适为度；②餐后适当散步，避免立即卧床休息，少食多餐，睡前 3~4 小时不进食；③餐后保持站立，避免过度负重，降低腹压，避免举重，不穿紧身衣。

（3）饮食护理：①向患者解释摄取足量营养的重要意义；②给患者制订饮食计划，注意食物的色、味及适宜温度；③减少或消除会引起恶心的气味和餐前治疗；④进食前后保持良好的口腔卫生，允许按个人嗜好选择爱吃的食品；⑤给予高蛋白、高维生素和微量元素的清淡饮食，补充多种维生素；⑥避免进食抑制食管括约肌运动的食物，如巧克力、咖啡、浓茶、酒等，戒烟。

（4）病情观察：观察患者有无胃灼热感、胸痛、吞咽困难、反胃、胃胀等表现。胸痛时使用热水袋热敷胸部，以缓解疼痛，并作心电图、心肌酶谱分析，首先排除心源性胸痛。

2. 用药护理　常用的药物有 H_2 受体拮抗剂、质子泵抑制剂、促胃肠动力药等，注意观察药物疗效及不良反应。

3. 健康指导

（1）疾病知识指导：向患者及家属介绍本病相关病因，指导患者避免诱发因素。教育患者保持良好的心态，生活规律，合理安排作息，注意劳逸结合，积极配合治疗。

（2）饮食指导：指导患者加强营养和饮食卫生，养成规律的饮食习惯；嗜酒者应戒酒，防止乙醇损伤胃黏膜。

（3）用药指导：根据患者的病因、具体情况进行指导，遵医嘱服药；介绍药物的不良反应，如有异常及时复诊，定期门诊复查。

小　结

胃食管反流病的典型症状有胃灼热感、反酸等；非典型症状为胸痛、上腹部疼痛和恶心。本病的治疗目的是控制症状、治愈食管炎、减少复发和防治并发症。此病要加强对患者日常生活习惯指导及饮食指导，平卧时将床头抬高 10~20cm，餐后适当散步，少食多餐，避免进食降低食管括约肌运动的食物，如巧克力、咖啡、浓茶、酒等，戒烟。减轻患者的焦虑情绪均有助于疾病的康复。

第三节 胃炎患者的护理

学习目标 ▮▮

1. 掌握胃炎的临床表现、主要护理诊断及护理措施。
2. 熟悉胃炎的护理评估及治疗要点。
3. 了解胃炎的病因与发病机制。

胃炎（gastritis）是指不同病因所致的胃黏膜炎症，通常包括上皮损伤、黏膜炎症反应和细胞再生三个过程。按临床发病的缓急，一般分为急性和慢性胃炎两大类。另有其他特殊类型的胃炎，如由于胃大部分切除，特别是行毕（Billroth）Ⅱ式胃大部切除手术后发生的残胃炎；因吞服强酸、强碱或其他腐蚀剂而引起的急性腐蚀性胃炎；由 α- 链球菌等引起的急性化脓性胃炎等。本节重点讲述急、慢性胃炎。

一、急性胃炎

【病因和发病机制】

1. 病因 许多因素可以导致急性胃炎的发生，包括：药物（尤其是非甾体类抗炎药）、急性应激、胆汁反流、幽门螺杆菌（Helicobacter pylori，Hp）感染以及血管因素等。

2. 发病机制

（1）药物：最常引起胃黏膜炎症的药物是非甾体类抗炎药，如阿司匹林、吲哚美辛等，此外铁剂、抗癌药物、激素等药物也可损伤胃黏膜屏障。这些药物干扰胃十二指肠黏膜内的前列腺素合成，使黏膜细胞失去正常的前列腺素保护作用而发生出血、糜烂。

（2）应激：可由心、肺、肝、肾等重要脏器衰竭、大手术、大面积烧伤及各种原因的休克等引起，甚至精神心理因素也可引起。在应激状态下，交感神经及迷走神经兴奋，前者使胃黏膜血管痉挛收缩，血流量减少；后者使黏膜下动静脉通路开放，黏膜缺血、缺氧加重；而严重休克时可致 5- 羟色胺及组胺等释放，刺激胃壁细胞释放溶酶体，增加胃蛋白酶及胃酸的分泌，损害胃黏膜屏障。

（3）乙醇：乙醇具有亲脂性和溶脂能力，高浓度乙醇可直接破坏胃粘膜屏障。

【临床表现】

由于病因不同，临床表现不尽一致。轻者大多无明显症状，仅少数有上腹疼痛、饱胀不适、食欲减退等非特异性消化不良的表现。胃出血常见，一般为少量、间歇性，可自行停止，亦可发生大出血而致呕血和（或）黑便，持续少量出血可导致贫血。体检时上腹部可有不同程度的压痛。应激造成的急性胃炎常以上消化道出血为主要表现。急性化脓性胃炎常突发上腹痛、恶心、呕吐，且呕吐物呈脓样或含坏死黏膜，伴有发热，体检常见腹肌紧张、上腹部明显压痛和反跳痛等腹膜炎征象。

【实验室及其他检查】

1. 粪便检查 大便隐血试验阳性。
2. 纤维胃镜检查 一般应在大出血后 24~48 小时内进行，镜下可见胃黏膜多发性糜烂、出血灶和浅表溃疡，表面附有黏液和炎性渗出物。

【治疗要点】

病因为急性应激者应治疗原发病。药物致病者立即停止用药，并服用抑酸剂以减少胃酸分泌，减轻胃黏膜炎症，如有大出血按上消化道出血原则处理。一旦确诊为急性化脓性胃炎，应及早给予大剂量抗生素治疗，若治疗无效，应行胃部分切除术。

【护理评估】

1. 病史评估 询问患者发病时间、发病缓急、主要症状，有无其他并发症或其他疾病，如有无严重脏器疾病，接受过大手术、大面积烧伤、休克等病史；近期有无服用阿司匹林、吲哚美辛、糖皮质激素等损害胃黏膜的药物，是否有慢性胃炎史等。同时还应了解患者的饮食及生活习惯。
2. 身体评估 测量患者的生命体征，观察患者口唇、甲床的颜色，有无腹胀、腹痛、恶心、呕吐。观察其呕吐物的颜色、性质、量及气味，腹痛的部位、性质及有无压痛、反跳痛，有无排黑便，黑便的量、性状及持续时间。
3. 实验室及其他检查的评估 根据病情进行粪便检查、胃镜检查。
4. 心理与社会评估 了解患者的生活和工作环境、工作性质、人际关系及其性格以及对疾病的认识。

【护理诊断/问题】

知识缺乏：缺乏有关本病的病因及防治知识。

【护理措施】

1. 休息与活动 患者应注意休息，减少活动。急性应激致病者应卧床休息，同时做好患者的心理指导，解除其精神紧张。
2. 饮食护理 定时、规律进食。可给予少渣、半流质饮食。急性大出血或频繁呕吐时应禁食。
3. 用药指导 向患者说明阿司匹林、吲哚美辛（消炎痛）、糖皮质激素等对胃黏膜有刺激作用，应禁用或慎用此类药物。如需使用此类药物，应在医生指导下使用，并指导患者正确服用抑酸剂、胃黏膜保护剂等药物。

二、慢 性 胃 炎

慢性胃炎（chronic gastritis）是由多种原因引起的胃黏膜慢性炎症性病变，以淋巴细胞和浆细胞的浸润为主，中性粒细胞和嗜酸性粒细胞可存在。病变基本局限于黏膜层，无黏膜糜烂而以炎性细胞的黏膜浸润为主，故又称慢性非糜烂性胃炎（chronic non-erosive gastritis）。

【病因和发病机制】

1. 病因　慢性胃炎的病因尚未完全阐明，主要病因有以下几方面：幽门螺杆菌感染、自身免疫、物理及化学因素以及其他因素等，其中幽门螺杆菌感染被认为是慢性胃炎最主要的病因。

2. 发病机制

（1）幽门螺杆菌感染的机制：①幽门螺杆菌的鞭毛结构使其能在胃内黏液层中自由活动，并能分泌黏附素使其能直接侵袭胃黏膜；②幽门螺杆菌菌体胞壁可作为抗原产生免疫反应；③幽门螺杆菌分泌的尿素酶可分解消化道中的尿素产生碱性的 NH_3 中和胃酸，形成适合幽门螺杆菌定居和繁殖的中性环境，同时也损伤了上皮细胞膜；④其分泌的空泡毒素蛋白可引起强烈的炎症反应使上皮细胞受损。这些因素的长期存在导致胃黏膜的慢性炎症。

（2）自身免疫：壁细胞损伤后能作为自身抗原刺激机体的免疫系统而产生相应的壁细胞抗体和内因子抗体，破坏壁细胞，使胃酸分泌减少乃至缺失，还可影响维生素 B_{12} 吸收，导致恶性贫血。

（3）物理及化学因素：长期饮浓茶、酒、咖啡，食用过热、过冷、过于粗糙的食物，可损伤胃黏膜；各种原因引起的十二指肠液反流，因其中的胆汁和胰液等可削弱胃黏膜的屏障功能，使其易受胃酸-胃蛋白酶的损害。

（4）其他因素：慢性胃炎与年龄有较大关系。有人认为慢性萎缩性胃炎是一种老年性改变，可能与胃黏膜退行性变，使黏膜营养不良、分泌功能下降和胃黏膜屏障功能减退等因素有关。此外，某些疾病如心力衰竭、肝硬化门静脉高压、尿毒症以及营养不良等也使胃黏膜易于受损。

【分类】

本病是一种常见病，男性多于女性，任何年龄都可发病，发病率可随年龄增长而增高。慢性胃炎的分类方法很多，现将临床常用的 A、B 两型分类法作以下介绍。

1. 慢性胃体炎（A 型胃炎）　此型少见，病变主要累及胃体和胃底。主要由自身免疫反应引起，还可有遗传因素参与。

2. 慢性胃窦炎（B 型胃炎）　临床慢性胃炎多为此型。炎症主要累及胃窦部。其病因绝大多数由幽门螺杆菌感染引起，少数与胆汁反流、药物或烟酒有关，癌变率较 A 型高约 10% 左右。

【临床表现】

本病进展缓慢、迁延，一般无明显症状。部分患者有上腹痛和上腹饱胀感，疼痛无规律性，可有嗳气、反酸等症状，空腹时症状可缓解。体检多数患者有黄白色厚腻舌苔，上腹有压痛。A 型患者可出现厌食、贫血、体重减轻。

【实验室及其他检查】

1. 胃液分析　A 型胃炎均有胃酸缺乏，B 型胃炎不影响胃酸分泌，有时反而增多，但如有大量 G 细胞丧失，胃酸分泌则会降低。

2. 血清学检查　A 型胃炎时血清促胃液素水平常明显升高，恶性贫血时更甚。B 型胃炎血清促胃液素水平是否下降，视 G 细胞的破坏程度而定。

3. 胃镜及活组织检查　胃镜检查并做活组织病理学检查是最可靠的诊断方法。

4. 幽门螺杆菌检测　可通过侵入性（如快速尿素酶测定、组织学检查等）和非侵入性（如 ^{13}C 或 ^{14}C 尿素呼气试验等）方法检测。

【治疗要点】

1. 根除幽门螺杆菌感染　对幽门螺杆菌感染引起的慢性胃炎尤其在活动期，目前多采用的治疗方案为三联疗法，即一种胶体铋剂或一种质子泵抑制剂加上两种抗菌药物。

2. 根据病因给予相应处理　若因非甾体类抗炎药引起，应停药并给予抑酸剂或硫糖铝；若因胆汁反流，可用氢氧化铝凝胶来吸附，或予以硫糖铝。

3. 对症处理　有胃动力学改变者，可服用多潘立酮、西沙必利等；A 型胃炎无特殊治疗，有恶性贫血者可肌内注射维生素 B_{12}；对于胃黏膜肠化和不典型增生者，给予 β 胡萝卜素、维生素 C、维生素 E 和叶酸等抗氧化维生素，以及锌、硒等微量元素或有助于其逆转。

【护理评估】

1. 病史评估　了解患者饮食习惯，是否长期饮酒、浓茶、浓咖啡，食用过热、过冷、过于粗糙的食物，以及服用阿司匹林、吲哚美辛、糖皮质激素药物，是否有吸烟嗜好；了解患者有无尿毒症、慢性心衰、肝硬化门脉高压、营养不良、口腔、鼻咽部慢性感染以及急性胃炎史；了解患者有无长期忧虑、精神紧张、情绪激动等病史。

2. 身体评估　测量患者的生命体征，注意观察患者口唇、眼结膜及甲床的颜色，有无上腹隐痛、餐后饱胀、嗳气、食欲下降或明显的畏食、反酸、恶心、呕吐、消瘦、舌炎、周围神经病变等。

3. 实验室及其他检查的评估　根据病情选择粪便检查、胃液分析、胃镜及胃黏膜活组织检查、幽门螺杆菌检测及血清学检查。

4. 心理与社会评估　见"急性胃炎"相应的评估内容。

【护理诊断/问题】

1. 腹痛　与胃黏膜炎性病变有关。
2. 营养失调：低于机体需要量　与畏食、消化不良等有关。

【护理措施】

1. 一般护理

（1）环境：提供安静、舒适、温湿度适宜的环境，保持病室空气清洁、流通，定时开门窗通风换气。

（2）休息与活动：指导患者急性发作时应卧床休息，可减少胃酸分泌。并可用转移注意力、做深呼吸等方法来减轻焦虑、缓解疼痛。病情缓解时，进行适当的锻炼，以增强机体抵抗力。

（3）饮食护理：与患者共同制订饮食计划。向患者说明摄取足够营养的重要性，鼓励患者少量多餐，给予高热量、高蛋白、高维生素、易消化的饮食，避免摄入过咸、过甜、过辣的刺激性食物。指导患者及家属改进烹饪技巧，变换食物的色、香、味，刺激患者食欲。胃酸缺乏者，食物应完全煮熟后食用，以利于消化吸收，并给刺激胃酸分泌的食物，如肉汤、鸡汤等；高胃酸者应避免进酸性、多脂肪食物。同时向患者提供舒适的进食环境，避免不良气味等，有利于患者食欲的增加。

（4）病情观察：观察患者有无上腹痛、饱胀不适、恶心、呕吐和食欲减退等消化不良的表现。密切注意上消化道出血的征象，如有无呕血和（或）黑粪等，定期做粪便隐血检查，以便及时发现病情变化。同时注意观察用药前后患者症状是否改善。

2. 用药护理　遵医嘱给患者以根除幽门螺杆菌感染治疗时，注意观察药物的疗效及副作用。①胶体铋剂：枸橼酸铋钾为常用制剂，因其在酸性环境中方起作用，故宜在餐前半小时服用。服枸橼酸铋钾过程中可使齿、舌变黑，宜用吸管吸入。部分患者服药后出现便秘和大便呈黑色，停药后可自行消失。少数患者有恶心、一过性血清转氨酶升高等，极少出现急性肾衰竭。②抗菌药物：幽门螺杆菌阳性者可选用阿莫西林、甲硝唑、呋喃唑酮等，服用阿莫西林前应询问患者有无青霉素过敏史，应用过程中注意有无迟发性过敏反应。甲硝唑可引起恶心、呕吐等胃肠道反应，可遵医嘱用甲氧氯普胺、维生素 B_{12} 等拮抗。

3. 症状体征的护理　上消化道出血的具体护理措施详见本章十二节，腹痛患者的护理详见本章第一节。

4. 健康指导

（1）疾病知识指导：向患者及家属介绍本病的相关病因，避免诱发因素。指导患者保持良好的心态，平时生活要有规律，合理安排工作和休息时间，注意劳逸结合。

（2）饮食指导：指导患者加强饮食卫生和饮食营养，规律饮食；避免过冷、过热、辛辣等刺激性食物及浓茶、咖啡等饮料；嗜酒者应戒酒，防止乙醇损伤胃黏膜。

（3）用药指导：根据患者的病因、具体情况进行指导，如避免使用对胃黏膜有刺激的药物，必须使用时应同时服用抗酸药或胃黏膜保护药；介绍药物的不良反应，如有异常及时就诊，定期门诊复查。

小　结

胃炎一般分为急性和慢性胃炎两大类。慢性胃炎 90% 为幽门螺杆菌感染所引起，进展缓慢、迁延，一般无明显症状；部分患者有上腹痛和饱胀感，疼痛无规律性，可有嗳气、反酸。最可靠的诊断方法为胃镜检查。疾病急性加重时注意休息，缓解期适当活动；根除幽门螺杆菌感染采用质子泵抑制剂、胶体铋剂及抗生素联合治疗；急性发作期患者可给予无渣、半流质的饮食，如牛奶、米汤等；要避免粗糙、过咸、过甜、过冷、过热和刺激性强的饮食如辛辣食物、浓茶、咖啡等。

第四节　消化性溃疡患者的护理

消化性溃疡（peptic ulcer）是指主要发生在胃和十二指肠的慢性溃疡，即胃溃疡（gastric ulcer，GU）和十二指肠溃疡（duodenal ulcer，DU）。消化性溃疡是一种常见病、多发病，胃酸/胃蛋白酶对黏膜的消化作用是溃疡形成的基本因素。此外，食管下段、胃肠吻合口、空肠以及有异位黏膜的 Meckel 憩室均可发生溃疡。全球总发病率占人口的 10%~12%，临床上 DU 较 GU 多见，两者之比为 3∶1；男性多见，男女之比为（5.23~6.5）∶1。本病可见于任何年龄，但以青壮年多见。

【病因和发病机制】

1. 病因　消化性溃疡的病因很多，主要有幽门螺杆菌（Helicobacter pylori，H. pylori）感染、非甾体抗炎药（non-steroidal anti-inflammatory drug，NSAID）、胃酸/胃蛋白酶的侵袭作用、胃黏膜保护作用减弱、胃十二指肠运动异常、遗传作用、应激及精神因素等。近年来，大量的研究充分证明，H. pylori 感染是引起消化性溃疡的重要病因。

2. 发病机制

（1）幽门螺杆菌感染：近年来，大量的研究充分证明，幽门螺杆菌感染是引起消化性溃疡的重要病因。消化性溃疡患者中幽门螺杆菌感染率高，DU 患者的感染率为 90%~100%，GU 为 80%~90%，根除幽门螺杆菌可促进溃疡愈合并显著降低溃疡复发率。

（2）非甾体抗炎药：NSAID 是引起消化性溃疡的另一个常见原因。NSAID 通过削弱黏膜的防御和修复功能而导致消化性溃疡发病，损害作用包括局部作用和系统作用两方面，系统作用是主要致溃疡机制。

（3）胃酸和胃蛋白酶：消化性溃疡的形成最终是由于胃酸-胃蛋白酶自身消化所致，胃蛋白酶的作用受胃酸影响，抑制胃酸分泌可促进溃疡的愈合。胃酸由壁细胞分泌，受神经体液调节，因此胃酸分泌过多与壁细胞总数增多、壁细胞对刺激物敏感性增加以及胃酸分泌的正常反馈机制缺陷有关。尤其在 DU 的发病机制中，胃酸分泌过多起重要作用。

（4）胃黏膜保护作用减弱：正常胃黏膜具有很强的保护作用，包括胃黏液屏障、胃黏膜屏障、丰富的黏膜血流和上皮细胞的再生等，使胃黏膜有效地防御各种损伤因子，一旦保护作用减弱，则可能发生溃疡。吸烟、药物以及咖啡、烈酒、辛辣食物均可破坏胃黏膜屏障而致溃疡。

（5）胃十二指肠运动异常：部分 DU 患者的胃排空比正常人快。特别是体液排空，使十二指肠酸负荷增加，黏膜易遭损伤。部分 GU 患者存在胃运动障碍，表现为胃排空延缓和十二指肠-胃反流，均可损伤胃黏膜，同时可加重幽门螺杆菌感染或摄入非甾体类抗炎药对胃黏膜的损伤。

（6）遗传作用：消化性溃疡的发生具有明显的遗传倾向。胃溃疡患者的家族中，GU 发病率较正常人高 3 倍。近来研究发现，十二指肠溃疡的发病与 ABO 血型和血型物质 ABH 分泌状态有关，O 型血及 ABH 非分泌者十二指肠溃疡的发病率高。

（7）应激及精神因素：急性应激可引起应激性溃疡已是共识。临床上，因焦虑、忧伤、怨恨、紧张等精神刺激引起本病发生和病情加重屡有所见。

（8）其他：某些解热镇痛药、抗癌药均可致溃疡，另外环境因素、季节、吸烟、辛辣食物、不良生活习惯与消化性溃疡的发生也有一定的关系。

【临床表现】

本病具有慢性过程、周期性发作与节律性疼痛三大特点。其临床表现为：

1. 腹痛　疼痛是溃疡病的突出症状，多为隐痛、胀痛或烧灼痛。胃溃疡的疼痛部位多位于剑突下正中或偏左，十二指肠溃疡常在上腹偏右，并可向背部、肋缘和胸部放射。本病的疼痛具有以下特点：

（1）长期性：慢性过程呈反复发作，病史可达几年甚至十几年。

（2）周期性：发作期和缓解期相互交替，发作有季节性，多在秋冬、冬春之交发病，可因精神情绪不良或服用非甾体类抗炎药发作。

（3）节律性：GU 的疼痛常在进餐后 0.5~1 小时出现，持续 1~2 小时后逐渐缓解，下次进餐后疼痛复发，其典型节律为进食—疼痛—缓解。因而患者往往为减轻疼痛而不进食或少进食。而 DU 患者疼痛往往发生在胃排空状态，如早餐后 2~3 小时开始出现上腹痛，可持续至午餐后才缓解，午餐后 2~4 小时疼痛复发，也可于睡前或半夜出现疼痛，称"午夜痛"。进食或服抗酸药疼痛即能缓解，其疼痛节律为疼痛—进食—缓解。疼痛一般较轻，多呈钝痛、灼痛或饥饿样痛，持续性剧痛常提示溃疡穿孔。疼痛常因精神刺激、过度疲劳、饮食不慎、药物影响、气候变化等因素诱发或加重。消化性溃疡还可有胃灼热感、反酸、嗳气、恶心、呕吐等胃肠道症状以及体重减轻、失眠等表现。溃疡活动期剑突下可有一固定而局限的压痛点，缓解时无明显体征。消化性溃疡还可引起上消化道出血、消化道穿孔、幽门梗阻、癌变或难治性溃疡。

2. 全身症状　可有失眠、多汗、脉缓等自主神经功能失调表现。胃溃疡因疼痛而影响进食，长期食物摄入不足可导致消瘦、贫血。DU 患者常因进食可缓解疼痛而频繁进食，体重可增加，但有慢性出血者亦可引起缺铁性贫血。

3. 并发症

（1）出血：最常见的并发症，占溃疡患者的 10%~25%，表现为呕血和（或）黑便。一般出血量超过 5ml，大便隐血试验即呈阳性；50ml 以上可呈柏油样便；出血量超过 400ml 或出血速度快可出现头晕、心悸、脉速；出血量达 1000~1500ml 以上可出现失血性休克。

（2）穿孔：急性游离穿孔是最严重的并发症，常于饮食过饱和饭后剧烈运动时发生。胃或十二指肠内容物漏入腹腔引起急性弥漫性腹膜炎，表现为上腹突发剧痛并迅速发展为全腹弥漫性疼痛并伴有反跳痛、肌紧张，肠鸣音减弱或消失，肝浊音界消失，患者出现呼吸加速、脉搏增快、大汗淋漓、烦躁不安等症状，服用抑酸剂症状不能缓解。

（3）幽门梗阻：十二指肠球部溃疡或幽门管溃疡出现急性梗阻多因炎症引起周围组织充血水肿或幽门平滑肌痉挛造成，梗阻为暂时性，随着炎症消退而好转。慢性梗阻多由于溃疡愈合后瘢痕收缩，呈持续性。幽门梗阻临床表现为餐后加重的上腹胀痛，频繁大量呕吐，呕吐物为有酸腐味的宿食，呕吐后腹部症状减轻，严重呕吐者可出现脱水和低氯低钾性碱中毒。胃蠕动波、空腹振水音以及空腹抽出胃液 >200ml 为幽门梗阻的特征性表现。

（4）癌变：少数胃溃疡可发生癌变，癌变率≤2%~3%。对有长期慢性胃溃疡病史、年龄超过 45 岁以上、进行性消瘦、疼痛节律改变或消失、大便隐血试验持续阳性者，应考虑有癌变可能，需及时作 X 线钡餐及胃镜检查。

【实验室及其他检查】

1. 幽门螺杆菌检测　是消化性溃疡的常规检测项目，可分为侵入性（如快速尿素酶试验、组织学检查、黏膜涂片染色镜检、微需氧培养和聚合酶链反应等）和非侵入性（如^{13}C 或^{14}C 尿素呼气试验和血清学试验等）两种。前者需作胃镜检查和胃黏膜活检，可同时确定存在的胃十二指肠疾病；后者仅提供有无幽门螺杆菌感染的临床依据。其中快速尿素酶试验是侵入性检测方法中诊断幽门螺杆菌感染的首选方法；^{13}C 或^{14}C 尿素呼气试验检测幽门螺杆菌感染的敏感性和特异性高，可作为根除治疗后复查的首选方法。

2. 胃镜和胃黏膜活检　是确诊消化性溃疡的首选方法，可直接观察溃疡病变情况，并可在直视下取活组织做病理检查以及幽门螺旋杆菌检测。胃镜检查可见消化性溃疡多呈圆形或线形，边缘光滑，基底部有白色或黄色渗出物，溃疡周围黏膜可充血、水肿，可见皱襞向溃疡集中。

3. 粪便隐血试验　粪便隐血试验持续阳性提示溃疡处于活动期。

4. X 线钡餐检查　溃疡的 X 线征象有直接或间接两种：龛影是直接征象，对溃疡有确诊价值；间接征象包括局部压痛、胃大弯侧痉挛性切迹、十二指肠球部激惹和球部畸形等，间接征象仅提示可能有溃疡。

【治疗要点】

消化性溃疡的治疗目的是消除病因、缓解症状、促进溃疡愈合、减少复发、预防并发症。治疗原则为整体治疗与局部治疗相结合、药物与非药物治疗相结合、内科治疗与外科治疗相结合。治疗应针对不同病情采用相应的措施。

1. 一般治疗　生活规律，避免过度劳累和精神紧张，避免辛辣、刺激性食物；戒烟酒，避免服用非甾体类抗炎药。

2. 药物治疗

（1）降低胃酸：常用抗酸药和抑制胃酸分泌药。前者主要为碱性抗酸药如氢氧化铝等；后者主要为 H_2受体拮抗剂（如西咪替丁、法莫替丁等）和质子泵抑制剂（如奥美拉唑、泮托拉唑等）。

（2）根除幽门螺杆菌治疗：目前推荐三联疗法，即以质子泵抑制剂或胶体铋剂加上两种抗生素（如克拉霉素、阿莫西林、甲硝唑等）的治疗方案。

（3）保护胃黏膜治疗：常用硫糖铝和枸橼酸铋钾等胃黏膜保护剂。此外，还可使用前列腺素类药物如米索前列醇增加胃黏膜防御能力。

3. 手术治疗　适用于大量出血经内科治疗无效、并发急性穿孔、并发瘢痕性幽门梗阻、顽固性溃疡及胃溃疡有癌变的患者。

【护理评估】

1. 病史评估　详细询问患者患病及治疗经过，有无相关诱因和病因，有无暴饮暴食、酗酒等不良饮食习惯，有无非甾体类抗炎药使用史等；其家族中有无出现相似症状的成员。

2. 身体评估　注意患者疼痛首次发作的时间，疼痛部位及性质，与进食的关系；有无压痛、反跳痛及肌紧张，有无移动性浊音；同时注意患者的营养状况、面色、眼睑、口唇及甲床的颜色；如患者呕吐或排大便，应注意其呕吐物的颜色、量和气味，大便的颜色、性状和量，还要注意有无胃肠蠕动波、空腹振水音。

3. 实验室及其他检查的评估　可根据病情进行血常规、大便常规＋大便隐血试验、胃液分析、幽门螺杆菌感染的检测、腹部 X 线检查、X 线钡餐检查、电子胃镜检查等。

4. 心理与社会评估　了解患者从事的工作及其工作环境，其对疾病的认识；了解患者的家庭关系，其家属对患者病情及治疗的看法。

【护理诊断/问题】

1. 疼痛：腹痛　与胃酸刺激，胃、十二指肠溃疡面化学性炎症反应有关。
2. 营养失调：低于机体需要量　与纳差、消化吸收功能障碍有关。
3. 知识缺乏：缺乏消化性溃疡相关防治知识。

【护理措施】

1. 一般护理

（1）休息与活动：溃疡活动期、大便隐血试验阳性患者应卧床休息，缓解期患者避免过度疲劳，注意劳逸结合及生活规律。

（2）饮食护理：①急性发作期：给予温凉半流质、软食且含蛋白质、糖类、维生素较高的食物，如大米粥、小米粥、蛋花汤、蒸鸡蛋、藕粉、面食等清淡易于消化的饮食。少量多餐，每日进食 4~5 次，使胃酸规律分泌，促进溃疡愈合。此期应严格限制对胃黏膜有机械性刺激的食物（如生、硬、油炸、煎炒、及粗纤维丰富的食物）和有化学刺激的食物、药物（如酒类、酸性饮食、浓茶、咖啡、辛辣食物、过冷过热食物等）。适当限制高脂食物，避免强烈刺激胃酸分泌，以减轻胃黏膜损伤。②好转恢复期：以清淡和无刺激性的易消化饮食为主，原则是定时定量、细嚼慢咽、少食多餐。每日进食 5~6 次，主食以面食为主如馒头、面包、面条、面片等，不习惯面食者可用软米饭或米粥代替，两餐之间可摄取适量牛奶，因牛奶中的钙质可刺激胃酸分泌，不宜多饮。此期可适当增加蛋白质、糖、脂肪和食盐量。

（3）病情观察：记录生命体征，观察患者的神志变化，皮肤、甲床颜色、肢端温度变化，疼痛的部位与程度。对突发性腹部剧痛，应注意有无穿孔并发症；大便呈柏油样或呕血说明消化道出血，均应及时报告医师。

2. 用药护理　遵医嘱用药，注意观察药效及不良反应。

（1）抗酸药：如氢氧化铝凝胶等，应在饭后 1 小时和睡前服用。片剂应嚼服，乳剂使用前应充分摇匀。抗酸药与奶制品相互作用可形成络合物，应避免同时服用；不可与酸性的食物及饮料同服。氢氧化铝凝胶能阻碍磷的吸收，引起磷缺乏症，表现为食欲减退、软弱无力等症状，严重者可致骨质疏松，长期大量服用还可引起严重便秘、代谢性碱中毒与钠潴留，甚至造成肾损害。若服用镁制剂则易引起腹泻。

（2）H_2受体拮抗剂：药物应在餐中或餐后即刻服用，或将1日剂量在睡前顿服。若需同时服用抗酸药，则两药应间隔1小时以上；若静脉给药应注意控制速度，速度过快可引起低血压和心律失常。西咪替丁有轻度抗雄性激素作用，用药剂量较大（每日在1.6g以上）时可引起男性乳房发育、女性溢乳、性欲减退、阳痿、精子计数减少等，停药后即可消失。因其主要通过肾脏排泄，用药期间应监测肾功能。此外，少数患者还可出现一过性肝损害和粒细胞减少及过敏反应、发热、关节痛、疲倦、腹泻及皮疹等反应，如出现上述反应需及时协助医生进行处理。因药物能通过胎盘屏障，并能进入乳汁，孕妇和哺乳期妇女禁用。

（3）质子泵抑制剂：奥美拉唑可引起头晕，特别是用药初期，应嘱患者用药期间避免开车或做其他必须高度集中注意力的工作。此外，奥美拉唑与地西泮、苯妥英钠等药物联合使用时可延缓其在肝脏内的代谢及体内消除，应用时需防止药物蓄积中毒。兰索拉唑偶见皮疹、瘙痒、便秘、贫血、肝功能异常等不良反应，轻度不良反应不影响继续用药，较为严重时应及时停药。泮托拉唑的不良反应较少，偶可引起头痛和腹泻。埃索美拉唑可引起视力模糊、脱发、光过敏等不良反应，但较少见，静脉滴注时只能溶于0.9%氯化钠溶液中使用。

（4）其他药物：硫糖铝片宜在进餐前1小时服用，可有便秘、口干、皮疹、眩晕、嗜睡等不良反应，不能与多酶片同服，以免降低两者的效价。

3. 疼痛的护理 了解疼痛特点，按其特点指导缓解疼痛的方法，如十二指肠溃疡为空腹痛或午夜痛，可准备碱性食物（如苏打饼干）在疼痛前进食或遵医嘱服用抗酸药物防止疼痛发生。局部热敷或针灸止痛均可采用。

4. 心理护理 呕血或便血会使患者精神紧张、忧虑、恐惧，刺激迷走神经兴奋致胃酸分泌增多，从而加重对胃黏膜的损伤。因此，护士要稳定患者的情绪，保持病室安静，分散患者注意力，通过下棋、看报、听音乐等消除紧张感。还可配合性格训练，如精神放松法、呼吸控制训练法、气功松弛法、自我睡眠等，告知患者情绪反应与疾病的发展及转归密切相关，提高患者情绪的自我调控能力及心理应急能力。向患者讲解消化性溃疡的有关知识，告诉患者及家属经过正规治疗，溃疡是可以痊愈的，让患者树立战胜疾病的信心、保持乐观的情绪及主动配合医生治疗。

5. 健康指导

（1）疾病知识指导：向患者及家属介绍消化性溃疡发病的原因、加重因素及常见并发症的表现和特点，帮助他们了解病情，解除思想顾虑。指导患者合理作息，保证充足睡眠，避免劳累；对嗜烟酒的患者说明烟酒对消化性溃疡的危害性，并与患者共同制订计划，戒除烟酒。

（2）用药指导：指导患者按医嘱正确服药，学会观察药效及不良反应，不擅自停药或减量，防止溃疡复发。指导患者慎用或勿用致溃疡加重的药物，如阿司匹林、咖啡因、泼尼松等。若上腹疼痛节律发生变化或加剧，或者出现呕血、黑便时，应立即就医。

小 结

　　消化性溃疡的主要病因为幽门螺杆菌感染和胃酸/胃蛋白酶的侵袭作用。临床表现主要为节律性上腹痛，胃溃疡为餐后痛，而十二指肠溃疡为空腹痛及夜间痛。常见并发症有出血（最常见）、穿孔、幽门梗阻、癌变等。常用 H_2 受体拮抗剂、质子泵抑制剂抑制胃酸分泌，联合阿莫西林等抗生素根治幽门螺杆菌。注意药物的不良反应：H_2 受体拮抗剂应在餐中或餐后即刻服用；氢氧化铝凝胶应在饭后 1 小时和睡前服用，片剂应嚼服；枸橼酸铋钾宜在餐前半小时服用，可有便秘和大便呈黑色，停药后可自行消失；硫糖铝片宜在进餐前 1 小时服用，可有便秘、口干、皮疹等副作用。指导患者定时进餐、少量多餐，使胃酸规律分泌，避免粗糙、酸辣等刺激性食物，有利于溃疡的愈合。戒烟酒。做好心理护理，消除患者的不良情绪。

第五节　胃癌患者的护理

学习目标 ▮▮

1. 掌握胃癌的临床表现及主要护理诊断与护理措施。
2. 熟悉胃癌的护理评估与治疗要点。
3. 了解胃癌的病因与发病机制。

　　胃癌（gastric carcinoma）是常见的消化道恶性肿瘤之一，居全球肿瘤发病率的第二位。多发于 55~70 岁，男女之比约为 2∶1。有色人种比白种人易患本病。日本、中国、智利、俄罗斯和冰岛为高发国家，美国、澳大利亚、西欧国家发病率较低。在我国以西北地区发病率最高，华东、中南、西南区最低。全国平均年死亡率为 16/10 万人口。

【病因和发病机制】

　　1. 病因　胃癌的发生可能与下列因素有关：环境和饮食因素、幽门螺杆菌感染、遗传因素以及癌前状态等。

　　2. 发病机制

　　（1）环境和饮食因素：环境因素，如火山岩地带、高泥炭土壤、水土中含硝酸盐过多、微量元素比例失调或化学污染可直接或间接经饮食途径参与胃癌的发生。流行病学研究提示，经常食用霉变、腌制、烟熏食品及食盐过多，可增加患病危险性。因硝酸盐在胃内被细菌还原成亚硝酸盐，后者与胺结合成致癌的亚硝胺，长期作用于胃黏膜导致癌变。

　　（2）幽门螺杆菌感染：幽门螺杆菌长期感染诱发胃癌的可能机制有：幽门螺杆菌引起的胃黏膜慢性炎症可导致细胞突变；幽门螺杆菌可还原硝酸盐产生致癌物；幽门螺杆菌的代谢

产物可促进上皮细胞变异。

（3）遗传因素：胃癌有明显的家族聚集倾向，提示其发病与遗传因素有关。

（4）癌前状态：慢性萎缩性胃炎、胃息肉、胃溃疡、残胃炎等胃良性疾病，有发生胃癌的危险性。肠型化生与异型增生等病理变化较易转变为癌组织。

【临床表现】

1. 症状

（1）早期胃癌：多无症状或仅有非特异性消化道症状。

（2）进展期胃癌：最早出现的症状是上腹痛，可同时伴有食欲减退、体重减轻。初期仅为上腹饱胀不适，继之隐痛不适，偶有溃疡样节律性疼痛，但不能被进食及抗酸药缓解。胃壁受累时出现早饱感。

（3）胃癌转移：贲门癌累及食管下段时可出现吞咽困难，幽门梗阻时出现恶心呕吐。溃疡型胃癌出血可引起呕血和黑粪，转移至其他脏器可出现相应的症状。

2. 体征

（1）早期胃癌：多无明显体征。

（2）进展期胃癌：上腹部可触及肿块，有压痛。肝转移可出现肝大，常伴黄疸。腹膜转移时可发生腹水，移动性浊音（＋）。远处淋巴结转移时可在左锁骨上窝触到质硬而固定的淋巴结，称为 Virchow 淋巴结。

（3）伴癌综合征：包括反复发作的浅表性血栓静脉炎、黑棘皮病（皮肤皱褶处有色素沉着，两腋下明显）、皮肌炎、膜性肾病、神经肌肉病变等。

【实验室及其他检查】

1. 血常规　缺铁性贫血较常见。

2. 粪便隐血试验　常呈持续阳性。

3. 肝功能检查　肝功能异常提示可能有肝转移。

4. X 线钡餐检查　对胃癌的诊断仍然有较大价值。早期胃癌可表现为小的充盈缺损，边缘不规则的龛影，黏膜有中断、变形或融合；进展期胃癌的 X 线诊断率可达90%以上，凸入胃腔的肿块表现为较大而不规则的充盈缺损，溃疡型表现为位于胃轮廓内的龛影，边缘不整齐，浸润型表现为胃壁僵硬，蠕动消失，胃腔狭窄。

5. 内镜检查　内镜检查结合黏膜活检，是目前最可靠的诊断手段，对早期胃癌，内镜检查更是最佳的诊断方法。

【治疗要点】

1. 手术治疗　是目前唯一有可能治愈胃癌的方法，其效果与胃癌的分期、浸润的深度和扩散的范围有关。

2. 内镜下治疗　早期胃癌可在内镜下行激光、电灼、微波、局部注射抗癌药物等治疗，但疗效不如手术确实。

3. 化学治疗　对手术治疗起辅助作用，可使癌灶局限、消灭残存癌灶、防止复发和转移。联合化疗的常用药物有氟尿嘧啶、替加氟、丝裂霉素、多柔比星、顺铂等。

4. 其他治疗 高能量静脉营养、中药扶正、使用免疫调节剂等疗法，可提高患者体质，有利于耐受手术和化疗。

【护理评估】

1. 病史评估 是否有胃癌的家族史；是否曾患慢性萎缩性胃炎、胃息肉、胃溃疡、残胃炎等疾病；是否有幽门螺杆菌感染；是否经常食用霉变、腌制、烟熏食品及食盐过多。

2. 身体评估 询问患者是否有腹痛及腹痛的部位及程度，是否有上腹部肿块；注意患者的营养状况、皮肤、口唇及甲床的颜色；观察是否伴有食欲减退、体重减轻、黄疸、吞咽困难、恶心呕吐、呕血黑便等情况，检查有无远处淋巴结转移。

3. 实验室及其他检查的评估 了解患者是否存在缺铁性贫血及粪便隐血试验持续阳性等表现，根据病情全面了解 X 线钡餐检查及内镜检查结合黏膜活检等检查结果。

4. 心理与社会评估 评估患者对疾病的认识程度，是否对疾病存在焦虑与恐惧；家庭成员及社会对患者支持情况，患者的经济、文化、教育背景如何。

【护理诊断/问题】

1. 疼痛 与癌细胞浸润有关。
2. 营养失调：低于机体需要量 与食欲减退、吞咽困难、消化吸收障碍等有关。

【护理措施】

1. 一般护理

（1）休息与活动：指导患者生活规律，为患者提供舒适的环境，保证充足的睡眠。根据病情和体力，适量活动，增强机体抵抗力。全身症状明显者应卧床休息。

（2）饮食护理：能进食者鼓励其尽可能进食，选择易消化、营养丰富的流质或半流质饮食。吞咽困难或中、晚期患者应遵医嘱静脉输注高营养物质，补充机体需要量，以维持机体代谢的需要。幽门梗阻可行胃肠减压，同时遵医嘱静脉补液。

（3）病情观察：观察疼痛的程度、性质、部位，是否伴有严重的恶心和呕吐、吞咽困难、呕血及黑便等症状。如出现剧烈腹痛和腹膜刺激征，应考虑发生穿孔的可能性，及时协助医师进行有关检查或手术治疗。

2. 用药护理

（1）遵医嘱给予相应的止痛药，目前治疗癌性疼痛的主要药物有：①非麻醉镇痛药（阿司匹林、吲哚美辛、对乙酰氨基酚等）；②弱麻醉性镇痛药（可待因、布桂嗪等）；③强麻醉性镇痛药（吗啡、哌替啶等）；④辅助性镇痛药（地西泮、异丙嗪、氯丙嗪等）。给药时应遵循 WHO 推荐的三阶梯疗法，即选用镇痛药必须从弱到强，先以非麻醉药为主，当其不能控制疼痛时依次加用弱麻醉性及强麻醉性镇痛药，并配以辅助用药，采取复合用药的方式达到镇痛效果。

（2）遵医嘱进行化学治疗，抑制杀伤癌细胞，使疼痛减轻，病情缓解。密切观察化疗药物的不良反应，如恶心、呕吐、脱发等，及时予以处理。

3. 疼痛的护理 疼痛患者要观察疼痛的特点，遵医嘱给予相应的止痛药。教给患者缓解疼痛的方法，如听音乐转移注意力等。及时了解患者的需要，给予精神上的支持，以提高患者对疼痛的耐受能力。减轻疼痛的具体措施详见本章第一节。

4. 健康指导

（1）疾病预防指导：对健康人群开展卫生宣教，提倡多食富含维生素 C 的新鲜水果、蔬菜；多食肉类、鱼类、豆制品和乳制品；避免高盐饮食，少进咸菜、烟熏和腌制食品；食品贮存要科学，不食用霉变食物。对胃癌高危人群如中度或重度肠化、不典型增生或有胃癌家族史者应遵医嘱给予根除幽门螺杆菌治疗。对癌前状态者，应定期检查，以便早期诊断及治疗。

（2）生活指导：指导患者生活规律，保证充足的睡眠，根据病情和体力，适量活动，增强机体抵抗力。注意个人卫生，特别是体质衰弱者，应做好口腔、皮肤黏膜的护理，防止继发性感染。指导患者运用适当的心理防卫机制，保持乐观态度和良好的心理状态、以积极的心态面对疾病。

（3）治疗指导：指导患者合理使用止痛药，并应发挥自身积极的应对能力，以提高控制疼痛的效果。嘱患者定期复诊，以监测病情变化和及时调整治疗方案。教会患者及家属如何早期识别并发症，及时就诊。

小　结

胃癌的发生可能与环境和饮食因素、幽门螺杆菌感染及遗传等因素有关。早期胃癌多无症状或仅有非特异性消化道症状；进展期胃癌最早出现的症状是上腹痛，可同时伴有食欲减退、体重减轻。目前胃癌的主要治疗方法是手术治疗。要注意观察患者疼痛的特点，遵医嘱给予相应的止痛药，给药时应遵循 WHO 推荐的三阶梯疗法，教给患者减轻疼痛的方法，如听音乐转移注意力等。能进食者鼓励其尽可能进食，对于营养失调者选择易消化、营养丰富的流质或半流质饮食，加强营养支持。

第六节　肠结核与结核性腹膜炎患者的护理

学习目标

1. 掌握肠结核与结核性腹膜炎的临床表现及主要护理诊断与护理措施。
2. 熟悉肠结核与结核性腹膜炎的护理评估与治疗要点。
3. 了解肠结核与结核性腹膜炎的病因与发病机制。

一、肠　结　核

肠结核（intestinal tuberculosis）是结核分枝杆菌引起的肠道慢性特异性感染。过去在我国比较常见，近年来随着生活水平提高及卫生条件改善，结核患病率下降，本病已逐渐减少。本病一般见于中青年，女性略多于男性。

【病因和发病机制】

1. 病因　肠结核多由人型结核分枝杆菌引起，少数可由牛型结核分枝杆菌感染致病。

2. 发病机制　肠结核的感染途径有：①经口感染，为感染本病的主要途径；②血行播散，见于粟粒性结核；③直接蔓延，由腹腔内结核病灶直接侵犯肠壁引起。肠结核主要位于回盲部，其他部位按发病率高低依次为升结肠、空肠、横结肠、降结肠、阑尾、十二指肠和乙状结肠等，少数见于直肠。

肠结核的发病是人体与结核分枝杆菌相互作用的结果。在人体抵抗力低下、肠道功能紊乱的基础上，数量较多、毒力较强的结核分枝杆菌入侵而致病。

【临床表现】

多数患者起病缓慢，病程较长。

1. 腹痛　多位于右下腹，可有上腹或脐周牵涉痛，疼痛多呈隐痛或钝痛。进食可诱发或加重疼痛，同时有排便感，排便后疼痛可有不同程度的缓解。增生型肠结核并发肠梗阻时，有腹部绞痛，伴有腹胀、肠鸣音亢进、肠型与蠕动波。

2. 腹泻与便秘　腹泻是溃疡型肠结核的主要表现之一。一般每日 2~4 次，重者每日达10 余次，粪便呈糊状，一般不含黏液、脓血，无里急后重感。有时腹泻与便秘交替，与胃肠功能紊乱有关。增生型肠结核多以便秘为主要表现。

3. 腹部肿块　增生型肠结核，常在右下腹扪及肿块，较固定，质地中等，伴有轻度或中度压痛。

4. 全身症状和肠外结核表现　溃疡型肠结核常有结核毒血症及活动性肺结核的表现，患者表现为长期发热、盗汗、倦怠、消瘦，可有贫血发生。增生型肠结核全身情况一般较好。并发症见于晚期患者，常有肠梗阻、慢性穿孔瘘管形成，肠出血少见，偶有急性肠穿孔，也可合并结核性腹膜炎。

【实验室及其他检查】

1. 实验室检查　常表现为轻、中度贫血，白细胞计数一般正常。血沉多明显增快，可作为判断结核病活动程度的指标之一。粪便多为糊状，显微镜下可见少量脓细胞和红细胞。结核菌素试验强阳性有助于本病的诊断。

2. X 线检查　X 线胃肠钡餐造影或钡剂灌肠检查对肠结核的诊断具有重要价值。溃疡型肠结核患者，钡剂因在病变肠段排空较快而显示充盈不佳，而在病变的上、下段则显示充盈良好，呈现 X 线钡影跳跃征象。

3. 结肠镜检查　可直接观察全结肠和回肠末段，并可作肠黏膜活检，对本病的诊断有重要价值。

【治疗要点】

1. 抗结核化学药物治疗　目前多主张短程疗法，疗程为 6~9 个月。

2. 对症治疗　腹痛可用阿托品或其他抗胆碱酯能药。严重腹泻或摄入不足者，应注意纠正水、电解质、酸碱平衡紊乱。

3. 手术治疗　当肠结核并发肠梗阻、急性穿孔时需手术治疗。

二、结核性腹膜炎

结核性腹膜炎（tuberculous peritonitis）是由结核分枝杆菌引起的慢性弥漫性腹膜感染。本病可见于任何年龄，以中青年多见，男女之比约为1:2。

【病因和发病机制】

1. 病因　结核分枝杆菌感染腹膜是本病的根本原因，多继发于肺结核和体内其他部位结核病。

2. 发病机制　结核性腹膜炎的感染途径以腹腔内的结核病灶直接蔓延为主，如肠结核、肠系膜淋巴结结核、输卵管结核等，少数由粟粒型肺结核、骨结核等原发病灶血行播散引起，常伴结核性多浆膜炎。

本病的病理改变可分为渗出、粘连、干酪三型，以前两型为多见，同时有两种或三种病变并存者称混合型。

【临床表现】

多数起病缓慢，症状较轻，少数起病急骤，以急性腹痛或骤起高热为主要表现。

1. 全身表现　结核毒血症，以低热、盗汗最为常见。高热伴明显毒血症状，主要见于渗出型或干酪型病变，或伴粟粒型肺结核、干酪样肺炎、结核性脑膜炎等重症结核患者。后期有明显的消瘦、水肿、贫血、舌炎、口角炎等。

2. 腹部表现

（1）腹痛：多位于脐周、下腹，有时波及全腹，呈持续性隐痛或钝痛，与腹膜炎症及伴有活动性肠结核、肠系膜淋巴结结核或盆腔结核有关。

（2）腹泻与便秘：腹泻常见，一般每日不超过3~4次，呈糊状便，多为肠功能紊乱引起。有时腹泻与便秘交替出现，可能由腹腔其他结核致吸收不良、不完全性肠梗阻所致。

（3）腹胀：可有不同程度的腹胀。

（4）腹水：少量至中等量，超过1000ml时可出现移动性浊音。

（5）腹部触诊：腹壁柔韧感见于结核性腹膜炎。腹部压痛一般轻微，少数可有明显的压痛、反跳痛，常见于干酪型结核性腹膜炎。腹部肿块，多位于脐周，大小不一，边缘不整，多见于粘连型或干酪型。

3. 并发症　肠梗阻常见，多发生在粘连型结核性腹膜炎患者，也可出现肠穿孔、肠瘘及腹腔内脓肿。

【实验室及其他检查】

1. 血液检查　部分患者可有轻度至中度贫血。白细胞计数多正常，如结核病灶扩散或伴有其他感染，白细胞计数可增高。病变活动期红细胞沉降率增快。

2. 结核菌素试验（OT 或 PPD）　呈强阳性反应，对本病诊断有意义。

3. 腹水检查　腹水多为草黄色渗出液，少数为血性，偶为乳糜性，比重一般超过 1.018，蛋白质含量 >30g/L，白细胞计数 >500×10^6/L，以淋巴细胞为主。

4. 腹部 B 型超声检查　少量腹水需靠 B 型超声检查发现。此外，对腹部包块性质鉴别有一定帮助。

5. X 线检查　腹部 X 线平片可见到钙化影，钡餐造影可发现肠粘连、肠结核、肠瘘、肠腔外肿块等征象，有辅助诊断价值。

6. 腹腔镜检查　一般适用于有游离腹水的患者，可窥见腹膜、网膜、内脏表面有散在或集聚的灰白色结节，浆膜失去正常光泽，呈混浊粗糙状。活组织检查可确诊。

【治疗要点】

1. 抗结核化学药物治疗　治疗仍按早期、适量、联合、规律、全程的原则进行。
2. 手术治疗　对内科治疗未见好转的肠梗阻、肠穿孔及肠瘘可手术治疗。

【护理评估】

1. 病史评估　是否有身体其他部位的结核病，尤其是肺结核、肠系膜淋巴结结核、输卵管结核；家族中有无结核病患者；是否曾与开放性肺结核患者共餐；是否饮用过未经消毒的牛奶或乳制品。

2. 身体评估　评估腹痛、腹泻与便秘、腹部肿块、腹水、全身症状和肠外结核表现的发生情况。

3. 实验室及其他检查的评估　可根据病情进行血常规、血沉、结核菌素试验、腹水检查、大便常规和大便隐血试验、X 线检查、结肠镜检查等。

4. 心理与社会评估　了解患者从事的工作及其工作环境，了解其心理状态；了解患者的家庭关系，其家属对患者病情及治疗的看法。

【护理诊断/问题】

1. 疼痛：腹痛　与结核分枝杆菌侵犯肠壁及胃肠道功能紊乱有关。
2. 腹泻　与溃疡型肠结核及腹膜炎所致肠功能紊乱有关。
3. 营养失调：低于机体需要量　与结核分枝杆菌毒性作用、消化吸收功能障碍有关。

【护理措施】

1. 一般护理

（1）环境：提供安静、舒适、温湿度适宜的环境，保持病室空气清洁、流通，定时开门窗通风换气。

（2）休息与活动：劳逸结合、生活规律、保持心情舒畅。

（3）饮食护理：由于结核病是一种慢性消耗性疾病，只有保证充足的营养供给，提高机体抵抗力，才能促进疾病的痊愈。因此，应向患者及家属解释营养对治疗结核病的重要性，并与其共同制订饮食计划，给予高热量、高蛋白、高维生素易消化的食物。腹泻明显的患者应少食乳制品以及富含脂肪和粗纤维的食物，以免加快肠蠕动。对于严重营养不良的患者，应协助医师进行静脉营养治疗，以满足机体代谢需要。

（4）病情观察：观察并记录患者的生命体征，同时严密观察腹痛的性质、部位及伴随症状，正确评估病程进展状况。观察患者腹泻的程度，注意是否出现脱水现象。

2. 用药护理　向患者及家属介绍抗结核药的治疗知识，强调按医嘱用药、坚持全程治疗的意义，提高治疗依从性。护士需督促患者按医嘱服药。常用抗结核药物有异烟肼、利福平、链霉素、吡嗪酰胺、乙胺丁醇及对氨基水杨酸等。注意药物的不良反应，如异烟肼可致周围神经炎、消化道反应；利福平易导致肝损害、变态反应；链霉素的不良反应有听力障碍、眩晕、口周麻木、肾损害、过敏反应等，应予以重视。

3. 症状体征的护理　腹痛、腹泻患者的护理措施详见本章第一节。

4. 健康指导

（1）疾病预防指导：加强有关结核病的卫生宣教，肺结核患者不可吞咽痰液。提倡用公筷进餐及分餐制，牛奶及乳制品应灭菌后饮用。对肠结核患者的粪便要消毒处理，避免传播病原体。

（2）治疗指导：患者应保证充足的休息与营养，生活规律、劳逸结合、保持良好的心态，以增强机体抵抗力。指导患者坚持抗结核治疗，保证足够的剂量和疗程，定期复查。学会自我监测抗结核药物的作用和不良反应，如有异常，及时复诊。

小　结

肠结核主要经口感染，而结核性腹膜炎的感染途径以腹腔内的结核病灶直接蔓延为主。临床表现为腹痛、腹泻与便秘、腹部肿块及腹胀、腹水等。结核性腹膜炎腹部触诊呈柔韧感。应向患者及家属解释营养对治疗结核病的重要性，给予高热量、高蛋白、高维生素食物。腹泻明显的患者应少食乳制品以及富含脂肪和粗纤维的食物，以免加重腹泻。加强有关结核病的卫生宣教，提倡用公筷进餐及分餐制，牛奶及乳制品应灭菌后饮用，对肠结核患者的粪便要消毒处理，避免传播病原体。

第七节　溃疡性结肠炎患者的护理

学习目标 ▮▮▮

1. 掌握溃疡性结肠炎的主要临床表现、主要护理诊断与护理措施。
2. 熟悉溃疡性结肠炎的护理评估与治疗要点。
3. 了解溃疡性结肠炎的病因与发病机制。

溃疡性结肠炎（ulcerative colitis，UC）是一种慢性非特异性结肠炎症，病变主要位于结肠的黏膜与黏膜下层，以溃疡为主，多累及直肠和远端结肠，也可向近端扩展遍及整个结肠。主要症状有腹泻、脓血便、腹痛和里急后重。病程长,病情轻重不一,常反复发作。

【病因和发病机制】

原因不明,但其发病可能与遗传、感染、环境因素、免疫机制异常等因素有关。

【临床表现】

1. 症状和体征 一般起病缓慢,少数急骤。病情轻重不一。易反复发作,发作的诱因有精神刺激、过度疲劳、饮食失调、继发感染等。

(1) 腹部症状:①腹泻:为最主要的症状。粪便为黏液脓血便,是活动期的重要表现。轻者每日 2~4 次,严重者可达 10~30 次,粪便呈血水样;②腹痛:疼痛性质常为阵发性痉挛性绞痛,局限于左下腹部,疼痛后可有便意,排便后疼痛可暂时缓解;③里急后重:因直肠炎症刺激所致,常有骶部不适;④其他:有上腹饱胀不适、嗳气、恶心、呕吐等。

(2) 全身症状:一般体温正常,中、重型患者活动期可有低热或中等度发热,伴有并发症或为急性暴发型患者常有高热。重症时出现全身毒血症,表现为消瘦、贫血、低清蛋白血症、水和电解质平衡紊乱。

(3) 肠外表现:部分患者可出现与自身免疫相关的肠外表现,如口腔黏膜溃疡、皮肤结节红斑、外周关节炎、虹膜睫状体炎等。这些肠外表现在结肠炎控制或结肠切除后可缓解或恢复。

(4) 体征:患者呈慢性病容,精神状态差,重者呈消瘦贫血貌。轻者仅有左下腹轻压痛,重者常有明显腹部压痛和鼓肠。若有反跳痛、腹肌紧张、肠鸣音减弱等,应考虑中毒性巨结肠和肠穿孔。

2. 临床分型 按病情程度可分为轻、中、重型。

(1) 轻型:最常见,腹泻 <4 次/天,便血轻或无,无发热,血常规可正常,血沉正常。常仅累及结肠的远端部分,但也有全部结肠受累而临床上表现为轻型者。

(2) 中型:介于轻度和重度之间,但可在任何时候发展为重度,甚至发生急性结肠扩张和结肠穿孔。

(3) 重型:起病急骤,有显著的腹泻,并有明显的黏液脓血便、贫血、血沉增快,甚至发生脱水和虚脱等毒血症征象。

【实验室及其他检查】

1. 实验室检查

(1) 血液检查:可有贫血,活动期白细胞计数增高。红细胞沉降率增快和 C 反应蛋白增高是活动期的标志。重症患者可有血清清蛋白下降、凝血酶原时间延长和钠、钾、氯降低。

(2) 粪便检查:粪便肉眼检查常可见血、脓和黏液,显微镜检可见多量红细胞和脓细胞,急性发作期可见巨噬细胞。粪便病原学检查可排除感染性结肠炎。

(3) 结肠镜检查:是确诊本病的最重要手段之一。可直接观察病变肠黏膜并进行活检。内镜下可见病变黏膜充血和水肿,黏膜上有多发性浅溃疡散在分布,亦可融合,表面附有脓性分泌物。也可见假息肉形成,结肠袋变钝或消失。

(4) X 线钡剂灌肠检查:可见黏膜粗乱或有细颗粒改变,也可呈多发性小龛影或小的充盈缺损，有时病变肠管缩短，结肠袋消失，肠壁变硬，可呈铅管状。重型或暴发型一般不宜作此检查，以免加重病情或诱发中毒性巨结肠。

【治疗要点】

1. 一般治疗 在急性发作期或病情严重时均应卧床休息，饮食以易消化、富于营养、热量充足、富含多种维生素的软食为主。

2. 药物治疗 ①氨基水杨酸类药：柳氮磺吡啶（SASP），一般作为首选药物，适用于轻型、中型或重型经糖皮质激素治疗已有缓解者。活动期 4g/d，分 4 次口服。病情缓解后仍要继续用药，长期维持治疗。口服 5-氨基水杨酸（5-ASA）新型制剂，可避免在小肠近段被吸收，而在结肠发挥药效，疗效与 SASP 相仿，不良反应少，但价格昂贵。②糖皮质激素：适用于对氨基水杨酸制剂疗效不佳的轻、中型患者，特别是重型活动期患者及急性暴发型患者；③免疫抑制剂：硫唑嘌呤等。

3. 手术治疗 并发肠穿孔、大量或反复严重出血、肠狭窄并发肠梗阻、癌变或多发性息肉、并发中毒性巨结肠经内科治疗 12～24 小时无效者可选择手术治疗。

【护理评估】

1. 病史评估 询问患者发病与治疗经过，腹泻发生的时间、诱因、病程长短；排便的次数、量、颜色、性状和气味，有无里急后重等伴随症状；腹痛的部位、程度、性质、持续时间及伴随症状，腹痛与进食、活动、体位等因素的关系；询问血便的发生时间、量、次数等。

2. 身体评估 观察患者的面色、口唇、甲床颜色、胃纳情况、贫血的程度和体重的变化，骨、关节疼痛情况；生命体征、神志、尿量、皮肤弹性等，注意有无口渴、疲乏无力、头晕、水电解质、酸碱平衡失调；观察患者营养状况，有无消瘦、贫血的体征；肠鸣音，腹壁紧张度、腹部有无压痛和反跳痛。

3. 实验室及其他检查的评估 监测大便常规＋隐血试验、大便培养＋药敏试验、血常规、生化等；腹部 B 超、全消化道钡餐、X 线腹部平片、结肠镜检查和内镜检查等；定时测量体重，关节 X 线摄片等。

4. 心理与社会评估 评估患者年龄、个性、文化背景、情绪以及对疾病的认识；疾病对患者的生活、工作的影响。

【护理诊断/问题】

1. 疼痛 与结肠炎症刺激、痉挛、梗阻有关。
2. 排便异常：腹泻 与肠道黏膜水钠吸收障碍及炎症刺激肠蠕动增加有关。
3. 营养失调：低于机体需要量 与长期腹泻及吸收障碍有关。

【护理措施】

1. 一般护理

（1）休息与活动：提供安静、舒适的休息环境，劳逸结合、生活规律、保持心情舒畅。腹泻轻者注意休息，减少活动量，防止劳累，重症者应卧床休息，以减少肠蠕动，减轻腹泻。

（2）饮食护理：给予高热量、高维生素、高蛋白、低渣或无渣易消化饮食，少食多餐，急性期宜给予流质或无渣半流质饮食。严重者应禁食，按医嘱给予静脉营养，缓解后给予流质或半流质饮食。避免食用冷饮、水果、多纤维的蔬菜及其他辛辣刺激性食物，忌食牛乳和乳制品。

（3）肛周皮肤护理：嘱患者每次便后用湿纸巾抹洗肛周，避免用力擦洗，或用清水清洗肛周，保持局部清洁干燥，必要时涂无菌凡士林、抗生素软膏或皮肤保护膜保护肛周皮肤。

（4）病情观察：腹痛者观察腹痛部位、性质及程度，发作的时间、持续时间，以及腹部体征变化。如果疼痛性质突然发生改变，伴有发热、恶心、呕吐且经对症处理疼痛反而加重者，需警惕并发症的出现，如肠梗阻、肠穿孔。腹泻者注意观察排便情况、伴随症状、全身情况及血生化指标的检测。脓血便时，应及时留取大便标本送检，排除继发性感染，防止水、电解质紊乱。病情危重者应监测生命体征变化，记录 24 小时出入量和估计便血量，为是否需要输血提供依据。

2. 用药护理

（1）柳氮磺吡啶（SASP）：其副作用有恶心、呕吐、皮疹、白细胞减少、溶血反应等，应嘱患者餐后服药，服药期间定期复查血象；应用肾上腺糖皮质激素者，要注意激素的副作用，不可随意停药，防止反跳现象；应用硫唑嘌呤可出现骨髓抑制，注意监测白细胞计数；止痛解痉药物如阿托品的副作用有口干、嗜睡等，用药后多饮水，卧床休息。

（2）保留灌肠：病变在直肠、乙状结肠者，可用生理盐水 100ml 加地塞米松 10mg，做保留灌肠，每日 1~2 次。灌肠前让患者排空膀胱，灌肠时取足高左侧卧位，垫高臀部，灌肠后尽量不排便，使药液保留在肠道的时间延长。

3. 症状体征的护理　腹痛、腹泻的护理措施详见本章第一节。

4. 健康指导

（1）疾病知识指导：由于病因不明，病情反复发作，迁延不愈，常给患者带来痛苦，尤其是排便次数的增加，给患者的精神和日常生活带来很多困扰，易产生自卑、忧虑，甚至恐惧心理。应鼓励患者树立信心，以平和的心态应对疾病，自觉的配合治疗。指导患者合理休息与活动。在急性发作期或病情严重时卧床休息，缓解期适当休息，注意劳逸结合。指导患者合理选择饮食。

（2）用药指导：嘱患者坚持治疗，不要随意更换药物或停药。教会患者识别药物的不良反应，出现异常情况如疲乏、头痛、发热、手脚发麻、排尿不畅等症状要及时就诊，以免延误病情。

小　结

　　溃疡性结肠炎主要症状有腹泻、脓血便、腹痛和里急后重，黏液脓血便是本病活动期的重要表现。结肠镜检查是本病诊断的重要手段之一，药物治疗以柳氮磺吡啶为首选。给予质软、少纤维素、富含营养、有足够热量、低渣易消化饮食，避免食用生冷食物及多纤维的蔬菜、水果，忌食牛奶和乳制品。注意休息并做好肛周皮肤护理。保留灌肠时取足高左侧卧位，垫高臀部，灌肠后尽量不排便，使药液保留在肠道的时间延长。

第八节　肝硬化患者的护理

学习目标 ■■

1. 掌握肝硬化的临床表现及主要护理诊断与护理措施。
2. 熟悉肝硬化的护理评估与治疗要点。
3. 了解肝硬化的病因与发病机制。

肝硬化（cirrhosis of liver）是一种常见的慢性肝病，为一种或多种病因长期反复作用于肝脏而造成的进行性弥漫性肝损害。病理特点为广泛的肝细胞变性坏死、结节性再生、结缔组织增生，致使肝小叶结构破坏和假小叶形成，临床上以肝功能损害和门静脉高压为主要表现，晚期常出现上消化道出血、肝性脑病、继发感染等严重并发症。肝硬化高发年龄在 35～48 岁，男女之比为 3.6:1～8:1。

【病因和发病机制】

1. 病因　引起肝硬化的病因很多，在我国以病毒性肝炎所致的肝硬化为主，约占 68%，国外以酒精中毒多见。

（1）病毒性肝炎：主要为乙型病毒性肝炎，其次为丙型或乙型加丁型重叠感染，甲型和戊型一般不发展为肝硬化。其发病机制与肝炎病毒引起的免疫损伤有关，其演变方式主要是经过慢性肝炎，尤其是慢性活动性肝炎阶段发展而来。

（2）酒精中毒：长期大量饮酒者，酒精及其中间代谢产物（乙醛）直接损害肝细胞，降低肝脏对某些毒性物质的抵抗力，酗酒所致的长期营养失调也对肝脏起一定损害作用。

（3）药物或化学毒物：长期服用某些药物如双醋酚丁、甲基多巴等，或长期反复接触某些化学毒物如磷、砷、四氯化碳等，可引起中毒性肝炎，最终演变为肝硬化。

（4）胆汁淤积：持续存在肝外胆管阻塞或肝内胆汁淤积时，高浓度的胆汁酸和胆红素对肝细胞有损害作用，肝细胞变性坏死，纤维组织增生，导致肝硬化。

（5）循环障碍：慢性充血性心力衰竭、缩窄性心包炎、肝静脉或下腔静脉阻塞等使肝脏长期淤血，肝细胞缺氧、坏死和结缔组织增生，最后发展为肝硬化。

（6）代谢障碍：一些遗传或先天性酶缺陷致其代谢产物沉积于肝引起肝细胞坏死和结缔组织增生，如铁代谢紊乱所致的血色病，铜代谢紊乱所致的肝豆状核变性。

（7）营养障碍：慢性肠道疾病，食物中长期缺乏蛋白质、维生素等，可引起吸收不良和营养失调、肝细胞脂肪变性和坏死、降低肝对致病因素的抵抗力等。

（8）免疫紊乱：自身免疫性肝炎可发展为肝硬化。

（9）日本血吸虫病：我国长江流域血吸虫病流行区多见。反复或长期感染血吸虫病者，虫卵及其毒性产物在肝脏汇管区刺激结缔组织增生，导致肝纤维化和门脉高压，称为血吸虫病性肝纤维化。

（10）原因不明：部分病例发病原因难以确定，称为隐源性肝硬化，约占5%~10%。

2. 发病机制　各种病因所致的肝硬化最后均可出现其相同的病理变化，演变过程包括以下4个方面：

（1）广泛肝细胞变性坏死，肝小叶纤维支架塌陷。

（2）残存肝细胞不以原支架排列再生，形成不规则结节状肝细胞团（再生结节）。

（3）汇管区（门静脉、肝动脉、肝管三者在肝内走行区）及肝包膜外有大量纤维组织增生，并沿汇管区至肝小叶扩张，包绕再生结节或将残留肝小叶重新分割，形成假小叶。

（4）由于上述病理变化，造成肝内血液循环紊乱，表现为血管床缩小、闭塞或扭曲，血管受到再生结节挤压；肝内门静脉、肝动脉和肝静脉三者之间失去正常关系，相互出现交通吻合支等，导致肝脏的血液循环障碍，是门静脉高压症的病理基础，更加重了肝细胞的营养障碍，促进肝硬化病理的进一步发展。

【临床表现】

肝硬化起病隐匿，病程缓慢，潜伏期可达3~5年或更长。临床上将肝硬化分为肝功能代偿期或失代偿期，但两期的界限有时难以区分，现分述如下：

代偿期间患者症状较轻，甚至无任何不适，此期缺乏特异性，早期以乏力、食欲减退较为突出，可伴有恶心、厌油腻、腹胀、上腹不适及腹泻等。症状多呈间歇性，常因劳累而出现，经休息或治疗可缓解。患者营养状况一般或消瘦，肝脏轻度肿大，质偏硬，可有轻度压痛，脾脏轻、中度肿大。肝功能正常或轻度异常。

失代偿期主要为肝功能减退和门静脉高压两大类临床表现，同时可有全身多系统症状。

1. 肝功能减退的表现

（1）全身症状：一般状况与营养状况均较差，消瘦、乏力、贫血、精神不振，部分患者可有不规则低热、水肿、皮肤干枯、面色灰暗黝黑（肝病面容）、黄疸、维生素缺乏致夜盲、舌炎、口角炎、多发性神经炎等。

（2）消化道症状：食欲减退为最常见症状，甚至畏食，进食后上腹饱胀不适，恶心或呕吐、腹痛、腹胀，稍进食油腻食物后腹泻等。这些症状的发生与肝硬化致门静脉高压引起胃肠道瘀血水肿、消化吸收障碍和肠道菌群失调等有关。

（3）出血倾向和贫血：常有鼻出血、牙龈出血、皮肤紫癜和胃肠出血等倾向，是由肝细胞合成凝血因子减少、脾功能亢进和毛细血管脆性增加所致。2/3的患者有轻到中度贫血，主要为正细胞正色素性贫血。偶见巨幼细胞贫血与脾功能亢进、缺铁、叶酸和维生素 B_{12} 缺乏、出血等因素有关。

（4）内分泌紊乱：肝功能减退对雌激素、醛固酮和抗利尿激素的灭活功能减退，致以上激素相对增多。雌激素相对增多时，通过负反馈抑制腺垂体的分泌功能，从而影响垂体分泌促性腺激素及促肾上腺皮质激素，致雄激素和肾上腺糖皮质激素减少。雌激素与雄激素比例失调，男性出现性欲减退、睾丸萎缩、毛发脱落及乳房发育，女性出现月经失调、闭经等。部分患者出现蜘蛛痣，主要分布在面颈部、上胸、肩背和上肢等上腔静脉引流区域；手掌大、小鱼际肌和指腹皮肤发红称为肝掌。醛固酮及抗利尿激素相对增多致钠水潴留、水肿及促进腹水形成。肾上腺皮质功能减退，表现为面部和其他暴露部位皮肤色素沉着。

2. 门静脉高压症的表现　脾大、脾功能亢进，侧支循环的建立和开放，腹水是门静脉高压症的三大临床表现。

（1）脾大、脾功能亢进：门静脉高压致脾静脉压力增高，脾脏淤血致轻、中度肿大，少数患者可超过脐部。晚期脾大常伴有脾功能亢进，表现为对血细胞破坏增加，导致周围血中红细胞、白细胞、血小板减少。

（2）侧支循环的建立和开放：门静脉高压使门静脉内的血液回流受阻，导致门静脉系统许多部位与腔静脉之间建立侧支循环并开放，其中最重要的三支为：①食管和胃底静脉曲张：常因腹内压突然升高、粗糙食物机械损伤、胃酸反流腐蚀损伤曲张的食管、胃底静脉时，出现呕血、黑便和失血性休克等表现；②腹壁静脉曲张：由于脐静脉重新开放，在腹壁和脐周可见纡曲静脉，以脐为中心向上、下腹壁延伸；③痔静脉扩张：为门静脉系的直肠上静脉与下腔静脉系的直肠中、下静脉吻合扩张形成，常因大便干结难排或腹内压升高时破裂引起便血（图4-1）。

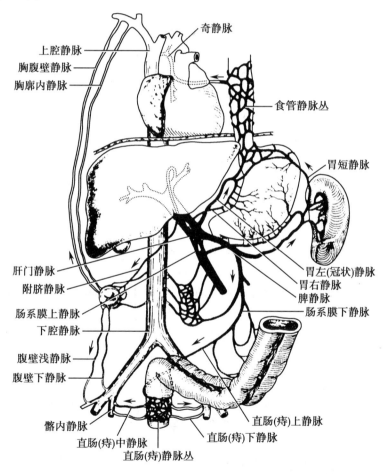

图4-1　肝门静脉回流受阻时，侧支循环血流方向示意图

（3）腹水：是肝硬化失代偿期最突出的临床表现。腹水形成的因素有：①门静脉压力增高：使腹腔脏器毛细血管床静水压增高，组织间液回吸收减少而漏入腹腔；②低清蛋白血症：肝功能减退使清蛋白合成减少及蛋白质摄入和吸收障碍，当血浆清蛋白低于30g/L时，血浆胶体渗透压降低，血管内液外渗；③肝淋巴液生成过多：肝静脉回流受阻时，肝内淋巴

液生成增多，超过胸导管引流的能力，淋巴管内压力增高，使大量淋巴液自肝包膜和肝门淋巴管渗出至腹腔；④抗利尿激素及继发性醛固酮增多，引起水钠重吸收增加；⑤有效循环血容量不足致肾血流量减少，肾小球滤过率降低，排钠和排尿量减少。

3. 并发症

（1）上消化道出血：是常见并发症，主要由食管-胃底静脉曲张破裂所致，也可因并发急性胃黏膜病变形成消化性溃疡引起，多突然发生呕血或黑便，常导致出血性休克或诱发肝性脑病，病死率高。

（2）肝性脑病：是本病最严重的并发症，也是最常见的死亡原因。

（3）感染：肝硬化患者抵抗力低，易并发肺炎、胆道感染、大肠埃希菌败血症、自发性腹膜炎等。自发性腹膜炎系肠道内细菌异常繁殖，通过肠壁或侧支循环进入腹腔引起，致病菌多为革兰氏阴性杆菌，常表现为发热、腹痛、腹胀、腹水迅速增长或持续不减、腹膜刺激征，少数可发生中毒性休克。

（4）原发性肝癌：肝硬化患者在短期内肝脏迅速增大、持续性肝区疼痛、肝表面发现肿块或腹水增多且呈血性等情况时，应考虑原发性肝癌可能，并作进一步检查。

（5）功能性肾衰竭：又称肝肾综合征。大量腹水时，由于有效循环血容量不足等因素，可出现肝肾综合征，其特征为：难治性腹水的基础上出现少尿或无尿、氮质血症、稀释性低钠血症和低尿钠。但肾脏无重要病理改变。

（6）电解质和酸碱平衡紊乱：低钠血症是因长期摄入不足、抗利尿激素增多、长期利尿和大量放腹水等所致。低钾、低氯血症与代谢性碱中毒是由摄入减少、呕吐、腹泻、长期利尿等引起。

【实验室及其他检查】

1. 血常规 代偿期多正常，失代偿期常有不同程度的贫血，为正细胞正色素性贫血。脾功能亢进时白细胞和血小板计数减少。

2. 尿常规 代偿期一般无异常。有黄疸时尿中会出现胆红素，可有尿胆原增加。

3. 肝功能试验 代偿期肝功能试验多正常或轻度异常。失代偿期血清总蛋白正常、降低或增高，但清蛋白降低、球蛋白升高，白/球蛋白比例降低或倒置。转氨酶常有轻、中度增高，以丙氨酸氨基转移酶（ALT）增高明显，肝细胞严重坏死时天门冬氨酸氨基转移酶（AST）活力常高于 ALT，凝血酶原时间延长。

4. 免疫功能检查 血清 IgG 显著增高，T 淋巴细胞数低于正常；部分患者可出现抗核抗体等非特异性自身抗体；病毒性肝炎肝硬化者，乙型、丙型或乙型加丁型肝炎病毒标记可呈阳性反应。

5. 腹水检查 多为漏出液，如并发自发性腹膜炎、结核性腹膜炎时，则为渗出液。腹水呈血性应高度怀疑癌变，应做细胞学检查。

6. 影像学检查 食管静脉曲张时行食管吞钡 X 线检查示虫蚀样或蚯蚓状充盈缺损，纵行黏膜皱襞增宽，胃底静脉曲张时见菊花样充盈缺损。CT 和 MRI 检查可显示早期肝大，晚期肝左、右叶比例失调，右叶萎缩，左叶增大，肝表面不规则，脾大，腹水。腹部超声显像亦可显示肝大小、外形改变和脾大。

7. 内镜检查 胃镜检查可直接观察有无静脉曲张及其部位和程度，阳性率较 X 线检查高。并发上消化道出血时，胃镜检查可判明出血部位和病因，并可进行止血治疗。腹腔镜检查可直接观察肝外形、表面、色泽、边缘及脾等改变，还可对病变明显处作穿刺活组织检查，对鉴别肝硬化、慢性肝炎和原发性肝癌及明确肝硬化的病因很有帮助。

8. 肝穿刺活组织检查　若见有假小叶形成，可确诊为肝硬化。

【治疗要点】

肝硬化应采取综合治疗使病情缓解并延长其代偿期。针对病因治疗，注意休息和饮食；代偿期患者可服用抗纤维化的药物（如秋水仙碱）及中药，不宜滥用护肝药，避免使用对肝脏有损害的药物；失代偿期患者主要是对症治疗、改善肝功能和防治并发症；有手术适应证者进行手术治疗。

1. 腹水的治疗

（1）一般治疗：卧床休息、加强营养及支持治疗。限制水钠摄入，可产生自发性利尿。

（2）利尿剂：是目前临床应用最广泛的治疗腹水的方法。常用保钾利尿剂有螺内酯和氨苯蝶啶，排钾利尿剂有呋塞米和氢氯噻嗪。单独应用排钾利尿剂应注意补钾。

（3）提高血浆胶体渗透压：静脉输注血浆、清蛋白、新鲜血，不仅能促进腹水消退，还可提高机体一般状况，改善肝功能。

（4）放腹水、输注清蛋白及腹水浓缩回输　可治疗难治性腹水。

2. 手术治疗　各种分流、断流术和脾切除术等可降低门静脉高压，晚期肝硬化患者可行肝移植术。

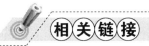 相关链接

介入治疗——TIPSS

经颈静脉途径肝门-体静脉内支架分流术（TIPSS）是治疗肝硬化门静脉高压的一种新的治疗手段。经多组大宗临床应用研究结果表明，与内科方法相比，TIPSS 对门静脉高压引起的消化道大出血，特别是胃底瘤状静脉曲张引发的大出血疗效更加肯定，食管、胃底静脉曲张的栓塞有利于再发出血的预防；与外科分流手术相比，TIPSS 创伤小、安全、施行相对简单，而分流效果与外科手术相同。因此，在急性消化道大出血时，内科治疗无效，应将 TIPSS 列为首选方案。

【护理评估】

1. 病史评估　询问患者症状出现的时间和缓急；了解患者的生活及工作环境，询问患者饮食和生活习惯及其长期的营养状况，有无长期使用损肝药物或嗜酒，其用量及持续时间；有无长期食欲减退、消化不良、消瘦、黄疸、出血史，有无恶心、呕吐、腹胀、腹泻、咳嗽、便秘，呕吐物及大便颜色、量和性质；有无肝炎或输血史、胆道疾病史及心力衰竭。

2. 身体评估　注意患者全身营养状况，腹部膨隆的程度，腹壁有无静脉显露，有无膈抬

高、脐疝等，有无黄疸、出血点、蜘蛛痣、肝掌、四肢水肿，有无移动性浊音，肝、脾触诊应注意其大小、质地、表面情况、有无压痛，注意观察患者有无表情淡漠、性格改变或行为异常，对人物、时间、地点的定向力。

3. 实验室及其他检查的评估　根据病情进行血常规、肝功能、血氨、腹腔穿刺、电子胃镜的检查。

4. 心理与社会评估　观察患者有无个性、行为的改变，了解患者及家属对疾病的认识，对治疗的看法及家庭经济情况。

【护理诊断/问题】

1. 营养失调：低于机体需要量　与肝功能减退、门静脉高压引起食欲减退、消化和吸收障碍有关。

2. 体液过多　与肝功能减退、门静脉高压引起钠、水潴留和低蛋白血症等有关。

3. 活动无耐力　与肝硬化所致营养不良、大量腹水有关。

【护理措施】

1. 一般护理

（1）休息与活动：休息可减轻患者能量消耗，减轻肝脏代谢的负担，增加肝脏的血流量，有助于肝细胞修复。代偿期患者应减少活动量，可参加轻体力劳动，失代偿期患者应以卧床休息为主。

（2）饮食护理：肝硬化患者的饮食原则为高热量、高蛋白、高维生素、低脂肪、易消化饮食，但应根据病情变化及时更改。热量以碳水化合物为主；蛋白质是肝细胞修复和维持血清清蛋白正常水平的重要物质基础，应保证其摄入量，1~1.5g/（kg·d），以鸡蛋、牛奶、鱼、鸡肉、猪瘦肉为主，但血氨偏高者应限制或禁食蛋白质，病情好转后逐渐增加蛋白质摄入量，但应以植物蛋白为主；有食管静脉曲张者应禁食坚硬、粗糙、带刺及辛辣煎炸食物，如糠皮、甲壳、鱼肉、排骨、辣椒、油条等，药物应磨成粉末，食物应以软食、菜泥、肉末、汤类为主，进食时应细嚼慢咽，吞下食团宜小且外表光滑，以防损伤曲张的食管胃底静脉导致出血，同时告诫患者戒烟酒。

（3）加强皮肤的护理：保持床铺干燥、平整。指导和协助患者定时变换体位，臀部、足部及其他水肿部位可用棉垫，并给予热敷和按摩，预防压疮的发生。黄疸患者皮肤瘙痒时，外用炉甘石洗剂止痒，嘱患者不搔抓皮肤以免引起皮肤破损、出血和感染。

（4）病情观察：准确记录24小时出入量，定期测腹围和体重，观察腹水消长情况。密切监测血清电解质和酸碱变化。注意有无呕血、黑便，有无精神异常，有无腹痛、腹胀、发热及短期内腹水迅速增加，有无少尿、无尿等表现，及时发现并发症。

2. 腹水患者的护理

（1）体位：轻度腹水尽量取平卧位，以增加肝肾血流量，改善肝细胞的营养，提高肾小球滤过率。大量腹水患者取半卧位，以使膈下降，减轻呼吸困难和心悸，同时应避免腹内压突然剧增的因素，如剧烈咳嗽、打喷嚏、便秘等。可指导患者抬高下肢以减轻水肿；阴囊水肿者可用托带托起阴囊，以利于水肿消退。

（2）限制钠、水摄入：钠限制在每天500~800mg（氯化钠1.2~2.0g）；进水量限制在约每天 1000ml 左右。显著低钠血症者，进水量应限制在每天 500ml 内。嘱患者少食高钠食物如咸肉、酱菜、酱油、罐头食品、含钠味素等，可在饮食中适量添加橘汁、食醋等，以增进食欲。

（3）用药护理：利尿前可输注清蛋白以促进腹水消退。利尿速度不宜过快，每日体重减轻不超过 0.5kg 为宜，避免诱发肝性脑病和肝肾综合征。注意保持水、电解质和酸碱平衡。

（4）协助腹腔穿刺放腹水或腹水浓缩回输：对大量腹水引起呼吸困难、心悸，且利尿效果不佳者可酌情放腹水和腹水浓缩回输，后者可减少蛋白质丢失。术前告知患者注意事项，取得患者配合。术中注意观察有无不良反应，术毕指导患者保持穿刺局部清洁、干燥，标本及时送检。观察患者生命体征、腹水量、性质和颜色，做好记录。

3. 心理护理　护士应鼓励患者说出其内心感受和忧虑，给予精神上的安慰和支持。向患者及家属介绍治疗有效的病例，增加治疗信心，引导患者家属在情感上关心支持患者。对表现出严重焦虑和抑郁的患者，应加强观察并及时进行干预，以免发生意外。

4. 健康指导

（1）疾病知识指导：肝硬化为慢性病程，护士应帮助患者和家属掌握本病的诱因与病因，临床表现和自我护理方法，指导患者积极治疗病毒性肝炎以防止肝硬化发生。教会患者及家属正确识别肝性脑病、上消化道大出血等并发症的先兆表现，以便及早就医治疗。

（2）生活指导：患者应保持情绪稳定，保证足够的休息和睡眠，生活起居有规律，避免劳累。向患者和家属说明饮食治疗的重要意义及原则，切实遵循饮食治疗的原则和计划，严格限制饮酒和吸烟，少进食粗糙食物并防止便秘。

（3）用药指导：遵医嘱用药，如需加用药物，应征得医师同意，以免服药不当而加重肝脏负担和肝功能损害。如服用利尿剂者，应向其详细介绍所用药物的名称、剂量、给药时间和方法，并教会其观察药物疗效和不良反应，如出现软弱无力、心悸等症状，应及时就医。

（4）皮肤的保护：患者因皮肤干燥、水肿、黄疸时出现皮肤瘙痒，又因长期卧床等因素，易发生皮肤破损和继发感染。沐浴时应避免水温过高，勿用有刺激性的皂类和浴液，沐浴后可使用性质柔和的润肤品；皮肤瘙痒者给予止痒处理，嘱患者勿用手抓挠，以免皮肤破损。

小　结

在我国以病毒性肝炎所致的肝硬化最常见。肝硬化失代偿期以肝功能减退和门静脉高压为主要表现。腹水是肝硬化患者最突出的表现。上消化道出血是肝硬化最常见的并发症，肝性脑病是最主要的死亡原因。饮食治疗以高热量、高蛋白、高维生素、低脂肪、易消化饮食为原则，当肝功能显著损害或有肝性脑病先兆时，应限制或禁食蛋白质；有腹水者应限钠、限水。利尿速度不宜过快，每日体重减轻不超过 0.5kg 为宜，记录 24 小时液体出入量，并监测血清电解质，避免发生水、电解质紊乱。皮肤干燥瘙痒者给予止痒处理，勿用手抓挠，以免皮肤破损及感染。嘱患者注意身心休息，按医嘱用药，勿滥用保肝药，以免加重肝脏负担。

第九节 原发性肝癌患者的护理

学习目标 ▮▮

1. 掌握原发性肝癌的临床表现、主要护理诊断与护理措施。
2. 熟悉原发性肝癌的治疗要点与护理评估。
3. 了解原发性肝癌的病因与发病机制。

原发性肝癌（primary carcinoma of liver）是指肝细胞或肝内胆管细胞发生的癌，简称肝癌。是我国常见恶性肿瘤之一，死亡率在消化系统恶性肿瘤中仅次于胃癌和食管癌。本病可发生于任何年龄，以 40~49 岁为多，男女发病率之比为（2~5）:1。

【病因和发病机制】

1. 病因　原发性肝癌的病因尚未完全肯定，可能与多种因素的综合作用有关。如病毒性肝炎、肝硬化、黄曲霉素以及其他因素等。

2. 发病机制

（1）病毒性肝炎：肝癌患者血清 HBsAg 及其他乙型肝炎标志的阳性率可达 90%，表明乙肝病毒与肝癌高发有关。近年来，丙型肝炎也与肝癌的发生密切相关。

（2）肝硬化：原发性肝癌合并肝硬化者约占 50%~90%，多为乙型和丙型病毒性肝炎后的大结节性肝硬化，在欧美国家则常发生于酒精性肝硬化的基础上。

（3）黄曲霉毒素：黄曲霉毒素的代谢产物黄曲霉毒素 B_1（AFB_1）有强烈的致癌作用，动物实验证明食用被黄曲霉毒素污染的霉玉米、霉花生等能导致肝癌的发生。

（4）其他因素：饮用被池塘中生长的蓝绿藻产生的微囊藻毒素污染的水源，亚硝胺类、偶氮芥类、有机氯农药等化学物质可致肝癌。此外，嗜酒、硒缺乏、遗传等也与肝癌的发生有关。

【临床表现】

起病隐匿，早期缺乏典型表现。自行就诊者多属于中、晚期。

1. 症状

（1）局部表现：半数以上患者可有肝区疼痛，多呈持续性胀痛或钝痛，于夜间或劳累后加重。如侵犯膈，可牵涉至右肩疼痛。当肝表面的癌结节破裂，坏死的癌组织及血液流入腹腔，可引起突然的剧痛，累及全腹时可产生腹膜刺激征的表现，出血量大时可引起晕厥或休克。

（2）全身性表现：常有进行性消瘦、发热、食欲减退、腹胀、乏力、营养不良、呈恶病质等表现，少数患者因癌本身的代谢异常，致内分泌或代谢异常，出现自发性低血糖、红细胞增多症、高血钙、高血脂等伴癌综合征的表现。

（3）转移灶症状：如转移至肺、骨、脑等处，可出现相应症状，如咯血、局部压痛或头痛等，颅内转移癌可有神经定位体征。

2. 体征

（1）肝大：肝进行性增大、质地坚硬、表面凹凸不平、有大小不等的结节或巨块、边缘钝而不整齐、常有不同程度的压痛。

（2）黄疸：常在晚期出现。因肝细胞损害、癌块压迫或侵犯肝门附近的胆管，或癌组织和血块脱落阻塞胆道而引起。

（3）肝硬化征象：伴肝硬化门静脉高压者可有脾大、腹水、静脉侧支循环形成等表现。腹水增长速度增快，常为漏出液。癌细胞侵犯肝包膜或向腹腔内破溃可致血性腹水。

3. 并发症

（1）肝性脑病：是肝癌终末期的并发症，约1/3患者因此而死亡。

（2）上消化道出血：约占死亡原因的15%。肝癌患者常因有肝硬化基础或有门静脉、肝静脉癌栓而发生门静脉高压症、食管及胃底静脉曲张等改变，而出现呕血和（或）黑便。晚期可因胃肠道黏膜糜烂合并凝血功能障碍而广泛出血。

（3）癌结节破裂出血：约占死亡原因的10%。癌结节破裂局限于肝包膜下，可形成压痛性包块；破入腹腔可引起急性腹痛及腹膜刺激征。小量出血表现为血性腹水，大量出血可引起休克和死亡。

（4）继发感染：由于长期消耗或因放射、化学治疗导致白细胞减少、抵抗力减弱，加之长期卧床等因素，易并发各种感染，如肺炎、败血症、肠道感染等。

【实验室及其他检查】

1. 甲胎蛋白（AFP）测定 是早期诊断肝癌的重要方法之一，现已广泛用于肝细胞癌的普查、诊断、判断治疗效果、预测复发等方面。肝细胞癌 AFP 阳性率为70%~90%。AFP 检查诊断肝细胞癌的标准为：①AFP 由低浓度逐渐升高不降；②AFP 在 $200\mu g/L$ 以上的中等水平持续时间 8 周；③AFP $>500\mu g/L$，持续时间 4 周。

2. γ-谷氨酰胺转移酶同工酶Ⅱ（GGT_2） 在原发性和转移性肝癌的阳性率可达到90%以上，特异性达97.1%。

3. 影像学检查 B 型超声显像是目前肝癌筛查的首选检查方法。可显示直径为 2cm 以上的肿瘤，对肝癌早期定位诊断有较大的价值，结合 AFP 检测，已广泛用于普查肝癌。CT、磁共振显像（MRI）、选择性肝动脉造影对肝癌定性、定位的早期诊断有重要价值。

4. 肝穿刺活检 超声或 CT 引导下细针穿刺行组织学检查是确诊肝癌的最可靠方法。

【治疗要点】

早期肝癌应尽量采取手术切除，对不能切除者可运用多种治疗措施，如肝动脉化疗栓塞治疗（TACE）、放射治疗、经皮穿刺注射无水乙醇、全身化疗、生物和免疫治疗等。目前趋向于手术、介入治疗和放疗等联合，如同时结合中药或生物和免疫等治疗，效果更好。

【护理评估】

1. 病史评估 了解患者既往史是否有病毒性肝炎、肝硬化、寄生虫及长期服某些药物和接触化学毒物史；了解患者的居住地，有无家族遗传史，饮食及饮水情况，有无饮酒史及饮酒量、持续时间等。

2. 身体评估　有无进行性消瘦、乏力、发热、营养不良、恶病质和黄疸等。有无肝区疼痛和肝大，疼痛的强度、性质及肝脏的大小、质地、有无硬结及压痛。有无食欲减退、恶心、呕吐和腹泻，呕吐或腹泻的量和性质。有无呕血或黑便，其量、颜色和出血速度如何。有无脾大、腹壁静脉曲张和腹水及肝外转移的征象。

3. 实验室及其他检查的评估　了解 AFP、腹部 B 超、CT 或 MRI 等检查结果。

4. 心理与社会评估　怀疑或被确诊为肝癌后患者会出现极度焦虑、恐惧、易怒、悲观等，甚至轻生。注意家属对该病的认识程度、支持情况及家庭经济情况等。

【护理诊断／问题】

1. 疼痛：肝区痛　与肿瘤生长迅速、肝包膜被牵拉、坏死组织和血液流入腹腔或肝动脉栓塞术后产生栓塞后综合征有关。

2. 预感性悲哀　与患者了解肝癌预后或终末期肝功能衰竭有关。

【护理措施】

1. 一般护理

（1）休息与活动：根据病情合理安排休息，协助患者采取舒适的体位。有大量腹水、呼吸困难时应半卧位和氧气吸入。保持病室安静、舒适、空气流通。护理操作集中，减少对患者的刺激。

（2）饮食护理：给予高蛋白、适当热量及高维生素饮食，避免高热量、高脂和刺激性食物，以免加重肝脏负担。疼痛剧烈时应暂停进食。有恶心、呕吐者，可在餐前给予止吐剂，少量多餐。有肝性脑病倾向时，应减少蛋白质摄入量。

（3）病情观察：①观察疼痛的程度、性质、部位及伴随症状，皮肤黏膜、巩膜及尿色的变化；②注意患者有无性格和行为的改变，有无烦躁、嗜睡及扑翼样震颤等，以早期发现肝性脑病；③观察呕吐物及粪便的颜色，血压和脉搏的变化，及时发现上消化道出血，并协助医师处理。

2. 用药护理　常选用化疗药物有多柔比星、顺铂、丝裂霉素、5-FU 等，注意观察药物不良反应。

3. 肝动脉化疗栓塞患者的护理　TACE 为非手术治疗中的首选方法，可明显提高患者的 3 年生存率。应做好以下护理以减少患者疼痛和并发症的发生：

（1）术前护理：①向患者及家属解释有关治疗的必要性、方法和效果以减轻其对 TACE 的疑虑；②做好相应检查，如血常规、出凝血时间、肝肾功能、心电图、B 超等；③双侧腹股沟区备皮，同时检查股动脉及足背动脉搏动的强度以便术后进行对比观察；④行碘过敏试验和普鲁卡因过敏试验；⑤术前 4～6 小时禁饮食；术前 30 分钟遵医嘱给予镇静剂，并测血压。

（2）术中配合：协助患者保持稳定的情绪，做好抢救准备。注射造影剂时密切观察其有无恶心、胸闷、心悸、皮疹等过敏症状及血压变化。注射化疗药后密切观察患者有无不良反应，协助呕吐者头偏向一侧，提供污物盘备用；可在注入化疗药前予止吐药。若出现腹痛等症状，可根据情况给予对症处理。

（3）术后护理：术后因肝动脉血供突然减少，可导致栓塞后综合征，出现发热、恶心、呕吐、腹痛、血清清蛋白降低、肝功能异常等改变，应做好相应护理：①穿刺部位压迫止血15分钟再加压包扎，沙袋压迫6小时，穿刺侧肢体平伸制动24小时，并观察穿刺部位有无血肿或渗血；②禁食2~3天，逐渐过渡到流质，少量多餐以减轻恶心、呕吐；③术后由于包膜张力增加、肝脏水肿等原因可引起腹部不适，一般可于48小时后消失或减轻，如剧烈疼痛持续3~4天，则考虑有误伤其他器官并引起组织坏死的可能，必要时胃肠减压，诊断未明确前慎用止痛药；④多数患者因机体吸收坏死肿瘤组织常于术后4~8小时体温升高，持续1周左右，也可持续2~3周，可行物理降温或给予解热镇痛药，同时注意保暖，预防肺部并发症；⑤及早发现并配合医师处理肝性脑病；⑥鼓励患者深呼吸，给予吸氧以利于肝细胞代谢；⑦1周后常因肝缺血影响肝糖原储存和蛋白质的合成，应根据医嘱静脉输注清蛋白，适量补充葡萄糖液，可将导管连接于微量注射泵上，便于持续注射抗癌药物，并准确记录出入量。

4. 疼痛的护理 疼痛者要指导患者应用放松和转移注意力的技巧以缓解疼痛；保持舒适而安静的环境以减少对患者的不良刺激和心理压力；认真倾听患者述说疼痛的感受。也可以采取镇痛措施：如按 WHO 推荐的三阶梯疗法，遵医嘱给予相应的止痛药；也可采用患者自控镇痛（PCA）法进行止痛。

5. 健康指导

（1）疾病预防指导：注意饮食和饮水卫生，做好食物保管，防霉去毒，保护水源，防止污染。注射乙型和丙型病毒性肝炎疫苗，预防病毒性肝炎和肝硬化。积极宣传和普及肝癌的预防知识，定期对肝癌高发区人群进行普查，以预防肝癌发生和早期诊治肝癌。

（2）患者一般指导：向患者和家属介绍肝癌的有关知识和并发症的识别，以便随时发现病情变化，及时就诊。按医嘱服药，忌用损肝药物。指导患者保持乐观情绪，建立积极的生活方式，有条件者可参加社会性抗癌组织活动，增加精神支持，以提高机体抗癌功能。保持生活规律、注意劳逸结合、避免情绪剧烈波动和劳累，以减少肝糖原分解，减少乳酸和血氨的产生。

（3）饮食指导：指导患者合理进食，避免摄入高脂、高热量和刺激性食物，戒烟、酒，减轻对肝损害。

小 结

原发性肝癌发生常与病毒性肝炎、肝硬化及黄曲霉素等有关。早期缺乏典型表现，临床表现主要有肝区疼痛、肝脏进行性增大、黄疸、肝硬化征象，晚期可出现转移灶表现。甲胎蛋白（AFP）测定是早期诊断肝癌的重要方法之一，B型超声显像是目前肝癌筛查的首选检查方法。肝动脉化疗栓塞治疗为非手术治疗中的首选方法，护士应做好术前、术中、术后护理。指导患者合理进食，避免摄入高脂、高热量和刺激性食物，戒烟、酒，减轻对肝损害。指导患者保持乐观情绪，建立积极的生活方式，增加精神支持，

第十节 肝性脑病患者的护理

学习目标 ▐▐▐

1. 掌握肝性脑病的临床表现及主要护理诊断与护理措施。
2. 熟悉肝性脑病的护理评估与治疗要点。
3. 了解肝性脑病的病因与发病机制。

　　肝性脑病（hepatic encephalopathy，HE）是由严重肝病引起、以代谢紊乱为基础的中枢神经系统功能失调的临床综合征。其主要临床表现是意识障碍、行为失常和昏迷，过去也称肝昏迷（hepatic coma）。亚临床或隐性肝性脑病（subclinical or latent HE）系指无明显临床表现和生化异常，仅能用精细的智力测验和（或）电生理检测才可作出诊断的肝性脑病。

【病因和发病机制】

　　1. 病因　肝硬化是引起肝性脑病的最常见原因，以肝炎后肝硬化最多见，部分可由门体分流手术引起，小部分肝性脑病见于重症病毒性肝炎、中毒性肝炎和药物性肝病、原发性肝癌、妊娠期急性脂肪肝、严重胆道感染等。消化道出血、进食过多含蛋白质的食物、大量利尿剂的应用和放腹水、感染、便秘、电解质紊乱及酸碱失衡、药物应用不当、酗酒、低血糖等都可成为肝性脑病的诱因。

　　2. 发病机制　肝性脑病的发病机制目前尚不十分清楚。目前认为肝性脑病主要是由于肠道和体内的一些有害代谢物不能被肝脏及时解毒和清除，进入体循环，透过血-脑脊液屏障，导致脑细胞的代谢和功能异常所致。有关肝性脑病发病机制的学说主要包括：

　　（1）氨中毒学说：是研究最多、依据最充分的肝性脑病发病机制。主要是氨代谢紊乱引起氨中毒，从而影响脑细胞的能量代谢、直接干扰神经传导。血氨增高的原因是氨生成过多和（或）代谢清除过少，主要与摄入过多含氮食物（高蛋白质饮食）或药物、上消化道出血、肾前性或肾后性氮质血症、肝将氨合成为尿素的能力减退、门体静脉分流等有关。

　　（2）神经递质学说：它包括：①γ-氨基丁酸/苯二氮䓬（GABA/BZ）复合体学说；GABA是哺乳动物大脑的主要抑制性神经递质，由肠道细菌产生。肝衰竭时，抑制性GABA受体增多，同时该受体还可与BZ结合，引起神经冲动传导抑制；②假神经递质学说：肝衰竭时，胺（β-多巴胺）和苯乙醇胺增多，其化学结构与正常神经递质去甲肾上腺素相似但传递神经冲动的作用很弱，称为假性神经递质。当假性神经递质被脑细胞摄取并取代了突触中的正常神经递质，神经传导发生障碍，产生异常抑制，出现意识障碍和昏迷。

　　（3）氨基酸代谢不平衡学说：肝衰竭时，芳香族氨基酸（如苯丙氨酸、酪氨酸、色氨酸）增多而支链氨基酸（如亮氨酸、异亮氨酸）减少。当支链氨基酸减少时进入脑组织的芳香族氨基酸增多，脑中增多的色氨酸可衍生为5-羟色胺，后者为中枢神经某些神经元的抑制性递质，有拮抗去甲肾上腺素的作用，可能与昏迷有关。

（4）氨、硫醇和短链脂肪酸的协同毒性作用：肝衰竭时，硫醇和短链脂肪酸增多，两者与氨共同对中枢神经系统起协同毒性作用。肝臭可能是甲基硫醇和二甲基二硫化物挥发的气味。

【临床表现】

肝性脑病多为慢性起病，初期不易觉察，也可急性起病，如急性重型肝炎所致的急性肝衰竭。一般根据意识障碍程度、神经系统表现和脑电图改变，将肝性脑病的表现分为4期。

1. 一期（前驱期）　轻度性格改变和行为失常，如欣快激动或淡漠少言，衣冠不整或随地便溺。应答尚准确，但吐词不清且较缓慢。可有扑翼样震颤（嘱患者两臂平伸，肘关节固定，手掌向背侧伸展，手指分开，可出现手向外偏斜，掌指关节、腕关节、甚至肘与肩关节急促而不规则地扑击样抖动），脑电图多数正常。此期历时数日或数周，有时症状不明显，易被忽视。

2. 二期（昏迷前期）　以意识错乱、睡眠障碍、行为失常为主。在前一期的基础之上症状加重，定向力和理解力均减退，对时间、地点、人物的概念混乱，不能完成简单的计算和智力构图，吐词不清，书写障碍，举止反常也很常见，多有睡眠倒错，甚至有幻觉、恐惧、狂躁而易被误认为一般精神病。有明显的神经体征，如腱反射亢进、肌张力增高、踝痉挛、巴宾斯基征阳性等；扑翼样震颤存在，脑电图异常，患者还可以出现不随意运动及运动失调。

3. 三期（昏睡期）　以昏睡和精神错乱为主，大部分时间呈昏睡状态，可以唤醒，醒后尚可应答，但常神志不清有幻觉。扑翼样震颤仍可引出，肌张力增强，神经系统体征持续或加重。锥体束征常呈阳性，脑电图有异常波形。

4. 四期（昏迷期）　意识完全丧失，不能唤醒。浅昏迷时，对疼痛等强刺激有反应，腱反射和肌张力亢进；因患者不能合作无法引出扑翼样震颤。深昏迷时，各种反射消失，肌张力降低，瞳孔常散大，可出现阵发性惊厥、踝痉挛和换气过度，脑电图明显异常。

以上各期的分界不很清楚。肝功能损害严重的肝性脑病患者还有明显的黄疸、出血倾向和肝臭，且易并发各种感染、肝肾综合征和脑水肿等情况，其临床表现更加复杂。

【实验室及其他检查】

1. 血氨　正常人空腹静脉血氨为 $40 \sim 70 \mu g/dl$。慢性肝性脑病患者多有血氨增高；急性肝衰竭所致脑病的血氨多正常。

2. 脑电图检查　脑电图不仅有诊断价值，对判断预后也有一定意义。脑电图的变化可以反映肝性脑病的严重程度，典型的改变为节律变慢，出现普遍性 $4 \sim 7$ 次/秒。昏迷时两侧同时出现对称的高波幅 δ 波。

3. 诱发电位　是体外可记录的电位，诱发电位检查可用于亚临床或临床肝性脑病的诊断。

4. 心理智能测试　对于诊断早期肝性脑病包括亚临床肝性脑病最有用，常规使用的是数字连接试验和符号数字试验。

【治疗要点】

肝性脑病治疗原则为消除诱因，尽快促进意识恢复和恢复正常的神经功能，即早发现早治疗。由于肝性脑病的发病机制迄今仍未阐明，通常认为有多种因素参与，因此常采取综合治疗措施，包括：

1. 去除诱因　避免消化道出血、进食过多含蛋白质的食物、药物应用不当、酗酒等诱因。

2. 减少肠内有毒物质的产生和吸收　①禁食蛋白质或低蛋白饮食；②灌肠或导泻，如用生理盐水或弱酸液清洁灌肠，灌肠溶液禁用肥皂水；③口服肠道不吸收抗生素以抑制肠道细菌生长。

3. 促进毒物的代谢清除及纠正氨基酸代谢　常用降氨药（如 L-鸟氨酸-L-门冬氨酸等）、GABA/BZ 复合受体拮抗药（如氟马西尼等）、支链氨基酸等。

4. 对症治疗　①保持呼吸道通畅；②纠正水、电解质紊乱和酸碱失衡；③保护脑细胞。

5. 其他治疗

【护理评估】

1. 病史评估　肝性脑病的病因及诱因较多，应询问患者的发病时间、发病前的饮食，有无发热或服药；有无恶心、呕吐及呕吐物的颜色、有无大便及大便的颜色；询问患者有何基础疾病，询问既往有无类似的症状出现，有无精神病史。

2. 身体评估　注意患者的一般营养状况、皮肤和黏膜有无黄疸、出血点、蜘蛛痣、肝掌、腹壁静脉曲张；评估患者肝、脾的大小、质地、表面情况、有无压痛；腹肌张力、移动性浊音及病理反射情况，有无扑翼样震颤；观察患者有无肝臭，观察患者的体位、姿势和步态，注意其性格和行为的表现，定向力、理解力及计算能力是否正常，有无幻觉，同时更应注意其语言及非语言行为。

3. 实验室及其他检查的评估　根据病情进行血氨的测定、肝肾功能和生化检查、简易智力测验、脑电图检查。

4. 心理与社会评估　耐心倾听患者家属对患者当前健康状况的看法及其有何心理顾虑。评估患者家庭及经济状况。

【护理诊断/问题】

1. 意识障碍　与肝功能减退、血氨增高、影响大脑细胞正常代谢有关。

2. 照顾者角色困难　与患者意识障碍、照顾者缺乏照顾经验，体力及经济负担过重有关。

【护理措施】

1. 一般护理

（1）休息与活动：安置患者于重症监护病房，绝对卧床休息，专人护理。提供安静、舒适、温湿度适宜的环境，保持病室空气清洁、流通，限制探视。

（2）饮食护理：①蛋白质：开始发病数天内禁食蛋白质，如病情好转或清醒后可逐步增加蛋白质饮食，20g/d，以后每隔3~5天增加10g，但短期内不能超过40~50g/d，以支链氨基酸为主的豆制品（即植物蛋白）为宜。②热量充足：以糖类为主要食物，给予蜂蜜、葡萄糖、果汁、面条、稀饭等。昏迷时可鼻饲或经静脉滴注葡萄糖供给热量，需长期静脉滴注者可作锁骨下静脉或颈静脉穿刺插管。足够的葡萄糖既可减少组织蛋白质分解产氨，又有利于促进氨与谷氨酸结合形成谷氨酰胺而降低血氨。③限制水、钠：显著腹水者，氯化钠摄入量应限制在2.0g以下，每日水入量一般不超过前一日的出量。④丰富的维生素：食物配制应注意增加丰富的维生素，不宜用维生素B_6，因其可使多巴在外周神经转为多巴胺，减少脑组织中多巴含量，影响中枢神经系统的正常传导递质。⑤尽量减少脂肪摄入，以利于胃的排空。

（3）病情观察：严密观察患者思维、认知、性格及行为的变化，有无反常的冷漠或欣快，理解力及记忆力是否明显减退，有无精神失常及扑翼样震颤等。观察患者意识障碍的程度：可采用呼唤其姓名、给患者刺激、提问及其他检查意识的方法。加强对患者瞳孔、生命体征等的监测并作好记录。评估有无肝性脑病各种诱因的发生，定期复查肝、肾功能及电解质的变化。

2. 用药护理　①静脉使用精氨酸速度不宜过快，以免引起流涎、面色潮红与呕吐等，它是酸性溶液，多用于合并碱中毒患者；②应用谷氨酸钠或谷氨酸钾时，要注意观察患者的尿量、腹水和水肿状况，尿少时慎用钾剂，明显腹水和水肿时慎用钠盐；此溶液偏碱性，主要用于合并酸中毒时；③应用苯甲酸钠时注意患者有无饱胀、腹绞痛、恶心、呕吐等；④长期服用新霉素的患者中少数可出现听力或肾功能损害，故服用新霉素不宜>1个月，并做好听力和肾功能的监测；⑤静脉滴注高渗葡萄糖、甘露醇时速度应快；⑥根据医嘱及时纠正水、电解质紊乱和酸碱失衡，做好出入量的记录。

3. 症状体征的护理　意识障碍、烦躁者应加床栏，必要时使用约束带，防止发生坠床及撞伤等意外；限制探视，以免增加患者额外负担，尽量安排专人护理。患者清醒时向其讲解意识模糊的原因，训练患者的定向力，利用电视、收音机、报纸为患者提供环境刺激。对尿潴留或失禁患者则给予留置导尿，并定时夹放尿管，详细记录尿量、颜色、气味。对昏迷患者应取仰卧位，头略偏向一侧以防舌后坠，给予氧气吸入，必要时吸痰，保持呼吸道通畅；定期做肢体的被动运动，防止静脉血栓形成及肌肉萎缩，定时翻身、按摩、保持床单元干燥、平整，避免压疮发生。保持大便通畅，防止便秘。肝性脑病患者因肠蠕动减弱且长期卧床活动减少，易发生便秘。发生便秘时，可采用灌肠和导泻缓解症状。灌肠可使用生理盐水或弱酸性溶液（如食醋等），禁用肥皂水等碱性溶液，以免增加肠道对氨的吸收。

4. 心理护理

（1）患者的心理护理：向患者家属说明心理护理的重要性，要以尊重、体谅、和蔼的态度对待患者，对患者的某些不正常行为不嘲笑，切忌伤害患者人格；不在患者面前表露出对治疗丧失信心和失望、绝望；患者清醒时，安慰患者，解释患者提出的问题，帮助其树立战胜疾病的信心。

（2）照顾者的心理护理：患者的直接照顾者对患者的影响最为直接。我们在照顾患者的同时也要给予照顾者特别的关心，与其建立良好的关系，了解他们的基本情况（如年龄、受教育程度、经济实力、家庭关系等）及存在的具体照顾困难（如经济、时间、体力、照顾知识和能力等），帮助他们制订切实可行的照顾计划，将各种需要照顾的内容和方法进行示范；

利用一切可利用的社会资源，给照顾者提供帮助，最大限度地减轻和消除照顾者的困难，使照顾者真正全身心地、发自内心地关心照顾患者，让患者得到切实有效的照顾。

5. 健康指导

（1）疾病知识指导：向患者和家属介绍肝脏疾病和肝性脑病的有关知识，指导其认识、避免肝性脑病的各种诱发因素，如限制蛋白质的摄入、不滥用对肝脏有损害的药物、保持粪便通畅、避免各种感染、戒烟酒等。

（2）用药指导：指导患者按医嘱规定的剂量、用法服药，了解药物的主要不良反应，并定期随访复诊。

（3）照顾者指导：使患者家属了解肝性脑病的早期征象，以便患者发生肝性脑病时能早发现，早诊治。家属要给予患者精神支持和生活照顾，帮助患者树立战胜疾病的信心。

小 结

> 肝性脑病主要临床表现是意识障碍，行为失常和昏迷，以肝炎后肝硬化尤为常见。常见的诱因有上消化道出血、高蛋白饮食等。临床常将其分为 4 期，即前驱期、昏迷前期、昏睡期和昏迷期。发病开始数天内禁食蛋白质，如病情好转或清醒后可逐步增加蛋白质饮食，以植物蛋白为宜。供给足够的热量，提供丰富维生素，减少脂肪饮食。昏迷患者以鼻饲 25% 葡萄糖液供给热量。避免应用催眠镇静药、麻醉药等；避免快速利尿剂和大量放腹水；忌用肥皂水灌肠；不宜用维生素 B_6；大量输注葡萄糖的过程中必须警惕低钾血症等。

第十一节　急性胰腺炎患者的护理

学习目标 ▮▮▮

1. 掌握急性胰腺炎的临床表现及主要护理诊断与护理措施。
2. 熟悉急性胰腺炎的护理评估与治疗要点。
3. 了解急性胰腺炎的病因与发病机制。

急性胰腺炎（acute pancreatitis）是多种因素导致胰酶在胰腺内被激活后引起胰腺组织自身消化，引起水肿、出血、甚至坏死的炎症反应，是常见的急腹症之一。

【病因和发病机制】

1. 病因　主要包括胆道系统疾病、胰管阻塞、酗酒和暴饮暴食等。我国以胆道疾病最常见，西方国家以大量饮酒多见。尽管急性胰腺炎由多种病因引起，但都具有相同的病理生理过程，即一系列胰腺消化酶被激活导致胰腺的自身消化。此外，胰腺组织损伤过程中，多种炎性介质（氧自由基、血小板活化因子、前列腺素等）可引起胰腺血液循环障碍，造成疾病的发生和发展。

2. 发病机制

（1）胆道系统疾病：约50%以上的急性胰腺炎并发于胆石症、胆道感染或胆道蛔虫等胆道系统疾病，导致Oddi括约肌水肿、痉挛，使十二指肠壶腹部出口梗阻，胆道内压力高于胰管内压力，胆汁逆流入胰管，激活胰酶引起急性胰腺炎。

（2）胰管阻塞：胰管结石、狭窄、肿瘤或蛔虫钻入胰管等均可引起胰管阻塞，胰管内压过高使胰管小分支和胰腺泡破裂，胰液与消化酶外溢至间质引起急性胰腺炎。

（3）酗酒和暴饮暴食：胰液分泌增加刺激Oddi括约肌痉挛、十二指肠乳头水肿，使胰管内压增高，胰液排出受阻引起急性胰腺炎。

（4）其他：手术与创伤、内分泌与代谢障碍、感染、药物、遗传或原因不明的特发性胰腺炎。

【临床表现】

急性胰腺炎的临床表现与其病因、病理类型有较大关系。临床上常根据其病理表现将其分为急性水肿型和急性出血坏死型两大类，也可根据其临床表现及病情严重程度分为轻症急性胰腺炎和重症急性胰腺炎。

1. 症状

（1）腹痛：为本病的主要和首发症状。常于暴饮暴食或酗酒后突然发作；为持续性疼痛伴阵发性加剧，呈钝痛、钻痛、绞痛或刀割样痛；腹痛常位于中上腹，可向腰背部呈带状放射。取弯腰抱膝位可使疼痛减轻。水肿型一般3~5天后缓解；坏死型则持续时间较长，呈剧痛，当渗液扩散可致全腹痛。个别年老体弱者腹痛极轻微或无腹痛。

（2）恶心、呕吐和腹胀：早期为反射性，大多频繁、剧烈而持久，呕吐后腹痛无缓解，且常伴腹胀。继发腹膜后感染者腹胀更明显，甚至出现麻痹性肠梗阻。

（3）发热：多数患者有中度以上发热，持续3~5天。若持续发热1周以上并伴有白细胞升高者，应考虑胰腺脓肿或胆道感染等。

（4）水、电解质及酸碱平衡紊乱：多有不同程度的脱水。呕吐频繁者可致代谢性碱中毒，伴低钾、低镁；重症者可有严重脱水和代谢性酸中毒。部分患者可有血糖升高，偶发糖尿病酮症酸中毒或高渗性昏迷。

（5）低血压和休克：多见于急性坏死型胰腺炎，少数患者可突发休克，甚至猝死。早期休克因有效循环血容量不足所致，后期因继发感染和多脏器功能障碍多因素所致。

2. 体征

（1）轻症急性胰腺炎：腹部体征较轻，压痛局限于上腹部，但无腹肌紧张和反跳痛，可有肠鸣音减弱。

（2）重症急性胰腺炎：呈急性重病面容，血压下降或测不到，尿量明显减少或无尿。患者腹肌紧张，全腹显著压痛和反跳痛，伴麻痹性肠梗阻时有明显腹胀，肠鸣音减弱或消失，可出现移动性浊音，多为血性腹水。并发胰腺脓肿者上腹部可扪及明显压痛的肿块。少数患者因外溢的胰液沿腹膜后间隙渗到腹壁下溶解脂肪使毛细血管破裂出血，致两侧腰部皮肤呈暗灰蓝色，称Grey-Turner征；若致脐周皮肤青紫，称Cullen征。胰头炎性水肿压迫胆总管时可出现黄疸。

3. 并发症　局部并发症有胰腺脓肿和假性囊肿；全身并发症有糖尿病、急性肾衰竭、ARDS、心力衰竭、消化道出血、胰性脑病、DIC、肺炎、败血症等。

【实验室及其他检查】

1. 淀粉酶测定　是最常用的诊断方法。血清淀粉酶发病后 6~12 小时开始升高，48 小时后开始下降，3~5 天后恢复正常，当其超过正常值 3 倍可诊断本病，但淀粉酶浓度与病情严重程度不成正比。尿淀粉酶升高较晚，发病后 12~14 小时开始升高，下降缓慢，持续 1~2 周逐渐恢复正常，但易受尿量的影响。

2. 血清脂肪酶和 C 反应蛋白（CRP）测定　前者病后 24~72 小时开始升高，持续 7~10 天，对就诊较晚者有诊断意义。后者是组织损伤和炎症的非特异性标志物，胰腺坏死时明显升高。

3. 其他血液检查　多有白细胞计数增多及中性粒细胞核左移。血钙降低（<1.5mmol/L），提示预后不良。空腹血糖持续高于 10mmol/L，提示胰腺坏死。

4. 影像学检查　腹部 B 超是首选的影像学诊断方法，与腹部 CT 均可区别急性胰腺炎的类型，帮助诊断胰腺脓肿和假性囊肿并发症。腹部 X 线平片可排除其他急腹症。

【治疗要点】

治疗原则为减轻腹痛、减少胰腺分泌、防治并发症。

1. 轻症患者经 3~5 天积极治疗可痊愈。其措施为：①禁食及胃肠减压；②静脉输液，补充血容量，维持水、电解质和酸碱平衡；③腹痛剧烈者可给予哌替啶，禁用吗啡；④应用抗生素抗感染；⑤抑酸治疗：常静脉给予 H₂ 受体拮抗剂或质子泵抑制剂。

2. 重症患者需用综合性措施积极抢救。除上述措施外，还应：①抗休克及纠正水、电解质平衡紊乱；②营养支持：早期一般采用全胃肠外营养，无肠梗阻者应尽早过渡到肠内营养以增强肠道黏膜屏障；③抗感染治疗：重症者常规使用抗生素以预防胰腺坏死并发感染，常用药物有喹诺酮类、甲硝唑及第二、三代头孢菌素等；④减少胰液分泌：生长抑素、胰升糖素和降钙素能抑制胰液分泌，尤以生长抑素和其类似物奥曲肽疗效较好；⑤抑制胰酶活性：仅用于重症胰腺炎的早期，常用药物有抑肽酶；⑥监护：转入 ICU 严密监测病情变化。

【护理评估】

1. 病史评估　了解患者既往有无胆道疾病、甲状旁腺功能亢进症和高血脂等病史，有无相似症状发作；有无酗酒史或暴饮暴食的习惯及遗传、感染和服用药物等情况。

2. 身体评估　观察腹痛的特点；评估患者生命体征（特别是血压）变化、营养状态，有无脱水、黄染及腹部体征情况。

3. 实验室及其他检查的评估　了解淀粉酶测定、影像学检查等结果。

4. 心理与社会评估　腹痛剧烈，特别是重症急性胰腺炎使患者出现紧张、恐惧，甚至绝望等。注意家属对该病的认识程度、支持情况及家庭经济情况等。

【护理诊断/问题】

1. 疼痛：腹痛　与胰腺及其周围组织炎症、水肿或出血坏死有关。
2. 组织灌注量不足　与呕吐、腹膜炎等所致缺水和休克有关。

【护理措施】

1. 一般护理

（1）休息与活动：重症者绝对卧床休息。协助患者取弯腰、屈膝侧卧位以减轻疼痛，取半坐卧位以利于呼吸，便于腹腔渗液引流至盆腔。因剧痛辗转不安者应防止坠床。

（2）饮食护理：轻症患者需禁食3～5日并予胃肠减压，以减少胰液分泌，并可缓解呕吐和腹胀。患者口渴时可含漱或湿润口唇。禁食期间每日液体入量需达3000ml以上，胃肠减压时补液量应适当增加，注意维持水、电解质平衡。腹痛缓解、发热消退、白细胞计数及淀粉酶恢复正常后，可由少量无脂流质饮食开始逐渐恢复正常饮食，避免刺激性强、易产气、高脂肪及高蛋白质食物，切忌暴饮暴食和酗酒。

（3）病情观察：严密观察生命体征、意识及尿量的变化；观察腹部症状和体征的变化及胃肠减压时引流物的性质和量；观察皮肤弹性，判断脱水程度，准确记录24小时出入液量；遵医嘱定时采集标本送血、尿淀粉酶及血清脂肪酶、血钙及血糖等测定。

2. 用药护理　遵医嘱用药，观察药物疗效及不良反应。

（1）阿托品：不良反应有口干、心率加快、青光眼加重及排尿困难等。

（2）西咪替丁：静脉给药时速度不宜过快，偶有血压降低、呼吸心跳停止。

（3）奥曲肽：需持续静脉滴注给药，用药后在注射部位可有疼痛或针刺感。

（4）抑肽酶：可产生抗体，有过敏的可能。

（5）加贝酯：静脉点滴速度不宜过快，防止药液外渗，多次使用时应更换注射部位，药液应新鲜配制。

药物有过敏史者及妊娠孕妇和儿童禁用。

3. 症状体征的护理　腹痛患者禁用吗啡，以免Oddi括约肌痉挛，加重病情。疼痛剧烈者，在明确病因的前提下，可遵医嘱给予哌替啶，但需注意哌替啶反复使用可致成瘾。对发热患者进行物理降温，并观察降温效果。做好口腔、皮肤护理。

4. 重症急性胰腺炎的抢救配合　出血坏死性胰腺炎虽属少见，但病情严重、进展快、并发症多，病死率高，应积极做好抢救配合工作。

（1）安置患者于重症监护病房，严密监测生命体征、神志、尿量等变化，作好记录。准备抢救用物，如静脉穿刺包、血浆、输液用物、氧气、气管切开包、辅助呼吸机及多种抢救用药等。

（2）患者取平卧位，注意保暖。保持呼吸道通畅，给予氧气吸入。患者有血压下降、皮肤黏膜苍白、尿量减少、冷汗等低血容量性休克表现时，应取平卧位或休克位，注意保暖，同时，配血、备血、建立通畅的静脉通路，纠正低血压，使用升压药时应注意滴速，必要时需测中心静脉压。有急性呼吸窘迫综合征者应配合气管切开或辅助呼吸治疗。

（3）协助药物治疗，对需行外科急诊手术治疗者，应做好各项术前准备工作。

5. 健康指导

（1）疾病知识指导：向患者及家属介绍本病的主要诱发因素和疾病的过程，教育患者积极治疗胆道疾病，防治胆道蛔虫症。

（2）生活指导：指导患者及家属掌握饮食卫生知识，规律进食，避免暴饮暴食。避免刺激强、产气多、高脂肪和高蛋白食物，戒除烟酒，防止复发。

小　结

我国急性胰腺炎的常见病因是胆道疾病。其临床表现包括腹痛、发热、恶心、呕吐和腹胀、血和尿淀粉酶增高、水和电解质及酸碱平衡紊乱等。急性坏死性胰腺炎还可表现为低血压和休克。急性期绝对卧床休息，协助患者取弯腰、屈膝侧卧位，可减轻疼痛，但禁用吗啡镇痛；患者常需禁饮食并给予胃肠减压，以减少胃酸分泌；禁食患者每天的液体入量需达3000ml以上；教育患者积极治疗胆道疾病，注意防治胆道蛔虫；平日注意避免暴饮暴食，避免刺激性强、产气多、高脂肪和高蛋白食物，戒除烟酒，防止复发。

第十二节　上消化道出血患者的护理

学习目标

1. 掌握上消化道出血的临床表现及主要护理诊断与护理措施
2. 熟悉上消化道出血的护理评估与治疗要点
3. 了解上消化道的病因与发病机制

上消化道出血（upper gastrointestinal hemorrhage）是指屈氏（Treitz）韧带以上的消化道，包括食管、胃、十二指肠、胰、胆道病变引起的出血，以及胃空肠吻合术后的空肠病变出血。上消化道出血是临床常见的急症，病死率仍较高，约为10%，60岁以上患者出血病死率高于中青年人，约占30%~50%。随着诊疗技术的发展，内镜与选择性动脉造影的应用可尽早明确病因，进行合理治疗与护理，从而提高了治愈率。

【病因】

病因　上消化道出血的病因很多，以消化性溃疡最常见，其次为食管胃底静脉曲张破裂、急性糜烂出血性胃炎和胃癌。

（1）胃肠道疾病：①食管疾病：常见食管炎、食管癌、食管物理或化学性损伤；②胃、十二指肠疾病：常见消化性溃疡、急性糜烂出血性胃炎、慢性胃炎、胃癌、胃手术后胆汁反流性吻合口炎、残胃炎、胃血管瘤、胃黏膜下动脉破裂等；③空肠疾病：空肠克罗恩病、胃肠吻合术后空肠溃疡。

（2）门静脉高压引起食管胃底静脉曲张破裂出血：①肝硬化；②门静脉阻塞：门静脉

炎、门静脉血栓形成、门静脉受邻近肿块压迫。

（3）胃肠道邻近器官或组织的疾病：①胆道出血：胆囊或胆结石或癌症、胆道蛔虫症、术后胆总管引流管造成胆道受压坏死，肝癌、肝脓肿或肝动脉瘤破入胆道；②胰腺疾病：胰腺癌、急性胰腺炎并发脓肿破裂；③其他：主动脉瘤、肝或脾动脉瘤、纵隔肿瘤或脓肿破入食管、胃和十二指肠。

（4）全身性疾病：①血液病：可见于白血病、血小板减少性紫癜、过敏性紫癜、弥散性血管内凝血及血友病；②应激性溃疡：如肾上腺皮质激素治疗后、脑血管意外、败血症、大手术后、烧伤、休克等引起的应激状态；③其他：尿毒症、流行性出血热、系统性红斑狼疮等。

【临床表现】

上消化道出血的临床表现主要取决于出血量及出血速度。

1. 呕血与黑便　是上消化道出血的特征性表现。呕血与黑便的颜色、性质与出血部位、出血量和速度有关。出血部位在幽门以上者常有呕血与黑便，在幽门以下者可仅表现为黑便。呕血为棕褐色，呈咖啡渣样，是因血液经胃酸作用形成正铁血红素所致，提示血液在胃内停留时间长。呕血呈鲜红色或有血块，提示出血量大、速度快，在胃内停留时间短。柏油样黑便，黏稠而发亮，是血红蛋白中的铁经肠内硫化物作用形成硫化铁所致。当出血量大且速度快时，血液在肠内推进较快，可排出暗红色或鲜红色血便。

2. 失血性周围循环衰竭　当出血量大而快时，常可致周围循环衰竭，可出现头昏、心悸、恶心、口渴、黑矇或晕厥；因血管收缩和血液灌注不足致皮肤灰白、湿冷，静脉充盈差，体表静脉塌陷。患者脉搏细速、血压下降呈休克状态可出现精神委靡、烦躁不安、意识模糊、少尿、无尿、急性肾衰竭。

3. 发热　多数患者出血后24小时内有低热，一般不超过38.5℃，持续3~5天，可自行消退。是周围循环衰竭导致体温调节中枢的功能障碍所致。

4. 氮质血症　一般于一次出血后数小时血尿素氮开始上升，24~48小时可达高峰，大多不超过14.3mmol/L（40mg/dl），3~4日后降至正常。血尿素氮升高的主要原因是大量血液进入肠道，其蛋白质消化产物被吸收引起，亦称肠源性氮质血症；同时因出血导致周围循环衰竭，而使肾血流量与肾小球滤过率下降，肾排泄功能降低，也可致血尿素氮增高。经足量扩容，又无明显肾功能不全，而血尿素氮继续升高，提示有继续出血或再次出血。

5. 血象　出血后2~5小时，白细胞计数升高达（10~20）×10⁹/L，止血后2~3天可恢复正常；出血后24小时内网织红细胞增高，4~7天可达5%~15%，以后逐渐降至正常，如出血未停止可持续升高。出血后期患者可有正细胞正色素性贫血。

【实验室及其他检查】

1. 实验室检查　检测血常规、肾功能、肝功能、大便隐血试验等。

2. 内镜检查　多主张在出血后24~48小时内进行内镜检查，可明确出血病变的部位、病因及出血情况，并同时进行内镜止血治疗。

3. X线钡餐检查　最好在出血停止和病情基本稳定后进行。但因急性胃黏膜损害与浅小溃疡可在短期内愈合，故阳性率较低。

4. 选择性动脉造影 经以上检查均无阳性病变时，可作选择性腹腔动脉或肠系膜上动脉造影，多可明确诊断。

【治疗要点】

上消化道出血为临床急症，应采取积极的措施进行抢救：迅速补充血容量，纠正水电解质失衡，预防和治疗失血性休克，给予止血治疗，同时积极进行病因诊断和治疗。

1. 补充血容量 尽早补液，可先输入平衡液或葡萄糖盐水，再输入右旋糖酐或其他血浆代用品。尽早输入浓缩红细胞，严重活动性大出血考虑输全血，以尽快恢复和维持血容量，改善急性失血性周围循环衰竭。

2. 止血

（1）抑制胃酸分泌药：H_2受体拮抗剂或质子泵抑制剂。常用西咪替丁 400mg 加入 5% 葡萄糖 250ml 中滴注，每 6～8 小时一次。

（2）血管加压素：适用于食管静脉曲张破裂出血者，用法为血管加压素 0.2U/min 持续静滴，根据治疗反应，可逐渐增加至 0.4U/min。

（3）生长抑素：临床常用 14 肽天然生长抑素，用法为首剂 250μg 缓慢静脉推注，继以 250μg/h 持续静滴。

（4）三（四）腔二囊管压迫止血：仅适用于食管下段和胃底静脉曲张破裂出血者，药物不能控制出血时可做暂时使用。

（5）内镜直视下止血及手术治疗。

【护理评估】

1. 病史评估 评估患者有无消化性溃疡、肝硬化、胃癌、胰腺、胆道疾病病史；有无饮食不当、过度劳累、精神紧张、长期嗜酒或服用损害胃黏膜的药物（阿司匹林、吲哚美辛、保泰松、肾上腺糖皮质激素等）；有无创伤、颅脑手术、休克、严重感染等应激史。

2. 身体评估 观察生命体征、精神及意识状态、周围循环状况和腹部体征等。

3. 实验室及其他检查的评估 监测血象，尤其注意网织红细胞的变化；监测血清电解质及大便隐血试验结果。

4. 心理与社会评估 有无紧张、恐惧或悲观、沮丧等心理反应。患者及其亲属对疾病和治疗的认识程度如何。

【护理诊断/问题】

1. 体液不足 与消化道出血所致有效循环血容量减少有关。

2. 有受伤的危险：创伤、窒息、误吸 与气囊压迫使食管胃底黏膜长时间受压、气囊阻塞气道、血液或分泌物反流入气管有关。

3. 活动无耐力 与失血性周围循环衰竭有关。

【护理措施】

1. 一般护理

（1）休息与活动：限制活动，有利于出血停止。少量出血者应卧床休息。大出血者绝对卧床休息，下肢略抬高，注意保暖。治疗和护理工作应有计划集中进行，以保证患者的休息和睡眠。

（2）饮食护理：①大量呕血伴恶心、呕吐时，应禁食，少量出血而无呕吐，可进温凉、清淡流质饮食，以减少胃蠕动、中和胃酸。出血停止后，可逐渐改为半流质、软食至正常饮食，少量多餐；②食管胃底静脉曲张破裂出血急性期应禁食，止血后可给予高热量、高维生素流质饮食，限制蛋白质和钠摄入，避免诱发肝性脑病及加重腹水；③禁食期间给予高热量和高营养静脉补液，维持水、电解质平衡，积极预防和纠正体液不足。

（3）安全护理：轻症患者可起身稍事活动。活动性出血患者易在排便时或便后起立时晕厥，应指导患者坐起、站起时动作缓慢；出现头晕、心慌、出汗时立即卧床休息并告知护士；必要时由护士陪同如厕或床上大小便。重病患者应多巡视，用床栏加以保护。

（4）生活护理：限制活动期间，协助患者完成个人日常生活活动。指导患者呕吐后及时漱口。排便次数多者注意肛周皮肤清洁和保护。卧床者特别是老年人和重症患者注意预防压疮。

（5）病情观察

1）一般病情观察：①心电监护，观察生命体征，有无心律失常、脉搏细弱、血压降低、呼吸困难、体温不升或发热，精神和意识状态，皮肤和甲床色泽；②准确记录24小时出入量，疑有休克时留置导尿管，测每小时尿量，应保持尿量大于30ml/h；③观察呕吐物及粪便的性质、颜色及量；④定期复查血常规、血尿素氮、大便隐血，以了解贫血程度、出血是否停止；⑤监测血清电解质和血气分析的变化，注意维持水电解质、酸碱平衡。

2）周围循环状况的观察：通过改变体位测量心率、血压的变化并观察症状和体征来估计出血量。先后测量平卧及半卧位时的心率与血压，如心率增快10次/分以上、血压下降幅度>15~20mmHg、头晕、出汗甚至晕厥，则表示出血量大，血容量已明显不足。如皮肤逐渐转暖、出汗停止则提示血液灌注好转。

3）正确判断出血量：详细询问呕血和（或）黑便发生的时间、次数、量及性状，以估计出血量和速度。一般来说，大便隐血试验阳性提示每日出血量>5~10ml；出现黑便表明出血量在50~70ml以上；一次出血后黑便持续时间取决于患者排便次数，如每日排便一次，粪便色泽约在3天后恢复正常；胃内积血量达250~300ml时可引起呕血；一次出血量在400ml以下时，一般不引起全身症状；如出血量超过400~500ml，可出现头晕、心悸、乏力等症状；如超过1000ml，临床即出现急性周围循环衰竭的表现，严重者引起失血性休克。

4）判断出血是否停止：患者脉搏、血压稳定在正常水平，大便转黄色，提示出血停止。如出现下述情况提示继续出血或再出血：①反复呕血或黑便次数增加，粪质稀薄，血色转为鲜红或暗红，肠鸣音亢进；②周围循环衰竭经足量补液后未见明显改善或又恶化，中心静脉压仍有波动；③红细胞计数、血红蛋白与血细胞比容继续下降，网织细胞计数持续增高；④足量补液与尿量正常的情况下，血尿素氮持续或再次增高；⑤原有门静脉高压脾大者，出血后脾脏缩小未恢复肿大。

2. 用药护理　血管加压素可引起腹痛、血压升高、心律失常、心肌缺血，甚至发生心肌梗死，故滴注速度应准确，并严密观察不良反应，患有冠心病的患者忌用血管加压素。14肽天然生长抑素因半衰期短，故使用时应确保连续性，可用输液泵持续静脉滴注。

3. 症状体征的护理　发热者可给予相应的物理降温（冰敷等）或给退热药。大出血者遵医嘱给予血管加压素等药物止血，必要时做好器械止血护理配合。

4. 健康指导

（1）一般知识指导：①注重饮食卫生和规律饮食，进营养丰富、易消化的食物；避免粗糙、刺激性、过冷、过热、产气多的食物或饮料；戒烟、戒酒；②生活起居有规律，劳逸结合，保持乐观情绪，保证充足的休息；③在医生指导下用药，以免用药不当。

（2）针对原发病的指导：引起上消化道出血的病因很多，应帮助患者和家属掌握自我护理的有关知识，减少再度出血的危险。

（3）识别出血并及时就诊：指导患者及家属早期识别出血征象及采取正确应急措施，如出现头晕、心悸等不适，或呕血、黑便时，立即卧床休息，保持安静，限制活动；呕吐时取侧卧位以免误吸；立即送医院治疗。慢性病者定期门诊随访。

小　结

上消化道出血最常见的病因是消化性溃疡，其次为食管胃底静脉曲张破裂、急性糜烂出血性胃炎和胃癌。上消化道出血主要临床表现为呕血和黑便、发热、氮质血症，严重者可出现周围循环衰竭征象。大出血者应迅速补充血容量，积极抢救休克，常用血管加压素止血，食管胃底静脉曲张破裂出血可用三（四）腔二囊管压迫止血。大出血患者绝对卧床休息，取平卧位并将下肢略抬高；急性大出血伴恶心、呕吐者应禁食，消化性溃疡出血停止24小时后给予温流质饮食；少量出血无呕吐者，可进温凉、清淡流食。监测患者生命体征，并正确判断有无继续出血。

第十三节　消化系统常用诊疗技术及护理

一、腹腔穿刺术

腹腔穿刺术（abdominocentesis）是为了诊断和治疗疾病，用穿刺技术抽取腹腔液体，以明确腹水的性质、降低腹腔压力或向腹腔内注射药物的局部治疗方法。

【适应证】

1. 抽取腹腔积液进行各种实验室检查，以明确诊断。

2. 对大量腹水的患者，可根据病情放腹水，以缓解腹水压迫症状。

3. 腹腔内注射药物，以协助治疗作用。

【禁忌证】

1. 有肝性脑病先兆者。

2. 粘连性结核性腹膜炎、棘球蚴病、卵巢肿瘤患者。

【操作过程】

1. **体位**　协助患者取正确体位（坐靠背椅、平卧、半卧、稍左侧卧位）。

2. **选择穿刺部位**　常规取左下腹部脐与髂前上棘连线中外1/3交点处，或者取脐与耻骨联合中点上1cm，略向右或左1.5cm处，或侧卧位脐水平线与腋前线或腋中线延长线的交点。如腹水少或包裹性腹水者应在B超定位下进行。

3. **消毒麻醉**　打开穿刺包，常规消毒穿刺部位皮肤，协助医生固定孔巾。两人核对2%利多卡因后经皮至腹膜壁层进行逐层麻醉。

4. **穿刺抽吸腹水**　术者持穿刺针从麻醉点逐层刺入腹壁，待穿刺有落空感时，表明针尖已穿过腹膜壁层，抽吸有无腹水，确认针尖在腹腔内后可抽取和引流腹水。诊断性腹腔穿刺可以选择7号针头带20ml或50ml的注射器进行穿刺。大量放腹水时可用8号或9号接皮管的针头进行穿刺引流。在放腹水时，用血管钳固定针头。

5. **标本送检**　穿刺后立即将标本送检。

6. **伤口处理**　穿刺毕用无菌纱布按压伤口数分钟，然后用敷料覆盖并固定，可用多头腹带加压包扎。穿刺口有渗漏者，及时改用棉垫覆盖，并定时更换敷料。

【护理】

1. 术前护理

（1）患者准备：术前应签署知情同意书。向患者及家属解释穿刺目的、操作步骤以及术中注意事项，减轻患者的心理压力。完善实验室检查，嘱患者排空膀胱，以免穿刺时损伤膀胱。

（2）患者指导：指导患者练习穿刺体位，并在操作过程中保持穿刺体位，避免随意活动，避免咳嗽或深呼吸，必要时给予镇静药。

（3）物品准备：腹穿包（穿刺针、5ml注射器、7号针头、血管钳、镊子、纱布、孔巾、无菌小瓶2个、圆碗内盛棉球）、无菌手套、试管、2%利多卡因或2%普鲁卡因1支、量筒、胶布。

2. 术中护理

（1）病情观察：密切观察患者的脉搏、呼吸、面色等变化。抽吸时，若患者突觉头晕、恶心、心悸、面色苍白等不适，应立即停止抽吸，密切观察血压，防止休克。

（2）抽液量：每次抽液不宜过快、过多，以免腹腔内压骤然下降，发生体位性低血压。肝硬化患者一次放腹水不超过3000ml，防止诱发肝性脑病和电解质紊乱。

3. 术后护理

（1）休息与活动：嘱患者卧床休息24小时，绝对卧床6小时。鼓励患者多饮水；大量放腹水患者床上活动时，应用手保护局部伤口，防止渗液。

（2）病情观察：术后密切观察患者生命体征、神志，并及时记录。测量患者的腹围及体重、穿刺伤口的敷料情况，并保持伤口清洁、干燥。

二、三（四）腔二囊管压迫术

三（四）腔二囊管压迫术是指利用三（四）腔二囊管的气囊压力直接压迫胃底和食管下段静脉予以止血的技术，是一种临时急救止血措施。该管的两个气囊分别为胃囊和食管囊，三腔管内的三个腔分别通往两个气囊和患者的胃腔，四腔较三腔多了一条在食管囊上方开口的食管引流管，用以抽吸食管内积蓄的分泌物或血液。宜用于药物不能控制出血时的暂时使用（图4-2）。

【适应证】

门静脉高压所致的食管下段、胃底静脉曲张破裂出血。

【禁忌证】

由于其他原因引起的上消化道出血。

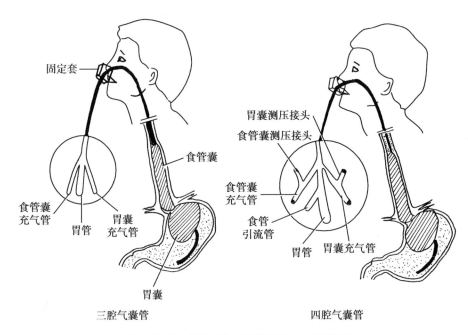

三腔气囊管　　　　　　　　　四腔气囊管

图4-2　三（四）腔二囊管压迫止血示意图

【操作过程】

1. 安置体位　安置患者于半坐卧位或平卧位，头偏向一侧，颌下铺治疗巾。
2. 清洁鼻腔　用湿棉签清洁患者插管侧鼻腔。
3. 协助插三（四）腔管　将三（四）腔管前端及气囊外面涂上液状石蜡，然后由患者鼻孔慢慢插入，管端到达咽喉部或喉部时嘱患者做吞咽动作。当三（四）腔管插入 50～65cm 时，抽胃液证实已达胃腔，可暂做固定。
4. 协助充气、牵引　先向胃气囊内注气 200～300ml，压力维持在 40～50mmHg，末端即刻用弹簧夹夹住，然后反折以细绳扎紧。将三（四）腔管轻轻外拉，至有阻力感为止，表示胃气囊已压在胃底部。再在距三（四）腔管尾端 10~20cm 处用蜡绳扎住，穿过牵引架上的滑轮吊以牵引物进行持续牵引，牵引物重量 500g，牵引角度呈 40°左右，牵引物离地面 30cm 左右。如仍有出血，再向食管气囊注气 100~150ml，压力维持在 30~40mmHg，以压迫食管下段静脉，同样将该管末端反折夹紧。

5. 整理　压迫止血处理妥当后整理床单位及用物。

6. 协助拔管　出血停止后，放松牵引，放出囊内气体，保留管道继续观察 24 小时，未再出血可考虑拔管，对昏迷患者亦可继续留管用于注入流质食物或药液。拔管前口服液状石蜡 20~30cm，使黏膜与管外壁润滑后，再缓慢拔出三（四）腔管。气囊压迫一般以 3~4 天为限，继续出血者可适当延长。

【护理】

1. 术前护理

（1）患者准备：评估患者的病情、意识状态。向患者解释腹腔穿刺的目的、方法、注意事项，签署知情同意书；检查前 12 小时应禁食；指导患者练习体位，并告知患者在操作过程避免随意活动。取下活动性义齿，以免误咽。

（2）物品准备：检查食管引流管、胃管、食管囊管、胃囊管通畅并分别做好标记，检查两个气囊无漏气后抽尽囊内气体，备用。

2. 术中护理

（1）清洁插管侧鼻腔，将管道经鼻腔或口腔插管至胃内，动作轻柔。

（2）将食管引流管、胃管连接负压吸引器或定时抽吸，观察出血是否停止，并记录引流的性状、颜色及量，经胃管冲洗胃腔，以清除积血。

3. 术后护理

（1）止血期观察与护理：压迫止血期间应经常抽吸胃内容物，避免胃膨胀引起呕吐，也可观察胃内容物的颜色、量，如见新鲜血液，说明止血效果不好，应检查牵引松紧或气囊压力，并给予适当调整。

（2）三（四）腔二囊管放置 24 小时后，气囊应放气 15~30 分钟，同时放松牵引，并将三（四）腔二囊管向胃内送入少许，以解除贲门压力，避免局部黏膜糜烂坏死。

（3）留置管道期间，定时做好鼻腔、口腔的清洁，用液状石蜡润滑鼻腔、口唇。床旁置备用三（四）腔二囊管、血管钳及换管所需用品，以便紧急换管时用。

（4）留置气囊管给患者以不适感，有过插管经历的患者尤其易出现恐惧或焦虑感，故应多巡视、陪伴患者，加以安慰和鼓励，取得患者的配合。

三、胃十二指肠镜、结肠镜检查术

（一）胃十二指肠镜检查术

通过胃、十二指肠镜检查能顺利地、清晰地观察胃、十二指肠球部直至降部的黏膜状态；可进行活体的病理学和细胞学检查，对明确上消化系统疾病的诊断有非常重要的作用。

【适应证】

1. 有消化道症状，但不明原因者。
2. 消化性溃疡并发上消化道出血者。
3. 疑有上消化道肿瘤，但 X 线钡餐检查不能确诊者。
4. 肝硬化并发食管胃底静脉曲张者。
5. 需要随诊的病变如溃疡、萎缩性胃炎、胃癌前病变。
6. 需要进行胃镜下治疗者。

【禁忌证】

1. 严重心、肺疾病，如严重心律失常、心力衰竭、严重呼吸衰竭及支气管哮喘发作等。
2. 神志不清、精神异常者。
3. 严重咽部疾病、主动脉瘤及严重的颈胸段脊柱畸形。
4. 食管、胃、十二指肠穿孔的急性期。
5. 腐蚀性食管损伤的急性期。

【操作过程】

1. 咽喉麻醉　检查前 5~10 分钟用 2% 利多卡因咽部喷雾 2~3 次。
2. 安置体位　患者取左侧卧位，双腿屈曲，头垫低枕，使颈部松弛，松开领口及腰带。患者口边置弯盘，牙垫至于口中，嘱患者咬紧牙垫。
3. 插镜　方法有单人法和双人法。①单人法：术者面对患者，左手持操作部，右手执镜端约 20cm 处，直视下经咬口插入口腔，缓缓沿舌背、咽后壁向下推进至环状软骨水平时，可见食管上口，并将胃镜轻轻插入。②双人法：助手站立于术者右后方，右手持操作部，左手托住镜身。术者右手执镜端约 20cm 处，左手示指、中指夹住镜端，右手顺前方插入，当进镜前端达环状软骨水平时，嘱患者做吞咽动作，即可通过环咽肌进入食管。当胃镜进入胃腔内时，要适量注气，使胃腔张开至视野清晰为止。
4. 拔管　检查完毕退出内镜时尽量抽气，以防止患者腹胀。

【护理】

1. 术前护理

（1）患者准备：向患者及家属解释胃十二指肠检查术的目的、操作步骤以及术中注意事项，签署知情同意书。检查患者血常规、出凝血时间、心电图。有幽门梗阻者应洗胃后检查；如有义齿者应取出。指导患者检查前患者禁食 8 小时，禁水 10 小时；练习术中体位，必要时给予镇静药。为减少胃液分泌和胃蠕动，可于术前半小时给予山莨菪碱或阿托品。

（2）物品准备：胃镜检查仪器一套、5ml 无菌注射器及针头、2% 利多卡因、地西泮、肾上腺素等药物。无菌手套、弯盘、牙垫、润滑剂、酒精、棉签、纱布、10% 甲醛固定液标本瓶及病历等。

2. 术中护理

（1）术前通过喷洒或含服方法，用 2% 利多卡因进行咽后壁麻醉。5~10 分钟后测试患者的呕吐反应。

（2）协助患者摆好体位。

（3）操作中配合医生将内镜经患者口腔缓慢插入。胃镜插入15cm处到达咽喉部时，嘱患者进行吞咽动作，如果患者伴随恶心不适，可嘱患者深呼吸放松肌肉。操作过程中注意保持患者头部相对固定，防止胃镜脱出和患者咬镜现象。

（4）胃镜进入胃腔时，适当注入气体，以增强胃镜视野的清晰，有利于明确诊断。根据病情取胃内活体组织放入盛有甲醛固定液的标本瓶内送检。

（5）术中密切观察病情变化，如患者面色、神志、生命体征等。

3. 术后护理

（1）术后1~2小时内避免吞咽唾液，防止由于麻醉未消退导致呛咳。麻醉消失后，可嘱患者饮适量水，如无呛咳，当天可进食流质或半流质。

（2）向患者解释术后可能会有咽痛和咽喉异物感，嘱患者避免用力咳嗽，数日后咽部不适可自行缓解。

（3）术后数天注意观察有无并发症发生，如：消化道穿孔、出血、感染等。发现异常及时通知医生并协助处理。

（4）彻底清洁、消毒胃镜并妥善保管。

（二）结肠镜检查术

结肠镜检查主要用以诊断炎症性肠病以及大肠的肿瘤、出血、息肉等，并可行切除息肉、钳取异物等治疗。

【适应证】

1. 原因不明的慢性腹泻、便血及下腹疼痛，疑有结肠、直肠、末端回肠病变者。

2. 钡剂灌肠有回肠末段及结肠病变需明确诊断者。

3. 炎症性肠病的诊断与随访。

4. 结肠癌术前诊断、术后随访，息肉摘除术后随访观察。

5. 结肠息肉摘除者。

6. 大肠肿瘤普查。

【禁忌证】

1. 严重心肺功能不全、休克及精神病患者。

2. 急性弥漫性腹膜炎、腹腔脏器穿孔、多次腹腔手术、腹内广泛粘连及大量腹水者。

3. 肛门、直肠严重狭窄者。

4. 急性重度结肠炎。

5. 妊娠妇女。

【操作过程】

1. 体位　患者取左侧卧位，双腿屈曲，嘱患者尽量在检查中保持身体不要摆动。

2. 术者先做直肠指检，了解有无肿瘤、狭窄、痔疮、肛裂等。助手将镜前端涂上润滑剂后，嘱患者张口呼吸，放松肛门括约肌，以右手示指按物镜头，使镜头滑入肛门。此后按术者口令，遵照循腔进镜配合滑进、少量注气、适当钩拉、去弯取直、防袢、解袢等插镜原则逐渐缓慢插入肠镜。

3. 根据情况可摄像或取活组织行细胞学等检查。

4. 检查结束，退镜。

【护理】

1. 术前护理

（1）患者准备：向患者及家属解释结肠镜检查的目的、方法、注意事项等，取得配合。了解患者对结肠镜检查的心理反应，恰当缓解患者的心理压力。确认患者或家属已签同意书。检查患者血常规、出凝血时间、心电图。指导患者练习术中体位，嘱其在术中不要随意摆动身体。嘱患者术前 1 天进食流质。检查前患者禁食 10 小时，禁水 8 小时，术前 4 小时用20% 甘露醇 500ml 和 5% 糖盐水 1000ml 混合液口服，速度为 1～2L/h，效果不佳者予以0.9% 生理盐水 1000ml 清洁灌肠。根据医嘱术前予以患者肌注阿托品 0.5mg。

（2）物品准备：结肠镜检查仪器一套、无菌注射器及针头、阿托品 0.5mg。无菌手套、弯盘、润滑剂（一般用硅油，忌用液状石蜡）、酒精、棉签、纱布、10% 甲醛固定液标本瓶及病历等。

2. 术中护理

（1）协助患者摆好体位。

（2）术中护士密切观察患者病情变化，如患者面色、呼吸、脉搏异常应暂停插镜，及时建立静脉通道以备抢救用。术中护士多鼓励和安慰患者，缓解患者的紧张情绪。

3. 术后护理

（1）嘱患者适当卧床休息，注意保持肛门清洁、干燥。

（2）嘱患者术后 3 天进少渣饮食。如进行有创性治疗者予以半流饮食和抗生素治疗3 天。

（3）注意观察患者腹部不适及排便情况。病情允许可鼓励患者下床活动，促进胃肠排气。腹胀明显者可行内镜下排气；观察大便颜色，必要时行大便隐血试验，腹痛明显或排血便者应留院观察。发现剧烈腹痛、腹胀、面色苍白、心率增快、血压下降、大便次数增多呈黑色，提示并发肠出血、肠穿孔，应及时报告医生，积极协助抢救。

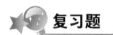 复习题

一、病例分析题

病例一：

王先生，50 岁。因反复发作上腹部疼痛 8 年，加重 3 天，伴呕血、黑便 5 小时入院。8年前因饮食不当，出现上腹部疼痛，伴反酸、嗳气，多在餐后 1 小时出现。曾诊断为"胃溃疡"，给予"雷尼替丁"、"硫糖铝"等药物治疗，症状缓解。以后每于气候变化、饮食不当、劳累时有类似发作，自行服上述药物后缓解。3 天前饮酒后，上述症状再发，伴恶心、呕吐，呕吐物为胃内容物。5 小时前呕血 5 次，呈暗红色，总量约 800ml，排黑便 2 次，约500g。自觉头晕和心慌，疲乏无力，皮肤湿冷，遂急诊入院。护理体检：T 37.7℃，P 125

次/分，R 30 次/分，BP 80/50mmHg。表情紧张、焦虑、面色苍白。双肺无异常，心率 120 次/分，律齐。腹软，上腹部轻压痛，肝脾未及，双下肢无水肿。

请问：

1. 该患者可能的疾病诊断是什么？

2. 该患者发病的主要诱因是什么？

3. 目前最主要护理诊断是什么（3 个）？

4. 护士应实施哪些护理措施？

病例二：

赵先生，56 岁。因腹胀、乏力及食欲减退 1 年，意识不清 2 小时入院。1 年前无明显诱因出现腹胀、乏力及食欲减退等症状，经当地医院治疗后症状无明显缓解（具体用药不详）。4 日前"感冒"后出现躁动不安，淡漠少言，昼睡夜醒。2h 前突然意识不清。既往有"乙肝"病史 23 年。护理体检：T 36.7℃，P 95 次/分，R 21 次/分，BP 100/70mmHg。一般状态差，意识模糊，面色晦暗，巩膜黄染，瞳孔对光反射迟钝，胸前可见 4 个蜘蛛痣。颈软，无颈静脉怒张，双肺无异常，心率 95 次/分，律齐。腹部隆起，肝未及，脾肋下 4.5cm，移动性浊音阳性，双下肢中度凹陷性水肿。血常规检查：红细胞 3.1×10^{12}/L，白细胞 3.5×10^9/L，血小板 120×10^9/L。临床初步诊断为肝硬化失代偿期合并肝性脑病。

请问：

1. 该患者目前主要的护理诊断是什么？

2. 护士应实施哪些护理措施？

病例三：

张先生，32 岁。因"乏力 10 年，反复呕血、黑便 2 年半"入院。患者自诉于 10 年前无明显诱因出现乏力，到当地医院就诊，诊断为"慢性乙型肝炎"，给予中药治疗 6 年，症状好转。2 年半前无明显诱因出现呕血 3000ml，入住当地医院检查，胃镜检查提示"食管静脉曲张破裂出血"，给予止血、输血等对症治疗，次日呕血停止。近 3 天来呕血 2 次，量不详，伴排黑色糊状便 4 次，现为进一步治疗而收入院。起病以来，患者诉全身乏力、精神较差、夜间睡眠不佳及反复双下肢水肿的症状。既往有"慢性胆囊炎"病史 10 年。体格检查　T 36.8℃，P 110 次/分，R 22 次/分，BP 90/60mmHg。神志清楚、营养差、贫血貌、全身皮肤黏膜苍白、双巩膜黄染、双下肢轻度水肿、全身浅表淋巴结未触及肿大。腹部移动性浊音（+），脾肋下触诊 4 横指。B 超示：肝硬化、脾大、大量腹水。胃镜示：食管静脉曲张。血常规示：血红蛋白 72g/L，红细胞计数 3.0×10^{12}/L，血细胞比容 0.20，血小板 44×10^9/L。肝功能示：谷草转氨酶 119U/L，谷丙转氨酶 83U/L，清蛋白 32g/L。临床初步诊断为乙肝肝硬化（失代偿期）并发食管静脉曲张破裂出血。

请问：

1. 目前最主要护理诊断是什么？

2. 护士应实施哪些护理措施？

3. 出院前应对患者做怎样的健康指导？

二、简答题

1. 胃食管反流病主要的临床表现有哪些？

2. 急、慢性胃炎的病因有何不同？

3. 试述慢性胃炎的主要护理诊断及护理措施。

4. 消化性溃疡疼痛发作的特点是什么？常见并发症有哪些？

5. 简述消化性溃疡的主要护理诊断及相关护理措施。

6. 简述肠结核及结核性腹膜炎的主要护理诊断及相关护理措施。

7. 在我国，肝硬化常见的病因是什么？肝硬化腹水患者的护理要点有哪些？

8. 对肝性脑病患者，护士如何进行饮食指导？

9. 急性胰腺炎的常见病因是什么？对重症急性胰腺炎患者，护士如何配合医师进行抢救？

10. 试述上消化道出血的特征性表现，护士如何配合医师进行抢救？

11. 对上消化道出血患者应做怎样的饮食指导？

（董淑雯　任华蓉）

第 五 章

泌尿系统疾病患者的护理

泌尿系统由肾脏、输尿管、膀胱、尿道等器官组成，其中肾脏是最重要的器官，其生理功能是生成尿液，以排泄机体的代谢产物及调节水、电解质和酸碱平衡，维持机体内环境的稳定。此外，肾脏还可以分泌多种重要的内分泌激素，如肾素、前列腺素、激肽释放酶、促红细胞生成素、1α羟化酶等。泌尿系统其余器官均为排尿管道。近几十年来，肾脏疾病的发病率逐年增长，成为继心脑血管疾病、恶性肿瘤、糖尿病之后又一个威胁人类健康的重要疾病。我国人群中慢性肾脏疾病的患病率为11.8%~13.0%，患病人数超过1亿。

第一节　泌尿系统疾病患者常见症状和体征的护理

学习目标 ‖‖

1. 掌握泌尿系统疾病常见的症状体征及其主要护理措施。
2. 熟悉上述症状和体征的常见护理诊断/问题。

一、肾源性水肿

水肿是肾小球疾病最常见的临床表现。由肾小球疾病引起的水肿可分为两大类：①肾病性水肿：主要是由于蛋白尿造成血浆蛋白低于正常值，从而导致血浆胶体渗透压降低，体液从血管内进入组织间隙而产生水肿。此外，部分患者因有效血容量减少，激活肾素-血管紧张素-醛固酮活性系统，使抗利尿激素分泌增加，从而进一步加重水钠潴留、水肿。肾病性水肿多从下肢部位开始，多呈全身性、体位性和凹陷性等特点。②肾炎性水肿：主要是由于肾小球滤过率下降，而肾小管的重吸收功能相对正常，导致"球-管失衡"和"肾小球滤过分数"（肾小球滤过率/肾血流量）下降，引起水、钠潴留所致。常因高血压、毛细血管通透性增加等因素而使水肿进一步加重。由于水钠潴留，血容量增加，伴肾素-血管紧张素-醛固酮活性降低和抗利尿激素分泌减少，血压常可升高。由于肾炎性水肿组织间隙蛋白含量高，水肿多以眼睑、颜面部等疏松组织部位显著，重者波及全身。

【护理评估】

1. 病史评估　询问水肿发生的时间、初始发生部位，有无诱因及原因；水肿的特点、程度以及进展情况；有无尿量减少、头晕、乏力、呼吸困难、心跳加快、腹胀等伴随症状；了解治疗经过尤其是患者的用药情况，尤其要详细了解所用药物的种类、剂量、用法、疗程、用药后的效果及不良反应；24 小时液体出入量、钠盐摄入量；有无精神紧张、焦虑、抑郁等情绪。

2. 身体评估　评估患者的生命体征；体重的改变；水肿的范围、程度、特点以及皮肤的完整性；双肺有无啰音；胸腔有无积液；有无心包摩擦音；腹部有无膨隆及叩诊有无移动性浊音等。

3. 实验室及其他检查的评估　评估尿常规，尿蛋白定性和定量检查，血清电解质、肾功能的指标（内生肌酐清除率、血尿素氮、血肌酐）、尿浓缩与稀释试验的结果有无异常等。患者有无做过静脉肾盂造影、B 超、泌尿系统平片、肾组织活检等检查，其结果如何。

4. 心理与社会评估　评估患者家庭经济情况；患病对日常生活、学习或工作有无影响；患者有无精神紧张、焦虑、抑郁的表现，其程度如何；家属对患者的关注程度及社会保障如何。

【护理诊断/问题】

1. 体液过多　与水、钠潴留、大量蛋白尿导致血浆胶体渗透压降低等因素有关。
2. 有皮肤完整性受损的危险　与皮肤水肿、营养不良、机体抵抗力下降有关。

【护理措施】

1. 体液过多　与水、钠潴留、大量蛋白尿导致血浆胶体渗透压降低等因素有关。

（1）一般护理

1）休息与活动：水肿严重的患者应卧床休息，以增加肾血流量和尿量。下肢水肿明显者，卧床休息时需抬高下肢，以增加静脉回流，减轻水肿。水肿减轻后，患者可下床活动，但应避免劳累。

2）饮食护理：①限制钠盐：有水肿、高血压或少尿的患者，给予低盐饮食，钠盐 2～3g/d。②限水：液体入量需参考前一日出量。应根据之前 24 小时液体出量加上不显性失水量（约 500ml）以及患者水肿的程度决定水的入量。③优质蛋白：低蛋白血症所致水肿者，若无氮质血症，可给予正常量的优质蛋白饮食 1.0g/（kg·d）；有氮质血症的水肿患者，应限制食物中蛋白质的摄入，予以优质低蛋白饮食 0.6～0.8g/（kg·d）。慢性肾衰竭患者，可根据肾小球滤过率（GFR）来调节蛋白质的摄入量。④热量充足：每天摄入的热量不应低于126kJ/（kg·d），以免引起负氮平衡。⑤给予丰富的维生素。

（2）病情观察：监测 24 小时液体出入量及尿量的变化；定期测量体重并注意观察其增减情况；监测患者的生命体征，尤其是血压的变化；观察水肿消长情况，男性患者要特别注意观察有无阴囊水肿、女性患者注意观察有无外阴水肿；观察患者有无胸腔、腹腔、心包积液的表现；同时要密切监测尿常规、肾小球滤过率、血尿素氮、血肌酐、血浆清蛋白、血清电解质等变化。

（3）用药护理：遵医嘱使用利尿剂、肾上腺糖皮质激素或其他免疫抑制剂，观察药物的疗效及不良反应。①利尿剂：长期使用应监测血清电解质和酸碱平衡情况，呋塞米等强效利尿药具有耳毒性，应避免与链霉素等氨基糖苷类抗生素同时使用。②糖皮质激素：应用时可能会出现水钠潴留、血压升高、动脉粥样硬化、血糖升高、精神兴奋性增高、消化道出血、骨质疏松、继发感染、伤口不易愈合以及类肾上腺皮质功能亢进症等不良反应。③免疫抑制剂：如环磷酰胺等容易引起出血性膀胱炎、骨髓抑制、消化道症状、肝功能损害、脱发等。

（4）健康指导：指导患者及家属如何观察水肿的变化；宣教饮食对控制水肿的重要性，与患者及家属共同制订饮食计划；向患者及家属详细介绍用药相关知识，指导其遵医嘱用药。

2. 有皮肤完整性受损的危险　与皮肤水肿、营养不良、机体抵抗力下降有关。

（1）皮肤护理：水肿较严重的患者应着宽松、柔软的衣服。卧床患者需经常变换体位，对年老体弱者应协助翻身，用软垫保护受压部位，防止发生压疮。阴囊水肿者，可用吊带托起。保持皮肤清洁，同时要避免损伤皮肤。严重水肿者避免肌内注射，可采用静脉给药途径保证药物准确及时的输入。患者注射或静脉穿刺拔针后，用无菌干棉球按压穿刺部位，防止液体从穿刺点渗出。

（2）病情观察：观察水肿消长情况，皮肤有无红肿、破损、化脓等情况发生。

二、尿路刺激征

尿路刺激征指膀胱颈和膀胱三角区受炎症或机械刺激而引起的尿频、尿急、尿痛、排尿不尽及下腹坠痛。正常情况下，白天排尿 3~5 次，夜间 0~1 次，每次尿量为 200~400ml。若排尿次数增多，而每次尿量减少，24 小时尿量正常，称为尿频；不能自控排尿或排尿有急迫感或排尿之后又有尿意急需排尿称为尿急；排尿时膀胱区和尿道有疼痛或灼热感称为尿痛。

【护理评估】

1. 病史评估　询问患者的排尿情况，包括每天排尿的次数、尿量，有无尿急、尿痛及其程度；起病前有无明显的诱因，是否伴有发热、腰痛等症状；患者出现上述症状的起始时间；有无泌尿系统畸形、前列腺增生、妇科炎症、结核病等病史，有无留置导尿管或进行尿路器械检查等；起病以来的治疗经过，尤其是既往抗生素使用情况，药物的剂量、用法、疗程及疗效如何，有无出现不良反应。

2. 身体评估　评估患者的精神、营养状况，体温有无升高；肾区有无压痛、叩击痛，输尿管行程有无压痛点；尿道口有无红肿等。

3. 实验室及其他检查的评估　查看尿常规检查的结果，有无白细胞尿（脓尿）、血尿等；有无细菌尿，尿细菌镜检和定量培养结果；有无夜尿增多、尿比重降低；影像学检查的结果提示肾脏的大小、外形有无改变，尿路有无畸形或梗阻等。

4. 心理与社会评估　由于尿路刺激征反复发作带来的不适，加之部分患者伴肾损害，因此患者可出现紧张、焦虑等心理反应，应注意评估其心理状态、家庭及社会支持情况等。

【护理诊断/问题】

排尿异常：尿频、尿急、尿痛　与炎症及机械刺激致膀胱激惹状态有关。

【护理措施】

1. 一般护理

（1）休息与活动：急性发作期间注意卧床休息，屈曲位为宜，心情放松，避免因过分紧张而加重尿频。指导患者从事一些感兴趣的活动，如听轻音乐、欣赏小说、看电视或聊天等，以分散患者对自身不适的注意力，减轻患者的焦虑，缓解尿路刺激征。

（2）饮食护理：在无禁忌证的情况下，应尽量多饮水、勤排尿，以达到不断冲洗尿道、减少细菌在尿道停留的目的。尿路感染的患者每天水的摄入量不应低于 2000ml，且 2～3 小时排尿一次，使每日尿量保持在 1500ml 以上。

（3）保持皮肤黏膜的清洁：指导其加强个人卫生，教会患者正确清洁外阴的方法，增加外阴清洗次数（女性患者月经期间尤其需要注意会阴部清洁），以减少肠道细菌感染尿道的机会。

2. 疼痛护理　指导患者进行膀胱区热敷或按摩，以缓解疼痛。

3. 用药护理　遵医嘱使用抗生素，注意观察药物的疗效及副作用，嘱患者按时、按量、按疗程服药。口服碳酸氢钠可碱化尿液，减轻尿路刺激征。尿路刺激征明显者可予以阿托品、普鲁苯辛等抗胆碱能药物对症治疗。

三、肾性高血压

肾脏疾病常伴有高血压，肾性高血压是继发性高血压的常见原因之一。按病因可分为肾血管性高血压和肾实质性高血压。肾血管性高血压主要由肾动脉狭窄或堵塞引起，高血压程度较重，易进展为急进性高血压。肾实质性高血压是肾性高血压的常见原因，主要由急性或慢性肾小球肾炎、慢性肾盂肾炎、慢性肾衰竭等肾实质性疾病引起。肾性高血压按发生机制又可分为容量依赖型和肾素依赖型两类。前者是因水钠潴留引起，通过排钠利尿剂或限制水钠摄入可明显降低血压；后者是由于肾素-血管紧张素-醛固酮系统被激活引起，应用血管紧张素转换酶抑制剂（ACEI）、血管紧张素 II 受体拮抗剂和钙通道阻滞剂降压效果较佳。肾实质性高血压 80% 以上为容量依赖型，仅 10% 左右为肾素依赖型。

【护理评估】

1. 病史评估　询问患者出现高血压的时间，有无诱因或精神紧张、劳累等因素，血压波动的情况；有无伴随症状如头晕、头痛、恶心、呕吐、抽搐等。详细了解所用药物的种类、剂量、用法、疗程、用药后的效果。患者的治疗依从性如何，有无家族史等。

2. 身体评估　评估患者的精神、营养状况；生命体征特别是血压情况，有无出现头晕、头痛、恶心、呕吐、抽搐等；四肢活动情况，视力情况等；肺有无啰音，心脏有无杂音、心包摩擦音。

3. 实验室及其他检查的评估 评估动态血压监测情况、心电图有无异常、尿液有无蛋白、管型等情况；肾功能检查提示有无肾实质的损害；X 线检查有无心室肥大、增厚等。

4. 心理与社会评估 询问患者的工作以及人际关系情况，评估患者的心理状态、家庭经济状况、家庭及社会支持等。

【护理诊断/问题】

头痛 与血压升高有关

【护理措施】

1. 一般护理 症状明显或血压较高时应卧床休息，抬高床头，保证充足睡眠，改变体位时动作要慢，保持病室安静，光线柔和，尽量减少探视，避免劳累、情绪激动等可能使血压进一步升高的因素。

2. 头痛的护理 监测血压，寻找引起头痛的原因并积极采取措施，如血压明显升高所致者可以通过调整药物或消除引起及加重头痛的因素（如精神紧张、劳累、酗酒等）。

3. 用药护理 遵医嘱给予降压药物治疗，并监测血压，观察药物疗效和不良反应。注意噻嗪类和祥利尿剂易致低钾血症，β 受体阻滞剂可致心率减慢、支气管痉挛狭窄等不良反应，钙通道阻滞剂硝苯地平可致头痛、下肢水肿、心动过速等不良反应。指导患者规律用药。

四 、 尿 异 常

1. 尿量异常 正常人每日尿量平均约为 1500ml，尿量的多少取决于肾小球滤过率、肾小管重吸收量及两者的比例。尿量异常包括多尿、少尿、无尿和夜尿增多。

（1）多尿：尿量超过 2500ml/d，称为多尿，见于多种原因引起的肾小管功能不全，如慢性肾盂肾炎、肾动脉硬化、肾髓质退行性变等，使肾小管破坏，降低了肾小管对水的重吸收功能。肾外疾病见于尿崩症、糖尿病、肾上腺皮质功能减退等，它们引起多尿的原因主要是因为肾小管内溶质过多，或肾小管重吸收功能受到抑制。

（2）少尿和无尿：尿量少于 400ml/d，称为少尿；尿量少于 100ml/d，称无尿。少尿或无尿的原因是肾小球滤过率降低，可由肾前性（心排血量减少、血容量不足等）、肾实质性（如急、慢性肾衰竭）和肾后性（尿路梗阻等）三类因素引起。

（3）夜尿增多：夜间尿量超过白天尿量或夜间尿量持续超过 750ml，称为夜尿增多，此时尿比重常低于 1.018，提示肾小管浓缩功能减退。

2. 蛋白尿 每天尿蛋白含量持续超过 150mg，蛋白质定性试验呈阳性反应，称为蛋白尿。若每日持续超过 $3.5g/1.73m^2$（体表面积）或者 50mg/kg，称大量蛋白尿。蛋白尿按发生机制可分为以下 6 类：

（1）肾小球性蛋白尿：主要由于肾小球毛细血管壁屏障的损伤，足细胞的细胞骨架结构和它们的裂隙膜或肾小球基底膜的损伤，使血浆中大量的蛋白尿滤过并超出肾小管的重吸收能力，出现于尿中。如病变较轻，则仅有清蛋白滤过，称为选择性蛋白尿；当病变加重，更高分子量蛋白质无选择性地滤出，称为非选择性蛋白尿。

（2）生理性蛋白尿：①功能性蛋白尿：常因剧烈运动、急性疾病、高热、充血性心力衰竭所致的一过性蛋白尿；②体位性蛋白尿：常见于青春发育期青少年，直立体位和脊柱前突姿势时出现蛋白尿，卧位时消失，蛋白尿程度较轻，一般量 <1g/d。

（3）肾小管性蛋白尿：当肾小管重吸收功能下降时，β_2微球蛋白、溶菌酶等小分子蛋白质随尿排出增多，一般 <2g/d，常见于肾小管病变。

（4）溢出性蛋白尿：某些肾外疾病引起的血中异常蛋白质如血红蛋白（Hb）、免疫球蛋白轻链等增加，经肾小球滤过后不能被肾小管全部重吸收，见于多发性骨髓瘤、巨球蛋白血症、急性溶血性疾病等。

（5）混合性蛋白尿：当病变累及肾单位时产生的蛋白尿，具有肾小球性蛋白尿与肾小管性蛋白尿的特点，多见于各种肾小球疾病的后期。

（6）组织性蛋白尿：多为损伤、坏死的肾组织细胞释放出各种相对分子量较小的酶及蛋白质形成，常与肾小球性及肾小管性蛋白尿同时发生。

3. 血尿　新鲜尿沉渣每高倍视野红细胞 >3 个，或 1 小时尿红细胞计数超过 10 万，可诊断为镜下血尿。尿外观呈血样或洗肉水样，称肉眼血尿。血尿可由各种泌尿系统疾病引起，如肾小球肾炎、泌尿系结石、结核、肿瘤、血管病变、先天畸形等，肾对药物的过敏或毒性反应等；也可由全身性疾病引起，如过敏性紫癜、风湿病、心血管疾病等；此外，还有肾下垂、剧烈运动后发生的功能性血尿。临床上常将血尿按病因分为肾小球源性血尿和非肾小球源性血尿。肾小球源性血尿中红细胞大小形态不一，出现变形红细胞，常伴有红细胞管型、蛋白尿等，主要原因是肾小球基底膜断裂，红细胞通过该裂缝时受血管内压力作用挤出时受损，受损的红细胞其后通过肾小管各段时又受不同渗透压和 pH 作用，而出现变形、容积变小，甚至破裂。非肾小球源性血尿系来自肾小球以外的病变，如尿路感染、结石、肿瘤、畸形等，红细胞大小形态均一。

4. 白细胞尿、脓尿和菌尿　新鲜离心尿液每高倍视野白细胞超过 5 个，或 1 小时新鲜尿液白细胞数超过 40 万，称为白细胞尿或脓尿，尿中白细胞明显增多常见于泌尿系统感染。菌尿是指中段尿标本涂片镜检，每个高倍视野均可见细菌，或培养菌落计数超过 10^5 个/ml，见于泌尿系统感染。

5. 管型尿　尿中管型是由蛋白质、细胞或其碎片在肾小管内形成，可分为细胞管型、颗粒管型、透明管型、蜡样管型等。正常人尿中偶见透明及颗粒管型，若 12 小时尿沉渣计数管型超过 5000 个，或镜检出现其他类型管型时，称为管型尿。白细胞管型是诊断肾盂肾炎或间质性肾炎的重要依据，上皮细胞管型可见于急性肾小管坏死，红细胞管型提示急性肾小球肾炎，蜡样管型见于慢性肾衰竭。

五、肾　区　痛

肾包膜、肾盂、输尿管有来自胸 10 至腰 1 的感觉神经分布，当肾盂、输尿管内张力增高或包膜受牵拉时，可发生肾区痛，表现为肾区胀痛或隐痛、肾区压痛和叩击痛阳性。肾区痛多见于肾脏或附近组织的炎症，或肾肿瘤、积液等。肾绞痛是一种特殊的肾区痛，主要是由输尿管内的结石、血块等移行所致，疼痛常突然发作，可向下腹外阴及大腿内侧部位放射。

【护理评估】

1. 病史评估　评估患者肾区痛的时间、部位、持续时间、发作频率、性质，有无放射痛、有无使用止痛药等情况。

2. 身体评估　评估患者的生命体征情况，疼痛的部位、程度、持续时间，是否伴有头晕、耳鸣、恶心、呕吐等症状；肾区痛时有无出现大汗淋漓，有无伴有血尿、尿频、尿急、尿痛等症状。

3. 实验室及其他检查的评估　尿常规检查可提示有无血尿、蛋白尿、白细胞尿、脓尿和菌尿等情况；腹部 X 线，影像学检查（包括静脉肾盂造影、逆行肾盂造影、腹部 B 超、CT、MRI 及肾血管造影等）可判断有无结石、异物或囊肿等。

4. 心理与社会评估　患者可出现紧张、焦虑等心理反应，应注意评估患者的心理状态、家庭状况、家庭及社会支持等。

【护理诊断/问题】

疼痛：肾区痛　与肾盂、输尿管内张力增高或包膜受牵拉有关。

【护理措施】

1. 一般护理　腰痛明显者卧床休息，保持病室安静，光线柔和，尽量减少探视，保证充足睡眠，病情缓解后逐渐恢复活动，避免过度劳累。

2. 疼痛的护理　指导患者使用放松技术如心理训练、音乐疗法、缓慢呼吸等方法缓解疼痛必要时使用止痛药，注意观察疗效及不良反应。

第二节　肾小球疾病患者的护理

学习目标

1. 掌握急、慢性肾小球肾炎及肾病综合征的常见护理诊断及护理措施。
2. 熟悉急、慢性肾小球肾炎及肾病综合征的临床表现及治疗要点。
3. 了解急、慢性肾小球肾炎及肾病综合征的病因与发病机制。

肾小球疾病是一组临床表现相似（水肿、血尿、蛋白尿、高血压），但病因、发病机制、病理改变、病程和预后不尽相同，病变主要累及双肾肾小球的疾病。分为原发性、继发性和遗传性三大类。其中原发性肾小球疾病常病因不明，继发性肾小球疾病指全身性疾病（如系统性红斑狼疮、糖尿病等）所致的肾小球损害，遗传性肾小球病为遗传变异基因所致的肾小球病（如 Alport 综合征等）。原发性肾小球疾病占绝大多数，是引起慢性肾衰竭的主要疾病。本节主要介绍原发性肾小球疾病。

【病因和发病机制】

多数肾小球疾病是属于免疫介导性炎症疾病。免疫机制是肾小球疾病的始发机制，在此基础上炎性介质（如补体、细胞因子、活性氧等）的参与，导致肾小球损伤和产生临床症状。在疾病慢性进展过程中也有非免疫非炎症机制参与。

1. 免疫反应

（1）循环免疫复合物（CIC）沉积：某些外源性或内源性抗原能刺激机体产生相应的抗体，在血液循环过程中形成 CIC，在某些情况下沉积或为肾小球所捕捉，激活炎症介质后导致肾炎。大多原发性肾小球疾病由此机制引起。

（2）原位免疫复合物形成：血液循环中的游离抗体（或抗原）与肾小球固有抗原或种植抗原结合，在肾脏局部形成 CIC，并导致肾炎。

2. 炎症反应

（1）炎症细胞：主要包括单核细胞-巨噬细胞、中性粒细胞、嗜酸性粒细胞及血小板等。炎症细胞可产生多种炎症介质，造成肾小球炎症病变。

（2）炎症介质：多种炎症介质（补体激活物质、凝血及纤溶因子、生物活性肽、各种中性蛋白酶等）可通过收缩或舒张血管影响肾脏局部的血流动力学，可分别作用于肾小球及间质小管等不同细胞，可促进（或抑制）细胞的增殖，可促进细胞的自分泌、旁分泌，并可促进细胞分泌细胞外基质（ECM）或抑制 ECM 的分解，从而介导炎症损伤及其硬化病变。

【分类】

原发性肾小球疾病的分类主要为临床分型及病理分型。

1. 原发性肾小球疾病的临床分型　①急性肾小球肾炎；②急进性肾小球肾炎；③慢性肾小球肾炎；④隐匿型肾小球肾炎：包括无症状性血尿和（或）蛋白尿；⑤肾病综合征。

2. 原发性肾小球疾病的病理分型

（1）轻微性肾小球病变。

（2）局灶性节段性病变。

（3）弥漫性肾小球肾炎：①膜性肾病；②增生性肾炎；③硬化性肾小球肾炎。

（4）未分类的肾小球肾炎。

肾小球疾病的临床分型与病理类型存在一定的联系，但又常难以有肯定的对应关系，同一种病理类型可呈多种临床表现，而相同的一种临床表现可来自多种病理类型。肾组织活检是确定肾小球疾病病理类型和病变过程的必要手段，而正确的病理诊断又必须和临床紧密结合。

一、急性肾小球肾炎患者的护理

急性肾小球肾炎（acute glomerulonephritis，AGN）简称急性肾炎，是以急性肾炎综合征为主要临床表现的一组疾病。其特点为起病急，患者出现血尿、蛋白尿、水肿和高血压，并可有一过性氮质血症。多发生于链球菌感染后，其他细菌、病毒及寄生虫感染等也可引发本病，下文主要介绍链球菌感染后急性肾炎。

【病因与发病机制】

1. 病因　常发生于 β 溶血性链球菌"致肾炎菌株"感染（常见为 A 组 12 型等），常见于上呼吸道感染（多见于扁桃体炎）、猩红热、皮肤感染（多为脓疱疮）等链球菌感染后。感染的严重程度与急性肾炎的发生和病变程度并不完全一致。

2. 发病机制　本病主要是由感染所诱发的免疫反应引起。过去认为细菌的致病抗原成分是胞壁上的 M 蛋白，现在认为抗原主要位于胞膜及胞质。抗原进入体内 1～3 周后刺激机体产生抗体，抗原-抗体结合后形成循环免疫复合物在肾小球内沉积致病，或种植于肾小球的抗原与循环中的特异抗体相结合形成原位免疫复合物而致病。自身免疫反应也可能参与了发病。肾小球内的免疫复合物激活补体，导致肾小球内皮及系膜细胞增生，并可吸引中性粒细胞及单核细胞浸润，导致肾脏病变。

【临床表现】

急性肾炎多见于儿童，男性多于女性。通常于前驱感染后 1～3 周（平均 10 天左右）起病，潜伏期相当于机体接触抗原后产生免疫复合物所需时间，呼吸道感染者潜伏期较皮肤感染者短。起病较急，病情轻重不一，轻者可无明显临床症状，仅表现为镜下血尿及补体血清异常；重症者可有急性肾衰竭、急性左心衰竭、高血压脑病等。本病大多预后良好，常在数月内自愈。典型者呈急性肾炎综合征表现，具体临床表现如下：

1. 尿异常

（1）尿量减少：尿量常降至 400～700ml/d，1～2 周后逐渐增多，但无尿少见。

（2）血尿：常为首发症状，几乎所有患者均有肾小球源性血尿，约有 40% 患者有肉眼血尿。肉眼血尿多于数日或 1～2 周后转为镜下血尿，持续 3～6 个月或更久。

（3）蛋白尿：可伴有轻、中度蛋白尿，少数患者（<20% 患者）可有大量蛋白尿。

2. 水肿　约 80% 患者出现水肿，主要为肾小球滤过率下降导致水钠潴留而引起，典型表现为晨起眼睑水肿或伴有下肢轻度凹陷性水肿，少数患者水肿较重，进展较快，数日内累及全身。

3. 高血压　约 80% 患者一过性轻、中度高血压，常与水钠潴留有关，少数患者可出现严重高血压，甚至并发高血压脑病。

4. 肾功能异常　可有一过性氮质血症，大多数在起病 1～2 周后，尿量渐增肾功能恢复，只有极少数可出现急性肾衰竭。

5. 充血性心力衰竭　常发生在急性肾炎综合期，严重水钠潴留和高血压为重要的诱发因素。患者可有颈静脉怒张，奔马律和肺水肿症状。老年患者发生率较高（可达 40%）。

【实验室及其他检查】

1. 尿液检查　几乎所有患者均有镜下血尿，尿沉渣中有白细胞管型、上皮细胞管型、颗粒管型，尿蛋白多为 +～＋＋，20% 的患者可有大量蛋白尿（＋＋＋～＋＋＋＋，>3.5g/d）。

2. 血清补体测定　发病初期总补体（CH50）及补体 C_3 均明显下降，8 周内恢复正常。血清补体的动态变化是急性溶血性链球菌性感染后肾小球肾炎的重要特征。

3. 抗链球菌溶血素"O"抗体测定　如患者血清抗链球菌溶血素"O"滴度升高，可提示近期内曾有过链球菌感染。

4. 肾小球滤过功能检查　可有肾小球滤过率下降、血尿素氮和肌酐升高等。

5. 肾活检组织病理检查　是确诊肾炎最主要的手段。病理类型为毛细血管内增生性肾炎，光镜下呈弥漫病变，肾小球中内皮细胞及系膜细胞增生为主要表现，系膜区有中性粒细胞及单核细胞浸润。

【治疗要点】

以卧床休息、对症治疗为主，积极预防并发症和保护肾功能。

1. 控制感染灶　有明显感染灶者给予抗感染治疗，如上呼吸道或皮肤感染者可选用青霉素、大环内酯类、头孢菌素类等抗生素。

2. 对症治疗　水肿明显者限制水钠摄入，使用利尿剂。急性肾衰竭者给予短期透析治疗。

【护理评估】

1. 病史评估　评估患者的起病时间、缓急，患病后尿量的变化，有无血尿；既往有无反复咽炎、扁桃体炎等上呼吸道感染和皮肤脓疱疮等感染史；患者发病前 2 周左右有无上呼吸道和皮肤感染史，就诊经过及医嘱依从性。

2. 身体评估　评估水肿的部位、程度；血尿情况；有无头晕、头痛，血压增高程度；24 小时尿量；有无局部感染灶存在。

3. 实验室及其他检查的评估　评估血尿及蛋白尿的程度；肾功能检查是否正常；肾活检结果如何等。

4. 心理与社会评估　由于本病多见于儿童，依从性较差，家属比较焦急，可能过分约束或放纵患者，学龄期儿童因耽误学习会产生焦虑、悲观等情绪，护理人员应评估患者及家属对疾病病因、注意事项及预后的认识，目前的心理状态等，有针对性地给予指导。

【护理诊断/问题】

1. 体液过多　与肾小球滤过率下降致水钠潴留有关。
2. 活动无耐力　与疾病所致高血压、水肿等有关。
3. 皮肤完整性受损的危险　与皮肤水肿、营养不良有关。
4. 潜在并发症：急性左心衰竭、高血压脑病、急性肾衰竭。

【护理措施】

1. 一般护理

（1）环境：病室应宽敞明亮，温湿度适宜，因本病好发于儿童，可提供画报、故事册、音乐或患者感兴趣的其他物品，但应避免患者过于兴奋。

（2）休息与活动：急性期绝对卧床休息 2～3 周，待肉眼血尿消失、水肿消退、血压恢复正常后，方可逐渐增加活动量。病情稳定后可从事一些轻体力活动，1～2 年内避免重体力活动。

（3）饮食护理：急性期严格限制钠的摄入，盐的摄入量低于 3g/d。病情好转，水肿消退、血压下降后，可由低盐饮食逐渐转为正常饮食。尿量明显减少者，还应控制水和钾的摄入。氮质血症时应适当减少蛋白质的摄入，同时注意给予足够的热量和维生素。

（4）病情观察：观察生命体征是否平稳，血压、水肿情况有无改变，尿量及性质的变化情况，注意观察皮肤有无红肿、破损、感染等情况，判断有无肾功能不全的早期征象。

2. 用药护理　按医嘱给予利尿剂和降压药，观察利尿、降压效果，并观察其不良反应，降压速度不宜过快、过低，应用 ACEI 类药物降压时，注意监测电解质，防止高血钾，观察有无持续性干咳的不良反应；避免应用加重肾功能损害的药物，如氨基苷类抗生素。

3. 症状体征的护理　水肿患者做好水肿部位的皮肤护理，具体护理措施参见本章第一节"肾源性水肿"的护理。

4. 健康指导

（1）疾病知识指导：向患者及家属讲解本病的病因及预后，减少焦虑等不良情绪。患者患病期间要加强休息，痊愈后适当参加体育活动，但 1~2 年内不应从事重体力劳动。

（2）疾病预防指导：向患者及家属介绍本病与呼吸道感染及皮肤感染的关系。指导患者患感冒、咽炎、扁桃体炎和皮肤感染后，应及时就诊，并讲解预防上呼吸道和皮肤感染的措施。

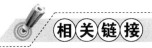

相关链接

　　尿常规检查应留取新鲜尿液，常取清晨第 1 次中段尿，因晨尿在膀胱内存留时间长，各种成分浓缩，有利于尿液有形成分的检出，且无食物成分的影响。尿标本留取后应立即送检，夏天不应超过 1 小时，冬天不应超过 2 小时。收集标本的容器应清洁干燥，女性患者避开月经期，防止阴道分泌物或经血混入。尿蛋白定量试验应留取 24 小时尿标本，并加防腐剂。

二、慢性肾小球肾炎患者的护理

慢性肾小球肾炎（chronic glomerulonephritis，CGN）简称慢性肾炎，是指以蛋白尿、血尿、高血压、水肿为基本临床表现，病情迁延，病变进展缓慢，可有不同程度的肾功能减退，最终将发展为慢性肾衰竭的一组肾小球疾病。

【病因与发病机制】

病因大多尚不清楚，是由各种原发性肾小球疾病迁延不愈发展而成，少数由急性肾小球肾炎演变而来。发病初期多为免疫介导的炎性反应，大部分患者有免疫复合物沉积引起一系列炎性反应，随着疾病的发展，也有非免疫性因素参与。

【临床表现】

本病可发生于任何年龄，但以中青年为主，男性多见。多数起病缓慢、隐匿，病情迁延。临床表现多样，以蛋白尿、血尿、高血压、水肿为基本临床表现，伴有不同程度肾功能减退，病情时轻时重、迁延，最终发展为慢性肾衰竭。

1. 蛋白尿　是本病必有的表现，多为轻度蛋白尿，少数为大量蛋白尿。

2. 水肿　早期水肿时有时无，多发生于眼睑和（或）下肢的轻度水肿，晚期可持续存在。

3. 血尿　多为镜下血尿，少数为肉眼血尿，尿内红细胞形态呈多形性。

4. 高血压　多为一过性轻、中度高血压，常与水钠潴留有关。利尿后血压可逐渐恢复正常，少数可出现严重高血压。

慢性肾炎的病程主要取决于疾病的病理类型，但感染、劳累、妊娠、应用肾毒性药物、预防接种以及高蛋白、高脂或高磷饮食时可促使肾功能急剧恶化。

【实验室及其他检查】

1. 尿液检查　多数尿蛋白 +~ + + + ，尿蛋白定量大于 1~3g/d，尿沉渣镜检可见多形性红细胞，可有红细胞管型。

2. 血常规检查　早期多为正常或轻度贫血，晚期红细胞计数和血红蛋白明显下降。

3. 肾功检查　晚期血肌酐和血尿素氮增高，内生肌酐清除率下降。

4. B超检查　晚期双肾缩小，皮质变薄。

【治疗要点】

慢性肾炎的治疗原则为防止和延缓肾功能恶化、改善临床症状、防止严重并发症。

1. 控制高血压和减少蛋白尿　是控制病情恶化的重要措施。高血压控制目标：尿蛋白 ≥1g/d，血压控制应在 125/75mmHg 以下；尿蛋白 < 1g/d，血压控制在 130/80mmHg 以下。控制血压的主要措施：①低盐饮食：钠盐摄入量 <6g/d。②选择对肾脏有保护作用的降压药物：血管紧张素转换酶抑制剂和血管紧张素 II 受体拮抗剂，不但可以降低血压，还可以降低肾小球内高压力、高灌注和高滤过，并能通过非血流动力学作用延缓肾小球硬化，为治疗慢性肾炎高血压和（或）减少蛋白尿的首选药物，但应注意防止高血钾的发生。

2. 抗血小板聚集　以往报道服用抗血小板药聚集药物能延缓肾功能衰退，但近年来未有证实。对高凝状态或某些导致高凝状态的系膜毛细血管增生性肾小球肾炎、膜性肾病等病理类型，可酌情使用抗凝和抗血小板聚集药物。

3. 避免加重肾脏损害因素　尽量避免劳累、妊娠等诱发因素，防止感染；避免使用肾毒性药物如氨基苷类抗生素等，慎用造影剂；积极治疗高脂血症、高血糖和高尿酸血症。

【护理评估】

1. 病史评估　评估患者的发病经过；有无肉眼血尿、尿量是否异常；有无腰痛、夜尿增加以及尿毒症的症状；临床症状持续时间、有无明显诱因如劳累、感染等；是否应用过肾毒性药物；患者治疗经过、治疗效果及医嘱遵从性。

2. 身体评估　评估患者的血压的变化情况、尿量、水肿程度、有无胸腔腹腔积液等。患者有无加重肾功损害的因素，如感染、劳累、妊娠、应用肾毒性药物、预防接种及高蛋白、高脂或高磷饮食等。

3. 实验室及其他检查的评估 评估尿常规、肾功能等检测有无异常；B超检查结果以及肾活检组织病理检查结果及其改变情况。

4. 心理与社会评估 因患者病程长，肾功能逐渐恶化，治疗效果不理想，预后差，患者容易出现悲观绝望心理。护理人员应评估患者及家属对疾病病因、注意事项及预后的认识、目前的心理状态。家属与社会对患者的关心和支持程度，经济状况等。

【护理诊断/问题】

1. 体液过多 与肾小球滤过率下降导致水钠潴留等因素有关。
2. 营养失调：低于机体需要量 与低蛋白饮食、长期蛋白尿致蛋白丢失过多有关。
3. 焦虑 与疾病反复发作、预后不良有关。
4. 潜在并发症：慢性肾衰竭。

【护理措施】

1. 一般护理

（1）休息与活动：无明显并发症者可适当活动，但要保证充足的休息和睡眠，切忌劳累。急性发作者或伴有高血压的肾功能不全患者应卧床休息。

（2）饮食护理：给予优质低蛋白饮食，$0.6 \sim 0.8 g/(kg \cdot d)$；高血压、水肿患者应限制水、钠的摄入；控制磷的摄入。同时，适当增加碳水化合物的摄入，补充多种维生素，补充必需氨基酸。

2. 病情观察 定期门诊随诊疾病的进展，监测肾功能、血压、水肿的变化。观察并记录进食情况包括每天摄取的食物总量、品种，评估营养是否充足，定期检测血红蛋白和血清蛋白浓度。

3. 用药护理 避免使用肾毒性的药物，以免加重病情。

（1）利尿剂：容量性高血压时多选用利尿剂。使用利尿剂时要注意观察水、电解质的变化情况，避免利尿过度及电解质紊乱。

（2）降压药物：观察血压变化情况，根据血压调整药物的量及品种，同时监测不良反应。

（3）抗血小板药物：严密监测药物的不良反应，如阿司匹林可引起胃黏膜损害，严重时可导致出血。

4. 症状护理 水肿患者的护理措施见本章第一节"肾源性水肿"。

5. 健康指导

（1）疾病知识指导：向患者及家属讲解疾病知识，使其掌握相关内容，及时发现病情变化。避免感染、劳累和使用肾毒性药物（如氨基糖苷类抗生素、抗真菌药物），促使患者建立良好的生活方式。加强休息，延缓肾功能减退。指导患者摄入优质低蛋白、低盐、低磷饮食，保证充足的热量和维生素，并讲解其重要性，使患者根据病情选择合适的食物。

（2）定期门诊随访：讲明定期复查的必要性，让患者了解病情变化的特点，如出现水肿或水肿加重、血压增高、血尿等应及时就医。

三、肾病综合征患者的护理

肾病综合征（nephrotic syndrome，NS）是由多种肾脏疾病引起的，具有大量蛋白尿（尿蛋白定量 >3.5g/d）、低蛋白血症（血浆清蛋白 <30g/L）、水肿、高脂血症为临床表现的一组综合征。

【病因与发病机制】

肾病综合征分为原发性和继发性两大类。原发性肾病综合征是指原发于肾小球本身的肾小球疾病，其发病机制为免疫介导性炎症所引起的肾损害。继发性肾病综合征是指继发于全身性或其他系统疾病的肾损害，如系统性红斑狼疮、糖尿病、过敏性紫癜、淀粉样变、多发性骨髓瘤等。

【临床表现】

原发性肾病综合征典型临床表现如下：

1. 大量蛋白尿　尿蛋白 >3.5g/d，为选择性蛋白尿。发生机制为肾小球滤过膜的电荷屏障受损，肾小球滤过膜对血浆蛋白的通透性增高，使原尿中蛋白量增高，超过肾小管重吸收能力，导致尿中出现蛋白。

2. 低蛋白血症　大量清蛋白从尿中丢失引起。此外，肝脏代偿性合成清蛋白不足、患者胃肠道黏膜水肿、蛋白质摄入不足、吸收不良等均可加重低蛋白血症。除血浆清蛋白减少外，血浆中的某些免疫球蛋白和补体成分、抗凝及纤溶因子等也可减少。

3. 水肿　低蛋白血症致血浆胶体渗透压下降，使水分从血管腔内进入组织间隙，是肾病综合征水肿的主要原因。

4. 高脂血症　肾病综合征常伴有高脂血症。高胆固醇和（或）高三酰甘油血症、低密度脂蛋白（LDL）、极低密度脂蛋白（VLDL）浓度增加，常与低蛋白血症并存。其发生机制与肝脏合成脂蛋白增加同时脂蛋白分解减弱有关，目前认为后者可能是高脂血症更为重要的原因。

5. 并发症

（1）感染：最为常见的并发症，是导致本病复发和疗效不佳的主要原因之一，与营养不良、免疫功能紊乱及应用糖皮质激素有关。患者可出现全身各系统的感染，如呼吸道、泌尿道、皮肤感染等。

（2）血栓、栓塞：高脂血症和血液浓缩造成血液黏稠度增加是主要原因，其次肝脏合成蛋白增加引起机体凝血、抗凝和纤溶系统失衡、血小板功能亢进、应用利尿剂和糖皮质激素等进一步加重高凝状态，均可致血管内血栓形成和栓塞。其中以肾静脉血栓最为常见（发生率 10%~50%），此外，肺血管、冠状血管和脑血管等血栓也不少见。血栓、栓塞并发症是直接影响 NS 治疗效果和预后的重要因素。

（3）急性肾衰竭：因有效循环血容量的减少，肾血流量不足，易导致肾前性氮质血症，经扩容、利尿治疗可恢复；少数患者可出现肾实质性急性肾衰竭，发生多无明显诱因，表现为少尿甚至无尿，经扩容无效。其发生机制可能是肾间质高度水肿压迫肾小管和大量管型堵塞肾小管造成小管腔内高压，引起肾小球滤过率骤然减少，又可诱发肾小管上皮细胞损伤、坏死，从而导致急性肾衰竭。

【实验室及其他检查】

1. 尿液检查 尿蛋白定性一般为＋＋＋～＋＋＋＋，尿中可有红细胞、管型等。24 小时尿蛋白定量超过 3.5g。

2. 血液检查 血浆清蛋白低于 30g/L，血中胆固醇、三酰甘油、低密度脂蛋白、极低密度脂蛋白增高。血 IgG 可降低。

3. 肾功能检查 内生肌酐清除率正常或降低，血尿素氮、血肌酐可正常或升高。

4. 肾活组织病理检查 可明确病变类型，对指导治疗及明确预后具有重要意义。

5. 肾 B 超检查 双肾正常或缩小。

【治疗要点】

1. 对症治疗

（1）利尿消肿：多数患者经使用肾上腺糖皮质激素和限水、限盐后可达到利尿消肿的目的。经上述处理水肿不能消退的患者可用利尿剂，应用利尿剂的原则是利尿不宜过快过猛，以免造成血容量不足、加重血液高黏倾向，诱发血栓、栓塞并发症。一般选用噻嗪类和保钾利尿剂并用，疗效不佳时选用呋塞米以及渗透性利尿剂如不含钠的低分子右旋糖酐静脉滴注或补充血浆及清蛋白提高血浆胶体渗透压，同时加入袢利尿剂。

（2）减少尿蛋白：应用血管紧张素转换酶抑制剂或血管紧张素 Ⅱ 受体拮抗剂，除可有效地控制高血压外，还可通过降低肾小球内压和直接影响肾小球基底膜对大分子的通透性而达到不同程度的减少尿蛋白的作用。

2. 抑制免疫与炎症反应 是肾病综合征的主要治疗。

（1）糖皮质激素：通过抑制炎症反应、抑制免疫反应、抑制醛固酮和抗利尿激素分泌，影响肾小球基底膜通透性等发挥利尿、消除蛋白尿作用。应用原则：①起始用量要足，如泼尼松始量为 1mg/（kg·d），共服 8～12 周；②缓慢减药：足量治疗后每 2～3 周减少原用量的 10%，当减至 20mg/d 时疾病易反跳，应更加缓慢减量；③长期维持：以最小有效剂量（10mg/d）作为维持量，再服半年至 1 年或更久。激素可采用全日量顿服，维持用药期间两日量隔日一次顿服，以减轻激素的副作用。

（2）细胞毒药物：这类药物用于"激素依赖型"或"激素无效型"肾病综合征，协同激素治疗。若无激素禁忌，一般不作为首选或单独治疗用药。常用的细胞毒药物为环磷酰胺，其用量为 2mg/（kg·d），分 1～2 次口服，或静脉注射，总量达到 6～8g 后停药。

（3）环孢素：用于激素抵抗和细胞毒性药物无效的难治性肾病综合征。该药可选择性抑制辅助性 T 细胞及细胞毒效应 T 细胞，用量为 5mg/（kg·d），分 2 次口服，2～3 个月后缓慢减量，总的疗程为 6 个月左右。

3. 中医中药治疗 雷公藤多苷 10～20mg，每日 3 次口服，可配合激素治疗。该药具有抑制免疫、抑制肾小球系膜细胞增生作用，并能改善肾小球滤过膜通透性。

4. 并发症防治

（1）感染：出现感染应及时选用对致病菌敏感、强效且无肾毒性的抗生素，尽快去除感染灶。

（2）血栓及栓塞：血液出现高凝状态时应给予抗凝剂如肝素，并辅以血小板解聚药如双嘧达莫或阿司匹林。一旦出现血栓或栓塞时，应及早给予尿激酶或链激酶溶栓，并配合应用抗凝药治疗，抗凝药一般应持续应用半年以上。

（3）急性肾衰竭：积极治疗原发病，达到透析指征时应进行血液透析。

【护理评估】

1. 病史评估　评估患者起病时间、起病急缓和主要症状；有无发热、咳嗽、皮肤感染和尿路刺激征。评估患者既往检查治疗经过及用药情况，是否遵从医嘱用药，治疗效果如何，患者目前用药情况包括药物种类、剂量、用法。

2. 身体评估　评估患者的精神状况、生命体征、体重、尿量的改变；检查皮肤的完整性，有无胸腔、腹腔、心包积液的表现；评估水肿的部位、程度、特点、消长情况。

3. 实验室及其他检查的评估　监测尿蛋白、血浆清蛋白浓度、血脂浓度、肝肾功等有无改变。肾活组织检查了解本病的病理类型。

4. 心理与社会评估　评估患者有无焦虑、悲观、失望等情绪反应，了解患者及家属的心理反应和应对能力，患者的社会支持情况及医疗费用是否充足等。

【护理诊断/问题】

1. 体液过多　与低蛋白血症、肾排尿减少等有关。

2. 营养失调：低于机体需要量　与大量蛋白质从尿中丢失、胃肠黏膜水肿导致蛋白质摄入减少、食欲不佳有关。

3. 有感染的危险　与使用免疫抑制剂治疗、贫血、营养不良、免疫功能紊乱及应用糖皮质激素有关。

4. 有皮肤完整性受损的危险　与水肿、营养不良有关。

5. 焦虑　与本病的病程长，易反复发作有关。

【护理措施】

1. 一般护理

（1）环境：保持病区环境清洁、舒适，定期空气消毒；地面及座椅用消毒水擦拭。病室内保持合适的温、湿度，定时开放门窗进行通风换气。尽量减少病室的探访人数，限制上呼吸道感染者探视。

（2）休息与活动：严重水肿、低蛋白血症者卧床休息，病情好转适当床上活动；水肿消失后逐渐增加活动量。

（3）饮食护理：①蛋白质：一般给予正常量的优质蛋白 $0.8 \sim 1g/(kg \cdot d)$，肾功能不全时，应根据肾小球滤过率调整蛋白质的摄入量；②热量充足：不小于 $126 \sim 147kJ$（$30 \sim 35kcal$）$/(kg \cdot d)$，脂肪占供能的 $30\% \sim 40\%$，多食不饱和脂肪酸的植物油，其余由碳水化合物供给；③限制水、钠的摄入：低盐饮食，不超过 $3g/d$，高度水肿而尿量少者应严格控制水的入量；④补充各种维生素和微量元素：如维生素 B、维生素 C、维生素 D、维生素 E 及叶酸和铜、铁、锌等。

2. 病情观察 监测生命体征及尿量的变化，观察有无咳嗽、咳痰、肺部干、湿啰音、尿路刺激征、皮肤红肿等感染征象，皮肤有无破溃。定期测量血浆清蛋白、血红蛋白、肾功等指标。

3. 用药护理 让患者及家属了解所用药物的治疗作用、用药方法、注意事项、不良反应等，使之能积极配合治疗。嘱患者切勿自行加量、减量甚至停药。按医嘱给予糖皮质激素或细胞毒类药物。观察用药不良反应，使用糖皮质激素者应注意有无水、钠潴留，上消化道出血，精神症状，继发感染，骨质疏松等不良反应；有无医源性库欣综合征发生，并告诉患者该综合征的表现和停药后可以恢复正常，以消除患者的顾虑。应用细胞毒类药物者应注意观察血象、尿的颜色及肝功能的改变等。应用中药雷公藤多苷时要注意其对血液系统、胃肠道、生殖系统及内分泌系统的不良反应。

4. 水肿的护理 参见本章第一节"肾源性水肿"的护理措施。

5. 预防感染 保持水肿部位皮肤清洁、干燥，避免皮肤受摩擦或损伤，三餐前后要漱口，定期洗澡；指导和协助患者进行口腔黏膜、眼睑结膜及外阴部等的清洁，擦洗要轻；室内空气地面定期消毒；严格无菌操作，预防交叉感染。

6. 心理护理 针对本病病程长、表现复杂、易反复发作造成患者及家属的焦虑，首先允许患者发泄自己的郁闷，对患者的表现表示理解；还要引导患者说出自己的需要；同时向患者及家属报告疾病的进展情况，对任何微小的进步都应给予充分的认可，使他们建立抗病信心。

7. 健康指导

（1）疾病知识指导：向患者及家属讲解本病的特征，常见的并发症及预防方法。告知患者预防感染等并发症的重要性。指导患者加强营养和休息，增强抵抗力，注意保暖。同时适当活动，避免肢体血栓。告知患者优质蛋白、高热量、低脂、高膳食纤维和低盐饮食及其重要性，指导患者选择合适食物。向患者讲解各类药物的作用、用法、副作用，按医嘱服药的重要性，尤其使用激素类药物不可擅自减药和停药。

（2）定期复查：指导患者学会对疾病的自我监测，包括监测水肿、尿蛋白、尿量和肾功能等的变化，定期随访。

小结

肾小球疾病主要累及双侧肾小球，以血尿、蛋白尿、水肿、高血压为主要临床表现。急、慢性肾小球肾炎的治疗主要是休息、对症治疗如控制血压、控制感染、利尿消肿等，肾病综合征以抑制免疫与炎症反应为主。护理重点在于帮助患者制订休息与活动计划（急性期绝对卧床休息2~3周，慢性肾小球肾炎保证充足的休息），急性期严格限制钠盐的摄入，摄入量低于3g/d，慢性期给予优质低蛋白饮食，加强皮肤的护理。肾病综合征给予正常量的优质蛋白，肾功能不全时，限制蛋白质的摄入量，应用糖皮质激素严密观察药物不良反应，指导患者自我监测的方法及内容，定期复查，预防感染等并发症。

第三节　尿路感染患者的护理

学习目标 ▮▮

1. 掌握尿路感染的护理诊断及护理措施。
2. 熟悉尿路感染临床表现及治疗要点。
3. 了解尿路感染的病因与发病机制。

尿路感染（urinary tract infection，UTI）简称尿感，是由各种病原体入侵泌尿系统引起的尿路急性、慢性感染。多见于育龄女性、老年人、免疫力低下及尿路畸形者。根据感染发生的部位分为上尿路感染和下尿路感染，前者主要是指肾盂肾炎，后者是指膀胱炎和尿道炎。根据有无尿路功能或结构的异常，又分为复杂性尿路感染和非复杂性尿路感染。复杂性尿路感染指伴有尿路引流不畅、结石、畸形、膀胱输尿管等结构或功能异常，或在慢性肾实质性疾病基础上发生的尿路感染。无上述情况为非复杂性尿路感染。

【病因与发病机制】

1. 病原微生物　革兰氏阴性杆菌属是主要致病菌，其中以大肠埃希菌最常见，占80%以上；其次是变形杆菌、克雷伯杆菌。约5%~10%的尿路感染由革兰氏阳性菌引起，主要是粪链球菌和葡萄球菌。大肠埃希菌最常见于无症状性细菌尿、非复杂性尿路感染、或首次发生的尿路感染。医院内感染、复发性尿路感染、尿路器械检查后发生的感染多为粪链球菌、变形杆菌、克雷伯杆菌和铜绿假单胞菌所致。其中，变形杆菌常见于伴有尿路结石的患者；铜绿假单胞菌多见于尿路器械检查后或长期留置尿管的患者；金黄色葡萄球菌常见于血源性尿路感染。

2. 发病机制

（1）感染途径：①上行感染：占尿路感染的90%。正常情况下尿道口周围有少量细菌寄居，如链球菌、乳酸菌等，但不致病。当抵抗力降低、尿道黏膜损伤或入侵细菌致病力强时，病原菌经由尿道上行至膀胱、输尿管乃至肾盂引起感染。②血行感染：病原菌经由血液循环达肾脏，临床少见，多发生于慢性疾病、原有严重尿路梗阻、机体免疫力极差者。③直接感染：泌尿系统周围器官、组织发生感染时，病原菌可直接侵入泌尿系统。

（2）机体防御功能：细菌进入泌尿系统是否发生尿路感染除与细菌的数量、毒力有关外，还取决于机体的防御功能。机体的防御功能包括：①排尿的冲刷作用；②尿道和膀胱黏膜的抗菌能力；③尿液中高浓度尿素、高渗透压和低 pH 值等；④前列腺分泌物中含有的抗菌成分；⑤白细胞清除细菌的作用；⑥输尿管膀胱连接处的活瓣。

3. 易感因素

（1）尿路梗阻：结石、前列腺增生或狭窄、肿瘤等各种原因所致的尿路梗阻，尿流不畅时，上行的细菌不能及时冲刷出尿道，在局部大量繁殖引起感染。

（2）尿液反流：输尿管膀胱连接处的活瓣结构和功能异常时可使尿液从膀胱逆流到输尿管甚至肾盂而引起感染。

（3）医源性因素：导尿或留置导尿、膀胱镜检查、尿道扩张术等可引起尿道黏膜损伤，将细菌带入尿路，引发尿路感染。

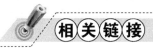

相关链接

据文献报道，即使严格无菌操作，单次导尿后，尿感的发生率约为 1%～2%，留置导尿管 1 天感染率约 50%，超过 3 天者，感染发生率可达 90% 以上。

（4）机体免疫力低下：长期使用免疫制剂、糖尿病、长期卧床、慢性疾病等机体抵抗力低下而发生尿路感染。

（5）女性和性活动：女性尿道较短（约 4cm）而直，尿道口距肛门近，在经期、妊娠期和性生活后易发生感染。

（6）遗传因素：越来越多的证据表明宿主的基因影响尿路感染的易感性。遗传致尿路黏膜局部防御能力降低，例如尿路上皮细胞 P 菌毛受体的数目增多，可使尿路感染发生的危险性增加。

（7）其他：泌尿系统结构异常、尿道口周围或盆腔炎症均可引起尿路感染。

【临床表现】

1. 膀胱炎　约占尿感的 60%。主要表现为尿频、尿急、尿痛、排尿不畅、下腹部不适等膀胱刺激症状，部分患者可迅速出现排尿困难。一般无全身感染症状，少数患者出现腰痛、发热，体温不超过 38℃。尿液常混浊，有异味，30% 的患者可出现血尿。

2. 肾盂肾炎

（1）急性肾盂肾炎：①全身症状：高热、寒战，常伴头痛、全身酸痛、食欲减退、恶心、呕吐等，体温多在 38℃ 以上，多为弛张热，也可呈稽留热或间歇热。部分患者出现革兰氏阴性杆菌败血症。②泌尿系症状：尿频、尿急、尿痛、排尿困难、下腹部疼痛、腰痛等，腰痛程度不一，多为钝痛或酸痛，肋脊角压痛和（或）叩击痛。可有脓尿和血尿。部分患者无明显的膀胱刺激症状，而以全身症状为主，或表现为血尿伴低热和腰痛。

（2）慢性肾盂肾炎：其临床表现复杂，全身及泌尿系统局部症状均不典型。半数以上患者有急性肾盂肾炎既往史，其后出现低热、腰痛腰酸、排尿不适等症状及肾小管功能损害的表现，如夜尿增多、尿比重低等。

3. 无症状性菌尿　又称隐匿型尿路感染，指患者有真性细菌尿，而无尿路感染的症状，可由症状性尿感演变而来或无尿路感染病史。致病菌多为大肠埃希菌，患者可长期无症状，尿常规可无明显异常，但尿培养有真性菌尿，也可在病程中出现尿路感染症状。

【实验室及其他检查】

1. 尿常规　尿中白细胞明显增加；尿沉渣镜检白细胞 >5 个/HP 称为白细胞尿，对尿路感染诊断意义较大。部分患者有镜下血尿，尿沉渣镜检多为 3~10 个/HP，极少数急性膀胱炎患者可出现肉眼血尿；尿蛋白多为阴性~微量。

2. 尿细菌培养 可采用新鲜清洁中段尿、导尿及膀胱穿刺做尿液细菌培养。中段尿细菌定量培养 $\geq 10^5/ml$，为真性菌尿，可确诊尿路感染；尿细菌定量培养 $10^4~10^5/ml$，为可疑阳性，需复查；如 $< 10^4/ml$，可能为污染。如临床上无尿路感染症状，则要求 2 次清洁中段尿定量培养均 $\geq 10^5/ml$，且为同一菌株，可确诊为尿路感染。膀胱穿刺尿细菌定性培养有细菌生长，即为真性菌尿。

相关链接

尿细菌学培养需用无菌试管留取清晨第 1 次清洁中段尿，注意以下几点：①应用抗菌药之前或停用抗菌药 5 天之后留取尿标本；②留取尿液时要严格无菌操作，先充分清洁外阴或包皮，消毒尿道口，再留取中段尿；③尿标本必须在 1 小时内做细菌培养。

尿细菌定量培养可出现假阳性或假阴性结果。假阳性主要见于：①中段尿收集不规范，标本被污染；②尿标本在室温下存放超过 1 小时；③检验技术错误等。假阴性主要原因为：①近 7 日内使用过抗生素；②尿液在膀胱内停留时间不足 6 小时；③收集中段尿时，消毒药混入尿标本内；④饮水过多，尿液被稀释；⑤感染灶排菌呈间歇性等。

3. 涂片细菌检查 清洁中段尿沉渣涂片，可检测是否有细菌感染以及感染的菌株类型，对及时选用有效抗生素有重要参考价值。

4. 血液检查

（1）血常规：急性肾盂肾炎时血白细胞升高，中性粒细胞增多，血沉可增快。

（2）肾功能：慢性肾盂肾炎肾功能受损时可出现肾小球滤过率下降，血肌酐升高等。

5. 影像学检查 腹部 X 线平片、静脉肾盂造影、B 超等，检查有无结石、梗阻、脓肿、泌尿系畸形和膀胱-输尿管反流等。但尿路感染急性期不宜做静脉肾盂造影检查。

【治疗要点】

抗感染治疗 用药原则：①选用致病菌敏感的抗生素；②药物浓度在肾内分布高；③药物肾毒性小、副作用少；④必要时联合用药。如单一药物治疗失败、严重感染、混合感染、耐药菌株感染等。

（1）急性膀胱炎：一般采用单剂量或短程疗法。①单剂量疗法：常用复方磺胺甲噁唑 2.0g、甲氧苄啶 0.4g、碳酸氢钠 1.0g 一次顿服；或氧氟沙星 0.4g，一次顿服；阿莫西林 3.0g，一次顿服。②短程疗法：与单剂量相比，短程疗法更有效，耐药性并无增加，可减少复发，增加治愈率。可选用磺胺类、喹诺酮类、半合成青霉素或头孢类等抗生素，连用 3 天。③7 天疗法：妊娠、老年患者、糖尿病患者、机体免疫力低下及男性患者不宜使用单剂量和短程疗法，应持续用药 7 天。

任何一种方案，在停服抗生素 7 天后，需进行尿细菌培养。若细菌培养结果阴性表示急性细菌性膀胱炎已治愈；如仍为真性细菌尿，应继续治疗 2 周。

（2）急性肾盂肾炎：①病情较轻者：口服抗菌药 10～14 天，常用喹诺酮类、半合成青霉素类或头孢类药物。一般用药 72 小时显效，14 天治愈。如尿菌仍阳性，应参考药敏试验选用有效抗生素 4～6 周。②严重感染全身中毒症状明显者：根据药敏试验选择敏感药物静脉用药，必要时联合用药。病情好转，退热后继续用药 3 天，再改为口服抗生素，继续治疗 2 周。③碱化尿液：口服碳酸氢钠，可增强抗生素的药效，缓解症状。

（3）再发性尿路感染：再发可分为复发和重新感染。①复发：治疗症状消失，尿菌转阴后 6 周出现菌尿，菌种与上次相同。积极去除诱发因素（如结石、梗阻、尿路异常等），按药敏试验选择强力杀菌药，疗程不少于 6 周。反复发作者，给予长期低剂量抑菌疗法。②重新感染：治疗后症状消失，尿菌阴性，在停药 6 周后再次出现真性细菌尿，菌株与上次不同。多数病例有尿路感染症状，治疗与首次发作相同。

（4）无症状性菌尿：非妊娠妇女及老年人的无症状性菌尿无需治疗。但下述情况则必须治疗：妊娠期、学龄前儿童、曾出现有感染症状者、肾移植、尿路梗阻者。根据药敏结果选用肾毒性小的抗生素，短疗程用药。如治疗后复发，可选长期低剂量抑菌疗法。

【护理评估】

1. 病史评估 评估患者排尿情况如排尿的次数、尿量，有无尿急、尿痛、发热、腰痛等伴随症状，出现症状的起始时间；有无导尿、尿路器械检查等明显诱因；有无泌尿系统畸形、前列腺增生、妇科炎症等相关疾病病史；治疗经过，包括曾用药物的名称、剂量、用法、疗程及其疗效，有无出现不良反应及患者医嘱遵从性如何。

2. 身体评估 评估患者的精神、营养状况，有无发热。肾区有无压痛、叩击痛，上段、中段、下段输尿管点有无压痛，尿道口有无红肿等。

3. 实验室及其他检查的评估 评估有无白细胞尿（脓尿）、血尿和菌尿、24 小时尿量、尿比重；血常规有无白细胞增高；肾功能检查有无肾小球滤过率下降；影像学检查肾脏大小、外形有无异常，尿路有无畸形或梗阻。

4. 心理与社会评估 评估患者日常生活、工作是否因患病受到影响；患者对疾病的防治及预后等知识的了解程度；患者有无焦虑、抑郁、偏执和悲观等负性心理；家属及亲友对患者所患疾病的认识和态度，对患者的关心和支持程度等。

【护理诊断/问题】

1. 排尿障碍：尿频、尿急、尿痛 与泌尿系统感染有关。
2. 体温过高 与急性肾盂肾炎发作有关。
3. 潜在并发症：肾乳头坏死、肾周围脓肿等。
4. 焦虑 与疾病反复发作、久治不愈等因素有关。

【护理措施】

1. 一般护理 急性期患者应卧床休息，给患者提供安静、舒适的休息环境，指导患者放松心情，多饮水，勤排尿。给予清淡、易消化、高热量、富含维生素饮食。高热者注意补充水分，及时更换汗湿衣服，同时做好口腔护理。尿路感染反复发作者应积极寻找病因，及时去除诱发因素。

2. 病情观察　观察疼痛部位及性质、监测体温的变化及排尿障碍情况。

3. 症状体征的护理

（1）疼痛：指导患者进行膀胱区热敷或按摩，以缓解疼痛。

（2）高热：高热时可采用冰敷、温水擦浴等物理降温，并观察和记录降温的效果。如高热持续不退或反而升高，且出现腰痛加剧等，观察是否出现肾周脓肿、肾乳头坏死等并发症。

（3）排尿障碍：具体护理措施参见本章第一节中的"尿路刺激征"的护理。

4. 用药护理　遵医嘱使用抗生素，注意观察药物的治疗效果与不良反应。嘱患者按时、按量、按疗程服药，勿随意停药以达到彻底治疗目的。口服碳酸氢钠可碱化尿液，减轻尿路刺激征。

5. 健康指导

（1）疾病知识指导：告知患者本病的病因、疾病特点和治愈标准，让患者了解多饮水、勤排尿以及保持会阴部及肛周皮肤清洁的重要性。教会患者识别尿路感染的临床症状，一旦发现再发性尿路感染尽快诊治。

（2）疾病预防指导：①多饮水、勤排尿是最简便而有效的预防尿路感染的措施。②皮肤黏膜的清洁：指导患者做好个人卫生，尤其女性要注意会阴部及肛周皮肤的清洁，月经期间增加外阴清洗次数，教会患者正确清洁外阴的方法。与性生活有关的反复发作者，应注意性生活后立即排尿。③避免劳累，坚持体育运动，增强机体的抵抗力。

小　结

　　尿路感染是由各种病原微生物感染所引起的尿路急性或慢性炎症，以大肠埃希菌最为常见，上行感染是其主要的感染途径。是否发生尿路感染除与细菌数量、毒力有关外，还与机体抵抗和易感因素有关。主要临床表现为膀胱炎和肾盂肾炎。膀胱炎患者表现为尿频、尿急、尿痛及下腹部疼痛；肾盂肾炎患者还有发热、腰痛、输尿管点压痛和（或）肾区叩击痛。治疗主要是多饮水、碱化尿液、抗感染。嘱患者多饮水，休息，合理应用抗感染药物，根据患者不同症状体征给予对症护理、指导患者疾病的预防知识。

第四节　肾衰竭患者的护理

学习目标 ▮▮

1. 掌握急、慢性肾衰竭患者临床表现及护理措施。

2. 熟悉急、慢性肾衰竭患者的治疗要点、护理诊断、护理评估要点。

3. 了解急、慢性肾衰竭的病因与发病机制、辅助检查的意义。

一、急性肾衰竭患者的护理

急性肾衰竭（acute renal failure，ARF）是由各种原因引起的肾功能在短时间内（数小时至数周）急剧下降而出现的氮质废物滞留和尿量减少综合征。急性肾衰竭可发生在无肾脏疾病的患者，也可发生在慢性肾脏疾病患者。主要表现为血肌酐和尿素氮升高，水、电解质和酸碱平衡失调及全身各系统并发症。常伴有少尿或无尿，但也可以无少尿表现。

急性肾衰竭有广义和狭义之分。广义的分为肾前性、肾性和肾后性三大类。狭义的是指急性肾小管坏死。

【病因与发病机制】

1. 病因

（1）肾前性急性肾衰竭：①急性血容量不足：各种原因的液体丢失、失血以及细胞外液重新分布；②心排血量减少：充血性心力衰竭、急性心肌梗死等严重心脏疾病；③周围血管扩张：感染性休克和过敏性休克、降压药的使用等；④肾血管阻力增加：如使用去甲肾上腺素、血管紧张素转化酶抑制剂等。上述原因引起肾血流灌注不足所致的急性肾衰竭，如及时恢复肾血流灌注，肾功能会很快恢复。

（2）肾后性急性肾衰竭：由于各种原因的尿路梗阻所致。梗阻可发生在从肾盂到尿道的任一部位，及时解除病因常可使肾功能恢复。常见病因有尿路结石、肾乳头坏死阻塞、前列腺增生和肿瘤等。

（3）肾性急性肾衰竭：有肾实质的损伤，最常见的病因是肾缺血或肾毒性物质损伤肾小管上皮细胞。按肾实质受累的主要解剖部位，又可进一步分为急性肾小管坏死、急性肾小球和（或）肾小管病变、急性间质性肾炎以及急性肾血管病变四类。

2. 发病机制 急性肾小管坏死的发病机制仍未完全明了，肾血流动力学改变和肾小管功能障碍是肾缺血引起肾小球滤过率（GFR）显著下降的两个最主要因素。其发病机制主要有以下解释：

（1）肾血流动力学改变：肾血流量下降，肾内血流重新分布，肾皮质血流量减少，肾髓质充血。

（2）肾小管上皮细胞代谢障碍：缺氧、缺血、肾毒性物质可引起近端肾小管损伤，导致肾小管对钠重吸收减少，管-球反馈增强，上皮细胞脱落形成管型并阻塞肾小管管腔，管内压力增高，肾小球滤过率下降；肾小管严重受损时导致肾小球滤过液的反漏，通过受损的上皮或小管基底膜漏出，致肾间质水肿和肾实质的进一步损害。

（3）炎症反应：肾缺血及血流再灌注时均可引起血管内皮细胞受损，诱导炎症反应使内皮细胞受损，释放炎症介质，引起肾实质的进一步损害。

【临床表现】

典型临床病程包括起始期、维持期和恢复期。

1. 起始期 由于某些病因导致肾功能的损害，但尚无肾实质的损伤，此阶段常可预防。如果病因未得到及时治疗，肾功能损害进一步加重则进入维持期。

2. 维持期 又称少尿期。典型的为 7~14 天，也可短至几天，长至 4~6 周。肾小球滤过率保持低水平，患者出现少尿（<400ml/d）。但有些患者可没有少尿，称非少尿型肾衰竭，其病情大多较轻，预后较好。随着肾功能减退，不论尿量是否减少，临床上均可出现尿毒症一系列表现。

（1）急性肾衰竭的全身表现：①消化系统症状：食欲减退、恶心、呕吐、腹胀、腹泻等，严重者可发生消化道出血；②呼吸系统症状：可出现呼吸困难、咳嗽、喘憋、胸痛、肺部感染等；③循环系统症状：可因水钠潴留、毒素滞留、电解质紊乱等出现高血压及心力衰竭、肺水肿以及各种心律失常、心肌病变等；④神经系统症状：可出现意识障碍、躁动、谵妄、抽搐、昏迷等尿毒症脑病症状；⑤血液系统症状：可有出血倾向及轻度贫血；⑥其他：感染是急性肾衰竭常见且严重的并发症，也是急性肾衰竭患者的死亡原因之一。此外，还可合并多个脏器衰竭，患者的死亡率高达 70% 以上。

（2）水、电解质和酸碱平衡失调：①水过多：因肾功能损害导致排尿减少，另一方面入量未严格限制。表现为稀释性低钠血症、高血压、心力衰竭、急性肺水肿和脑水肿等。②代谢性酸中毒：急性肾衰时分解代谢增加，酸性代谢产物增多，而肾排酸能力降低，使酸性代谢产物排出减少，另一方面经肾小管重吸收的碳酸氢根离子减少。③高钾血症：其发生与肾脏排钾降低、体内蛋白分解代谢增加、酸中毒等因素有关。④低钠血症：主要由于水潴留引起稀释性低钠。⑤其他：可有低钙、高磷、低氯血症，但远不如慢性肾衰竭时明显。

3. 恢复期 肾小管细胞再生、修复，肾小管完整性恢复。肾小球滤过率逐渐恢复正常或接近正常水平。少尿型患者开始出现利尿，可有多尿表现，在不使用利尿剂的情况下，每天尿量可达 3000~5000ml 或更多。通常持续 1~3 周。与肾小球滤过相比，肾小管上皮细胞功能的恢复相对延迟，需数月后才能恢复，少数患者可遗留不同程度的肾脏结构和功能缺陷。

【实验室及其他检查】

1. 血液检查 可有轻、中度贫血，血肌酐和尿素氮进行性上升，血肌酐每日升高 ≥ 44.2μmol/L，高分解代谢时上升更快，每日可上升 176.8μmol/L 以上。血清钾浓度常 > 5.5mmol/L。pH 值常低于 7.35，碳酸氢根离子浓度低于 20mmol/L。血清钠浓度正常或偏低。血钙降低，血磷升高。

2. 尿液检查 尿蛋白多为 +~++，以中、小分子蛋白为主，可见肾小管上皮细胞、上皮细胞管型、颗粒管型、少许红、白细胞等。尿比重降低且固定，多<1.015，尿渗透浓度<350mmol/L，尿与血渗透浓度之比<1.1。尿钠增高，多在 20~60mmol/L。注意尿液指标检查必须在输液、使用利尿剂和高渗药物之前，否则结果有偏差。

3. 尿路影像学检查 尿路超声检查、CT 检查、磁共振血管造影、腹部平片等可以检查有无尿路梗阻、肾血管病变、慢性肾病等。

4. 肾活组织检查 是重要的诊断手段。在排除了肾前性及肾后性原因后，对于没有明确致病原因的肾性急性肾衰竭，如无禁忌证，都应尽早行肾活组织检查。

【治疗要点】

治疗原则：及时纠正可逆因素，维持水、电解质和酸碱平衡，预防和治疗并发症。

1. 纠正可逆的病因 急性肾衰竭纠正可逆病因是治疗的关键。各种严重外伤、心力衰竭、急性失血等应立即进行输血、补液扩容、纠正心衰、抗休克和抗感染治疗等。停用影响肾灌注或有肾毒性的药物。

2. 维持体液平衡　补液坚持"量出为入"的原则。每日的补液量为显性失液量加上非显性失液量减去内生水量。每日的大致进液量，可按前一日的尿量加500ml计算。

3. 营养支持　补给足够的能量以维持机体的营养状况和正常代谢，有助于损伤细胞的修复和再生，提高存活率。ARF患者每日所需能量应为147kJ/kg，主要由碳水化合物和脂肪供应；蛋白质的摄入量应限制为0.8g/(kg·d)，对于高分解代谢或营养不良以及接受透析的患者蛋白质摄入量可放宽。不能口服的患者需静脉补充。

4. 高钾血症　密切监测血钾的浓度，当血钾超过6.5mmol/L时，予紧急处理，包括：

（1）10%葡萄糖酸钙10ml缓慢静脉注射（不少于5分钟）。

（2）5%碳酸氢钠100~200ml静脉滴注。

（3）50%葡萄糖液50~100ml加胰岛素6~12U静脉注射。

（4）钠型离子交换树脂15~30g，每日3次。

（5）透析疗法是治疗高钾血症最有效的方法，适用于以上措施无效的患者。

5. 代谢性酸中毒　HCO_3^-低于15mmol/L时，给予5%碳酸氢钠100~250ml静脉滴注。对于严重酸中毒患者，应立即透析治疗。

6. 感染　尽早使用抗生素。根据细菌培养和药敏感试验选择无肾毒性或肾毒性低的药物。

7. 心力衰竭　急性肾衰竭患者使用利尿剂和洋地黄疗效差，且易发生洋地黄中毒，治疗以扩血管为主，对于容量负荷过重的心力衰竭，应尽早进行透析治疗。

8. 透析治疗　心包炎和严重脑病、高钾血症、严重代谢性酸中毒、容量负荷过重利尿治疗无效者都是透析治疗指征。重症患者倾向于早期透析。常用方法有腹膜透析、间歇性血液透析或连续性肾脏替代治疗。

9. 恢复期治疗　此期治疗重点仍为维持水、电解质和酸碱平衡，控制氮质血症，治疗原发疾病和防治各种并发症。定期随访。

【护理评估】

1. 病史评估　评估本次发病有无明显诱因；本次发病的起始时间、主要表现、治疗经过及效果。既往有无使用过导致肾前性急性肾衰竭的药物；有无输尿管结石、前列腺增生等导致肾后性急性肾衰竭的病史。患者是否使用过肾毒性药物（如氨基糖苷类抗生素）。

2. 身体评估　评估患者生命体征、精神意识状态，有无急性心衰的征象，皮肤有无瘙痒、水肿、出血点等，有无胸腔积液、心包积液、腹腔积液、肺水肿等，有无意识不清、烦躁、甚至昏迷等神经系统症状体征。

3. 实验室及其他检查的评估　通过血液、尿液及影像学检查结果来评估患者疾病阶段及严重程度。

4. 心理与社会评估　急性肾衰竭一般发病较急，症状明显，若不及时治疗，患者易因急性心衰、脑水肿、急性肺水肿、感染等并发症而危及生命，患者及其家属的心理压力较大，护理人员应细心观察以便及时了解患者及其家属的心理变化，及时给予心理疏导。

【护理诊断/问题】

1. 营养失调：低于机体需要量　与患者食欲下降、限制饮食中的蛋白质、透析、原发病等因素有关。

2. 有感染的危险　与限制蛋白质饮食、透析、机体抵抗力降低及侵入性操作有关。

3. 潜在并发症：水、电解质、酸碱平衡失调。

4. 体液过多　与急性肾衰竭所致肾小球滤过功能受损、水分控制不严等因素有关。

5. 恐惧　与肾功能急剧恶化、病情重等因素有关。

【护理措施】

1. 一般护理

（1）休息与活动：应绝对卧床休息以减轻肾脏负担。若患者出现呼吸困难、咳嗽、咳粉红色泡沫痰等急性肺水肿或心衰症状，立即取端坐卧位，以减少回心血量。恢复期可适当进行力所能及的生活自理及体育运动，以不感疲劳为宜。

（2）饮食护理：对于能进食的患者，给予高生物效价的优质蛋白以及含钠、钾量较低的食物，蛋白质的摄入量早期限制为 $0.8g/(kg \cdot d)$，并适量补充必需氨基酸。对有高分解代谢、营养不良以及透析的患者，摄入量可适当放宽，以供给足够的热量，保证机体的正氮平衡。饮食应以清淡流质或半流质食物为主。必要时可给予肠内或肠外营养。

2. 病情观察

（1）监测患者的神志、生命体征、尿量；观察有无头晕、乏力、心悸、胸闷、气促等的征象；监测血钠、血钾、血钙、血磷等的变化；监测反映机体营养状况的指标（如血浆清蛋白）是否改善。

（2）观察补液量是否合适：①有无水肿或脱水征象；②每日监测体重，若增加 $0.5kg$ 以上，提示补液过多；③血清钠低，要考虑是否因体液潴留而引起的稀释性低钠血症；④中心静脉压 $>12cmH_2O$，提示体液过多；⑤胸部 X 线片血管影正常，肺充血征象提示体液潴留；⑥心率快、血压增高、呼吸加速，若无感染，应考虑是否为体液过多引起的心衰。

3. 症状体征的护理　患者有恶心、呕吐时，可遵医嘱用止吐药，并做好口腔护理；若患者出现意识障碍、躁动等神经系统症状，床边应加护栏，防止患者出现意外。

4. 用药护理　密切观察药物疗效及不良反应，慎用氨基糖苷类抗生素。

5. 健康指导

（1）疾病知识指导：向患者讲解疾病的相关知识，使患者理解饮食及病情监测对疾病治疗的重要意义。嘱患者定期随访，强调监测肾功能、尿量的重要性，教会患者测量和记录尿量的方法。恢复期患者应加强营养，增强体质，适当运动；注意个人卫生，注意保暖；避免妊娠、手术、外伤等。

（2）疾病预防指导：加强劳动防护，避免接触重金属、工业毒物等。误服或误食毒物时，应立即进行洗胃或导泻，并采用有效解毒剂。

二、慢性肾衰竭患者的护理

慢性肾衰竭（chronic renal failure，CRF）简称慢性肾衰，指各种原发性或继发性慢性肾脏病进行性进展引起的肾小球滤过率下降和肾功能损害，最终出现以代谢产物潴留、水、电解质和酸碱平衡紊乱为主要表现的临床综合征。慢性肾脏病是指各种原因引起的慢性肾脏结构和功能障碍（肾脏损伤 > 3 个月），伴或不伴有肾小球滤过率下降。

我国根据肾功能损害的程度将慢性肾衰竭分为 4 期（表5-1）：①肾功能代偿期；②肾功能失代偿期；③肾衰竭期；④尿毒症期。

表5-1　中国慢性肾衰竭分期

慢性肾衰竭分期	肌酐清除率（ml/min）	血肌酐	
		（μmol/L）	（mg/dl）
肾功能代偿期	50 ~ 80	133 ~ 177	1.6 ~ 2.0
肾功能失代偿期	20 ~ 50	186 ~ 442	2.1 ~ 5.0
肾衰竭期	10 ~ 20	451 ~ 707	5.1 ~ 7.9
尿毒症期	< 10	≥707	≥8.0

【病因与发病机制】

1. 病因　我国常见的病因依次为原发性肾小球肾炎、糖尿病肾病、高血压肾小动脉硬化、狼疮性肾炎、梗阻性肾病、多囊肾等。在发达国家，糖尿病肾病、高血压肾小动脉硬化已成为慢性肾衰竭的主要原因。

2. 发病机制　本病发病机制目前尚未完全明了，主要有以下几种学说：

（1）慢性肾衰竭进行性恶化：①肾单位高滤过：慢性肾衰竭时残余肾单位高灌注、高压力和高滤过，促进系膜细胞增殖和基质增加，导致肾小球硬化和健存肾单位功能进一步丧失。②肾小管高代谢学说：健存肾单位的肾小管高代谢状态，引起肾小管氧消耗增加和氧自由基增多，导致肾小管萎缩、间质纤维化和肾单位进行性损害。③肾组织上皮细胞表型转化的作用：近年研究表明，在某些生长因子或炎症因子的诱导下，肾小管上皮细胞、肾小球上皮细胞、肾间质成纤维细胞均可转化为肌成纤维细胞，在肾间质纤维化、局灶节段性或球性肾小球硬化过程中起重要作用。④细胞因子-生长因子的作用：研究表明，慢性肾衰竭动物肾组织内某些生长因子，均参与肾小球和小管间质的损伤过程，并在促进细胞外基质增多中起重要作用。⑤其他：有少量研究发现，在多种慢性肾病动物模型中，均发现肾脏固有细胞凋亡增多与肾小球硬化、小管萎缩、间质纤维化有密切关系。此外，醛固酮过多也参与肾小球硬化和间质纤维化的过程。

（2）尿毒症各种症状的发生机制：①尿毒症毒素的作用：尿毒症患者体内具有毒性作用的物质约有 30 多种。小分子毒性物质以尿素最多；中分子物质如甲状旁腺激素、细胞代谢紊乱产生的多肽等主要与某些内分泌紊乱、细胞免疫低下有关，可诱发尿毒症脑病；大分子物质如核糖核酸酶、β_2-微球蛋白、维生素 A 等也具有某些毒性。②体液因子的缺乏：肾脏是分泌激素和调节物质代谢的重要器官之一。慢性肾衰时，主要由肾脏分泌的某些激素如促红细胞生成素、骨化三醇的缺乏，可引起肾性贫血和肾性骨病。③营养素的缺乏：尿素症时某些营养素的缺乏或不能有效利用，也可能与某些临床症状有关，如蛋白质和某些氨基酸、热量、水溶性维生素（如 B 族等）、微量元素（如铁、锌、硒等）缺乏，可引起营养不良、消化道症状、免疫功能降低等。

【临床表现】

在慢性肾衰竭的代偿和失代偿早期，患者无症状或仅有乏力、腰酸、夜尿增多等轻度不适；少数患者可有食欲减退、代谢性酸中毒及轻度贫血。在失代偿期，上述症状明显。尿毒症时，将出现全身多个系统的功能紊乱。

1. 水、电解质和酸碱平衡失调　①代谢性酸中毒：多数患者能耐受轻度慢性酸中毒，但动脉血 $HCO_3^- <15mmol/L$，则可有较明显症状，如食欲减退、呕吐、呼吸深大等；②水钠代谢紊乱：水肿或脱水、稀释性低钠血症或高钠血症；③高钾或低钾血症；④低血钙、高血磷、高镁血症。

2. 各系统临床表现

（1）消化系统表现：是本病最早和最常见的症状。表现为食欲减退、上腹饱胀等胃部不适症状，继而可发展为恶心、呕吐、腹泻，舌炎和口腔黏膜溃疡，口腔氨臭味，甚至消化道出血。

（2）心血管系统表现：①高血压和左心室肥厚：大部分患者患有不同程度的高血压。其发生与水、钠潴留和肾素-血管紧张素增高、某些舒张血管的因子不足有关，可引起动脉硬化、左心室肥厚和心力衰竭。②心力衰竭：是常见的死亡原因之一，多数与水、钠潴留及高血压有关，部分患者与尿毒症心肌病变有关。③尿毒症性心肌病：与代谢性废物的潴留和贫血等因素有关。部分患者伴有动脉粥样硬化性心脏病。各种心律失常的出现，与心肌损伤、缺氧、电解质紊乱、尿毒症毒素蓄积有关。④心包炎：是慢性肾衰竭患者常见的症状，主要与尿毒症毒素蓄积、低蛋白血症、心力衰竭、感染、出血等因素有关。分为尿毒症性和透析相关性心包炎，后者是透析不充分、肝素使用过量所致，心包积液多为血性。轻者无症状，重者表现为胸痛，且在卧位、深呼吸时加重，严重者可有心脏压塞。⑤动脉粥样硬化：进展迅速，是致死的主要原因之一，可累及脑动脉和全身周围动脉。与高血压、脂质代谢、钙磷代谢紊乱引起血管钙化有关。

（3）呼吸系统表现：患者表现为气短、气促，严重酸中毒时呼吸深而长。体液过多、心功不全可引起肺水肿或胸腔积液。后期可出现尿毒症肺炎。

（4）血液系统表现：①贫血：几乎所有患者都有轻中度贫血症状，多为正细胞、正色素性贫血。其主要原因为是肾脏产生促红细胞生成素（EPO）减少，体内铁、叶酸、蛋白质等造血原料不足或慢性失血等。②出血倾向：常表现为皮下瘀斑、鼻出血、月经过多等，重症患者可出现消化道出血、颅内出血。主要与血小板功能障碍以及凝血因子减少有关。

（5）神经、肌肉系统表现：中枢神经系统异常称为尿毒症脑病。早期常有疲乏、失眠、注意力不集中、健忘等精神症状，后期可出现性格改变、抑郁、记忆力下降、谵妄、幻觉、甚至昏迷等。周围神经病变时患者出现肢体麻木、感觉异常、深反射消失，甚至肌无力等。

尿毒症时常伴有反应淡漠、谵妄、惊厥、幻觉、昏迷、精神异常等。

（6）皮肤表现：皮肤瘙痒是慢性肾衰竭常见症状之一，与继发性甲状旁腺功能亢进和钙盐、尿素氮沉积于皮肤和神经末梢有关。患者皮肤干燥伴有脱屑，呈典型的尿毒症面容，即因贫血面色苍白或因色素沉着而呈黄褐色，且轻度水肿。

（7）肾性骨营养不良症：简称肾性骨病，与活性维生素 D_3 不足、继发性甲状旁腺功能亢进等有关。常见有纤维性骨炎、肾性骨软化症、骨质疏松症和肾性骨硬化症。

（8）内分泌失调：①肾脏本身内分泌功能紊乱：如促红细胞生成素不足和肾素-血管紧张素Ⅱ过多；②下丘脑-垂体内分泌功能紊乱：如泌乳素、促黑色素激素、促黄体生成激素、促卵泡激素、促肾上腺皮质激素等水平增高；③外周内分泌功能紊乱：大多数患者均有继发性甲状旁腺功能亢进，部分患者有轻度甲状腺素水平降低等。

（9）感染：是主要的死亡原因之一。以肺部、尿路及咽部感染为常见。感染与机体免疫功能低下及白细胞功能异常、淋巴细胞减少和功能障碍等有关。

【实验室及其他检查】

1. 血常规　红细胞计数下降，血红蛋白含量降低，白细胞计数可升高或降低。

2. 尿液检查和肾功能检查　夜尿增多，尿渗透压下降，尿沉渣中有红细胞、白细胞、颗粒管型和蜡样管型。内生肌酐清除率降低，血肌酐、血尿素氮增高。

3. 血生化检查和血气分析　血浆清蛋白降低、血钙降低，血磷升高，血钾和血钠可增高或降低，可有代谢性酸中毒等。

4. B超或X线平片　常示双肾缩小。

【治疗要点】

1. 积极治疗原发病，避免或消除加重慢性肾衰竭的危险因素，延缓肾功能减退，保护残存肾功能。

2. 纠正水、电解质和酸碱平衡失调

（1）钠、水平衡失调：水肿者应限制盐和水的摄入。适当应用利尿剂，必要时透析治疗。严重水钠潴留、急性左心衰者，应尽早透析治疗。

（2）高钾血症：密切监测血钾，如血钾 >5.5mmol/L 时，严格控制钾的摄入，同时纠正酸中毒，并适当应用利尿剂。已有高血钾的患者（血钾 >6.0mmol/L）应采取的措施：①积极纠正酸中毒；②给予袢利尿剂；③应用葡萄糖-胰岛素溶液输入；④口服聚磺苯乙烯。对严重高钾血症（血钾 >6.5mmol/L）且伴有少尿、利尿效果欠佳者，应及时行血液透析治疗。

（3）代谢性酸中毒：可口服碳酸氢钠每天 3～6g 纠正。严重者应静脉滴注碳酸氢钠。

（4）钙、磷代谢失调：如血磷高、血钙低时，应限制磷的摄入，常于进餐时口服碳酸钙2g，每日3次，既可补钙，又可降低血磷，同时还可纠正酸中毒。如血磷正常，血钙低，继发性甲状旁腺功能亢进明显者，可口服骨化三醇，有助于纠正低钙血症。

3. 高血压的治疗　首选血管紧张素转化酶抑制剂和和血管紧张素Ⅱ受体拮抗剂。该药不但具有良好降压作用，还具有其独特的减低高滤过、减轻蛋白尿的作用，同时也具有抗氧化、减轻肾小球基底膜损害等作用。钙离子通道拮抗剂、袢利尿剂、β-阻滞剂也是慢性肾衰竭的一线抗压药物。

4. 贫血的治疗　肾性贫血常用重组人促红细胞生成素治疗，应注意同时补充叶酸及铁剂。

5. 控制感染　应根据细菌培养和药物敏感试验合理选择对肾无毒或毒性小的抗生素。

6. 替代疗法

（1）透析疗法：腹膜透析和血液透析的疗效相近，但各有优点（相见本章第五节）。

（2）肾移植：成功的肾移植会恢复正常的肾功能，是目前治疗终末期肾衰竭最为有效的方法。但供体的选择常受限，且移植后需长期使用免疫抑制剂。

7. 其他

（1）皮肤瘙痒：可用炉甘石洗剂或乳化油涂抹，口服抗组胺药、控制磷的摄入及强化透析对部分患者有效。

（2）中医中药治疗　在西医治疗的基础上，进行中医辨证施治，如冬虫夏草、黄芪、川穹等中药，有助于保护健存肾功能、延缓病情进展。

【护理评估】

1. 病史评估　详细询问患者患病经过，包括疾病类型、病程长短、是否反复发作和迁延不愈、起病前有无明显诱因及治疗用药情况等；有无高血压和肾脏疾病家族史；病程中有无少尿、水肿；有无厌食、恶心、呕吐、口臭、舌炎、腹胀、腹痛、血便，有无头晕、胸闷、气促，有无皮肤瘙痒、鼻出血、牙龈出血、皮下出血、女患者月经过多等各器官系统受损的临床表现。

2. 身体评估　慢性肾衰竭患者的体征常为全身性的。评估患者的精神和意识状态，有无表情呆滞、兴奋、淡漠、嗜睡等；生命体征；有无贫血貌或尿毒症面容；皮肤有无出血点、瘀斑、色素沉着；有无水肿及其部位、程度与特点，有无胸腔积液、心包积液、腹水征；有无心率增快、肺部湿啰音、颈静脉怒张、肝大等心力衰竭的征象；有无血压下降、脉压减小、末梢循环不良、颈静脉压力增高等心包填塞征；肾区有无叩击痛等。

3. 实验室及其他检查的评估　评估血、尿常规检查结果，有无红细胞计数减少、血红蛋白浓度降低；血尿素氮及血肌酐升高的程度；肾小管功能有无异常；血清电解质测定和血气分析有无异常；B超或X线等检查结果。

4. 心理与社会评估　因病情复杂，病程长和预后不佳，治疗费用昂贵，患者及家属心理压力大，患者易出现情绪低落、悲观、绝望，甚至产生轻生念头。评估患者的社会支持情况，包括家庭经济情况、患者是否享有医疗保险、家庭成员对该病的认识及态度、患者的工作单位所能提供的支持等。

【护理诊断/问题】

1. 营养失调：低于机体需要量　与食欲减退、消化吸收功能紊乱、长期限制蛋白摄入有关。

2. 潜在并发症：水、电解质和酸碱平衡失调。

3. 有皮肤完整性受损的危险　与皮肤水肿、瘙痒、机体抵抗力下降有关。

4. 活动无耐力　与并发高血压、心衰、贫血、水电解质紊乱和酸碱平衡失调等有关。

5. 有感染的危险　与机体免疫功能低下、白细胞功能异常、透析等有关。

【护理措施】

1. 一般护理

（1）环境：为患者提供舒适安静、温湿度适宜的休息环境，协助患者做好各项生活护理。避免与呼吸道感染者接触。

（2）休息与活动：①病情较重或心力衰竭者，应绝对卧床休息；②病情平稳可以起床活动的患者鼓励其适当活动，如散步、进行力所能及的生活自理等，避免劳累和受凉，活动时以不出现心慌、气喘、疲乏之宜，但应尽量少去公共场所；③严重贫血、出血倾向及骨质疏松者，应卧床休息，并告诉患者坐起、下床时动作宜缓慢，以免发生头晕。有出血倾向者活动时应避免皮肤受损；④长期卧床患者应指导或帮助其进行适当的床上活动，定时为患者进行被动的肢体活动，避免发生静脉血栓或肌肉萎缩。

（3）饮食护理：合理的饮食能减少体内含氮代谢产物的积聚及体内蛋白质的分解，维持氮平衡，保证营养，增强机体抵抗力，延缓病情发展，提高生存率。

1）合理摄入蛋白质：适当限制蛋白质的摄入，以优质蛋白摄入为宜，如鸡蛋、牛奶、瘦肉等，尽量减少植物蛋白的摄入。具体摄入量根据 GFR 来调整，具体情况如下：①非糖尿病肾病患者，当 GFR≥60ml/（min·1.73m^2）时，蛋白质摄入量为 0.8g/（kg·d）；当 GFR<60ml/（min·1.73m^2）时，蛋白质的摄入量为 0.6g/（kg·d）；当 GFR<25ml/（min·1.73m^2）时，蛋白质的摄入量为 0.4g/（kg·d）；②糖尿病肾病患者从出现蛋白尿起，蛋白质摄入量应控制在 0.8g/（kg·d）；出现 GFR 下降后，蛋白质的摄入量减至 0.6g/（kg·d）；③透析患者的蛋白质摄入量为 1.2 g/（kg·d）为宜。

2）充足的热量：足够的热量供给可减少体内蛋白质的消耗。每天应供给 126～147kJ/kg 热量，并以糖类和脂肪为主，如麦淀粉、藕粉、薯类、粉丝等。同时给予富含维生素 C 和 B 族的食物。

3）控制钠、水的摄入：根据体重、血压、尿量、血清钠等指标，并结合病情，调整钠的摄入。水肿、高血压和心衰者应限制钠的摄入·（≤3g/d）。由于慢性肾衰患者钠贮存功能减退，可有钠缺乏倾向，加之长期应用利尿剂以及呕吐、腹泻致脱水时，可导致低钠血症，此时饮食中不宜过严限制钠盐。有尿少、水肿、心力衰竭者及透析期间应严格控制进水量，如尿量>1000ml/d，且无水肿者可不限制水的摄入。

4）控制钾、磷的摄入：当多尿或排钾利尿剂的使用导致低血钾时，可增加含钾量高的食品或适当补充钾盐。高钾血症时应限制含钾食物的摄入，如紫菜、菠菜、坚果、香蕉、橘子、梨、桃、葡萄、香菇、榨菜等。磷摄入量 <600～800mg/d。

5）监测营养和肾功能改善状况：定期监测体重、血清清蛋白、血红蛋白、血尿素氮、血肌酐等。可口服或静脉补给必需氨基酸，能口服者以口服为佳，静滴时应缓慢，且不要在氨基酸内加入其他药物。

6）其他：饮食宜清淡、易消化、少量多餐，加强口腔护理，提供清洁的环境，烹调时注意色、香、味，增强患者食欲。

2. 病情观察　①观察液体出入情况：准确记录 24 小时液体出入量，每天测量体重，如体重每天增加 >0.5kg，提示补液过多；②有无电解质紊乱表现：观察有无心律失常、肌无力等高钾血症表现，有无极度乏力、表情淡漠、恶心、肌肉痉挛、抽搐、昏迷等低钠血症，有无肌肉抽搐或痉挛、易激惹、腱反射亢进等低钙血症表现；③观察有无多系统损害症状如畏食、恶心、呕吐、口臭、舌炎、腹胀、腹痛、血便等消化系统症状，有无头晕、胸闷、气促等呼吸系统症状等。

3. 用药护理　遵医嘱应用药物，密切观察药物的疗效和不良反应。

4. 健康指导

（1）疾病知识指导：①向患者及家属介绍本病的基本知识，避免加重病情的各种因素，提高生活质量。②向患者及家属讲解合理饮食对治疗疾病的重要意义，使其严格遵守慢性肾衰竭的饮食原则，选择适合自己病情的食物及量。③教会患者及家属准确测量和自我监测体温、血压及体重。定期复查血常规、肾功能、血清电解质等。如体重迅速增加，在 1 周内超过 2kg、水肿、血压显著增高、气促加剧或呼吸困难、发热、乏力、嗜睡或意识障碍时，需及时就诊。④患者应勤剪指甲，避免皮肤瘙痒时抓破皮肤，随时保持皮肤清洁，勤用温水擦洗，忌用刺激性强的肥皂、沐浴液和乙醇擦身。⑤指导患者遵医嘱用药，避免使用肾毒性药物，不要自行用药。向患者讲解有计划地使用血管以及尽量保护前臂、肘等部位的大静脉对今后行血透治疗的重要意义。已行血液透析者应指导其保护好动静脉瘘管，腹膜透析者保护好腹膜透析管道。

（2）疾病预防指导：①早期发现和积极治疗各种可能导致肾损害的疾病，如高血压、糖尿病等。老年、高血脂、肥胖、有肾脏疾病家族史等具有发生慢性肾脏疾病高危因素的人群，应定期检查肾功能。已有肾脏基础病变者，注意避免加速肾功能减退的各种因素，如血容量不足、肾毒性药物的使用、尿路梗阻等。②指导患者适当活动以增强抵抗力，但避免劳累，做好防寒保暖。室内开窗通风，空气清新，避免与呼吸道感染者接触，尽量避免去公共场所。③指导家属关心、照顾患者，给予患者心理安慰，使患者保持积极的心态配合治疗。

小　结

急性肾衰竭是由多种原因引起短时间内肾功能急剧下降而出现的临床综合征，主要表现为含氮代谢废物蓄积，水、电解质和酸碱平衡紊乱及全身各系统并发症。及时纠正可逆因素是恢复肾功能的关键，维持水、电解质和酸碱平衡、预防和治疗并发症、营养支持为治疗要点。慢性肾衰竭是指各种原发性或继发性慢性肾脏病进行性进展引起肾小球滤过率下降和肾功能损害，出现以代谢产物潴留、水电解质和酸碱平衡紊乱为主要表现的临床综合征。病因治疗和对症治疗是慢性肾衰竭的治疗要点。肾衰竭患者的护理要点为指导患者合理休息，合理饮食，密切观察患者病情，做好症状护理，加强对患者及家属的健康教育。

第五节　泌尿系统常用诊疗技术及护理

一、腹　膜　透　析

腹膜透析（peritoneal dialysis，PD）简称腹透，是终末期肾病的肾脏替代疗法之一。腹膜透析是利用腹膜的半透膜特性，将适量透析液引入腹腔并停留一段时间，膜一侧毛细血管内血浆和另一侧腹腔内透析液借助其溶质浓度梯度和渗透梯度，通过弥散和超滤的原理，以清除机体内潴留的代谢废物和水分，纠正酸中毒和电解质紊乱，同时通过透析液补充机体所需的物质。因其操作简单、实用，不必全身肝素化，一般无需特殊设备，可在家中进行，对中分子物质清除效果好，对血流动力学影响小，得到了日益广泛的应用。常见的腹膜透析方式包括：间歇性腹膜透析（intermittent peritoneal dialysis，IPD）、持续非卧床腹膜透析（continuous ambulatory peritoneal dialysis，CAPD）、持续循环式腹膜透析（continuous cyclic peritoneal dialysis，CCPD）、夜间间歇性腹膜透析（nocturnal intermittent peritoneal dialysis，NIPD）、潮式腹膜透析（tidal peritoneal dialysis，TPD）和自动腹膜透析等。

【适应证】

1. 急性肾衰竭　明显尿毒症，包括心包炎、严重脑病、高钾血症、严重代谢性酸中毒、容量负荷过重且对利尿剂治疗无效者。

2. 慢性肾衰竭　非糖尿病肾病肾小球滤过率 $< 10ml/(min \cdot 1.73m^2)$，糖尿病肾病肾小球滤过率 $< 15ml/(min \cdot 1.73m^2)$ 的患者。

3. 急性药物或毒物中毒　凡分子量小、水溶性高、与组织蛋白结合率低、能通过透析膜析出的药物或毒物所致的中毒者。

4. 严重的水、电解质及酸碱平衡紊乱，常规治疗难以纠正者。

如有下列情况更适合腹膜透析：老年、幼儿、儿童，原有心、脑血管疾病或心血管系统功能不稳定、血管条件差或反复血管造瘘失败、凝血功能障碍者。

【禁忌证】

1. 绝对禁忌证　腹膜有严重缺损者，各种腹部病变导致腹膜的超滤和溶质转运功能降低。

2. 相对禁忌证　腹腔内有新鲜异物；腹部手术 3 天内，腹腔内有外科引流管者；腹腔有局限性炎症病灶；肠梗阻、椎间盘病变者；严重全身性血管病变致腹膜滤过功能降低者；晚期妊娠、腹内巨大肿瘤、巨大多囊肾者；慢性阻塞性肺疾病者；硬化性腹膜炎；不合作者或精神异常患者；横膈有裂孔；过度肥胖或严重营养不良、高分解代谢等。

【设备及材料】

1. 腹膜透析管　采用硅胶管，具有质地柔软、可弯曲、组织相容性好的特点。临床常用的腹膜透析管类型包括 Tenkhoff 直管、Tenkhoff 曲管、鹅颈式腹膜透析管等。Tenkhoff 直管应用最广泛。由腹腔内段、皮下隧道和腹部皮肤外段三部分组成。

2. 肽接头、碘伏帽。

3. 腹膜透析液　主要由渗透液、缓冲液、电解质三个部分组成。

【操作过程】

患者仰卧于手术台，一般切口多选择在腹部旁正中线，耻骨联合上 1~2cm 处，切口长 2~4cm，逐层剥离腹壁各层，送透析管至膀胱直肠窝，用肝素盐水冲洗透析管，并确保引流通畅，结扎荷包缝合；在皮下脂肪层构建皮下隧道，将透析管穿出腹壁，逐层缝合腹壁，连接肽接头和短管。手术完毕。用纱布和（或）胶带固定好导管，避免导管牵拉损伤出口。

【护理】

1. 腹膜透析置管护理

（1）术前护理

1）向患者讲解腹膜透析的方式方法及术中注意事项，消除患者的紧张心理。

2）备皮：手术当天进行。备皮范围：上至两乳头连线，下至大腿上 1/3，两侧至腋中线，将阴毛及身体毛发剃掉。注意手法轻柔，勿损伤皮肤。

3）患者的准备：术前一天进食易消化食物，保持大便通畅；术前 1 小时排空大小便；术前半小时给患者注射术前针。

（2）术中配合

1）体位：患者取仰卧位。有心衰、气促者，可适当抬高手术台头部 15°~30°，并予低流量吸氧。

2）固定四肢、固定手术台头架：将患者双上肢展开放在托手架上，并在手腕部用束缚带固定，双下肢在膝关节处用束缚带固定，不宜过紧，以患者舒适为宜。

3）心电监护：监测心率、血压、呼吸和血氧饱和度。

4）根据患者是否有腹水，准备好负压吸引装置。

5）准备无菌手术包。

（3）术后护理

1）置管结束后，测量生命体征，注意血压变化。

2）观察手术伤口有无渗血、渗液，注意患者的伤口疼痛情况及有无腹腔内不适感。

3）观察管道的连接情况，确保紧密连接，并妥善固定短管。

4）冲洗腹腔：注意灌入液体的速度，严密观察引出液体的速度、颜色、量等情况。

5）每天测量和记录体重、血压、尿量、饮水量，准确记录透析液出入量，定期将透出液送检。

6）观察出口处有无渗血、漏液、红肿，保持导管和出口处清洁、干燥。

7）活动指导：术后 3 天内减少活动，床上及床边适量活动，3 天后根据腹部伤口情况适当增加活动量。

2. 腹膜透析的注意事项

（1）操作时应注意：①腹膜透析环境清洁，定期消毒，操作时严格无菌技术；②正确连接各管道系统；③透析液输入腹腔前要干加热至 37℃。

（2）注意营养的补给：腹膜透析可致体内大量蛋白质及其他营养成分丢失，应注意补给。蛋白质摄入量为 $1.2~1.3g/(kg \cdot d)$，其中以优质蛋白为主；热量摄入为 $147kJ/(kg \cdot d)$；每天水分的摄入量 $=500ml +$ 前一天尿量 $+$ 前一天腹透超滤量。

3. 并发症的观察及护理

（1）透析液引流不畅：最为常见。常见原因有腹膜透析管移位、受压、扭曲、纤维蛋白堵塞、大网膜包裹等。处理方法：①改变患者的体位；②排空膀胱；③增加活动保持大便通畅；④腹膜透析管内注入尿激酶、肝素、生理盐水、透析液等，去除堵塞透析管的纤维素、血块等；⑤通过增加活动调整透析管的位置；⑥以上处理无效时重新手术置管。

（2）腹膜炎：是腹膜透析的主要并发症。多由于在腹膜透析操作时接触污染、胃肠道炎症、腹透管出口处或皮下隧道感染引起，常见病原体为革兰氏阳性球菌。患者表现为腹痛、发热、腹部压痛、反跳痛、腹透透析液浑浊等。处理方法：①密切观察透出液的颜色、性质、量、超滤量，及时留取透出液常规检查和进行细菌培养；②用 2000ml 透析液连续腹腔冲洗 3~4 次；③透析液内加入抗生素或全身应用抗生素；④以上处理无效时，应考虑拔出透析管。

（3）导管出口处感染和隧道感染：常见原因为腹透管出口处未保持清洁、干燥、腹透管外段反复、过度牵引引起局部组织损伤。表现为导管出口周围发红、肿胀、疼痛，甚至有脓性分泌物，沿隧道处压痛。处理方法：①出口处局部清创处理，使用抗生素；②感染严重者全身使用抗生素；③继发腹膜炎、难治性皮下隧道感染、局部或全身用药 2 周后仍难以控制感染时应考虑拔管。

（4）腹痛、腹胀：常见原因为腹透液的温度过高或过低、渗透压过高、腹透液流入或流出的速度过快、腹透管植入位置过深、腹膜炎。处理方法：调节适宜的腹透液温度、渗透压、控制透析速度、术中注意腹透管置入的位置、积极治疗腹膜炎。

二、血液透析

血液透析（hemodialysis，HD，简称血透）是最常用的血液净化方法之一，是一种将患者血液与含一定化学成分的透析液分别引入透析器内半透膜的两侧，根据膜平衡原理，利用弥散、对流（超滤）原理等，进行清除代谢产物及毒性物质，纠正水、电解质及酸碱平衡紊乱的治疗方法。

【适应证】

适应证同腹膜透析。

【禁忌证】

血液透析没有绝对禁忌证，相对的禁忌证有：颅内出血或颅内压升高、严重休克、心力衰竭、心律失常、极度衰竭，活动性出血以及精神障碍不合作者。

【血管通路】

血管通路（angio access）又称血液通路，即将血液从体内引出至透析器，进行过滤后再返回体内的通道。血管通路是进行血液透析的必需条件，也是维持血透患者的生命线，可分为临时性和永久性两类。临时性血管通路用于紧急透析和长期维持性透析内瘘未形成时，主要为中心静脉留置导管。永久性血管通路用于长期维持性透析，主要指自体动静脉内瘘，也包括移植物血管内瘘。动静脉外瘘既可作临时性血管通路，又可作维持性透析的永久性血管通路。

1. 中心静脉留置导管　置管部位常选择颈内静脉、股静脉和锁骨下静脉，其优点是置管术操作简单，置管后可立即使用，提供的血流量充分；缺点是感染发生率高，使用时间相对较短。

中心静脉置管护理：①保持局部皮肤清洁干燥；②密切观察有无感染征象如置管部位的红、肿、热、痛；③避免剧烈活动、牵拉等防止导管脱出；④通常情况下不可用于输液、输血、抽血等。

2. 自体动静脉内瘘　是维持血液透析患者最常用的血管通路。内瘘成形术指经外科手术将表浅毗邻的动静脉作直接吻合，使静脉血管血流量增加、管壁动脉化，形成皮下动静脉内瘘。常用的血管有桡动脉与头静脉、肱动脉与头静脉等。内瘘的优点是感染的发生率低，使用时间长，缺点是手术后不能立即使用，等待内瘘成熟时间长，而且每次透析均需穿刺血管。

自体动静脉瘘的护理：①内瘘形成前，慢性肾衰竭的患者保守治疗时，应有意识地保护一侧上肢的静脉，避免静脉穿刺和输液。②内瘘形成术后要抬高术侧上肢以促进静脉回流，减轻肢体肿胀。术后 72 小时内密切观察内瘘血管是否通畅，手术部位有无出血或血肿，吻合口远端的循环情况以及全身情况。③禁止在内瘘侧肢体测血压、抽血、静脉注射、输血或输液。

【血液透析过程】

1. 建立血管通路后，将患者血液从"动脉"端引入动脉管道，经过血泵进入透析器血区，从透析器出来后经静脉气泡壶返回"静脉"。而机器配制的具有一定温度和流量的透析液则从透析器的静脉端流入透析液区，经过交换后由动脉端排出。这样持续不断地"清洗"，每次约需 4~6 小时。结束时用生理盐水将管道及透析器内的血液全部驱回患者体内（图 5-1）。

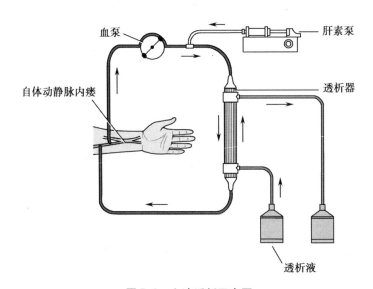

图 5-1　血液透析示意图

2. 血液透析肝素的使用

（1）常规肝素化：即全身肝素化，易于达到透析时的抗凝要求。适用于无出血倾向和无显著的脂质代谢和骨代谢异常的患者。

（2）小剂量肝素化：用于有出血倾向、心包炎或出血病史的患者。

（3）低分子量肝素：对凝血酶活性影响小，能减少出血的不良反应。

（4）无肝素透析：适用于有明显出血、高危出血倾向的患者。

（5）局部枸橼酸抗凝法：用于有高危出血倾向、不宜使用肝素的患者。

【护理】

1. 透析前的护理

（1）向患者讲解透析的相关知识，消除患者焦虑情绪。

（2）评估患者的生命体征、有无水肿、体重增长情况、有无出血倾向等。了解患者的透析方法、透析次数、透析时间及抗凝剂应用情况。检查患者的血管通路是否通畅，局部有无感染、渗血、渗液等。

（3）透析前取血标本送检监测各项指标。

2. 透析过程的监测及常见并发症的处理　透析过程中应严密观察患者生命体征，机械运转情况、监测各项透析指标，及时处理并发症：

（1）症状性低血压：是透析最常见的并发症。指透析过程中收缩压下降≥20mmHg，平均动脉压下降≥10mmHg。常见于老年、女性患者。临床表现为恶心、呕吐、胸闷、面色苍白、出冷汗、头晕、心悸，甚至一过性意识丧失。

1）引起低血压的常见原因有：①透析开始时部分循环血液进入透析器及其管路，而血管收缩反应低下引起有效循环血容量不足；②与超滤过多过快引起血容量不足有关；③与患者自主神经功能紊乱、服用降压药、透析中进食、醋酸盐透析液对周围血管的扩张作用有关。

2）预防措施：①严格控制透析间期体重增加；②避免透析前服用降压药；透析期间少量进食。有低血压倾向者尽量不在透析时进食；③改用序贯透析或提高透析液钠浓度；④对醋酸盐透析液不耐受者改用碳酸氢盐透析。

3）处理方法：①立即减慢血流速度，停止超滤，患者平卧，吸氧；②通过血管通路输注生理盐水，高渗葡萄糖溶液、高渗盐水、20％甘露醇或清蛋白；③监测血压，必要时可用升压药。如血压仍不回升，需停止透析。

（2）失衡综合征：指透析中或透析结束不久出现的以神经精神症状为主的临床综合征。多发生于严重高尿素氮血症的患者接受血液透析之初。轻者表现为头痛、恶心、呕吐、躁动，重者表现为抽搐、昏迷等。预防措施：①血清尿素氮下降水平控制在30％~40％；②减慢血流速度；③缩短透析时间，控制在2~3小时；④适当提高透析液浓度和葡萄糖浓度。

（3）肌肉痉挛：主要表现为足部肌肉、腓肠肌痉挛性疼痛。常见原因包括低血压、低血容量及电解质紊乱、超滤速度过快、应用低钠透析液等。预防措施：①防止透析低血压的发生，严格控制透析间期体重增加水平；②采用高钠透析、碳酸氢盐透析或序贯透析；③纠正电解质紊乱；④加强肌肉锻炼。⑤遵医嘱静脉注射10％葡萄糖酸钙。

（4）致热原反应：通常在透析开始30~75分钟出现，主要原因为操作时未严格遵守无菌原则或透析器反复应用所致。表现为寒战高热（可达40℃）、头痛伴呕吐、血压可升高或降低。处理措施：可用地塞米松、异丙嗪。预防措施：严格无菌操作，做好透析器的消毒和监控。

3. 透析结束及透析间期的护理

（1）穿刺部位压迫止血。

（2）询问患者有无头晕、出冷汗等不适，如患者透析后血压下降，应卧床休息或补充血容量。

（3）监测体重、血压。

（4）定期监测患者的血常规、血肝肾功、血电解质、血糖、血脂、乙肝、丙肝、梅毒、HIV 血清学指标，心电图、心脏超声等。

三、肾穿刺活组织检查术

肾穿刺活组织检查术简称肾穿，是指应用穿刺针刺入活体的肾组织，取出少量肾组织，进行病理学分析。肾穿方法为诊断肾脏疾病种类提供了金标准。

【适应证】

1. 明确各类原发性肾小球病组织形态学诊断。
2. 明确系统性红斑狼疮的分型。
3. 鉴别诊断遗传性肾脏疾病、急性肾衰竭和移植肾排斥。

【禁忌证】

1. 有出血倾向者。
2. 全身情况衰竭者。
3. 有严重心肺功能不全者。
4. 神志不清、精神失常者。

【操作过程】

患者俯卧位，腹部垫小枕使肾脏穿刺部位充分暴露，B 超下定位选择穿刺部位。常规消毒皮肤，戴无菌手套，铺消毒孔巾，吸取 2% 利多卡因经皮至皮下进行麻醉。嘱患者屏气，同时在 B 超显影下将肾脏穿刺针垂直方向经皮肤刺入肾脏，用肾穿针迅速取出肾脏组织。标本立即放入盛有 10% 甲醛固定液的标本瓶送检。穿刺毕消毒伤口、胶布固定。

【护理】

1. 术前护理
（1）向患者解释肾脏穿刺的目的、过程及术中配合要点和重要性。
（2）评估患者病情和身体状态、腰背部皮肤情况。
（3）了解患者对肾脏穿刺的心理反应，并对患者进行心理护理，减轻患者焦虑。
（4）确认患者和家属已签同意书。
（5）训练患者床上使用便器。嘱患者反复练习吸气后屏气动作，每次屏气约 15～20 秒。
（6）术前监测血红蛋白、血小板、出血时间、凝血时间、凝血酶原时间及血型。
（7）测量血压、脉搏、呼吸、体温，并嘱患者排空膀胱。
2. 术中配合　术中密切观察患者的状态，给予患者心理支持，解除患者紧张情绪。

3. 术后护理

（1）绝对平卧 6 小时，卧床休息 24 小时。鼓励患者多饮水。

（2）患者留取穿刺后依次排出三次尿液进行对比，注意观察小便颜色、性质，询问患者有无腰痛、腹痛等，以了解有无肾脏出血。

（3）观察血压、脉搏、呼吸变化，每小时 1 次，共 4 次。

（4）必要时伤口可用沙袋压迫止血。

（5）遵医嘱予以止血药物或抗生素，预防出血和感染。

（6）保持伤口皮肤清洁、干燥。

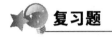 **复习题**

一、病例分析

孙先生，36 岁，3 年前无明显诱因出现眼睑及颜面水肿，以晨起为重，逐渐波及全身，遂就诊于当地医院，测血压 156/100mmHg，查尿蛋白（＋＋），血肌酐约 95μmol/L，不伴有尿频、尿急、尿痛、咳嗽、咳痰、发热、脱发等症状。24 小时尿量正常。入院诊断"慢性肾小球肾炎"。查 24 小时尿蛋白定量约为 1.85g/L，并行肾活检术，病理诊断为"系膜增生性肾小球肾炎"。给予降压、降蛋白尿对症治疗。2 周后患者血压维持在 130/90mmHg 左右，尿蛋白（＋）、尿潜血（＋），患者出院后未规律口服药物。此后 3 年间患者反复出现眼睑及双下肢水肿，未曾治疗。于 1 周前患者无明显诱因出现恶心、呕吐，水肿加重，伴有乏力，胸闷，24 小时尿量约 800ml，再次就诊。入院查体：T 36.5℃，P 96 次/分，R 20 次/分，BP 160/100mmHg，贫血貌，眼睑水肿，睑结膜苍白，双下肢呈凹陷性水肿，双肾区叩击痛阴性。辅助检查：尿蛋白（＋＋），尿隐血（＋＋），血肌酐 561μmol/L，血红蛋白 78g/L。彩超示：双肾萎缩，重度弥漫性病变。

请问：

1. 该患者可能的疾病诊断是什么？

2. 请列出你对该患者的护理诊断/问题及相应的护理措施。

3. 患者 3 年病情反复发作，该如何预防再次发作？

二、思考题

1. 泌尿系统疾病常见的症状体征及其主要护理措施有哪些？

2. 简述急、慢性肾小球肾炎及肾病综合征的常用护理诊断及护理措施。

3. 简述尿路感染患者的健康指导。

4. 简述急性肾衰竭的分期及其主要表现。

5. 简述慢性肾衰竭患者饮食指导的临床意义及要点。

（刘美芳　任华蓉）

第六章

血液系统疾病患者的护理

血液系统包括血液、造血组织和器官。血液由血浆（内含各种具有特殊功能的蛋白质和其他化学成分）及悬浮在其中的血细胞（红细胞、白细胞和血小板）组成；造血器官和组织包括骨髓、脾、肝、淋巴结及分布在全身各处的淋巴组织和单核-巨噬细胞。血液系统疾病指原发于或主要累及血液和造血组织及器官的疾病，其特点为：①常出现贫血、出血、发热、淋巴结及肝脾肿大等症状和体征，常无特异性。②许多全身性疾病如各种感染、肝肾和内分泌疾病、肿瘤等均可引起血液系统异常。③外周血象和骨髓象检查对疾病的确诊和疗效观察有重要价值。

第一节　血液系统疾病患者常见症状与体征的护理

学习目标 ‖‖

1. 掌握血液系统疾病常见症状与体征及其相应的护理措施。
2. 熟悉血液系统疾病常见症状与体征的护理评估内容和主要护理诊断。
3. 了解血液系统疾病常见症状与体征的病因。

一、发　　热

发热是血液系统疾病常见症状之一。白细胞数量减少和（或）功能缺陷、应用免疫抑制剂、贫血或营养不良等，均可导致机体抵抗力下降引起继发感染；大量幼稚白细胞的生长和破坏致蛋白分解增强、基础代谢率增高、坏死物质吸收及内源性致热因子等，均可引起发热。

血液系统疾病发热多为感染性，以呼吸道、泌尿道、口腔黏膜和肛周皮肤感染多见，重者可发生败血症，是导致患者死亡的主要原因之一。血液系统疾病所致发热具有持续时间长、热型不典型和一般抗生素治疗效果不佳等特点。

引起发热的血液系统常见疾病有：①白血病、淋巴瘤、多发性骨髓瘤、骨髓增生异常综合征；②白细胞减少和粒细胞缺乏症、再生障碍性贫血。

【护理评估】

1. 病史评估　有无引起发热的原发疾病和过度劳累、受凉感冒、皮肤黏膜损伤、留置导尿管和静脉留置针等感染的诱因；有无咽部疼痛、咳嗽咳痰、尿路刺激征、腹痛腹泻、肛周疼痛、皮肤红肿疼痛等症状；女性患者有无外阴瘙痒和阴道分泌物异常。

2. 身体评估　发热程度、体温的上升形式和热型；有无口腔溃疡、扁桃体肿大、肺部干湿性啰音、肋脊点压痛、肛周皮肤红肿和触痛等体征。

3. 实验室及其他检查的评估　有无外周血白细胞计数增高或降低、尿常规白细胞增加或白细胞管型；胸部 X 线检查有无异常；血液和其他体液培养有无致病菌生长及药敏试验结果。

4. 心理社会评估　发热对患者精神和情绪的影响；患者和家属对引起发热的原因的认知和应对能力；有无因发热所致焦虑、急躁等负性情绪。

【护理诊断/问题】

1. 体温过高　与继发感染和代谢率增高有关
2. 焦虑　与身体不适和治疗效果不佳有关。

【护理措施】

1. 体温过高

（1）一般护理：①休息：指导患者采取舒适体位，卧床休息；②环境：维持病室温度于 20～24℃、湿度为 55%～60%；定时开窗通风和紫外线消毒。③饮食：鼓励患者进食高蛋白、高热量、高维生素、营养丰富的半流质饮食或软食，注意饮食卫生；每日饮水量至少 2000ml 以上，必要时静脉补液。

（2）病情观察：①定时测量和记录体温；②注意患者有无呼吸道、泌尿道、口腔黏膜、肛周皮肤感染的症状和体征及其变化；③及时对各项实验室和辅助检查结果进行分析和判断。

2. 焦虑

（1）对症护理：①高热患者可予酒精或温水擦浴（有出血倾向者禁用，以防局部血管扩张加重出血），或冰敷前额、颈部、腋窝和腹股沟，无效时遵医嘱应用降温药物；②注意观察患者体温、脉搏的变化和出汗情况，及时更换衣物、被服，每日温水擦洗，保持皮肤清洁和干燥，增加患者的舒适感。

（2）心理护理：①向患者和家属解释发热的原因，指导患者采取降温和预防感染的措施；②请患者和家属一起参与护理计划的制订，提高其对预防感染知识的理解，掌握自我护理的方法；③鼓励并耐心倾听患者表达自己的内心感受，向患者和家属提供情感支持。

二、出　血　倾　向

出血倾向是指机体多部位自发性出血和（或）血管损伤后出血不止。血小板数量减少或功能异常、毛细血管脆性或通透性增加、凝血因子减少或抗凝物质增多等，均可导致出血倾向或出血。

引起出血倾向的常见原因有：①血小板异常：特发性血小板减少性紫癜、再生障碍性贫血、白血病、脾功能亢进、弥散性血管内凝血，血小板无力症；②血管壁异常：过敏性紫癜、遗传性出血性毛细血管扩张症、维生素 C 缺乏、系统性红斑狼疮、钩端螺旋体病、肾综合征出血热等；③凝血异常：血友病、严重肝病、尿毒症、维生素 K 缺乏、弥散性血管内凝血。

血液病出血特点为全身性，且出血程度和引起出血的创伤不成比例，甚至可无创伤史。临床以皮肤、牙龈和鼻腔出血最为常见，内脏出血尤其是颅内出血最为严重。血小板和血管壁异常多表现为皮肤黏膜瘀点、瘀斑；凝血异常则主要表现为关节腔出血或软组织血肿。

【护理评估】

1. 病史评估 有无引起出血的相关病因和诱因；出血发生的急缓、部位和范围；有无内脏出血的表现，如呕血和黑便等及其严重程度；是否存在诱发颅内出血的危险因素，如咳嗽和便秘，有无头痛等颅内出血的早期症状；出血的伴随症状如发热、骨骼疼痛、乏力、视物模糊、喷射性呕吐等；家族中有无相关病史。

2. 身体评估 有无皮肤黏膜紫癜、瘀斑及其数量和分布；有无关节肿胀和伤口渗血；有无心率和呼吸加快、脉搏细速、血压下降、皮肤湿冷、尿量减少；有无肝、脾、淋巴结肿大和胸骨压痛；有无皮肤尿素霜、面部蝶形红斑、蜘蛛痣和肝掌；有无意识障碍及其程度。

3. 实验室及其他检查的评估 有无血小板计数下降、出凝血时间和凝血酶原时间延长、毛细血管脆性试验阳性。

4. 心理社会评估 患者有无因出血所致紧张和恐惧等负性心理反应；患者和家属对疾病的认知和应对能力；社会支持系统能对患者提供的支持程度。

【护理诊断/问题】

1. 有损伤的危险：出血 与血小板、血管和凝血因子异常有关。
2. 恐惧 与大出血或反复出血有关。

【护理措施】

1. 有损伤的危险：出血

（1）一般护理：①休息与活动：当血小板计数 $< 50 \times 10^9/L$ 时，应减少活动，增加休息时间；血小板计数 $< 20 \times 10^9/L$ 时，可发生严重的自发性出血，尤其是危及生命的颅内出血，应绝对卧床休息，协助做好各种生活护理。②饮食：鼓励患者进食高热量、高蛋白、高维生素、易消化半流质或软食，勿摄入过硬或粗糙的食物。③保持大便通畅：排便时不可过度用力，以免因腹内压增高而引起脏器出血。

（2）病情观察：①注意观察患者出血的部位、范围、发展或消退情况，有无呕血与黑便、咯血、月经量过多等内脏出血的表现。②是否存在高热、情绪激动、咳嗽、便秘等诱发内脏出血，尤其是颅内出血的危险因素，有无生命体征异常和尿量减少。

（3）皮肤出血的预防和护理：①保持床单平整、被褥衣着轻软，避免肢体的碰撞或外伤；②沐浴水温不宜过高且勿用力擦洗皮肤，高热、有出血倾向者禁用酒精降温；③各项护理操作动作要轻柔，尽可能减少注射次数；静脉穿刺时，避免在穿刺部位用力拍打或揉擦，结扎压脉带不宜过紧，时间不宜过长；注射或穿刺部位拔针后适当延长按压时间，必要时加压包扎；交替使用注射或穿刺部位，以防局部血肿形成。

（4）鼻出血的预防和护理：①保持病室相对湿度于50%~60%，秋冬季节鼻腔内涂擦液状石蜡或抗生素软膏。②告知患者勿用力擤鼻、用手抠鼻痂和外力撞击鼻部。③少量出血者，可用棉球或吸收性明胶海绵填塞，无效时用0.1%肾上腺素或凝血酶棉球填塞，同时局部冷敷。出血严重者，尤其是后鼻腔出血，可用凡士林油纱条行后鼻腔填塞，并定时用无菌液状石蜡滴入，以保持黏膜湿润。3天后轻轻取出油纱条，若仍出血，需更换油纱条再予以重复填塞。④后鼻腔填塞术后患者常被迫张口呼吸，应注意保持口腔湿润，增加患者的舒适感并避免局部感染。

（5）口腔与牙龈出血的预防和护理：①指导患者用软毛牙刷刷牙，忌用牙签剔牙。牙龈渗血者，用0.1%肾上腺素或凝血酶棉球、吸收性明胶海绵片贴敷牙龈或局部压迫止血。②及时用生理盐水或1%过氧化氢液清除口腔内陈旧血块，以免引起口臭而影响患者的食欲、情绪及继发感染。③避免摄入粗糙、坚硬的食物和水果，食物要细嚼慢咽。

（6）关节腔出血或深部组织血肿的预防和护理：关节腔出血或深部组织血肿多见于血友病患者。①告知患者勿过度负重或进行剧烈运动，尤其是足球、篮球和拳击等运动；勿穿硬底鞋或赤脚行走。②必须手术者，应根据手术规模，于术前补充足量的凝血因子。③避免或减少不必要的穿刺或注射，拔针后局部按压时间应在5分钟以上直至出血停止；禁用静脉留置套管针。④避免应用阿司匹林等抗凝药物。⑤遵医嘱正确输注凝血因子、血浆或冷沉淀物。⑥发生出血时应立即停止活动，卧床休息；关节腔出血者抬高患肢并保持功能位，深部组织出血者予局部冰袋冷敷和压迫止血。

（7）内脏出血的护理：①注意观察咯血及呕血和黑便的次数、颜色、性状和量，测量脉搏、血压，记录尿量，以判断出血量；②大量出血者，应立即将其置于中凹卧位且头偏向一侧，暂禁食，迅速建立静脉通道，配血、做输血准备，遵医嘱补充血容量。

（8）颅内出血的预防和护理：①患者应减少活动，避免情绪激动、剧烈咳嗽、屏气用力和发热等引致颅内出血的诱发因素；②观察患者有无突发头痛、喷射性呕吐、意识障碍、双侧瞳孔不等大等颅内出血的表现及生命体征变化；③发生颅内出血者应立即去枕平卧，头偏向一侧；及时清除呼吸道内分泌物，保持呼吸通畅；吸氧；迅速建立静脉通道，遵医嘱快速静脉滴注或静脉推注20%甘露醇或呋塞米等降低颅内压。

（9）成分输血的护理：①出血明显者，遵医嘱输注浓缩血小板悬液、新鲜血浆或抗血友病球蛋白浓缩剂。输注前认真核对；血小板悬液取回后，应尽快输入；新鲜血浆最好于采集后6小时内输完；抗血友病球蛋白浓缩剂用生理盐水沿瓶壁轻轻注入稀释，勿剧烈冲击或震荡，以免形成泡沫而影响注射。②观察有无溶血、过敏等输血反应。

2. 恐惧

（1）加强与患者和家属的沟通：耐心向患者和家属解释出血发生的原因、减轻或避免加重出血的措施，如保持情绪稳定和大便通畅等；主要的治疗方法与护理措施及配合要求；向患者强调紧张和恐惧等负性心理对控制出血的不利影响。

（2）增加患者和家属的安全感：多陪伴患者，避免不良语言和慌乱行为，减少对患者的刺激，增加患者和家属的安全感。

三、贫 血

贫血是血液系统疾病最常见的症状。不同原因引起的贫血，因共同的病理基础是血液携氧能力降低，导致各组织系统发生缺氧性改变而具有相似的临床表现。

引起贫血的常见原因有：①造血物质缺乏：缺铁性贫血、巨幼细胞贫血；②造血功能障碍：再生障碍性贫血、白血病、骨髓增生异常综合征、慢性肾衰竭等；③红细胞破坏过多：各种原因引起的溶血，如遗传性球形红细胞增多症、葡萄糖-6-磷酸脱氢酶缺乏症、地中海贫血、自身免疫性溶血性贫血、人工瓣膜术后、脾功能亢进等；④急、慢性失血：特发性血小板减少性紫癜、血友病、严重肝病、消化性溃疡、钩虫病、痔、月经过多等。

贫血的原因、程度和发展速度，决定其临床表现的严重性，轻者可无任何感觉，重者则可出现全身各系统症状。

第二节 贫血患者的护理

> **学习目标** ▮▮
>
> 1. 掌握贫血的诊断标准、临床表现和护理措施。
> 2. 熟悉各类贫血的病因、护理评估的内容、主要护理问题和治疗要点。
> 3. 了解各类贫血的实验室检查内容及意义。

一、概 述

贫血（anemia）是指单位容积外周血液中血红蛋白浓度（Hb）、红细胞计数（RBC）和血细胞比容（HCT）低于相同年龄、性别和地区正常值低限的一种常见的临床症状。贫血通常不是一种独立的疾病，而是继发于多种疾病的一种临床综合征。因某些病理因素可导致红细胞形态和体积异常，使红细胞数量减少和血红蛋白浓度降低不成比例，所以，贫血的诊断及其严重程度的判断以血红蛋白浓度最为常用和可靠。在诊断贫血时，要注意患者是否存在妊娠、充血性心力衰竭、低蛋白血症和脱水等影响血浆容量的因素；还要注意患者的年龄、性别和长期居住地的海拔高度等影响血红蛋白浓度的因素。

国内成年人贫血的诊断标准见表6-1。

表6-1 贫血的实验室诊断标准

性别	Hb	RBC
男	<120g/L	$<4.5 \times 10^{12}$/L
女	<110g/L	$<4.0 \times 10^{12}$/L
妊娠期女性	<100g/L	$<3.5 \times 10^{12}$/L

【分类】

基于不同的临床特点，贫血有以下不同的分类方法：

1. 依据贫血的进展速度和骨髓增生情况分类　依据贫血的进展速度，分为急性贫血（如上消化道大出血所致贫血）和慢性贫血（如钩虫病所致贫血）；依据骨髓红系增生情况，分为增生性贫血（如溶血性贫血、缺铁性贫血和巨幼细胞贫血等）和增生低下性贫血（如再生障碍性贫血）。

2. 依据红细胞的形态特点分类　依据平均红细胞容积（mean corpuscular volume，MCV）和平均红细胞血红蛋白浓度（mean corpuscular hemoglobin concentration，MCHC），将贫血分为三类（表6-2）。

表6-2　贫血的细胞形态学分类

类型	MCV（fl）	MCHC（%）	临床类型
大细胞性贫血	>100	32~35	巨幼细胞贫血
正常细胞性贫血	80~100	32~35	再生障碍性贫血、急性失血性贫血、溶血性贫血
小细胞低色素性贫血	<80	<32	缺铁性贫血、铁粒幼细胞性贫血、珠蛋白生成障碍性贫血

3. 依据贫血程度分类　将贫血分为轻度、中度、重度和极重度（表6-3）。

表6-3　贫血的严重程度分类

贫血的严重度	血红蛋白浓度	临床表现
轻度	>90g/L	症状轻微
中度	60~90g/L	活动后感心悸气促
重度	30~59g/L	静息状态下仍感心悸气促
极重度	<30g/L	常并发贫血性心脏病

4. 依据病因和发病机制分类　依据病因和发病机制，将贫血分为红细胞生成减少性、红细胞破坏过多性和红细胞丢失过多（失血）性贫血三大类（表6-4）。

表6-4　贫血的病因和发病机制分类

临床类型	发病机制	常见疾病
红细胞生成减少	造血干细胞异常	再生障碍性贫血、骨髓增生异常综合征
	造血微环境异常	骨髓纤维化、白血病、慢性肾衰竭等
	造血原料不足或利用障碍	缺铁性贫血、巨幼细胞贫血、铁粒幼细胞性贫血等

续表

临床类型	发病机制	常见疾病
红细胞破坏过多 （溶血性贫血）	红细胞内在缺陷	遗传性球形红细胞增多症、葡萄糖-6-磷酸脱氢酶缺乏症、地中海贫血等
	红细胞外部异常	自身免疫性溶血性贫血如病毒感染和系统性红斑狼疮、人工瓣膜术后、异型输血等
红细胞丢失过多 （失血性贫血）	急慢性失血	特发性血小板减少性紫癜、血友病、消化性溃疡、支气管扩张、肿瘤、结核等

临床上常从贫血的病因和发病机制分类进行分析和思考，有助于指导治疗和护理。

【临床表现】

贫血的临床表现是机体对贫血失代偿的结果，与贫血的严重程度、发生发展速度、机体的代偿能力和对缺氧的耐受性有关。贫血导致全身组织缺氧，可引起多器官和多系统的不同表现。

1. 一般表现　疲乏、困倦、软弱无力是贫血最常见和最早出现的症状，与骨骼肌缺氧有关，但缺乏诊断的特异性。皮肤黏膜苍白是贫血最常见、最突出的体征，也是患者就诊的主要原因，与贫血状态下血液再分配，皮肤黏膜供血相对减少有关。睑结膜、口唇和口腔黏膜、甲床等为首选观察部位，但应注意环境温度、人种肤色等因素的影响。

2. 神经肌肉系统　严重贫血致脑组织缺氧，患者可出现头晕、头痛、耳鸣、失眠、多梦、记忆力减退、注意力不集中等症状。

3. 呼吸循环系统　呼吸系统的主要症状为呼吸加快和不同程度的呼吸困难，多见于中度以上贫血患者。心悸、气促且于活动后明显加重，是贫血患者心血管系统的主要表现，与缺氧状态下交感神经活性增强致心率加快、心搏出量增加和血流加速有关。贫血愈重，活动量愈大，症状愈明显。长期严重贫血可引起贫血性心脏病，表现为心律失常、心脏扩大和全心衰竭。

4. 消化系统　胃肠道黏膜缺氧使消化液分泌减少，导致消化功能减退，患者出现食欲减退、厌食、恶心、胃肠胀气、大便规律和性状改变、舌炎和口腔黏膜炎等表现。

5. 泌尿生殖系统　由于肾脏缺氧，患者可出现多尿、低比重尿、促红细胞生成素减少。长期贫血影响睾酮分泌，减弱男性特征；影响女性激素分泌，导致育龄女性患者月经异常。

【实验室及其他检查】

1. 血象检查　血红蛋白和红细胞计数是确定患者有无贫血及其严重程度的首选和基本检查项目；MCV 和 MCHC 有助于贫血的病因诊断；网织红细胞计数有助于贫血的鉴别诊断和疗效观察。

2. 骨髓检查　包括骨髓细胞涂片和骨髓活检，反映骨髓造血组织的结构、细胞的增生程度、细胞成分和形态变化等，是贫血病因诊断的必要检查项目。

3. 病因检查　包括与引起贫血原发疾病相关的检查项目，如纤维胃镜、粪便隐血试验及造血原料水平、自身抗体测定等。

【治疗要点】

1. 病因治疗 是治疗贫血的关键环节和首选方法。所有贫血都需在明确病因的基础上进行治疗，才能达到纠正贫血并彻底治愈的目的，如在治疗消化性溃疡的基础上补充铁剂。

2. 对症治疗 可缓解组织的缺氧状态，改善贫血的症状。输血是纠正贫血的有效治疗措施，但长期多次输血可产生不良反应和较多并发症，故必须严格掌握输血的指征。输血的指征为：①急性贫血 Hb < 80g/L 或血细胞比容（Hct）< 0.24（正常成年男性平均为 0.45，成年女性平均为 0.40）；②慢性贫血常规治疗效果不佳，Hb < 60g/L 或 Hct < 0.20 伴缺氧症状；③老年或合并心肺功能不全。

【护理评估】

1. 病史评估 询问有无引起贫血的相关病因，如服用非甾体类抗炎药物、饮食结构不合理、月经过多、慢性腹泻和家族史；有无贫血所致头晕、乏力、心悸、气短、食欲下降、心绞痛等症状，评估症状的严重程度及发生速度。

2. 身体评估 有无皮肤黏膜苍白、活动后呼吸加深加快、心率加快、端坐呼吸、心尖部收缩期吹风样杂音等体征。

3. 实验室及其他检查的评估 外周血液有无红细胞和血红蛋白减少、网织红细胞增加；血生化检查有无铁代谢异常；骨髓穿刺有无红细胞生成明显活跃或低下。

4. 心理社会评估 有无因贫血导致缺氧所引起的活动耐力下降及对学习、工作、社会活动的影响；患者对疾病的认知和应对能力，有无焦虑和抑郁等负性心理表现；家庭经济状况及家属对患者的情感和物质支持。

【护理诊断/问题】

1. 活动无耐力 与贫血导致组织缺氧有关。
2. 营养失调：低于机体需要量 与摄入不足和消耗增加有关。

【护理措施】

1. 一般护理

（1）休息与活动：充分休息可减少氧的消耗。根据患者贫血的程度及发生速度，制订合理的休息与活动计划。活动量以患者不感到疲劳和不加重病情为度，病情好转后逐渐增加活动量。重度贫血或贫血发生突然、症状明显者，应卧床休息并抬高床头，以增加肺泡通气量，缓解呼吸困难。

（2）饮食护理：给予高热量、高蛋白、高维生素、易消化饮食。缺铁性贫血患者应摄入富含铁的食物如瘦肉、动物肝脏、蛋黄等；巨幼细胞贫血患者应多摄入绿色蔬菜、水果、肉类和禽蛋等富含叶酸和维生素 B_{12} 的食物。

2. 病情观察 注意观察患者全身情况，尤其是循环系统和神经系统症状有无改善；观察患者进食种类和进食量；定期复查血红蛋白、红细胞和血清蛋白等，了解患者的营养状况是否改善。

3. 吸氧　重症贫血患者应常规予氧气吸入，改善组织缺氧状态。

4. 输血的护理　输全血或成分输血可在短时间内改善贫血，缓解组织器官的缺氧状态，适用于急性贫血 Hb < 80g/L、慢性贫血 Hb < 60g/L 伴缺氧症状且常规治疗效果欠佳、老年人或合并心肺功能不全的贫血病人。输注过程中，应密切观察有无发热反应、过敏反应、溶血反应、细菌污染等输血不良反应并积极采取相应处理措施。

二、缺铁性贫血患者的护理

缺铁性贫血（iron deficiency anemia，IDA）是体内贮存铁缺乏，导致血红蛋白合成减少而引起的一种小细胞低色素性贫血，是最常见的贫血类型，以生长发育期儿童和育龄女性发病率较高。全球约 6 亿~7 亿人患有缺铁性贫血。

【铁的代谢】

1. 铁的来源　正常成人每天用于造血的需铁量约为 20~25mg，主要来自体内自然衰老红细胞破坏后释放的铁，称为内源性铁；每天从食物中吸收约 1~1.5mg 铁，称外源性铁。人类食物中的铁有血红素结合铁和非血红蛋白铁两种形式，血红素结合铁主要来源于含血红蛋白或肌红蛋白的动物食品，吸收率高（20%）；非血红蛋白铁多来源于植物性食品，吸收率低（1%~7%）。

2. 铁的吸收　铁吸收的主要部位是十二指肠和空肠上段。植物性食品中的三价铁需转化为二价铁之后才易被吸收。维生素 C、动物性蛋白和人乳促进非血红素铁的吸收；富含鞣酸、多酚的茶叶、咖啡等抑制铁的吸收。

3. 铁的分布　正常成人体内含铁总量为男性 50~55mg/kg，女性为 35~40mg/kg，以功能状态铁（血红蛋白、肌红蛋白、转铁蛋白、乳铁蛋白等）和贮存铁（铁蛋白和含铁血黄素）两种形式广泛分布于各组织。其中血红蛋白铁约占 67%，贮存铁 29%，其余 4% 为组织铁，存在于肌红蛋白、转铁蛋白及细胞内某些酶类中。

4. 铁的贮存　正常成年男性贮存铁约为 1000mg，女性为 300~400mg，以铁蛋白和含铁血黄素的形式贮存于肝、脾、骨髓等器官的单核-巨噬细胞系统。当体内需铁量增加时，铁蛋白可解离被机体所利用。

5. 铁的排泄　正常情况下，人体每天排铁不超过 1mg，主要通过肠黏膜脱落细胞随粪便排出，少量通过尿、汗液以及哺乳妇女通过乳汁排出。

【病因和发病机制】

1. 铁摄入不足　多见于婴幼儿、青少年、妊娠和哺乳期女性。婴幼儿需铁量较大，青少年易偏食，妊娠或哺乳期需铁量增加，若铁摄入不足可引起 IDA。

2. 铁吸收不良　慢性萎缩性胃炎、胃大部切除和胃空肠吻合术后、慢性肠炎等致胃酸缺乏或吸收功能障碍，引起 IDA。

3. 铁丢失过多　慢性失血是成人缺铁性贫血最常见和最重要的病因，如消化性溃疡、胃癌、溃疡性结肠炎、肠息肉、痔、钩虫病、肺癌、支气管扩张、子宫肌瘤或功能性子宫出血、阵发性睡眠性血红蛋白尿等。

【临床表现】

包括引起缺铁原发病和贫血两方面的表现，多数患者以贫血症状就诊。

1. 原发病的表现 消化性溃疡的呕血与黑便；溃疡性结肠炎的黏液脓血便；肺结核的消瘦和咯血；肺癌的刺激性咳嗽和痰中带血；育龄女性月经量过多等。

2. 贫血的表现 包括一般贫血共有的表现和特殊表现。

（1）贫血共有表现：皮肤黏膜苍白、困倦、乏力、头晕、头痛、心悸、气促、耳鸣等。

（2）特殊表现：组织缺铁的表现如皮肤毛发干燥无光泽、指（趾）甲扁平甚至呈反甲（匙状甲）、口角炎和舌炎、食欲下降、吞咽困难（Plummer-Vinson 综合征）；神经-精神系统表现如烦躁、易怒、注意力不集中、发育迟缓、活动耐力下降、异食癖（喜食生米、泥土和石子等）。

【实验室及其他检查】

1. 血象 小细胞低色素性贫血。血红蛋白降低，网织红细胞正常或略增高。

2. 骨髓象 红系增生活跃，以中、晚幼红细胞为主。

3. 铁代谢 血清铁（ST）< 8.95μmol/L；转铁蛋白饱和度（TS）< 15%；血清铁蛋白（SF）< 12μg/L；总铁结合力（TIBC）> 64.44μmol/L。骨髓涂片染色骨髓小粒中无深蓝色的含铁血黄素颗粒；幼红细胞内铁小粒减少或消失，铁粒幼细胞 < 15%。

【治疗要点】

1. 病因治疗 积极治疗引起 IDA 的原发病如慢性胃炎、消化性溃疡，增加婴幼儿、青少年和妊娠女性食物中的含铁量，是治疗 IDA 的首选方法和治愈 IDA 的关键所在。

2. 补铁治疗 首选口服铁剂。常用药物有琥珀酸亚铁、硫酸亚铁和富马酸亚铁等。不能耐受口服铁剂所致胃肠道反应、消化道疾病影响铁剂吸收或病情要求迅速纠正贫血（妊娠后期、急性大出血）者，可选用右旋糖酐铁注射治疗。

【护理评估】

1. 病史评估 有无饮食结构不合理、呕血与黑便、慢性腹泻等引起 IDA 的原发病的表现；乏力、困倦、头晕、头痛、心悸、气促、异食癖等 IDA 症状发生的急缓、严重程度和发展速度；诊断、治疗、护理经过和效果。

2. 身体评估 有无皮肤黏膜苍白、扁平甲或反甲、心率加快等体征。

3. 实验室及其他检查的评估 红细胞和血红蛋白降低及网织红细胞增加的程度；骨髓增生情况；血清铁测定结果。

4. 心理社会评估 患者和家属对疾病的认知和应对能力；有无因疾病或治疗所致焦虑等心理问题；患者的精神状态和配合治疗程度。

【护理诊断/问题】

1. 活动无耐力 与贫血所致全身组织缺氧有关。

2. 营养失调：低于机体需要量 与摄入不足、吸收障碍和丢失过多有关。

【护理措施】

1. 一般护理

（1）休息与活动：轻度贫血者注意休息，避免过度劳累；中度贫血者增加休息时间，活动量以不加重症状为度；重度贫血者应卧床休息，病情好转后逐渐增加活动量。

（2）饮食护理：①纠正不良的饮食习惯，如指导患者均衡饮食，勿偏食或挑食；进食应细嚼慢咽、定时定量，必要时少量多餐；避免摄入辛辣、刺激性食物；②增加含铁丰富食物的摄入，如鼓励患者多进食肉类、动物肝脏、蛋黄、海带、黑木耳等；③促进食物中铁的吸收，如指导患者多摄入富含维生素 C 的水果或加服维生素 C，避免同时饮用咖啡、浓茶等影响铁吸收的饮品。

2. 病情观察　观察患者头晕、乏力、皮肤黏膜苍白等症状和体征的改善情况；定期复查红细胞计数、血红蛋白浓度、网织红细胞、铁代谢和骨髓象等相关检查项目。

3. 用药护理

（1）口服铁剂护理：①口服铁剂的常见不良反应为恶心、呕吐、胃部不适和黑便等，应于餐后服用、小剂量开始。②避免与牛奶、茶水、咖啡、碱性药物和 H_2 受体拮抗剂同服；可同时服用维生素 C、乳酸或稀盐酸。③口服液体铁剂应使用吸管以防牙齿染黑；服用铁剂期间粪便会呈黑色，应告知患者停药后即可消失，消除患者顾虑。④铁剂治疗有效者，用药后 1 周左右网织红细胞开始升高，10 日左右达高峰；2 周左右血红蛋白开始升高，2 个月左右恢复正常。血红蛋白恢复正常后，仍应继续服用铁剂 3~6 个月，以补足贮存铁。⑤向患者强调按剂量和疗程服药的重要性，指导患者定期复查相关项目。

（2）注射铁剂护理：①注射铁剂的常见不良反应有注射局部肿痛、硬结形成、皮肤发黑和过敏反应（表现为面色潮红、头痛、肌肉关节疼痛和荨麻疹，重者发生过敏性休克）；②采用深部肌内注射法，并经常更换注射部位，首次用药用 0.5ml 的试验剂量并备用肾上腺素；③抽取药液后更换注射针头；④在非暴露部位采用"Z"型注射法或留空气注射法。

4. 对症护理　严重贫血者常规予氧气吸入以改善组织缺氧状态。

5. 健康指导

（1）疾病知识指导：告知患者缺铁性贫血的病因、临床表现、对机体的危害、相关实验室检查、治疗及护理的配合与要求等，提高患者及其家属对疾病的认知和对治疗、护理的依从性，积极主动地参与疾病的治疗与康复。

（2）疾病预防指导：告知患者积极治疗慢性胃炎、消化性溃疡、痔疮出血等导致贫血的疾病；指导婴幼儿、青少年和妊娠期女性及时添加辅食、均衡饮食及必要时预防性补充铁剂。

（3）自我监测指导：教会患者和家属自我监测的内容和方法，如原发病的症状、贫血的一般症状及缺铁性贫血的特殊表现、静息状态下呼吸与心率变化、有无水肿及尿量变化等。一旦出现自觉症状加重，及时就医。

三、再生障碍性贫血患者的护理

再生障碍性贫血（aplastic anemia，AA）简称再障，是由多种原因导致造血干细胞数量减少和功能障碍所引起的一类贫血，又称骨髓造血功能衰竭症。临床主要表现为贫血、出血、感染和全血细胞减少，免疫抑制剂治疗有效。

依据病因将再障分为遗传性（先天性）与获得性（后天性）；依据患者的病情、血象、骨髓象和预后，将再障分为重型再障（SAA）和非重型再障（NSAA）。

【病因和发病机制】

1. 病因　约半数患者无明确病因，称为原发性再障。继发性再障可能的病因为：

（1）化学因素：包括各类可引起骨髓抑制的药物如氯霉素、合霉素、苯巴比妥、阿司匹林、异烟肼、磺胺、抗肿瘤药、抗癫痫药、工业用苯及其衍生物如油漆、塑料、燃料、除草剂、杀虫剂及皮革制品黏合剂等。

（2）物理因素：各种电离辐射如 X 线、γ 射线及其他放射性物质。

（3）生物因素：肝炎病毒、微小病毒 B_{19}、EB 病毒、巨细胞病毒、风疹病毒、流感病毒等，均可引起再障。

2. 发病机制　尚未完全阐明。相关机制包括：造血干细胞损伤、造血微环境异常和免疫异常。

【临床表现】

主要表现为进行性加重的贫血、出血和感染，多无肝、脾和淋巴结肿大。

1. SAA　起病急、进展快、病情重。

（1）贫血：皮肤、黏膜苍白和头晕、乏力等贫血症状进行性加重。

（2）感染：表现为发热。多数患者体温在 39℃ 以上，个别患者自发病到死亡均处于难以控制的高热之中。以呼吸道感染最常见，其次为皮肤、黏膜、消化道及泌尿生殖道感染等。病原菌以革兰氏阴性杆菌、金黄色葡萄球菌和真菌为主，常合并败血症。

（3）出血：均有不同程度的皮肤、黏膜及内脏出血。皮肤、黏膜出血表现为出血点或大片瘀斑，口腔黏膜有血泡，有鼻出血、牙龈出血、眼结膜出血等。内脏出血时可见呕血、咯血、便血、血尿、阴道出血、眼底出血和颅内出血，后者常危及患者的生命。

2. NSAA　起病和进展较缓慢，贫血、出血和感染的程度较重型轻。久治无效者可发生颅内出血。

【实验室及其他检查】

1. 血象　全血细胞减少，网织红细胞绝对值低于正常，淋巴细胞相对增多。

2. 骨髓象　多部位骨髓增生减低，粒、红系及巨核细胞明显减少，淋巴细胞及非造血细胞明显增多。

【治疗要点】

去除病因或避免接触周围环境中有可能导致骨髓损害的因素，禁用对骨髓有抑制的药物。

1. 支持和对症治疗

（1）加强保护：注意饮食卫生和环境的清洁消毒，减少感染机会；SAA 患者需进行保护性隔离。避免再次接触放射性物质、避免应用非甾体类抗炎药物等一切可导致骨髓抑制或损伤的因素。

（2）对症治疗：①对血红蛋白低于 60g/L 且伴明显缺氧症状者，可输注浓缩红细胞以纠正贫血。因多次输血可引起同种免疫，增加造血干细胞移植后发生排斥反应的几率，故应尽量减少输血次数。②对发生感染的患者，应及时对血液、分泌物和排泄物进行细菌培养和药敏试验，依据结果选用敏感抗生素。重症患者应早期、足量、联合用药。应注意长期应用广谱抗生素继发的二重感染和肠道菌群失调。③对严重出血患者，如消化道或颅内出血，可输注同型浓缩血小板或新鲜冷冻血浆（FFP）。

2. 针对发病机制、促进骨髓造血的治疗

（1）雄激素：为目前治疗 NSAA 的常用药物。可以刺激肾脏产生促红细胞生成素，作用于骨髓，促进红细胞生成。常用药物有司坦唑醇（康力龙）、十一酸睾酮（安雄）、达那唑和丙酸睾酮。

（2）免疫抑制剂：包括抗胸腺细胞球蛋白（ATG）或抗淋巴细胞球蛋白（ALG）、环孢素（CsA）。其中 ATG 和 ALG 具有抑制 T 淋巴细胞或非特异性自身免疫反应的作用，可用于 SAA 的治疗。CsA 选择性作用于异常 T 淋巴细胞，解除骨髓抑制，是再障治疗的一线药物，适用于各种类型的再障。CsA 与 ATG 或 ALG 合用可提高疗效，被认为是 SAA 非移植治疗的一线方案。

（3）造血生长因子：适用于 SAA，在免疫抑制剂治疗的同时或治疗后使用，疗程 3 个月以上为宜。常用药物有重组人粒系集落刺激因子（G-CSF）、重组人红细胞生成素（EPO）等。

（4）造血干细胞移植：适用于 SAA，包括骨髓移植、脐血及胎肝细胞输注。适应证为 40 岁以下、无感染及其他并发症、有合适供体的 SAA 患者。

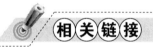

相关链接

治疗再障的基本原则

　　中国医学科学院血液病研究所关于治疗再障的基本原则为早期诊断、早期治疗、联合用药并坚持用药。①重视支持疗法：预防及有效控制感染（治疗的关键）、重症贫血者酌情成分输血、预防出血；②分型治疗：SAA 首选免疫抑制治疗（IST）或异基因造血干细胞移植，可联合应用 G-CSF；NSAA 以 CsA 联合雄激素治疗为主。

【护理评估】

1. 病史评估　有无病毒性肝炎、应用非甾体类抗炎药、接触放射线和放射性核素及其他化学物质的病史；有无头晕和乏力及其程度、有无咯血和呕血及剧烈头痛、喷射性呕吐、肢体瘫痪等颅内出血的表现、有无咳嗽、咳痰等肺部感染的症状；诊断、治疗、护理的经过及效果。

2. 身体评估　体温及其热型、皮肤黏膜苍白的程度、有无出血及出血的部位和范围、肺部有无啰音及其范围、有无血压升高和脉搏减慢等高颅压的表现。

3. 实验室及其他检查的评估　有无全血细胞减少及其程度、网织红细胞的绝对值、骨髓增生情况。

4. 心理社会评估　有无焦虑、恐惧、紧张、情绪低落等心理问题；患者和家属对疾病的认知、社会支持系统的支持度、家庭经济状况。

【护理诊断/问题】

1. 有感染的危险　与白细胞减少及免疫功能下降有关。
2. 有损伤的危险：出血　与血小板减少有关。
3. 身体意象紊乱　与雄激素所致不良反应有关。

【护理措施】

1. 一般护理

（1）休息与活动：根据患者贫血程度和血小板计数，与患者一起制订活动计划。急性型患者应减少活动，增加卧床休息时间，防止跌倒、碰撞；应注意个人和周围环境的清洁卫生。

（2）饮食护理：鼓励患者摄入高热量、高蛋白、高维生素、易消化、清淡且清洁的半流质饮食或软食，必要时遵医嘱静脉补充营养，发热患者应多饮水。

2. 病情观察　注意观察患者皮肤黏膜苍白程度和持续时间；有无出血及出血的部位、范围、出血量，有无内脏和颅内出血的表现；监测体温、心率、血压和意识状态，定期复查血象和骨髓象。

3. 心理护理　注意观察患者的情绪反应和行为表现，耐心倾听患者的心理感受并给予有效的疏导。向患者和家属解释待病情稳定后，随着药物剂量的减少，各种不良反应会逐渐消失。鼓励患者进行自我护理，适当进行户外活动，主动寻求社会支持系统的帮助。

4. 用药护理

（1）雄激素：①丙酸睾酮为油剂，不易吸收，注射部位可形成硬结甚至发生无菌性坏死，需深部、缓慢、分层肌注，并注意更换注射部位。如注射部位出现硬结，及时进行热敷或理疗。②长期用药可出现痤疮、毛发增多、声音变粗、体重增加、女性闭经及男性化、肝功能损害等副作用，应密切观察并向患者解释清楚，以消除疑虑。指导患者用药期间定期复查肝功能。③一般情况下，治疗 1 个月左右网织红细胞计数升高，3 个月后红细胞开始升高，6 个月之内可见治疗效果。告知患者应坚持用药并在治疗期间配合医生，定期复查血常规。

（2）免疫抑制剂：①ATG 和 ALG 均为异种蛋白，用药前需做皮肤过敏试验；用药过程中可出现寒战、发热、关节肌肉疼痛、出血加重和继发感染等，可联合应用小剂量糖皮质激素；每日剂量于 12~16 小时缓慢静脉滴注。②应用 CsA 期间应定期检查肝、肾功能，观察有无牙龈增生及消化道反应。

5. 对症护理　①严重贫血患者遵医嘱输入全血或浓缩红细胞，控制输血速度 <1ml/（kg·h），以防心脏负荷过重而诱发心力衰竭；②出血者遵医嘱给予止血药，必要时输血小板；③对患者进行保护性隔离，遵医嘱正确应用抗生素和输注浓缩粒细胞悬液。

6. 健康指导

（1）疾病知识指导：告知患者所患疾病的相关原因、临床表现、目前主要的治疗、护理方法和配合要求。告知患者和家属，如有不适，应在医护人员指导下选择药物，提高对用药的认知及用药过程中自我观察的能力，增强对治疗和护理的依从性。

（2）疾病预防指导：避免应用和接触与再障发病相关的药物、化学物质和射线等，加强锻炼和进行预防接种，防止感染。

（3）自我监测指导：教会患者和家属对贫血、出血、感染的症状、体征和药物不良反应进行自我监测，症状加重时及时就医。

四、溶血性贫血患者的护理

溶血性贫血（hemolytic anemia，HA）是指红细胞破坏速率超过骨髓造血代偿能力所引起的贫血。正常红细胞寿命为 120 天，只有当红细胞的寿命缩短至 15～20 天时才会发生贫血。骨髓具有正常造血 6～8 倍的代偿能力，如红细胞破坏速率在骨髓的代偿范围内，患者无贫血表现，称为溶血性疾病。

【病因和发病机制】

溶血性贫血的根本原因是红细胞寿命缩短，主要由红细胞自身内在缺陷和外部异常所引起。

1. 红细胞自身内在缺陷　红细胞膜缺陷（遗传性球形和椭圆形红细胞增多症）、红细胞酶缺陷（葡萄糖-6-磷酸脱氢酶缺乏症）、珠蛋白异常（异常血红蛋白病和海洋性贫血）。

2. 红细胞外部异常　免疫因素（系统性红斑狼疮、异型输血）和非免疫因素（人工心脏瓣膜、大面积烧伤、严重细菌感染）。

3. 溶血发生的场所　血管内溶血和血管外溶血。前者红细胞在血液循环中破坏，典型特征为血红蛋白血症和血红蛋白尿；后者红细胞在单核-巨噬细胞系统破坏，无血红蛋白尿。

【临床表现】

主要临床表现是贫血、黄疸（皮肤呈浅柠檬色，不伴瘙痒）、脾大、网织红细胞增高及骨髓幼红细胞增生。

1. 急性溶血　多为血管内溶血。表现为突发寒战，随后出现高热、头痛、腰背与四肢酸痛、呕吐和血红蛋白尿（酱油色尿）、黄疸。严重者可发生周围循环衰竭和急性肾衰竭。

2. 慢性溶血　多为血管外溶血。起病缓慢，表现为贫血、黄疸、脾大三大特征。由于长期高胆红素血症，可并发胆石症和肝功能损害。

【实验室及其他检查】

1. 一般实验室检查　外周血红细胞计数和血红蛋白浓度下降，网织红细胞明显增多，出现幼红细胞；尿液呈浓茶色或酱油色，尿胆原呈强阳性而尿胆素阴性；血清游离胆红素增高；骨髓红系增生活跃，幼红细胞明显增加。

2. 特殊检查　红细胞脆性试验增加（遗传性球形细胞增多症）或降低（地中海贫血）；

抗人球蛋白试验（Coombs 试验）阳性（自身免疫性溶血）；酸溶血试验（Ham 试验）阳性（阵发性睡眠性血红蛋白尿）。

【治疗要点】

治疗应因病而异。

1. 去除病因　获得性溶血性贫血去除病因后有望治愈。异型输血所致者立即停止输血；药物引起者立即停用药物；感染所致者应用抗生素。

2. 肾上腺糖皮质激素及免疫抑制剂　主要用于免疫性溶血性贫血。常用药物有泼尼松、氢化可的松、环磷酰胺、甲氨蝶呤和环孢素等。

3. 脾切除　对遗传性球形红细胞增多症效果较好，也可用于需要大剂量激素维持的自身免疫性溶血性贫血、丙酮酸激酶缺乏症及部分海洋性贫血患者。

4. 输血　输血可暂时改善患者情况，但输血可加重自身免疫性溶血性贫血患者的病情，应严格掌握指征，临床上多选择输注洗涤红细胞。

【护理评估】

1. 病史评估　有无异型输血、瓣膜置换、接触苯肼和铅等物质、严重感染等病史；有无贫血、黄疸、血红蛋白尿等症状及发生速度和起病时间、有无少尿和循环衰竭的相关症状。

2. 身体评估　有无皮肤黏膜苍白和脾脏肿大；生命体征是否稳定。

3. 实验室及其他检查的评估　外周血红细胞、血红蛋白、网织红细胞的改变；尿胆原和尿胆红素的变化；血清胆红素水平；抗人球蛋白和酸溶血试验结果。

4. 心理社会评估　患者是否存在焦虑、紧张等负性心理；家庭的应对方式和能为患者提供的支持；患者和家属对疾病知识的掌握及认知。

【护理诊断/问题】

1. 活动无耐力　与贫血所致组织缺氧有关。
2. 潜在并发症：急性肾衰竭。

【护理措施】

1. 一般护理

（1）休息与活动：严重贫血或疾病发作期应卧床休息，慢性期及中度贫血患者可劳逸结合。

（2）饮食护理：避免摄入可能加重溶血的食物或药物，如葡萄糖-6-磷酸脱氢酶缺乏症患者勿服用伯胺喹啉、磺胺等药物，勿食蚕豆。鼓励患者多饮水，勤排尿，促进溶血所产生毒性物质的排泄，并减轻环磷酰胺所致膀胱损害。

2. 病情观察　密切观察患者的生命体征、意识和自觉症状的变化，注意贫血、黄疸有无加重，记录 24 小时出入量并注意观察尿液的颜色、性状和量。定期复查肾功能和溶血的相关实验室检查项目。

3. 用药护理　遵医嘱正确用药并观察药物疗效和不良反应。应用肾上腺糖皮质激素者应定期测血压、血糖，观察大便颜色，预防感染；应用环孢素者定期复查肝肾功能；应用环磷酰胺者每日饮水量3000ml以上，以防出血性膀胱炎。

4. 对症护理　遵医嘱静脉输液，以加速红细胞破坏产物的排泄；贫血严重者予氧气吸入，必要时输血并严格执行操作规程，密切观察患者的反应。

5. 健康指导

（1）疾病知识指导：告知患者和家属疾病的相关病因、主要表现、治疗和预防措施等，使患者和家属了解对许多溶血性贫血而言，因病因不明，目前尚无根治方法，应以预防为主，避免溶血的发生。

（2）疾病预防指导：阵发性睡眠性血红蛋白尿患者忌食酸性食物和药物，如维生素C、阿司匹林、磺胺等，避免精神紧张、过度劳累、感染、妊娠、输血和手术等诱发因素。伴脾功能亢进和白细胞减少者应注意个人和环境卫生，预防感染。海洋性贫血患者婚前婚后进行遗传咨询。

（3）自我监测指导：主要症状和体征及药物不良反应的监测方法；及时进行相关项目检查的意义；出现黄疸、血尿和血红蛋白尿时及时就医。

小　结

　　贫血是指单位容积外周血液中血红蛋白浓度、红细胞计数和血细胞比容低于相同年龄、性别和地区正常值的低限。①缺铁性贫血是贫血最常见的类型，成人最常见病因为慢性失血，儿童、妇女最常见原因为铁摄入量不足。补充铁剂是对症治疗的主要措施。应指导患者多摄入动物肉类和肝脏、蛋黄、海带、黑木耳等含铁丰富的食物。铁剂应于餐后或餐中服用，以减少恶心、呕吐、胃部不适等不良反应。可同时口服维生素C或稀盐酸，以增加铁的吸收；避免同时服用牛奶、咖啡和茶等，以免影响铁吸收的。②再生障碍性贫血的主要临床特点为进行性加重的贫血、出血和感染。护理过程中应注意观察患者有无皮肤、黏膜、内脏及颅内出血的表现；告知患者长期应用雄激素的不良反应；注意预防感染；指导患者定期复查。③溶血性贫血患者应指导其避免服用伯胺喹啉、磺胺、维生素C、阿司匹林和进食蚕豆等可加重溶血的药物和食物，多饮水，避免精神紧张、过度劳累、感染、妊娠、输血和手术等诱发因素。

第三节　过敏性紫癜患者的护理

学习目标 ▮▮

1. 掌握过敏性紫癜的临床表现和护理措施。
2. 熟悉过敏性紫癜的治疗要点、护理问题。
3. 了解过敏性紫癜的病因、实验室检查内容及意义。

过敏性紫癜（allergic purpura）为一种常见的血管变态反应性出血性疾病。某些致敏物质促发机体发生变态反应，导致毛细血管脆性及通透性增加，血浆外渗，引起皮肤、黏膜及某些脏器出血。可同时伴发血管神经性水肿、荨麻疹等其他过敏表现。多见于儿童及青少年，男性略多于女性，春、秋季发病较多。

【病因和发病机制】

1. 病因

（1）感染：细菌所致感染中以β溶血性链球菌最常见，其次为金黄色葡萄球菌、结核杆菌和肺炎球菌等；病毒中以流感、麻疹、风疹、水痘等为常见；肠道寄生虫以蛔虫感染最多见，其次为钩虫感染等。

（2）食物：以动物性食物为主，包括鱼、虾、蟹、牛奶、蛋、鸡、乳类等。

（3）药物：常用抗生素如青霉素、链霉素、红霉素及头孢菌素；解热镇痛药如水杨酸类、氨基比林、保泰松、吲哚美辛及奎宁类；其他药物如磺胺类、异烟肼、洋地黄、奎尼丁、阿托品、噻嗪类利尿剂等。

（4）其他：寒冷、外伤、昆虫叮咬、花粉、尘埃、菌苗或疫苗接种等。

2. 发病机制 目前认为是免疫因素介导的一种全身血管炎症。

（1）速发型变态反应：小分子致敏原作为半抗原进入机体与蛋白结合成抗原，刺激形成抗体 IgE，吸附于血管及肥大细胞。当致敏原再次侵入机体时，与肥大细胞上的抗体结合，产生免疫反应，激发肥大细胞释放一系列炎症介质，如组胺和慢反应物质（SRS-A），作用于血管平滑肌，引起小动脉及毛细血管扩张，通透性增加。

（2）抗原-抗体复合物反应：蛋白质及其他大分子致敏原刺激人体产生 IgG 抗体（主要），与相应抗原在血流中结合，形成抗原-抗体复合物，沉积在血管壁和肾小球基底膜上并激活补体，导致中性粒细胞游走、趋化及一系列炎症介质的释放，引起血管炎症及组织损伤。抗原-抗体复合物也可刺激肥大细胞和嗜碱性粒细胞，促其释放血管活性物质，使血管通透性增加，引起局部水肿和出血。

【临床表现】

多数患者发病前 1~3 周有全身不适、低热、乏力及上呼吸道感染等前驱症状，继之出现典型临床表现。

1. 单纯型（紫癜型） 最常见。主要表现为皮肤紫癜且局限于四肢，躯干极少累及。紫癜特点为分批出现、对称分布、下肢及臀部多见、高出皮肤。紫癜大小不等，初呈深红色，压之不褪色，可融合成片形成瘀斑，数日内渐变成紫色、黄褐色、淡黄色，经 7~14 天逐渐消退。

2. 腹型（Henoch 型） 在皮肤紫癜的基础上，出现恶心、呕吐、腹泻及黏液便和血便等。其中以腹痛最为常见，位于脐周或下腹部，常呈阵发性绞痛。发作时可因腹肌紧张及明显压痛、肠鸣音亢进而误诊为急腹症。幼儿可因肠壁水肿、蠕动增强而致肠套叠。此型最具潜在危险且最易误诊。

3. 关节型（Schonlein 型） 除皮肤紫癜外，因关节部位血管受累出现关节肿胀、疼痛、压痛及功能障碍。多见于膝、踝、肘、腕等大关节，呈游走性和反复性发作，经数日而愈，不遗留关节畸形。

4. 肾型 在皮肤紫癜的基础上，因肾小球毛细血管袢炎症反应而出现血尿、蛋白尿和管型尿，偶见水肿、高血压及肾衰竭。肾损害多发生于紫癜出现后1周，多在3~4周内恢复。少数病例因反复发作而演变为慢性肾炎或肾病综合征，甚至尿毒症。此型病情最为严重。

5. 混合型 上述两种以上临床类型的特点并存时，称为混合型。

【实验室及其他检查】

1. 毛细血管脆性试验（束臂试验） 半数以上患者呈阳性。

2. 血象和凝血功能 血小板计数正常，出、凝血时间正常。

3. 尿常规 肾型或混合型可有血尿、蛋白尿和管型尿。

【治疗要点】

1. 病因防治 防治上呼吸道感染，清除局部病灶如扁桃体炎，驱除肠道寄生虫，避免摄入可能致敏的药物和食物。

2. 药物治疗

（1）抗组胺药物：盐酸异丙嗪、氯苯那敏（扑尔敏）、阿司咪唑（息斯敏）、去氯羟嗪（克敏嗪）等口服，辅助大剂量维生素C静脉点滴，10%葡萄糖酸钙静脉推注以降低毛细血管通透性。

（2）糖皮质激素：抑制抗原-抗体反应，改善血管通透性。常用药物为泼尼松口服，重症者可用氢化可的松100~200mg/d或地塞米松5~15mg/d静脉滴注，病情好转后改为口服。疗程一般不超过30天，肾型患者可酌情延长。

（3）对症治疗：腹痛较重者予阿托品；关节痛可酌情应用止痛药；呕吐严重者可应用止吐药；伴发呕血、血便者可应用奥美拉唑等质子泵抑制剂。

（4）其他治疗：治疗效果不佳或近期内反复发作者，可酌情用免疫抑制剂如硫唑嘌呤、环孢素和环磷酰胺。抗凝疗法适用于肾型患者。慢性反复发作或肾型患者亦可用中药治疗。

【护理评估】

1. 病史评估 起病的急缓，近3周有无上呼吸道感染史；有无药物、食物等过敏史；出血部位和出血量；有无腹痛、呕血、关节疼痛、水肿和肉眼血尿。

2. 身体评估 皮肤紫癜的部位和范围，是否高出皮肤，压之是否褪色；有无关节肿胀和功能障碍；有无肠鸣音亢进。

3. 实验室及其他检查的评估 有无嗜酸性粒细胞增高和束臂试验阳性；血小板计数和出凝血时间是否正常。

4. 心理社会评估 患者有无因疾病反复发作所致焦虑、紧张等心理问题及其程度；家属对疾病的认知和能对患者提供的支持。

【护理诊断/问题】

1. 有受伤的危险：出血 与血管通透性增加有关。

2. 疼痛：腹痛、关节痛 与局部过敏性血管炎性病变有关。

【护理措施】

1. 一般护理

（1）休息与活动：发作期患者应增加卧床休息时间，避免过早或过度的行走活动，以防外伤。

（2）饮食护理：发作期饮食应清淡、少刺激、易消化。消化道出血者避免生、冷、硬及过热饮食，必要时禁食。勿摄入可能导致过敏的食物。

2. 病情观察　①紫癜型：观察皮肤紫癜的部位和范围，注意紫癜的消退情况。②腹型：观察腹痛的部位、性质、严重程度及其持续时间，有无恶心、呕吐、腹泻、便血，有无腹肌紧张、压痛和反跳痛，有无局部包块及肠鸣音的变化。如局部发现包块，特别是幼儿，应警惕肠套叠；若肠鸣音活跃或亢进，多提示肠道渗出增加或有出血，应注意监测血压及脉搏的变化。③肾型：观察有无水肿和体重变化，注意尿液颜色和尿量。④关节型：观察关节红、肿、热、痛情况及关节活动度。

3. 用药护理　遵医嘱正确、规律用药，并在用药前向患者做好解释工作。腹痛较重者用阿托品；关节痛可酌情用止痛药。注意药物疗效和不良反应的预防与观察。

4. 对症护理　教会患者自我保护和缓解不适的方法。勿用手搔抓、刺激紫癜部位皮肤；采取屈膝平卧或侧卧位缓解腹痛；局部关节的制动和保暖，湿敷和冷敷止痛，勿热敷肿胀关节，必要时遵医嘱应用镇痛剂；消化道出血严重者暂禁食，遵医嘱静脉补液，做好配血与输血的各项护理；肾功能不全的患者给予低钠和优质高蛋白饮食。

5. 健康指导

（1）疾病知识指导：告知患者和家属疾病的性质、相关病因、主要临床表现和治疗、护理的主要方法。

（2）疾病预防指导：向患者和家属说明疾病的实质为变态反应，积极寻找过敏源并避免接触与发病有关的食物或药物，是预防疾病的重要措施。应保持良好心情，注意休息和运动，增强机体免疫力，预防呼吸道感染。注意个人卫生，避免摄入不洁食物，预防寄生虫感染。

（3）自我监测指导：告知患者和家属自我监测病情的方法和内容，出现皮肤大量瘀点或紫癜、腹痛、黑便、血尿、水肿、关节肿痛等，应及时就医。

小结

　　过敏性紫癜系血管变态反应性出血性疾病，临床以单纯型多见，特点为皮肤瘀点分批出现、对称分布、下肢多见、高出皮肤。如合并有消化道、关节和肾损害表现，称为腹型、关节型和肾型紫癜。发作期患者应卧床休息，避免外伤，饮食应清淡、少刺激、易消化；指导患者遵医嘱正确、规律用药；教会患者自我保护和缓解不适的方；密切观察病情的变化；指导患者避免服用和接触头孢菌素、磺胺、吲哚美辛、花粉等与发病有关的药物和成分，预防呼吸道和寄生虫感染。

第四节 特发性血小板减少性紫癜患者的护理

学习目标 ▶

1. 掌握特发性血小板减少性紫癜的临床表现和护理措施。
2. 熟悉特发性血小板减少性紫癜的实验检查内容及意义、治疗要点。
3. 了解特发性血小板减少性紫癜的病因与发病机制。

特发性血小板减少性紫癜（idiopathic thrombocytopenic purpura，ITP）又称自体免疫性血小板减少性紫癜（idiopathic autoimmune thrombocytopenic purpura，IATP），是一种最常见的与自身免疫有关的血小板减少性出血性疾病，主要由于血小板受到免疫性破坏，导致外周血中血小板数目减少。临床上以自发性的广泛皮肤黏膜或内脏出血、血小板减少、骨髓巨核细胞发育成熟障碍、血小板生存时间缩短、破坏加速及血小板膜糖蛋白特异性自身抗体出现等为特征。临床上分为急性型和慢性型，急性型多见于儿童，慢性型多见于 40 岁以下女性。

【病因和发病机制】

病因未明，可能与下列因素有关：

1. 感染 约 80% 的急性 ITP 患者，在发病前 2 周左右有上呼吸道感染史；慢性 ITP 患者常因感染而使病情加重；此外，病毒感染后发生的 ITP 患者，血中可发现抗病毒抗体或免疫复合物，且抗体滴度及免疫复合物水平与血小板计数和生存时间长短呈负相关。

2. 免疫因素 正常人的血小板输入 ITP 患者体内，其生存期明显缩短；ITP 患者的血小板在正常血清或血浆中存活时间正常，提示患者血浆中可能存在破坏血小板的抗体。急性型多发生在病毒感染恢复期，目前多认为是病毒抗原吸附于血小板表面，改变血小板抗原性，导致自身抗体形成，使血小板遭到破坏；慢性型是血小板抗体作用于血小板相关抗原，造成血小板破坏。目前研究发现 ITP 的发生还与 T 细胞功能障碍有关。

3. 肝、脾和骨髓因素 肝、脾和骨髓是 ITP 患者血小板相关抗体（PAIg）和抗血小板抗体产生的主要部位，也是血小板被破坏的主要场所，其中以脾脏最为重要。人体内 1/3 的血小板贮存于脾脏，且脾脏内相关抗体的水平最高，骨髓其次。被抗体结合的血小板，其表面性状发生改变，在通过血流缓慢的脾内血窦时，容易被单核-巨噬细胞系统吞噬破坏。肝脏在血小板破坏方面的作用与脾脏类似。发病期间血小板生存期明显缩短，仅约 1~3 天，而正常血小板平均生存期为 7~11 天。

4. 其他因素 慢性型多见于女性，青春期后及绝经期前易发病，可能与雌激素水平较高有关。雌激素可增强自身免疫反应、抑制血小板生成并促进单核-巨噬细胞吞噬破坏与抗体结合的血小板。有研究表明 ITP 的发生可能受基因的调控。

【临床表现】

1. 急性型 半数以上发生于儿童。病程多为自限性，常于数周内恢复，病程超过半年可转为慢性。

（1）起病形式：80%以上的患者发病前1~2周有呼吸道感染或其他病毒感染史。起病急，常有畏寒、寒战和发热。

（2）出血情况：皮肤黏膜出血广泛而严重，全身皮肤紫癜、瘀斑或有血肿形成，以下肢多见，鼻出血、牙龈出血、口腔黏膜出血常见，损伤或注射部位可渗血不止或形成大片瘀斑。当血小板低于20×10^9/L时，有内脏出血的风险，如消化道、泌尿道、生殖道、颅内出血等。颅内出血是导致患者死亡的主要原因。

（3）其他表现：出血量过大或范围过广者，可发生不同程度的贫血、血压降低甚至失血性休克。

2. 慢性型　多见于40岁以下的成年女性。病程持续数周、数月或数年不等，常反复发作，少有自行缓解。

（1）起病形式：起病隐匿，常在血常规检查时偶然发现。

（2）出血情况：出血较轻而局限，但易反复发生。可表现为皮肤黏膜瘀点和瘀斑、鼻出血、牙龈出血或月经过多等，其中月经过多可为部分患者唯一的临床症状。感染可致病情突然加重而出现广泛严重的内脏出血；高热、情绪激动和血压骤然升高等可诱发颅内出血。

（3）其他表现：长期月经过多导致的慢性失血可引起与出血严重程度相一致的贫血，反复发作者可出现轻度脾脏肿大。

【实验室及其他检查】

1. 血象　血小板数量减少。急性型发作期血小板常低于20×10^9/L，慢性型多为（30~80）$\times 10^9$/L左右，血小板功能一般正常。短期内失血过多或反复出血者，可出现红细胞和血红蛋白不同程度的减少。

2. 骨髓象　急性型骨髓巨核细胞数量轻度增加或正常，慢性型显著增加。巨核细胞发育成熟障碍，表现为巨核细胞体积变小，胞质内颗粒减少，幼稚巨核细胞增加，以急性型尤为明显。有血小板形成的巨核细胞显著减少（<30%），红系、粒系和单核系正常。

3. 其他　束臂试验阳性、出血时间延长、血小板生存时间缩短、血小板膜糖蛋白特异性自身抗体阳性。

【治疗要点】

1. 一般疗法　出血严重者应注意卧床休息。血小板低于20×10^9/L者，应严格卧床，避免外伤。勿用降低血小板数量、抑制血小板功能和可能加重出血的药物。

2. 肾上腺糖皮质激素　为首选药物。作用机制为降低毛细血管通透性、减少血小板自身抗体形成、抑制血小板与抗体结合、阻止单核-巨噬细胞对血小板的破坏、刺激骨髓造血和血小板向外周的释放。常用药物有泼尼松、地塞米松、甲泼尼龙等。

3. 脾切除　切除脾脏可减少血小板抗体的形成，消除血小板破坏的主要场所，是本病的有效治疗方法之一。适应证为糖皮质激素治疗6个月以上无效者，或糖皮质激素治疗有效，但维持量需30mg/d以上者。脾切除即使无效，糖皮质激素的用量也可减少。近年也有以脾动脉栓塞替代脾切除。

4. 免疫抑制剂　一般不作首选。用于糖皮质激素及脾切除疗效不佳或不能切除脾脏者。

与糖皮质激素联合应用可提高疗效并减少激素的用量。常用药物有长春新碱、环磷酰胺、硫唑嘌呤、环孢素、吗替麦考酚酯等。

5. 其他治疗 达那唑可调节免疫及抗雌激素，用于治疗难治性 ITP，与糖皮质激素有协同作用。急重症患者可紧急输注血小板，静脉滴注大剂量免疫球蛋白及甲泼尼龙，进行血浆置换。

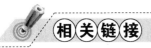

ITP 患者血小板计数的安全值

目前认为，ITP 治疗的目的是使患者的血小板计数提高至安全水平，而非血小板计数达到正常。

下列临床过程中血小板计数应达到的安全值得到国内外专家的广泛认同：①口腔科：常规口腔检查 $\geq 10 \times 10^9/L$；拔牙或补牙 $\geq 30 \times 10^9/L$；②手术：小手术 $\geq 50 \times 10^9/L$；大手术 $\geq 80 \times 10^9/L$；③产科：正常阴道分娩 $\geq 50 \times 10^9/L$；剖宫产 $\geq 80 \times 10^9/L$；④其他：必须服用阿司匹林等非甾体抗炎药和华法林等抗凝药物者，应维持于 $> 50 \times 10^9/L$。

【护理评估】

1. 病史评估 起病的急缓；近几周有无上呼吸道感染病史、有无服用影响血小板数量和功能的药物；皮肤黏膜出血部位和出血量；有无月经量过多、外伤后出血不止及咯血、呕血、血尿等内脏出血的表现；病史的长短和发作情况。

2. 身体评估 皮肤黏膜有无瘀点、瘀斑或血肿；有无颅内出血导致的头痛、意识障碍、肢体瘫痪、抽搐、病理反射；有无皮肤黏膜苍白或脾脏肿大。

3. 实验室及其他检查的评估 有无外周血血小板计数减少及其程度；骨髓巨核细胞的数量和形态有无异常；有无束臂试验阳性和出血时间延长；血小板相关抗体是否阳性。

4. 心理社会评估 患者有无因反复出血或出血不止导致的恐惧、焦虑等心理问题；家属对疾病相关知识的认知度和应对能力，社会支持系统对患者在经济和精神等方面的支持度。

【护理诊断/问题】

1. 有损伤的危险：出血 与血小板减少有关。
2. 有感染的危险 与应用糖皮质激素有关。
3. 焦虑 与病程迁延有关。

【护理措施】

1. 一般护理

（1）休息与活动：血小板计数在 $30 \times 10^9/L$ 以上、出血不重者，可适当活动；血小板在 $20 \times 10^9/L$ 以下、出血严重者，应绝对卧床休息，保持平静心情。病情缓解后逐渐增加活动量，活动中注意防止外伤。

（2）饮食护理：依据病情给予流质或半流质高蛋白、高维生素、少渣、无刺激性饮食，多摄入蔬菜和水果，防止便秘。

2. 病情观察　观察患者皮肤、黏膜有无出血及出血的部位和范围；监测血小板计数和出血时间。观察患者生命体征及意识变化，若有烦躁不安、嗜睡、头痛、呕吐、抽搐等症状，提示颅内出血。消化道出血时常有腹痛、便血；血尿、腰痛提示肾出血。面色苍白、呼吸和脉搏增快、血压下降等提示失血性休克。

3. 心理护理　告知患者不良情绪对免疫功能和疾病的影响，尽可能保持情绪稳定。

4. 用药护理　正确执行医嘱，注意药物疗效和不良反应的观察和护理。告知患者长期应用糖皮质激素可引起继发性血压和血糖升高、痤疮、多毛、胃肠道出血、感染和骨质疏松，可餐后用药并注意自我监测粪便颜色，采取防止感染的措施，必要时可遵医嘱预防性用药。

5. 对症护理　告知患者避免可能导致损伤和出血的因素，如剪短指甲以避免抓伤皮肤；不使用硬质牙刷；不用阿司匹林、双嘧达莫、吲哚美辛、噻氯匹定、低分子右旋糖酐等引起血小板减少或抑制其功能的药物；避免剧烈咳嗽、屏气等导致颅内压增高的因素。

6. 健康指导

（1）疾病知识指导：告知患者和家属疾病的相关病因、主要临床表现、治疗和护理方法。告知患者若出现其他健康问题需要治疗时，应在医生指导下用药。

（2）疾病预防指导：向患者和家属说明导致疾病的原因目前尚未明确，糖皮质激素为主要治疗药物。应遵医嘱按时、按剂量、按疗程用药，勿自行减量或停药，以免病情反复或加重。用药期间注意做好预防感染的自身防护，避免发生感染。

（3）自我监测指导：告知患者和家属自我监测病情的方法和内容，如观察皮肤瘀点、瘀斑情况及有无内脏出血的表现；教会患者和家属压迫止血的方法。向患者和家属说明定期进行血小板等相关检查的意义和及时就医的指征。

小　结

特发性血小板减少性紫癜是最常见的与自身免疫有关的血小板减少性出血性疾病。急性型多见于儿童，病前有呼吸道感染史，皮肤黏膜出血广泛而严重，颅内出血为主要死亡原因。慢性型多见于年轻女性，皮肤黏膜出血相对较轻，月经过多可为唯一症状。治疗首选肾上腺糖皮质激素。护理重点是依据病情适当活动，防止外伤；给予流质或半流质高蛋白、高维生素、少渣、无刺激性饮食，防止便秘。指导患者应遵医嘱用药，勿自行减量或停药。监测患者血小板计数和出血时间；观察患者皮肤、黏膜有无出血及出血部位和范围、生命体征及意识变化；注意有无颅内出血、失血性休克的表现。告知患者剪短指甲、不使用硬质牙刷等可能导致损伤和出血的因素；避免应用阿司匹林、双嘧达莫、吲哚美辛、噻氯匹定、低分子右旋糖酐等药物；避免剧烈咳嗽、屏气等导致颅内压增高的因素。

第五节　白血病患者的护理

学习目标 ▮▮

1. 掌握白血病的临床表现、主要护理问题和护理措施。
2. 熟悉白血病的血象和骨髓象特点、治疗要点和护理评估内容。
3. 了解白血病的病因与发病机制。

白血病（leukemia）是一类造血干细胞的克隆性恶性疾病，在儿童和青年所患恶性肿瘤中居首位。其特征为骨髓及其他造血组织中白血病细胞广泛而无控制的增生，并浸润、破坏全身组织器官，使正常造血功能受到抑制，临床出现贫血、出血、发热和组织器官浸润的表现，外周血液中出现不同阶段的幼稚白细胞。

根据细胞的分化成熟程度和自然病程，将白血病分为急性和慢性两大类。急性白血病（AL）外周血液和骨髓中多为原始和早幼细胞，病情发展迅速，自然病程仅几个月。慢性白血病（CL）外周血液和骨髓中多为较成熟或成熟的细胞，病情发展缓慢，自然病程可达数年。

根据主要受累的细胞系列，将急性白血病分为急性淋巴细胞白血病（ALL）和急性非淋巴细胞白血病（ANLL）或称急性髓系白血病（AML）。慢性白血病主要分为慢性粒细胞白血病（CML）和慢性淋巴细胞白血病（CLL）。

白血病的病因和发病机制尚不清楚，可能与生物因素（如人类T淋巴细胞病毒Ⅰ型、EB病毒、HIV病毒等）、遗传因素、放射因素（如X射线、γ射线和电离辐射等）、化学因素（如苯及其衍生物、某些抗肿瘤药物和氯霉素等）、其他血液病（如骨髓增生异常综合征、淋巴瘤等）及自身免疫性疾病等有关。

一、急性白血病患者的护理

急性白血病的特点是骨髓中原始细胞与幼稚细胞（白血病细胞）大量增殖并抑制正常造血，广泛浸润肝、脾、淋巴结等脏器。

【分类】

国际上常用的法、美、英FAB分类法将急性白血病分为急性淋巴细胞白血病和急性非淋巴细胞白血病两大类。急性淋巴细胞白血病分3型，急性非淋巴细胞白血病分8型（表6-5）。

表6-5　急性白血病分型

急性淋巴细胞白血病	急性非淋巴细胞白血病
L_1型　原始和幼淋巴细胞以小细胞（直径≤12μm）为主，胞质较少	M_0　急性髓细胞白血病微分化型

续表

急性淋巴细胞白血病	急性非淋巴细胞白血病
L$_2$型　原始和幼淋巴细胞以大细胞（直径 > 12μm）为主	M$_1$　急性粒细胞白血病未分化型
L$_3$型　原始和幼淋巴细胞以大细胞为主，大小较一致，细胞内有明显空泡，胞质嗜碱性	M$_2$　急性粒细胞白血病部分分化型
	M$_3$　急性早幼粒细胞白血病
	M$_4$　急性粒-单核细胞白血病
	M$_5$　急性单核细胞白血病
	M$_6$　红白血病
	M$_7$　急性巨核细胞白血病

【临床表现】

急性白血病起病急缓不一。急性起病者多以高热或严重出血就诊；缓慢起病者常因面色苍白、乏力、皮肤紫癜、月经过多或拔牙后出血不止就医时被发现。

1. 贫血　常为首发症状，呈进行性加重，半数以上患者就诊时已为重度贫血。发生贫血的主要原因是正常红细胞生成减少，其次是出血和溶血。

2. 出血　几乎所有患者在整个病程中都有不同程度的出血。出血可发生在全身各部位，以皮肤瘀点或瘀斑、鼻出血、牙龈出血、月经过多为常见，颅内出血常为致死原因。急性早幼粒细胞白血病者易并发 DIC 而出现全身广泛性出血，是急性白血病亚型中出血倾向最为明显的一种。出血的主要原因是血小板生成减少及功能障碍，其次是白血病细胞浸润破坏血管壁和凝血因子减少等。

3. 发热　持续发热是急性白血病最常见的症状和就诊的主要原因之一，半数以上的患者以发热起病。发热多由继发感染所致，也可由白血病所致代谢亢进引起。

（1）继发感染：是导致急性白血病患者死亡最常见的原因之一。主要表现为持续低热或高热甚至超高热。与患者发生感染相关的因素包括：①正常粒细胞缺乏或功能缺陷；②应用化疗药物和激素使机体的免疫功能进一步下降；③白血病细胞的浸润和应用化疗药物，致消化道与呼吸道黏膜屏障受损。④各种穿刺或插管留置时间长，消毒不严格。感染可发生于机体的任何部位，但以口腔黏膜、牙龈、咽峡最为常见，其次是呼吸道及肛周皮肤等，严重者可致败血症或脓毒血症。常见致病菌为革兰氏阴性杆菌，如肺炎克雷伯杆菌、铜绿假单胞菌、大肠埃希菌和产气杆菌等，近年来金黄色葡萄球菌等革兰氏阳性球菌感染的发生率有所上升。

（2）肿瘤性发热：与白血病细胞的高代谢状态及其内源性致热原类物质的产生等有关。主要表现为持续低至中度发热，亦可有高热。常规抗生素治疗无效，化疗药物可使体温下降。

4. 器官和组织浸润的表现　白血病细胞可浸润各组织和器官，引起相应表现。

（1）肝、脾和淋巴结肿大：以急性淋巴细胞白血病多见。肿大的淋巴结中等硬度，多无触痛和粘连。脾脏轻到中度肿大，巨脾罕见。

（2）骨骼和关节：常有胸骨下段压痛，提示髓腔内白血病细胞过度增生。患者可出现关节、骨骼疼痛，尤以儿童多见。

（3）中枢神经系统白血病（CNSL）：可发生在疾病的各个时期，但常见于化疗后缓解期，与化疗药物难以通过血-脑脊液屏障，隐藏在中枢神经系统的白血病细胞不能被有效杀灭有关。CNSL以急性淋巴细胞白血病最为常见，儿童患者尤甚。临床表现为头痛、恶心、呕吐、颈项强直，甚至抽搐、昏迷。脊髓浸润可发生截瘫，神经根浸润可产生各种麻痹症状。

（4）其他表现：弥漫性丘疹、结节性红斑；牙龈增生、肿胀；一侧睾丸无痛性肿大（另一侧往往也已有白血病细胞浸润）；眼部粒细胞肉瘤（或称绿色瘤）所致眼球突出、复视或失明；肺、心、消化和泌尿生殖系统受累等。

【实验室及其他检查】

1. 血象　多数患者白细胞增多，甚至可超过 $100 \times 10^9/L$，称为高白细胞性白血病。部分患者白细胞计数正常或减少，称为白细胞不增多性白血病。分类检查原始和（或）幼稚白细胞一般占 $30\% \sim 90\%$。红细胞和血小板减少，呈正常细胞性贫血。

2. 骨髓象　骨髓穿刺检查是急性白血病的必查项目和确诊的主要依据。骨髓增生明显活跃或极度活跃，主要是白血病性原始细胞，多超过 30%。正常的幼红细胞和巨核细胞减少。约 10% 的急非淋白血病骨髓增生低下，称为低增生性急性白血病。奥尔小体（Auer 小体）最常见于急性粒细胞白血病，其次为急性单核细胞白血病，不见于急性淋巴细胞白血病，具有独立的诊断意义。

3. 细胞化学染色　常用方法有过氧化物酶染色、糖原染色、非特异性酯酶和中性粒细胞碱性磷酸酶测定等，主要用于急淋、急粒和急性单核细胞白血病的诊断和鉴别。

4. 其他检查　化疗期间血尿酸和尿尿酸浓度增高；CNSL 患者脑脊液压力升高，白细胞增加，涂片可发现白血病细胞；发生 DIC 时出现凝血异常。

【治疗要点】

1. 对症治疗

（1）防治感染：严重感染是导致急性白血病患者死亡的主要原因。对发热患者，应及时查明感染部位和病原菌，应用有效抗生素。

（2）控制出血：出血严重、血小板计数 $< 20 \times 10^9/L$ 者，应输注单采血小板悬液。并发 DIC 时，应进行相应的处理。

（3）纠正贫血：严重贫血者给予吸氧、输注浓缩红细胞或全血，维持血红蛋白在 80g/L 以上。积极争取白血病缓解是纠正贫血最有效的方法。

（4）预防尿酸性肾病：由于大量白血病细胞被破坏，可产生尿酸肾结石，引起肾小管阻塞，严重者可致肾衰，患者出现少尿或无尿。可口服别嘌醇，鼓励患者多饮水并口服碳酸氢钠碱化尿液。

2. 化学药物治疗　是目前白血病治疗最主要的方法，也是造血干细胞移植的基础。化学治疗的原则为早期、联合、充分、间歇和分阶段用药。化学治疗的目的是达到完全缓解（complete remission，CR）并延长生存期。CR 是指：①白血病的症状和体征消失；②外周血白细胞分类中无幼稚细胞，中性粒细胞绝对值 $\geqslant 1.5 \times 10^9/L$，血小板 $\geqslant 100 \times 10^9/L$；③骨髓原粒细胞（或原单 + 幼单核细胞或原淋 + 幼淋巴细胞）$\leqslant 5\%$，M_3 型原粒 + 早幼粒细胞 $\leqslant$

5%，且无 Auer 小体，红细胞及巨核细胞正常，无髓外白血病。

（1）化疗的阶段性：急性白血病化疗过程分为两个阶段，即诱导缓解和缓解后治疗。①诱导缓解：是急性白血病治疗的起始阶段。主要是通过联合化疗，迅速、大量杀灭白血病细胞，恢复机体正常造血，患者尽可能在较短时间内获得完全缓解。②缓解后治疗：是 CR 后患者治疗的延续阶段。急性白血病患者达到完全缓解后，体内尚有 $10^8 \sim 10^9$ 左右的白血病细胞，且在髓外某些部位仍可有白血病细胞的浸润，是疾病复发的根源。缓解后治疗主要是通过进一步的巩固与强化治疗，彻底消灭残存的白血病细胞，防止病情复发。

（2）化疗药物及治疗方案：常用化疗药物及联合化疗方案分别见表6-6和表6-7。

表 6-6　急性白血病常用化疗药物

种类	药物	缩写	药理作用	不良反应
抗叶酸代谢	甲氨蝶呤	MTX	干扰 DNA 合成	口腔及胃肠道黏膜溃疡，肝损害，骨髓抑制
抗嘌呤代谢	巯嘌呤	6-MP	阻碍 DNA 合成	骨髓抑制，胃肠反应，肝损害神经毒性，骨髓抑制，自身免疫
	氟达拉滨	FLU	同上	
抗嘧啶代谢	阿糖胞苷	Ara-C	同上	消化道反应，肝功能异常，骨髓抑制巨幼变，骨髓抑制，唾液腺肿大
	安西他滨	Cy	同上	
烷化剂	环磷酰胺	CTX	破坏 DNA	骨髓抑制，恶心呕吐，脱发，出血性膀胱炎
	苯丁酸氮芥	CLB	同上	骨髓抑制，胃肠反应
	白消安	BUS	同上	皮肤色素沉着，精液缺乏，停经，肺纤维化
生物碱类	长春新碱	VCR	抑制有丝分裂	末梢神经炎，腹痛，脱发，便秘
	高三尖杉酯碱	HHT	同上	骨髓抑制，心脏损害，消化道反应
	依托泊苷	VP-16	干扰 DNA、RNA 合成	骨髓抑制，脱发，消化道反应
抗生素类	柔红霉素	DNR	抑制 DNA 和 RNA 合成	骨髓抑制，心脏损害，消化道反应
	去甲氧柔红霉素	IDA	同上	同上
酶类	左旋门冬酰胺酶	L-ASP	影响瘤细胞蛋白质合成	肝损害，过敏反应，高尿酸血症，高血糖，胰腺炎，氮质血症
激素类	泼尼松	P	破坏淋巴细胞	类 Cushing 综合征、高血压、糖尿病
抗嘧啶、嘌呤代谢	羟基脲	HU	阻碍 DNA 合成	消化道反应，骨髓抑制
肿瘤细胞诱导分化剂	维 A 酸	ATRA	使白血病细胞分化为具有正常表型功能的血细胞	皮肤黏膜干燥，口角破裂，消化道反应，头晕，关节痛，肝损害

表 6-7 急性白血病常用联合化疗方案

临床类型	化疗阶段	化疗方案
急性淋巴细胞白血病（ALL）	诱导缓解	DVLP 方案：DNR + VCR + L- ASP + P
	缓解后治疗	HD Ara- C 或 HD MTX
急性非淋巴细胞白血病（AML）	诱导缓解	DA 方案：DNR + Ara- C
		HA 方案：H + Ara- C
		DAE 方案：DNR + Ara- C + VP- 16
	缓解后治疗	HD Ara- C 单用或与 DNR、IDR 联合
急性早幼粒细胞白血病（M_3）	诱导缓解	ATRA

3. 中枢神经系统白血病防治　鞘内注射甲氨蝶呤（MTX）。MTX 鞘内注射可引起急性化学性蛛网膜炎，患者可出现发热、头痛和脑膜刺激征。注射时加地塞米松 5 ~ 10mg 可减轻不良反应。急淋患者即使脑脊液检查正常，也需进行预防性鞘内注射。

4. 造血干细胞移植　目前主张除儿童急性淋巴细胞白血病外，所有年龄在 50 岁以下的急性白血病患者，应在第一次完全缓解期内进行造血干细胞移植。

5. 细胞因子治疗　具有促进造血细胞增殖的作用。粒细胞集落刺激因子（G-CSF）和粒单集落刺激因子（GM-CSF）与化疗同时应用或化疗后应用，可以减轻化疗所致粒细胞缺乏，缩短粒细胞恢复时间，提高患者对化疗的耐受性。

【护理评估】

1. 病史评估　起病的急缓、首发表现及其特点、主要症状和体征；患者的职业、工作及生活环境、有无长期接触放射性物质或化学物质病史、有无其他血液病病史、家族中有无类似疾病患者；既往检查、诊断、治疗、护理经过和效果。

2. 身体评估　意识状态和生命体征有无异常；有无面色苍白、皮肤黏膜紫癜、咽腔充血、肝脾和淋巴结肿大、胸骨压痛等体征。

3. 实验室及其他检查的评估　外周血和骨髓白细胞计数、分类中有无原始和早幼细胞及其比例；外周血红细胞、血红蛋白、血小板是否正常；血和尿尿酸浓度及肝肾功能。

4. 心理社会评估　患者对自己所患疾病的认知程度及心理承受能力，有无因疾病所造成的恐惧、绝望等心理问题。家属对疾病的认知和应对能力、对患者的态度和能够提供的支持度、家庭经济状况、有无医疗保障。

【护理诊断/问题】

1. 活动无耐力　与消耗增加、摄入不足和贫血有关。

2. 有损伤的危险：出血　与血小板减少和白血病细胞的浸润等有关。

3. 有感染的危险　与正常粒细胞减少和化疗使机体免疫力下降有关。

4. 潜在并发症：化疗药物的不良反应。

5. 预感性悲哀　与急性白血病治疗效果差、死亡率高有关。

【护理措施】

1. 一般护理

（1）活动与休息：保证患者充分的休息与睡眠，每日睡眠时间在 7 小时以上。依据病情，与患者一起制订活动计划，注意劳逸结合，适当限制体力活动以减少体力消耗。

（2）饮食护理：给予高蛋白、高维生素、高热量、清淡、易消化饮食，以补充体内营养所需。宜多食水果、蔬菜。化疗期间要保证充足的营养，禁食辛辣刺激性食物，注意饮食卫生。

2. 病情观察　密切观察患者意识和生命体征变化，监测外周血白细胞、血红蛋白、血小板计数以及骨髓象情况。观察有无感染、贫血和出血的症状和体征。

3. 预防感染　因化疗药物对骨髓的影响，化疗期间患者更容易发生感染，应采取各种措施加强防护。

（1）预防呼吸道感染：将患者安置于单人病房，保持室内空气清新和物品清洁，室内用具、地面和空气定时消毒（每周 2～3 次，每次 20～30 分钟）。严格限制探视，严格执行各项无菌操作。如粒细胞绝对值≤0.5×10^9/L，应对患者进行保护性隔离。

（2）预防口腔感染：指导患者进餐前后、睡前和晨起用生理盐水、氯己定、复方茶多酚含漱液（口灵）或复方硼砂含漱液（多贝液）交替漱口。已发生口腔黏膜溃疡者，局部应用维生素 E 或溃疡膜涂敷。真菌感染者用 2.5% 制霉菌素或碳酸氢钠液含漱。

（3）预防皮肤和肛周感染：保持皮肤清洁、干燥，及时更换内衣和床上用品，无搔抓皮肤。女性患者注意会阴部的清洗，保持局部清洁卫生。指导患者于睡前便后用 1∶5000 高锰酸钾溶液坐浴，每次 15～20 分钟。保持大便通畅，避免用力排便诱发肛裂。

4. 心理护理　鼓励并耐心倾听患者诉说其身体和心理感受，指导患者和家属正确认识和对待疾病，鼓励患者与治疗后长期缓解者进行交流，帮助患者树立战胜疾病的信心，减轻悲观和恐惧心理。预先告知患者所用药物可能导致的不良反应，使其有所心理准备。

5. 用药护理　应用化疗药物需注意以下几点：

（1）药物现用现配：化疗药物应于输注前半小时内配制，以免影响疗效。

（2）注意保护血管：首选中心静脉置管。如应用外周浅表静脉，则尽量选择粗、直且弹性好的血管。静脉注射前先用生理盐水冲洗，确定注射针头在静脉内方可注入药物，药物推注速度应根据医嘱要求，一般为缓慢推注。应边推注药物边抽回血，确保药物注入血管内。药物输注完毕再用 10～20ml 生理盐水冲洗后方能拔针，并轻压数分钟，以防药液外渗或发生血肿。联合化疗时，应先输注对血管刺激性小的药物，再输入刺激性发疱性药物。

（3）防治药物外渗：静脉滴注或推注速度宜缓慢。如有外渗，应立即停止滴注，并回抽血液 3～6ml 吸出部分药液。外渗局部滴入生理盐水稀释药液或应用解毒剂。根据医嘱，48 小时内用利多卡因于局部间断封闭 2～3 次。如无禁忌可局部用冰袋 24 小时间断冷敷。药液外渗 48 小时内应抬高局部，促进外渗药液的吸收。

（4）观察不良反应：化疗药物常见毒性反应有消化道反应、骨髓抑制、肝肾功能损害、脱发、局部刺激等。为减轻其毒性反应，宜在餐后睡前给药，控制静脉滴注速度，鼓励患者多饮水，避免一切不良刺激。要定期检查血象、骨髓象、肝功能和尿常规，以便早期发现，及时处理。鞘内注射化疗药物后应去枕平卧 4～6 小时，注意观察有无头痛、呕吐、发热等化学性脑膜炎的症状。

6. 症状体征的护理　帮助骨骼、关节疼痛患者采取舒适卧位，疼痛关节用枕头支托，局部按摩。胸骨疼痛剧烈时，遵医嘱应用镇痛剂，解除患者痛苦。发热者应积极寻找感染灶，早期应用有效抗生素，并采取降温措施。贫血严重、症状明显者给予氧气吸入，限制活动量，输注浓缩红细胞。

7. 健康指导

（1）疾病知识指导：告知患者和家属疾病的性质、主要临床表现、治疗和护理措施，使患者和家属了解疾病的治疗过程和反应，以及坚持长期治疗的意义，学会自我护理的技巧，主动配合治疗和护理。

（2）疾病预防指导：告知患者避免接触和应用可对造血系统产生损害的理化因素和药物，如电离辐射、染发剂、油漆等含苯物质及氯霉素和保泰松等。注意保暖，避免受凉，加强个人卫生，防止感染。注意活动量和活动类型，防止外伤，加强鼻腔、口腔、眼睛和皮肤的自我护理，防止出血。

（3）预防感染和出血指导：注意保暖，避免受凉，外出戴口罩，尽量不去人群拥挤之处。用软毛牙刷刷牙，不用牙签剔牙。不用手挖鼻孔，天气干燥时鼻腔涂敷金霉素眼膏，或用薄荷油滴鼻。选择适宜的活动种类并注意活动量，避免外伤

（4）自我监测指导：教会患者和家属自我监测病情的方法和内容，如自测体温、观察面色有无苍白、有无咯血和胸骨压痛、粪便和尿液颜色改变等。告知患者定期复查血象和骨髓象。使患者和家属了解如出现高热、出血加重等表现，应及时就医。

二、慢性粒细胞白血病患者的护理

慢性粒细胞白血病（chronic myeloid leukemia，CML）是一种造血干细胞恶性克隆性疾病。临床特点为病程发展缓慢，外周血粒细胞显著增多，分类以中幼粒、晚幼粒和杆状核粒细胞为主，脾脏明显增大。

【临床表现】

慢性粒细胞白血病自然病程可经历慢性期、加速期和急变期，多因急性变而死亡。

1. 慢性期（chronic phase，CP）　起病缓，早期常无自觉症状，可因体检发现血象异常或脾大而被确诊。随病情发展，可出现乏力、低热、多汗或盗汗、体重减轻等代谢亢进的表现。脾大为最突出的体征，可达脐平面，甚至可达盆腔，质地坚实、平滑，无压痛。但如发生脾梗死，则压痛明显。部分患者有胸骨中下段压痛，为重要的体征。白细胞极度增高超过 $200 \times 10^9/L$ 时，可发生"白细胞淤滞症"，表现为呼吸窘迫、头晕、言语不清、中枢神经系统出血等。此期一般持续 1～4 年。

2. 加速期（accelerated phase，AP）　如出现原因不明的高热、关节疼痛、出血和贫血、体重进行性下降、原治疗有效药物出现耐药等，提示疾病进入加速期。此期可维持数月到数年。

3. 急变期（blastic phase，BP）　为慢性粒细胞白血病的终末期，临床表现与急性白血病

类似。多数为急粒变，部分为急淋变。个别患者以急变期为首发表现。急性变患者预后极差，往往在数月内死亡。

【实验室及其他检查】

1. 血象 白细胞明显增高，常在 $20 \times 10^9/L$ 以上，晚期可超过 $100 \times 10^9/L$。分类以中性中幼、晚幼和杆状核粒细胞为主，原始和早幼粒细胞不超过 10%。晚期血小板逐渐减少并出现贫血。

2. 骨髓象 骨髓增生明显或极度活跃。以粒细胞为主，粒红比例明显增高，其中中性中幼、晚幼及杆状核粒细胞明显增多，原粒细胞小于 10%。嗜酸性粒细胞、嗜碱性粒细胞增多。红系细胞相对减少，巨核细胞正常或增多，晚期减少。

3. 染色体检查 90% 以上的慢粒患者血细胞中出现 pH 染色体，免疫荧光原位杂交技术（FISH）可发现 BCR-ABL 融合基因。

4. 血液生化 血及尿中尿酸浓度增高，与化疗后大量白细胞破坏有关。血清维生素 B_{12} 浓度和维生素 B_{12} 结合力明显增加。

【治疗要点】

1. 化学药物治疗

（1）羟基脲：是目前治疗慢性粒细胞白血病的首选药物，副作用少，耐受性好，与烷化剂无交叉耐药性。用药后 2~3 天白细胞即迅速下降，停药后又很快回升。白细胞下降到 $20 \times 10^9/L$ 剂量减半，降至 $10 \times 10^9/L$ 改用 0.5~1g/d 维持治疗。

（2）白消安（马利兰）：起效较羟基脲慢，但作用维持时间长。用药 2~3 周外周血白细胞开始下降，停药后白细胞减少可持续 2~4 周。用药过量常致严重骨髓抑制，且恢复较慢。敏感者即使小剂量也可发生骨髓抑制。长期用药可出现肺间质纤维化、皮肤色素沉着等，临床上已少用。

2. α-干扰素 与羟基脲或小剂量阿糖胞苷联合应用可提高疗效。约 1/3 的患者用药后血细胞 pH 染色体减少或消失。对加速期和急变期的患者无效。

3. 盐酸伊马替尼（格列卫） 特异性阻断 ATP 在 ABL 激酶上的结合位置，使酪氨酸残基不能磷酸化，从而抑制 BCR-ABL 阳性细胞的增殖。近年临床应用较多，疗效可达 95%~98%。

4. 异基因造血干细胞移植 是目前认为根治慢性粒细胞白血病的标准治疗。应在慢性期缓解后尽早进行，常规移植患者年龄以 45 岁以下为宜。

5. 其他 白细胞淤滞症可采取血细胞分离单采，清除体内过高的白细胞，同时给予羟基脲化疗和水化、碱化尿液，保证足够尿量，并口服别嘌醇，以预防尿酸性肾病。脾放射用于脾大明显、有胀痛而化疗效果不佳时。慢粒急性变的治疗同急性白血病。

【护理评估】

1. 病史评估 就诊的原因、主要症状及其持续时间；患者的年龄、职业和有无相关药物、化学物质的服用和接触史。

2. 身体评估 有无脾脏肿大及肿大程度，有无胸骨压痛；有无中枢神经系统出血的相关体征。

3. 实验室及其他检查的评估 外周血白细胞计数和中性粒细胞各阶段比值、红细胞和血小板数量；骨髓增生程度和中性粒细胞各阶段比值。

4. 心理社会评估 患者和家属对疾病的认知度和承受能力；患者的性格、有无恐惧和悲哀等心理问题及其程度；家庭的应对能力和经济状况。

【护理诊断/问题】

1. 疼痛：脾胀痛 与脾大、脾梗死有关。
2. 潜在并发症：尿酸性肾病。

【护理措施】

1. 一般护理

（1）活动与休息：休息可减少体力的消耗。病情轻或慢性期患者可适当休息；加速期或急变期，尤其是有明显感染、出血倾向、严重贫血的患者，应卧床休息。颅内出血患者绝对卧床。

（2）饮食护理：给予高热量、高蛋白、高维生素、清淡、易消化饮食以补充机体的热量消耗，保证每天充足的饮水量。

2. 病情观察 注意观察有无不明原因的发热、出血、骨痛及淋巴结迅速增大。每日测量脾脏的大小、质地并做好记录。注意脾区有无压痛，观察有无腹痛、发热、血性腹水等脾栓塞或脾破裂的表现。

3. 用药护理 白消安的不良反应主要是骨髓抑制、血小板或全血细胞减少及皮肤色素沉着、停经等，用药前应向患者说明，使其主动配合治疗，坚持用药。应用羟基脲期间，应经常检查血常规以调整药物剂量。α- 干扰素可致发热、恶心、血小板减少及肝功能异常，应定期检查患者肝功能。

4. 对症护理 将患者置于安静、舒适的环境中，尽量卧床休息，并取左侧卧位，以减轻脾区疼痛和不适感。应尽量避免弯腰，勿碰撞腹部，以防脾脏破裂。化疗期间定期检查白细胞计数、血尿酸和尿尿酸含量。记录 24 小时出入量。鼓励患者多饮水，每日饮水量应达 2000ml 以上，以排出聚集在肾小管的尿酸。遵医嘱口服别嘌醇，以抑制尿酸的形成。

5. 健康指导

（1）疾病知识指导：告知家属和患者疾病的性质、主要表现、治疗和护理要点、所用药物的不良反应、用药期间休息、活动及饮食的要求，鼓励患者坚持长期规律用药，争取延长缓解时间。

（2）疾病预防指导：告知患者缓解后可从事工作或学习活动，但不可过度劳累，应避免接触含苯物质和放射性核素。出现其他健康问题时，应在医生指导下用药。

（3）自我监测指导：告知患者和家属定期检测外周血象和骨髓象，了解治疗效果。如出现贫血和出血加重、高热、脾脏进行性增大、腹痛等症状和体征，应及时到医院就诊。

小结

白血病是造血干细胞的克隆性恶性疾病。急性白血病主要表现为贫血、出血、感染和白血病细胞浸润的症状和体征，外周血和骨髓中出现大量原始和早期幼稚的白细胞；慢性粒细胞白血病较为常见，突出体征为脾脏肿大，外周血和骨髓中白细胞明显增高，以中幼粒、晚幼粒和杆状核粒细胞为主。急性白血病主要采用联合化疗和造血干细胞移植，慢性粒细胞白血病首选羟基脲治疗。护理重点包括密切观察患者的体温、脉搏及呼吸变化，有无咳嗽和咳痰，尿频和尿痛、皮肤瘀点和瘀斑等感染及出血表现，脾脏大小及脾区有无压痛。指导骨骼、关节疼痛的患者采取舒适卧位，必要时遵医嘱应用镇痛剂。发热者及时应用有效抗生素，并采取降温措施。贫血严重、症状明显者给予氧气吸入，限制活动量，输注浓缩红细胞。脾脏肿大者应尽量避免弯腰，勿碰撞腹部。化疗药物应现用现配，选择大血管并确保药物注入血管内，防止药物外渗。发生药物外渗立即停止滴注并回抽血液，局部处理。

第六节　淋巴瘤患者的护理

学习目标

1. 掌握淋巴瘤的临床表现、主要护理问题和护理措施。
2. 熟悉淋巴瘤的实验检查内容及意义、护理评估内容和治疗要点。
3. 了解淋巴瘤的相关病因与发病机制。

淋巴瘤（lymphoma）是起源于淋巴结或淋巴组织的免疫系统恶性肿瘤，其发生多与免疫应答过程中淋巴细胞增殖分化产生的某种免疫细胞恶变有关，临床上以无痛性、进行性淋巴结肿大和局部肿块为特征。依据组织病理学改变，淋巴瘤可分为霍奇金淋巴瘤（Hodgkin lymphoma，HL）和非霍奇金淋巴瘤（non-Hodgkin lymphoma，NHL）两大类。肿瘤组织中发现来源于被激活的生发中心后期 B 细胞的 Reed-Sternberg 细胞（R-S 细胞）为 HL 的特征；NHL 病变淋巴结外观呈鱼肉样，大部分为 B 细胞性。

【病因和发病机制】

病因尚未阐明，可能与下列因素有关：

1. 病毒和细菌感染　常见病毒包括 EB 病毒、反转录病毒人类 T 细胞白血病病毒 I 、Kaposi 肉瘤病毒等。此外，边缘区淋巴瘤合并 HCV 感染，经干扰素和利巴韦林治疗 HCV RNA 转阴时，淋巴瘤可获得部分或完全缓解。胃黏膜淋巴瘤是一种 B 细胞黏膜相关的淋巴样组织，幽门螺杆菌抗原的存在与其发病有密切关系，抗幽门螺杆菌治疗可改善其病情。

2. 免疫功能下降　免疫功能低下与淋巴瘤的发病有关。遗传性或获得性免疫缺陷患者伴淋巴瘤的发病率高于正常人；器官移植后长期应用免疫抑制剂而发生恶性肿瘤的患者中，1/3 为淋巴瘤。

【临床表现】

无痛性进行性的淋巴结肿大或局部肿块是淋巴瘤共同的临床表现。

1. 霍奇金淋巴瘤 多见于青年，儿童少见。

（1）淋巴结肿大：首发症状常为无痛性颈部或锁骨上淋巴结肿大（占首发症状的 60%~80%），其次为腋下淋巴结肿大。肿大的淋巴结可以活动，也可相互粘连，融合成块，触诊有软骨样感觉。少数患者因淋巴结肿大压迫邻近器官而出现相应症状，如纵隔淋巴结肿大可致咳嗽、胸闷、气促和上腔静脉压迫综合征；腹膜后淋巴结肿大压迫输尿管可致肾盂积水；硬膜外肿块可致脊髓压迫症。17%~20% HL 病人会出现"饮酒痛"，即饮酒后数分钟及数小时内病变局部（淋巴结）疼痛，是 HL 特有的症状，常见于女性且多有纵隔侵犯。

（2）全身症状：发热、盗汗和消瘦较多见。30%~40% 的 HL 以不明原因的持续发热为起病症状，1/6 的患者表现为周期性发热（Pel- Ebstein 热）。皮肤瘙痒是 HL 较特异的表现，可为 HL 唯一全身症状，表现为局部及全身皮肤瘙痒，多见于年轻女性。

2. 非霍奇金淋巴瘤 可见于各年龄组，随年龄增长而发病增多，男性多于女性。

（1）淋巴结肿大：以无痛性颈部或锁骨上淋巴结肿大为首发表现者较 HL 少见，常以高热或各器官、各系统症状为主要临床表现。

（2）全身症状：是 NHL 远处扩散和结外侵犯的主要表现。咽淋巴环病变者有吞咽困难、鼻塞、鼻出血；肺部浸润可致咳嗽、胸闷、肺不张和胸腔积液。胃肠道受累以回肠多见，其次为胃，表现为腹痛、腹泻、腹部肿块、肠梗阻和肠出血；肝脏肿大和黄疸仅见于较后期患者。肾损害者出现肾脏肿大、高血压、肾功能不全及肾病综合征。骨骼损害以胸椎和腰椎最常见，表现为骨痛、脊髓压迫等。中枢神经系统病变多发生于疾病的进展期和晚期，以脑膜和脊髓受累为主。

3. 临床分期 淋巴瘤分为以下四期：

Ⅰ期：病变仅局限于一个淋巴结区或单个结外器官局部受累。

Ⅱ期：病变累及横膈同侧两个以上淋巴结区，或横膈同侧一个淋巴结区及一个器官。

Ⅲ期：病变累及横膈上下两侧淋巴结区，可伴有脾受累。

Ⅳ期：病变侵犯多处淋巴结及淋巴结以外的组织和器官。

【实验室及其他检查】

1. 血象和骨髓象 HL 常有轻中度贫血，部分患者白细胞轻度或明显增加，伴嗜酸性粒细胞增高。骨髓涂片发现 R-S 细胞提示骨髓浸润。NHL 白细胞多正常，但淋巴细胞绝对或相对增多。部分患者骨髓涂片可见淋巴瘤细胞。

2. 淋巴结活检 是确诊淋巴瘤及其类型的主要依据。

3. 其他检查 胸部 X 线、腹部超声或胸、腹部 CT，尤其是正电子发射计算机体层现象 CT（PET-CT），可显示淋巴瘤或淋巴瘤残留病灶，有助于确定病变的部位和范围。疾病活动期有血沉加快、血清乳酸脱氢酶活性增高。乳酸脱氢酶活性增高提示预后不良，血清碱性磷酸酶活力或血钙增高提示骨骼受累。

【治疗要点】

目前淋巴瘤治疗的基本策略是采取以化疗为主、化疗与放疗相结合、联合应用相关生物制剂的综合治疗措施。

1. 化学治疗 采用联合化疗，争取首次治疗获得缓解，以利于患者长期存活。HL 常用 MOPP（氮介、长春新碱、丙卡巴肼、泼尼松）和 ABVD（多柔比星、博来霉素、长春碱、达卡巴嗪）方案，以 ABVD 为首选。NHL 基本化疗方案为 COP（环磷酰胺、长春新碱、泼尼松）或 CHOP（环磷酰胺、多柔比星、长春新碱、泼尼松）。

2. 放射治疗 有扩大及全身淋巴结照射两种，适用于Ⅰ、Ⅱ期病例。HL 疗效较好，NHL 敏感但复发率高。

3. 生物治疗 包括应用单克隆抗体、干扰素、抗幽门螺杆菌药物等。

4. 造血干细胞移植 对 55 岁以下、重要脏器功能正常、缓解期短、难治易复发的侵袭性淋巴瘤、4 个疗程 CHOP 方案治疗能使淋巴结缩小 3/4 者，可考虑全淋巴结放疗及大剂量联合化疗后，进行异基因或自体造血干细胞移植。

【护理评估】

1. 病史评估 起病的急缓和首发症状；有无不明原因的皮肤瘙痒、发热、盗汗、消瘦、咳嗽、咳痰、腹痛、腹泻等全身及结外浸润的表现；有无感染和免疫缺陷病史，家族中有无类似疾病患者。既往诊断、治疗、护理的经过和效果。

2. 身体评估 有无淋巴结肿大及其部位和程度、肿大淋巴结的质地和活动度；有无扁桃体和肝脏肿大；有无皮肤丘疹和色素沉着。

3. 实验室及其他检查的评估 外周血象变化、骨髓涂片是否发现 R-S 细胞、胸部 X 线、腹部超声或胸、腹部 CT 等有无异常发现。

4. 心理社会评估 患者的性格特征、文化程度、经济状况、社会家庭支持情况；患者和家属对疾病的认知、适应、应对和承受能力；患者有无因疾病所致悲观失望、恐惧不安等负性情绪。

【护理诊断/问题】

1. 体温过高 与所患疾病或继发感染有关。
2. 有皮肤完整性受损的危险 与皮肤瘙痒或放疗引起局部皮肤损伤有关。
3. 有感染的危险 与放疗和化疗致机体免疫力下降有关。
4. 营养失调：低于机体需要量 与消耗增多和摄入不足有关。

【护理措施】

1. 一般护理

（1）活动与休息：治疗期间或急性期应卧床休息，缓解期或全部疗程结束后仍应充分休息，以减轻消耗。可适当进行室外运动，如散步、慢跑、体操和太极拳等，以提高机体免疫力。

（2）饮食护理：鼓励患者摄入高蛋白、高热量、高维生素、易消化、柔软易咀嚼饮食，勿进食油腻、生冷、刺激性和易产气食物。

2. 病情观察 注意观察患者肿大淋巴结的数量和部位、体温、皮肤瘙痒程度、体重的变化；观察患者有无腹痛、腹泻、咳嗽、咳痰等结外浸润的表现。

3. 用药护理 遵医嘱正确应用化疗药物并注意观察药物的疗效。告知患者和家属常用药物的不良反应，如恶心、呕吐、皮炎、脱发、骨髓抑制和肝肾损害等，使患者有一定的心理准备。发生不良反应时及时遵医嘱对症处理。

4. 对症护理 每日定时开窗通风换气或紫外线病室照射，地面消毒，限制探视，加强皮肤黏膜和口腔等部位的护理，严格无菌操作等，以防发生感染；避免阳光直射和搔抓皮肤，勿穿着过紧的衣服以减少对皮肤的刺激；发热者及时进行病原体的检测并遵医嘱应用有效抗生素。

5. 健康指导

（1）疾病知识指导：告知患者和家属疾病的性质、主要表现、坚持进行化疗和放疗的意义及自我护理的方法。指导患者主动采取增强机体免疫力、改善营养状况、防止感染、出血和皮肤损伤的自我护理方法。

（2）疾病预防指导：合理饮食、休息和锻炼，提高机体抗病能力，防止感染。保持良好的情绪和积极的心态，以维持良好的免疫状态。

（3）自我监测指导：教会患者和家属淋巴结的检查方法。告知患者和家属如发现淋巴结肿大或局部肿块，出现疲劳、发热、盗汗、消瘦、咳嗽、气喘、腹痛、腹泻、皮肤瘙痒、口腔溃疡等及时就医。

小　结

淋巴瘤是起源于淋巴结或淋巴组织的免疫系统恶性肿瘤，分为 HL 和 NHL，共同临床特点为无痛性、进行性全身淋巴结肿大，淋巴结活检是确诊的主要依据。治疗的基本策略是以化疗为主、化疗与放疗相结合、联合应用相关生物制剂的综合治疗，有条件者可进行造血干细胞移植。护理的重点是注意观察患者肿大淋巴结的部位和数量、体温、皮肤瘙痒程度、体重的变化及有无腹痛、腹泻、咳嗽、咳痰等结外浸润的表现。每日定时开窗通风换气或紫外线病室照射、地面消毒、限制探视、严格无菌操作等以防发生感染。避免阳光直射和搔抓皮肤，勿穿着过紧的衣服以减少对皮肤的刺激。

第七节　血液系统常用诊疗技术及护理

学习目标

1. 掌握骨髓穿刺术和造血干细胞移植的护理。
2. 熟悉骨髓穿刺术和造血干细胞移植的适应证。
3. 了解骨髓穿刺术的操作过程。

一、骨髓穿刺术

骨髓穿刺术（bone marrow puncture）是采取骨髓液的一种常用诊断技术。骨髓液的检查内容包括细胞学、原虫和细菌学等，以协助血液病、传染病、寄生虫病的诊断、疗效观察和预后的判断。骨髓穿刺还可了解骨髓造血情况，作为化疗和应用免疫抑制剂的参考。骨髓移植时进行骨髓穿刺采集骨髓液。

【适应证】

各种贫血、血液系统肿瘤、血小板减少症、粒细胞减少症、长期发热、疟疾、黑热病的诊断和骨髓移植。

【禁忌证】

血友病等出血性疾病、穿刺局部感染。

【操作过程】

1. 患者体位 行胸骨或髂前上棘穿刺时取仰卧位；行髂后上棘穿刺时应取侧卧位或俯卧位；腰椎棘突穿刺时可取坐位或侧卧位。

2. 穿刺部位 髂前上棘、髂后上棘、胸骨和腰椎棘突。多选择髂前和髂后上棘为穿刺点。当其他部位穿刺失败时，可作胸骨穿刺（骨髓液含量丰富）。

3. 穿刺方法

（1）常规消毒皮肤，戴无菌手套、铺无菌孔布，用2%利多卡因进行局部皮肤、皮下及骨膜麻醉。

（2）将骨髓穿刺针固定器固定在适当的位置（胸骨穿刺在1cm处，髂骨穿刺在1.5cm处）。左手拇指和示指固定穿刺部位，以右手持针向骨面垂直刺入（若为胸骨穿刺，则应保持针体与骨面呈30°~40°角）。当针尖接触骨质后则将穿刺针左右旋转，缓慢钻刺骨质。当感到阻力消失，且穿刺针已固定在骨内时，表示已进入骨髓腔

（3）穿刺针进入骨髓腔后，拔出针芯，接上干燥的10ml或20ml注射器，用适当力量抽吸骨髓液0.1~0.2ml滴于载玻片上，迅速作有核细胞计数及涂片，以备进行形态学检查。如需作骨髓液细菌检查，再抽取1~2ml。

（4）抽吸完毕，重新插入针芯，用无菌纱布置于针孔处，拔出穿刺针，按压1~2分钟后，用胶布将无菌纱布加压固定。

【护理】

1. 术前护理

（1）患者准备：向患者说明穿刺的目的和过程，减轻或消除其紧张、恐惧心理，取得合作。告知患者穿刺局部会进行麻醉，穿刺时不会出现疼痛，但在抽吸骨髓时，会出现轻微的锐痛，使患者在心理上有所准备。患者知情同意后在特殊检查同意书上签字。作出血及凝血时间测定。

（2）患者指导：穿刺前指导患者练习穿刺体位，并告知患者在操作过程中保持穿刺体位，当穿刺针进入骨质后，切勿随意活动，以防穿刺针断裂。如出现不适及时告知医护人员。

2. 术中护理

（1）病情观察：穿刺过程中，注意观察患者有无呼吸加快、脉搏加快和减弱、面色异常等表现，必要时应立即停止穿刺。

（2）抽取骨髓液量：进行细胞形态学检查不宜超过 0.2ml，否则会导致骨髓液稀释，影响增生度的判断、细胞计数及分类的结果。如进行细菌培养，于抽取形态学标本后，再抽取 1～2ml。

3. 术后护理

（1）病情观察：观察穿刺部位有无出血。如有渗血，立即更换无菌敷料，局部压迫止血。

（2）保护穿刺部位：告知患者穿刺后休息 10～20 分钟即可下床，但应避免剧烈活动。48～72 小时内勿进行沐浴，保持穿刺部位干燥。

二、造血干细胞移植术

造血干细胞移植（hematopoietic stem cell transplantation，HSCT）是指对患者进行全身照射、化疗和免疫抑制预处理后，将正常供体或自体的造血干细胞经血管输注给患者，使之重建正常的造血和免疫功能。造血干细胞具有增殖、分化为各系成熟血细胞的功能和自我更新的能力，维持终身持续造血。

【适应证】

1. 恶性肿瘤性疾病

（1）急性白血病：急性髓细胞白血病、急性淋巴细胞白血病。

（2）慢性白血病：慢性粒细胞白血病、慢性淋巴细胞白血病。

（3）恶性淋巴瘤：高度恶性的淋巴母细胞型非霍奇金淋巴瘤、复发或难治的恶性淋巴瘤。

（4）侵袭性淋巴瘤：多发性骨髓瘤和骨髓增生异常综合征。

2. 非恶性肿瘤性疾病　重型再生障碍性贫血、镰状细胞贫血、阵发性睡眠性血红蛋白尿、地中海贫血、骨髓纤维化、先天性免疫缺陷病。

【护理】

1. 移植前护理

（1）供体选择：自体 HSCT，供体是患者自己，应能承受大剂量化放疗，能动员采集到未被肿瘤细胞污染的足量的造血干细胞。异体 HSCT 原则是以健康供体与受者（患者）的人白细胞抗原（human leukocyte antigen，HLA）配型相合为前提，首选具有血缘关系的同胞或兄弟姐妹，无血缘关系的供体为候选。如有多个 HLA 相合者，宜选择年轻、男性、ABO 血型相合和巨细胞病毒阴性者。脐血移植除配型外，还应确定新生儿无遗传性疾病。

（2）供体的准备：根据造血干细胞的采集方法及其需要量的不同，安排供体短期留观或住院。若需采集外周血造血干细胞者，为进一步扩增外周血中造血干细胞的数量，需于造血干细胞采集前 5～7 天开始，给予供体皮下注射造血生长因子，如粒细胞集落刺激因子或其他动员剂。

（3）无菌层流室准备：室内一切用物需经清洁、消毒、灭菌处理。室内不同空间采样行空气细菌学监测，合格后患者方可进入。

（4）患者准备：①向患者和家属介绍相关知识，降低或消除其疑虑和恐惧感。②进行肝、肾功能等相关检查和组织配型等。③清除体内的潜在感染灶。④入室前3天开始服用肠道不易吸收的抗生素；入室前1天剪指（趾）甲、剃毛发、清洁肚脐；入室当天沐浴后用0.05%氯己定药浴30~40分钟，进行眼睛、外耳道、口腔和脐部的清洁，更换无菌衣裤后进入无菌室，并对患者皮肤进行多部位（尤其是皱褶处）细菌培养。⑤行中心静脉置管。

2. 移植中护理

（1）造血干细胞采集：①在无菌条件下，对供体行硬膜外麻醉。自髂前或髂后上棘抽取骨髓血，根据患者需要采集500~800ml骨髓血。将获取的骨髓分离、过滤后装入血袋，并加肝素抗凝。采髓过程不宜过快，每500ml不应少于30分钟。采髓过程中注意观察生命体征。②经动员剂扩增造血干细胞后，应用血细胞分离机进行外周血造血干细胞采集。③健康产妇分娩时，待胎儿娩出后，迅速结扎脐带，以采血针穿刺脐静脉收集残留于脐带和胎盘内的血液。

（2）造血干细胞输注：在无菌层流室进行，经中心静脉插管处输注，输注时间不宜超过3小时。输注即将结束时，弃去浮在上面的脂肪滴（最后5ml），以防脂肪颗粒引起肺栓塞。外周血干细胞解冻后不需滤过即可输入。

3. 移植后护理

（1）病情观察：监测生命体征，尤其是体温变化及精神状态；观察有无移植并发症如感染、间质性肺炎、移植物抗宿主病及皮肤黏膜和内脏出血的相关表现；观察患者的血象和骨髓象变化（通常第2周开始血象上升，第4~6周迅速恢复，骨髓象转为正常）。

（2）感染的预防和护理：加强层流室的消毒，严格保持无菌环境；严格执行医护人员的自身净化制度，防止交叉感染；加强基础护理，使患者处于无菌状态；遵医嘱静脉输注大剂量免疫球蛋白，促进患者免疫力的恢复。

（3）用药护理：环孢素A、甲氨蝶呤和糖皮质激素是预防急性移植物抗宿主病的主要药物。环孢素A可致肝肾损害，部分病人发生齿龈增生和胃肠道反应；甲氨蝶呤可致口腔及胃肠黏膜溃疡；糖皮质激素易诱发消化道出血和感染。应向患者说明可能出现的副作用及其表现，定期检查肝肾功能，观察粪便的颜色和体温。以便及早发现。

（4）心理护理：虽然患者及家属在治疗前已有一定的思想准备，但对治疗能否成功，可能出现的并发症等，仍有恐惧心理，常造成失眠。同时，无菌层流室与外界基本隔绝，空间小，娱乐工具少，患者常有孤独感。在满足患者生理需要的同时，应多与患者交流，倾听患者诉说，调节患者情绪，传递家属信息，使患者在隔离的环境中有安全感，帮助其度过移植关。

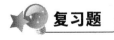 复习题

一、病例分析

病例一：

24岁男性，皮肤瘀点、瘀斑15天，鼻出血伴发热、咽痛5天。15天前无明显原因出现面部、躯干、四肢皮肤出血点，未引起注意。5天前发生鼻出血和牙龈出血，发热，体温达39℃，伴咽痛、咳嗽、咳少量白色黏液样痰。身体评估：体温39.8℃，脉搏96次/分，呼吸24次/分，血压105/72mmHg。急性病容，贫血貌，全身皮肤散在瘀点，浅表淋巴结不肿大。

睑结膜苍白，咽腔明显充血，胸骨无压痛，肝脾未触及，双下肢无水肿。

辅助检查示：红细胞 2.8×10^{12}/L，血红蛋白 76g/L，白细胞 1.8×10^{9}/L，血小板 42×10^{9}/L，网织红细胞 0.1%。

请问：

1. 考虑患者为何种疾病？为什么（依据）？主要应与哪种疾病进行鉴别？

2. 您会指导患者进行何项目的检查以明确诊断？

3. 患者目前情况是否严重？为什么？最主要护理问题是什么？如何为其实施护理？

病例二：

35 岁女性，以头晕、乏力 2 个月为主诉入院。2 个月前患者无明显原因出现头晕、乏力、活动后心悸、睡眠欠佳。在社区医院就诊，给予地西泮、维生素 C 等口服，效果不佳，症状进行性加重。追问病史，14 岁月经来潮，平素月经量多。身体评估：T 36.5℃，R 18 次/分，BP 90/60mmHg。面色、口唇、睑结膜苍白，皮肤黏膜未见黄染和出血点，浅表淋巴结无肿大，胸骨无压痛，心率 78 次/分，心尖部闻及 2/6 级收缩期杂音，柔和无传导。周围血象：RBC 3.0×10^{12}/L，Hb 60g/L，WBC 5.0×10^{9}/L，N 70%，PLT 150×10^{9}/L。X 线检查：心、肺无异常。临床初步拟诊为缺铁性贫血。

请问：

1. 拟诊患者为缺铁性贫血的依据有哪些？应指导患者进行哪些项目的检查以明确诊断？

2. 引起患者贫血的主要原因是什么？您会给患者何种建议？

3. 医生建议患者口服铁剂治疗，如何对患者进行用药指导和疗效观察？

二、简答题

1. 如何对缺铁性贫血患者进行饮食指导？患者口服铁剂的护理要点有哪些？

2. 再生障碍性贫血病情观察的要点是什么？

3. 如何对应用雄激素治疗的患者进行护理？

4. 对溶血性贫血患者进行疾病知识和预防指导的重点是什么？

5. 如何对过敏性紫癜患者进行健康指导？

6. 哪些措施可以预防特发性血小板减少性紫癜患者出血？

7. 应采取哪些措施保护白血病化疗患者的静脉？如何指导患者避免感染？

8. 淋巴瘤的主要临床特点和护理要点是什么？

9. 如何对进行骨髓穿刺术的患者进行术前和术后护理？

10. 何谓造血干细胞移植？造血干细胞移植后的护理要点有哪些？

（路丽娜　史铁英）

第 七 章

内分泌与代谢性疾病患者的护理

内分泌系统由内分泌腺及存在于机体某些脏器中的内分泌组织和激素分泌细胞组成，它与神经系统、免疫系统相互作用，形成反馈机制。其主要功能是在神经支配和物质代谢反馈调节基础上合成与释放激素，从而调节人体代谢、组织及器官功能、生长发育、生殖与衰老等生理活动和生命现象，维持人体内环境的相对稳定。

目前，内分泌疾病可根据其病变部位、功能等分类。本章主要介绍根据其功能分类的内分泌疾病。遗传、环境、精神、营养、不良健康行为等内外因素，直接或间接的影响内分泌系统的结构和功能，导致内分泌腺功能的亢进、减退和组织结构异常。

新陈代谢包括物质的合成代谢和分解代谢两个过程。人体通过新陈代谢由外界环境摄取营养物质，同时转化为自身物质和能量。营养物质不足、过剩或比例不当，都能引起营养疾病；中间代谢若某一环节出现障碍则引起代谢疾病。

第一节　内分泌与代谢性疾病患者常见症状与体征的护理

```
学习目标
1. 掌握内分泌代谢性疾病的常见症状体征。
2. 熟悉身体外形改变的护理评估技巧及相关护理措施。
3. 了解性功能异常、疲乏的发生与护理。
```

一、身体外形的改变

身体外形的改变与垂体、甲状腺、甲状旁腺、肾上腺及部分代谢性疾病密切相关，主要表现为身材过长与矮小、肥胖与消瘦、毛发改变、面容变化、皮肤黏膜色素沉着及皮肤紫纹和痤疮等。

【护理评估】

1. 病史评估　评估引起身体外形改变的原因、发生的时间及进展的速度、主要症状及特点、有无伴随症状、治疗及用药情况。关注其家族史、有无外伤、肿瘤、肝病、颅脑手术史、自身免疫性疾病等既往史，了解患者的生活方式和饮食习惯，女性患者应询问月经史。

2. 身体评估　对患者的体型、身高、毛发、面容、皮肤黏膜色素沉着、皮肤紫纹和痤疮等体征改变进行评估。

（1）身材过长与矮小：身材矮小见于侏儒症患者、Turner 综合征等；身材过长见于巨人症、Klinefelter 综合征等。

（2）肥胖与消瘦：体重受遗传因素、神经精神因素、躯体疾病、营养状况、激素水平、代谢类型等诸多因素的影响，超重或肥胖（表 7-1）多见于下丘脑疾病、Cushing 综合征、2型糖尿病（肥胖型）、胰岛素瘤、甲状腺功能减退症、代谢综合征等；消瘦多见于甲状腺功能亢进症、糖尿病、肾上腺皮质功能减退症、嗜铬细胞瘤等。

表 7-1　中国成人超重和肥胖的体重指数、腰围界限值与相关疾病*的关系

分类	体重指数（kg/m²）	腰围（cm）		
		男：< 85 女：< 80	男：85~95 女：80~90	男：≥95 女：≥90
体重过低**	<18.5	—	—	—
体重正常	18.5~23.9	—	增加	高
超重	24.0~27.9	增加	高	极高
肥胖	≥28	高	极高	极高

* 相关疾病指高血压，糖尿病，血脂异常和危险因素聚集

** 体重过低可能预示有其他健康问题

注：为了与国际数据可比，在进行 BMI 数据统计时，应计算并将体重指数 ≥25 及 ≥30 的数据纳入

（引自《中国成人超重和肥胖症预防与控制指南》，中华人民共和国卫生部疾病控制司，人民卫生出版社，2006.04）

（3）毛发改变：表现为脱发或毛发的颜色、质地及分布出现异常改变。先天性肾上腺皮质增生、Cushing 等可引起全身性多毛；甲状腺功能减退、睾丸功能减退、卵巢功能减退等均可引起毛发脱落。

（4）面容异常：表现为眼球突出、满月脸、皮肤粗糙、颈部增粗等改变。如甲状腺功能减退症的黏液性水肿者可出现面颊及眼睑水肿、表情淡漠的"假面具样面容"；甲状腺功能亢进者有睑裂增宽、眼球突出、表情惊愕的"甲亢面容"；Cushing 综合征病人可见满月脸等。

（5）皮肤黏膜色素沉着：原发性慢性肾上腺皮质功能减退症的患者可出现皮肤、黏膜色素沉着，尤以摩擦处、掌纹、乳晕、瘢痕处明显；异位 ACTH 综合征和 ACTH 依赖性 Cushing 综合征均可出现皮肤色素明显加深。

（6）皮肤紫纹和痤疮：紫纹是 Cushing 综合征的特征之一，病理性痤疮见于 Cushing 综合征、先天性肾上腺皮质增生症等。

3. 实验室及其他检查的评估　检测垂体、甲状腺、甲状旁腺、肾上腺皮质功能、胰岛素水平等有助于身体外形改变的病因诊断。

4. 心理与社会评估　评估身体外形改变患者的家庭支持和社会认同程度，是否存在心理

障碍，有无焦虑、自卑、抑郁、自我形象紊乱等发生。

【护理诊断/问题】

1. 自我形象紊乱 与疾病引起身体外形改变等因素有关。
2. 焦虑 与无法正确应对由身体外形改变引起的周围及自身认知、感知变化有关。

【护理措施】

1. 自我形象紊乱 与疾病引起身体外形改变等因素有关。

（1）饮食护理：针对患者的具体情况，制订合理的膳食计划以调节营养成分的摄入，促进营养状态及身体外形变化的改善。如重度肥胖者应以低糖、低脂、低盐、高纤维素饮食为宜，养成定时、定量进餐及不吃零食的习惯；而消瘦者给予高热量、高蛋白、易消化饮食为主，可少量多餐。

（2）提供修饰技巧：指导患者采用适当的修饰方法来纠正因身体外形改变带来的缺陷，改善自身形象，增加患者心理的舒适度和美感。如甲亢突眼患者外出可戴深色眼镜，以保护眼睛免受刺激；肥胖、侏儒和巨人症患者可指导其选择合身的衣服；毛发稀疏患者外出可戴帽子等，增强自信心。

（3）鼓励患者社会交往：鼓励患者加强人际交流，参加身边及社区的团体活动，提供社交技巧，提高心理适应能力，改善交际状况。同时教育周围人群正确认识疾病，不歧视患者，不伤害患者自尊。

2. 焦虑 与无法正确应对由身体外形改变引起的周围及自身认知、感知变化有关。

（1）提供心理支持：身体外形改变的患者常有自卑心理，出现焦虑、恐惧、抑郁、自闭等问题，护士应针对患者的问题加强与患者及其家属之间的心理沟通，理解并鼓励患者主动表达自己的心理感受，争取家属的心理支持，避免伤害患者自尊；告知患者只要积极配合治疗，身体外形定会得到改善，以提高患者的自信心；同时注意观察患者有无心理异常，防止意外情况发生。

（2）提供亲情支持：家庭成员的心态、亲情的冷暖与患者的精神状况有密切相关。要指导患者家属在细节上给予更多的体贴、支持和理解，与患者多沟通、多交流、多倾听，以减轻患者内心的自卑感和孤独感，缓解忧郁焦虑症状。

二、性功能异常

性功能异常包括生殖器官发育迟缓或过早、性欲减退或丧失，女性月经紊乱、溢乳、闭经或不孕，男性勃起功能障碍、男性乳房发育等。

【护理评估】

1. 病史评估 评估性功能异常的发生过程、症状体征及性欲改变情况。女性患者了解其月经及生育史，是否存在不育、早产、流产、死胎、巨大儿等既往史，男性患者了解其是否存在性欲低下、勃起功能障碍等。

2. 身体评估 观察皮肤黏膜的干燥、粗糙程度，毛发脱落、稀疏或增多情况；是否存在女性闭经溢乳，男性乳房发育；外生殖器的发育是否正常，有无畸形。

3. 实验室及其他检查的评估 检测性激素水平变化。

4. 心理与社会评估 评估性功能异常带来的心理影响、与配偶关系，是否存在焦虑、抑郁、自卑等心理问题。

【护理诊断/问题】

性功能异常 与内分泌功能紊乱有关。

【护理措施】

1. 心理指导 尊重与理解患者在对待性问题上所表现出的焦虑，鼓励患者倾诉其在性爱或性功能方面烦恼，为患者讲解所患疾病及用药治疗对性功能的影响，使患者积极配合治疗。

2. 争取配偶支持 积极与患者配偶沟通，向患者和配偶解释存在性功能异常的问题根源，取得其配偶对患者的理解支持。

三、疲 乏

疲乏是一种主观感受，属非特异性症状，表现为一种无法抵御的持续的精力衰竭感，以及体力和脑力的下降。内分泌与代谢疾病常伴有疲乏，如甲亢、甲减、肥胖等。通过询问患者日常活动能力改变情况、有无疲乏无力感或睡眠时间延长等来评估患者的体力水平。

第二节 腺垂体功能减退症患者的护理

学习目标

1. 掌握腺垂体功能减退症的临床表现及护理措施。
2. 熟悉腺垂体功能减退症患者的护理诊断及治疗要点。
3. 了解腺垂体功能减退症的病因及发病机制。

腺垂体功能减退症是指各种原因引起的一种或多种腺垂体激素分泌减少或缺乏的一组临床综合征。因腺垂体分泌细胞是在下丘脑各种激素直接影响下，其功能减退可原发于腺垂体本身，也可继发于下丘脑病变，但补充所缺之的激素后症状可迅速缓解。

【病因和发病机制】

1. 垂体瘤 是成人最常见的原因。腺瘤可分为功能性和无功能性。腺瘤增大压迫正常垂体组织，使其功能减退或功能亢进，与腺垂体功能减退症合并存在。颅咽管瘤可压迫邻近神经血管组织，导致生长迟缓、视力减退、视野缺损、尿崩症等。

2. 下丘脑病变 如肿瘤、炎症、浸润性病变（如淋巴瘤、白血病）、肉芽肿（如结节病）等，可直接破坏下丘脑神经内分泌细胞，使释放激素减少，从而减少腺垂体分泌各种促靶腺激素、生长激素和催乳素等。

3. 垂体缺血性坏死 妊娠期腺垂体生理性增生肥大，对缺血、缺氧极为敏感，围生期因某种原因引起大出血、休克、血栓形成，使腺垂体大部缺血坏死和纤维化，临床称为希恩（Sheehan）综合征。糖尿病血管病变使垂体供血障碍也可导致垂体缺血性坏死。

4. 蝶鞍区手术、放疗和创伤 垂体瘤切除可能损伤正常垂体组织，术后放疗更加重垂体损伤。严重头部损伤可引起颅底骨折、损毁垂体柄和垂体门静脉血液供应。鼻咽癌放疗也可损坏下丘脑和垂体，引起腺垂体功能减退。

5. 感染和炎症 如巨细胞病毒、艾滋病、结核杆菌、真菌等感染引起的脑炎、脑膜炎、流行性出血热、梅毒或疟疾等均可损伤下丘脑和垂体。

6. 其他 垂体先天发育缺陷、长期使用糖皮质激素、自身免疫性垂体炎、空泡蝶鞍、海绵窦处颈内动脉瘤也可引起腺垂体功能减退。

【临床表现】

腺垂体功能减退症的临床表现因病因不同，累及的激素与数量不同，临床表现复杂。约50% 以上腺垂体组织遭到破坏后才会出现腺垂体功能减退症状。最早出现促性腺激素、GH 和 PRL 缺乏，其次为 TSH 缺乏，最后可伴有 ACTH 缺乏。希恩综合征患者往往因围生期大出血休克而有全垂体功能减退症，即所有垂体激素均缺乏。GH 缺乏在成人表现为胰岛素敏感和低血糖，而在儿童可引起侏儒症。腺垂体功能减退主要表现为各靶腺（性腺、甲状腺、肾上腺）功能减退。

1. 性腺功能减退 常最早出现。由促性腺激素及催乳素不足所致。女性有产后大出血、休克、昏迷史，早期表现为产后无乳、闭经、性欲减退，继之性器官萎缩等。男性性欲减退、阳痿、睾丸松软缩小，胡须、腋毛和阴毛稀少等。

2. 甲状腺功能减退 由促甲状腺激素分泌不足所致。患者易疲劳、怕冷、体重增加、记忆力减退、反应迟钝、嗜睡、精神抑郁、便秘、月经不调、肌肉痉挛等。

3. 肾上腺皮质功能减退 由促肾上腺皮质激素缺乏所致。患者极度疲乏、食欲减退、恶心呕吐、体重减轻、血压偏低等。黑色素细胞刺激素减少使皮肤色素减退。

4. 垂体危象 在全垂体功能减退症基础上，应激（如手术、外伤等）、麻醉及使用镇静药、降糖药等均可诱发垂体危象，表现为高热、循环衰竭、休克、恶心、呕吐、头痛、神志不清、谵妄、抽搐、昏迷等消化系统、循环系统和神经精神方面的症状。

【实验室及其他检查】

1. 性腺功能测定 雌二醇水平降低，血睾酮水平降低。基础体温测试、阴道涂片、精液检查等可分别反映卵巢、睾丸的分泌功能。

2. 肾上腺皮质功能测定 24 小时尿 17-羟皮质类固醇及游离皮质醇排量减少，血浆皮质醇浓度降低，但节律正常，葡萄糖耐量试验示血糖低平曲线。

3. 甲状腺功能测定 血清总 T_4、游离 T_4 均降低，而总 T_3、游离 T_3 可正常或降低。

4. 腺垂体分泌激素测定 FSH、LH、TSH、ACTH、GH、PRL 低于正常水平。

5. 其他检查　空腹血糖降低、血钠降低而血钾偏高，X 线、CT、MRI 检查，可了解病变的部位、大小、性质及其对邻近组织的侵犯程度，有助于判断原发性疾病的原因。

【治疗要点】

1. 病因治疗　治疗应针对病因。肿瘤患者采取手术、放疗和化疗等措施；鞍区占位性病变，首先必须解除压迫，减轻和缓解颅内高压症状；加强产妇围生期的监护，及时纠正产科病理状态，预防因出血、休克而引起缺血性垂体坏死。

2. 激素替代治疗　针对靶腺功能减退采用相应的靶腺激素替代治疗。糖皮质激素的剂量随病情变化调节；甲状腺激素应遵循从小剂量开始，缓慢递增的原则。激素替代治疗虽可取得满意效果但需要长期、甚至终身维持。

3. 垂体危象的治疗

（1）缓解低血糖：首先给予50%葡萄糖 40 ~ 60ml 静脉注射，然后用 10% 葡萄糖液静脉滴注。

（2）解除急性肾上腺功能减退危象：10% 葡萄糖液中加入氢化可的松静脉滴注。

（3）对症治疗：循环衰竭者行抗休克治疗，感染败血症者积极开展抗感染治疗，低温者可给予小剂量甲状腺激素，并采取保暖措施使体温回升。

【护理评估】

1. 病史评估　评估腺垂体功能减退症的病因。询问患者有无手术、创伤、放射性损伤史，有无淋巴瘤、白血病、转移癌等浸润下丘脑或垂体病史，是否存在脑炎、结核等感染史；女性应了解其在妊娠、分娩过程中是否发生子痫、胎盘早剥、羊水栓塞等疾病，有无产后大出血、乳房萎缩、长期闭经等病史；男性应询问其有无性欲减退、阳痿等。

2. 身体评估　评估患者有无乳房萎缩、闭经、不育，男性胡须稀少、性欲减退等促性腺素不足的表现；评估病人有无畏寒、皮肤干燥、精神淡漠、黏液性水肿等促甲状腺素不足的表现；评估病人有无极度乏力、食欲减退、体重减轻等 ACTH 不足的表现；评估病人有无高热、循环衰竭、休克、恶心、呕吐、谵妄、抽搐等垂体危象的表现。

3. 实验室及其他检查的评估　了解腺垂体分泌激素的水平和靶腺激素的水平。对于腺垂体-下丘脑的病变可用 CT 和 MRI 检查。

4. 心理与社会评估　评估患者是否因性功能障碍、不育、毛发脱落等产生自卑心理。

【护理诊断/问题】

1. 性功能障碍　与促性腺激素分泌不足有关。
2. 活动无耐力　与肾上腺皮质、甲状腺功能低下有关。
3. 焦虑　与家庭生活和社会交往受影响有关。
4. 潜在并发症：垂体危象。

【护理措施】

1. 一般护理　给予高热量、高蛋白、高维生素饮食。血压较低者适当补充钠盐，以利于血压稳定；便秘者增加纤维素和豆制品的摄入。

2. 病情观察　密切观察患者的生命体征和意识变化，注意有无低血糖、低血压、低体温等情况，观察瞳孔大小、对光反射等神经系统体征有无变化，及早发现垂体危象的征象。

3. 用药护理　指导患者及家属激素替代治疗长期甚至终身的重要性。需遵医嘱按时、按量服用，不得任意增减药物剂量。观察药物的不良反应及效果。

4. 心理护理　关心体贴患者，认真倾听患者诉说自己的疾病困扰。向患者及其家属详细解释病情，取得对患者的配合，帮助患者树立乐观自信的生活态度，消除不良心理。

5. 垂体危象的抢救配合

（1）迅速建立静脉通路，准确使用高渗糖和激素类药物。

（2）保持呼吸道通畅，给氧。

（3）低体温者注意保暖，遵医嘱准确给予小剂量甲状腺激素；循环衰竭者，纠正低血容量；有感染、败血症者准确及时给予抗感染药物；高热者予以降温处理。

（4）做好口腔护理、皮肤护理；保持排尿通畅，防止尿路感染。注意慎用麻醉剂、镇静剂、催眠药及降糖药等，以防诱发昏迷。

6. 健康指导

（1）疾病相关知识指导：强调激素替代的方法及重要性，指导按时按量服用、不得任意增减药物剂量，避免过度劳累、感染、外伤、手术等应激情况，指导患者及家属能识别垂体危象的征兆。

（2）定期复查：当感染、发热、外伤、头痛等应激情况时，立即复诊。

小　结

腺垂体功能减退症是因垂体激素分泌减少或缺乏所致，临床表现因病因不同、累及的激素与数量不同，临床表现复杂。垂体瘤为最常见病因。主要表现为靶腺体（性腺、甲状腺、肾上腺）功能减退；可诱发垂体危象。治疗包括病因治疗、激素替代和垂体危象的治疗。护理关健是病情观察、激素替代的护理和垂体危象的抢救配合。

第三节　单纯性甲状腺肿患者的护理

学习目标

1. 掌握单纯性甲状腺肿的定义、甲状腺肿患者的护理措施。
2. 熟悉单纯性甲状腺肿患者的护理诊断、临床表现、治疗要点。
3. 了解单纯性甲状腺肿的病因、发病机制。

单纯性甲状腺肿（simple goiter）也称为非毒性甲状腺肿，是指由非炎症和非肿瘤原因引起，不伴有甲状腺功能异常的甲状腺肿大。甲状腺可呈弥漫或多结节肿大。本病具有地方性分布特点，也可散发。女性发病率是男性的 3~5 倍。

【病因和发病机制】

1. 地方性甲状腺肿　最常见原因是碘缺乏，多见于山区和远离海洋的地区。因土壤、水源、食物中含碘量过低，难以满足机体对碘的需求，造成甲状腺激素合成不足，反馈性地引起垂体分泌 TSH 增多，刺激甲状腺增生肥大。

2. 散发性甲状腺肿　包括外源性因素与内源性因素。外源性因素与致甲状腺肿物质、药物、食物中的碘摄入减少等有关。内源性因素有先天性甲状腺激素合成障碍，如甲状腺内的碘转运障碍、过氧化物酶活性缺乏、碘化酪氨酸偶联障碍等、需要量增加如青春期、妊娠期等。

【临床表现】

甲状腺轻、中度肿大，表面平滑，质地较软，无压痛。重度肿大的甲状腺可引起压迫症状，出现咳嗽、气促、吞咽困难或声音嘶哑等。胸骨后甲状腺肿可使头部、颈部和上肢静脉回流受阻。

【治疗要点】

根据病因防治。碘缺乏者补充碘剂，药物引起者停药或减量。甲状腺肿大一般不需要治疗，肿大明显有压迫症状时，采取手术治疗。

【护理评估】

1. 病史评估　了解患者是否来自碘缺乏地区，是否处在青春期、妊娠期、哺乳期，是否服用磺胺类、过氧酸盐、对氨基水杨酸、保泰松等抑制甲状腺素合成的药物或致甲状腺肿的物质等。

2. 身体评估　检查甲状腺肿大的程度和质地，了解患者有无咳嗽、呼吸困难、声音嘶哑、面部水肿等压迫症状。

3. 实验室及其他检查的评估　血清 T_4、T_3 是否正常，T_4/T_3 的比值是否增高；血清甲状腺球蛋白水平是否增高；甲状腺扫描甲状腺是否弥漫性肿或结节性甲状腺肿。

4. 心理与社会评估　是否因患病产生焦虑心理。

【护理诊断/问题】

1. 知识缺乏：缺乏单纯性甲状腺肿防治知识。
2. 自我形象紊乱　与颈部外形改变有关。
3. 潜在并发症：呼吸困难、吞咽困难、声音嘶哑等。

【护理措施】

1. 一般护理　观察患者甲状腺肿大的程度、质地，有无结节及压痛，颈部增粗的进展情况及有无局部压迫情况。

2. 用药护理　指导患者遵医嘱准确服药，不能随意增多或减少。观察甲状腺素治疗的效果和不良反应，如患者出现心动过速、呼吸急促、食欲亢进、怕热多汗、腹泻等甲状腺功能亢进症表现，及时处理；避免服用硫氰酸盐、保泰松、碳酸锂等阻碍 TH 合成的药物。

3. 心理护理　向患者讲述单纯性甲状腺肿的相关知识，帮助患者进行恰当的修饰，改善其自我形象，树立信心，消除自卑。

4. 健康指导

（1）预防指导：在碘缺乏地区可通过食用碘化食盐，有效预防地方性甲状腺肿的发生，指导居民和病人勿因贪图价格低廉而购买和食用不加碘食盐。此外，对妊娠、哺乳、青春发育期应适当增加碘的摄入，以预防本病发生。

（2）饮食指导：指导患者摄取含碘丰富的食物，如海带、紫菜等海产类食品；避免摄入阻碍甲状腺激素合成的食物，如卷心菜、花生、菠菜、萝卜等。

（3）用药指导：指导患者按医嘱服药，使用甲状腺素制剂应坚持长期服药，以免停药后复发。教会病人观察药物疗效及不良反应，如出现甲状腺功能亢进症状及时就诊。避免摄入阻碍甲状腺激素合成的药物，如硫氰酸盐、保泰松、碳酸锂等。

小　结

　　甲状腺轻、中度肿大，表面平滑，质地较软，无压痛，不伴有甲状腺功能的异常，以地方性甲状腺肿为主，因碘缺乏所致，主要护理是补碘及健康指导。

第四节　甲状腺功能亢进症患者的护理

学习目标

1. 掌握甲状腺功能亢进症患者的临床表现、护理诊断及护理措施。
2. 掌握甲状腺危象的主要诱因、临床表现、预防、护理急救配合措施。
3. 熟悉甲状腺功能亢进症的治疗要点。
4. 了解 Graves 病的病因、发病机制、实验室检查指标。

　　甲状腺功能亢进症（简称甲亢）是指由多种病因导致甲状腺腺体本身产生甲状腺激素（TH）过多而引起的甲状腺毒症。甲状腺毒症是指神经、循环、消化等系统的组织器官暴露于过量甲状腺激素条件下引起的兴奋性增高和代谢亢进的一组临床综合征。根据甲状腺功能的状态，甲状腺毒症可分为甲状腺功能亢进类型和非甲状腺功能亢进类型，其病因复杂（表 7-2），以 Graves 病所致甲亢最为常见，约占 70%～90%。本节将重点阐述。

表 7-2　甲状腺毒症的常见原因

甲状腺功能亢进类型	非甲状腺功能亢进类型
1. 弥漫性毒性甲状腺肿（Graves 病）	1. 亚急性肉芽肿性甲状腺炎（亚急性甲状腺炎）
2. 桥本甲状腺炎	2. 亚急性淋巴细胞性甲状腺炎（无痛性甲状腺炎）
3. 新生儿甲状腺功能亢进症	3. 慢性淋巴细胞性甲状腺炎（桥本甲状腺炎、萎缩性甲状腺炎）
4. 多结节性毒性甲状腺肿	4. 产后甲状腺炎（PPT）
5. 甲状腺自主高功能腺瘤	5. 外源甲状腺激素替代
6. 滤泡状甲状腺癌	6. 异位甲状腺激素产生（卵巢甲状腺肿等）
7. 碘致甲状腺功能亢进症	
8. HCG 相关性甲状腺功能亢进症（绒毛膜癌、葡萄胎等）	
9. 垂体 TSH 瘤或增生致甲状腺功能亢进症	

Graves 病患者的护理

Graves 病（Graves disease，GD）又称弥漫性毒性甲状腺肿，是一种伴甲状腺激素（TH）分泌增多的器官特异性自身免疫病。GD 是甲状腺功能亢进症的最常见病因，约占全部甲亢的 80%~85%。高发年龄为 20~50 岁，女性多见，男女之比约为 1:(4~6)。临床主要表现有甲状腺毒症、弥漫性甲状腺肿、眼征以及胫前黏液性水肿。

【病因与发病机制】

目前本病病因及发病机制虽未完全阐明，但公认其发生与自身免疫有关，属于器官特异性自身免疫病。

1. 遗传因素　有显著的遗传倾向，并与一定的人类白细胞抗原（HLA）类型有关。

2. 免疫因素　患者的血清中存在 TSH 受体特异性自身抗体。TSH 和 TRAb 均可与 TSH 受体结合，刺激甲状腺细胞增生、TH 合成及分泌增加。另外，在患者外周血及甲状腺内 T 淋巴细胞数量增多，功能发生改变，GD 浸润性突眼主要与细胞免疫有关。

3. 环境因素　环境因素对本病的发生发展有影响作用，如细菌感染、性激素、应激等，可能成为疾病发生或病情恶化的诱因。

【临床表现】

多数起病缓慢，少数在感染或精神创伤等应激后急性起病。典型表现有 TH 分泌过多所致高代谢症群、甲状腺肿及眼征。

1. 甲状腺毒症表现

（1）高代谢综合征：疲乏无力、怕热多汗、皮肤潮湿、多食善饥、体重显著下降等，主要是因为甲状腺素增多导致交感神经兴奋性增高和新陈代谢加速所致。

（2）精神神经系统：神经过敏、多言好动、焦躁易怒、失眠、记忆力减退、注意力不集中，手、眼睑和舌震颤，腱反射亢进。

（3）心血管系统：表现为心悸气短、心动过速，心尖部第一心音亢进，收缩压增高、舒张压降低致脉压增大，可出现周围血管征。

（4）消化系统：食欲亢进、多食消瘦，因胃肠蠕动增快，消化吸收不良而排便次数增多。

（5）肌肉与骨骼系统：甲亢性肌病、肌无力及肌萎缩；周期性瘫痪，发作时血钾降低，但尿钾不高。甲亢可致骨质疏松。

（6）生殖系统：女性常有月经减少或闭经。男性有阳痿，偶有乳房发育。

（7）造血系统：外周血白细胞计数偏低，分类淋巴细胞比例增加，单核细胞数增多。血小板寿命较短，可伴发血小板减少性紫癜。

2. 甲状腺肿　常呈弥漫性、对称性肿大，随吞咽动作上下移动，质软。甲状腺上、下极可触及震颤，闻及血管杂音。

3. 眼征　分为单纯性突眼和浸润性突眼两类。

（1）单纯性突眼：与甲状腺毒症所致的交感神经兴奋性增高有关，包括以下表现：①轻度突眼：突眼度不超过 18mm；②Stellwag 征：瞬目减少，眼神炯炯发亮；③Dalrymple 征：上眼睑挛缩，眼裂增宽；④Von Graefe 征：双眼下视时，上眼睑不能随眼球下移，出现白色巩膜；⑤Joffroy 征：眼球向上看时，前额皮肤不能皱起；⑥Mobius 征：双眼看近物时，眼球辐辏不良。

（2）浸润性突眼：约占 5%，与眶后组织的自身免疫性炎症有关。除上述眼征外，常有眼睑肿胀肥厚，结膜充血水肿；眼球显著突出，突眼度超过 18mm，且左右眼突眼度可不相等（相差 >3mm），眼球活动受限。患者自诉视力下降、异物感、畏光、复视、斜视、眼部胀痛、刺痛、流泪。严重者眼球固定，眼睑闭合不全，角膜外露易导致溃疡发生及全眼球炎，甚至失明。

4. 特殊表现　常见的有甲状腺危象、甲亢性心脏病、淡漠型甲亢、妊娠期甲状腺功能亢进症、胫前黏液性水肿及 Graves 眼病等。

（1）甲状腺危象：也称甲亢危象，是甲状腺毒症急性加重的一个综合征。发病原因可能与交感神经兴奋，垂体-肾上腺皮质轴应激反应减弱，短时间内大量 T_3、T_4 释放入血有关。主要诱因包括精神刺激、感染、创伤、放射性碘治疗、手术准备不充分等。表现为原有甲亢症状加重，并出现高热（体温 >39℃），心动过速（140~240 次/分），常伴有心房颤动或扑动，烦躁不安、大汗淋漓、呼吸急促、畏食、恶心、呕吐、腹泻，患者可因大量失水导致虚脱、休克、嗜睡、谵妄或昏迷。

（2）淡漠型甲亢：多见于老年患者。起病隐袭，高代谢综合征、眼征和甲状腺肿均不明显。主要表现为明显消瘦、心悸、乏力、震颤、头晕、昏厥、神经质或神志淡漠、腹泻、厌食，可伴有心房颤动和肌病等。

（3）妊娠期甲亢：分为妊娠期合并甲亢与 HCG 相关性甲亢。妊娠期合并甲亢，高代谢症较一般孕妇明显；甲状腺肿大，常伴有震颤及血管杂音；血清 TT_4 和 TT_3 增高。HCG 相关性甲亢因绒毛膜促性腺激素（HCG）刺激促甲状腺激素受体而致，妊娠终止或分娩后消失。

（4）胫前黏液性水肿：与 Graves 眼病同属于自身免疫病，约 5% 的 GD 患者伴发本症。多发生在胫骨前下 1/3 部位，也见于足背、踝关节、肩部、手背或手术瘢痕处，偶见于面部，皮损大多为对称性。早期皮肤增厚、变粗，有广泛大小不等的棕红色或红褐色或暗紫色突起不平的斑块或结节，边界清楚，直径 5~30mm 不等，连片时更大，皮损周围的表皮稍发亮，薄而紧张，病变表面及周围可有毳毛增生、变粗、毛囊角化，可伴感觉过敏或减退，或伴痒感；后期皮肤粗厚，如橘皮或树皮样，皮损融合，有深沟，覆以灰色或黑色疣状物，下肢粗大似象皮腿。

【实验室及其他检查】

1. 血清游离甲状腺素（FT$_4$）与游离三碘甲状腺原氨酸（FT$_3$） 是临床诊断甲亢的首选指标，甲亢时 FT$_3$、FT$_4$ 增高。

2. 血清总甲状腺素（TT$_4$）与血清总三碘甲状腺原氨酸（TT$_3$） 受 TBG 等结合蛋白量和结合力变化的影响。甲亢时增高，T$_3$ 型甲亢时仅有 T T$_3$ 增高。

3. 促甲状腺激素（TSH）测定 是反映下丘脑-垂体-甲状腺轴功能的敏感指标，TSH 降低有助于甲亢诊断。

4. 甲状腺激素释放激素（TRH）兴奋试验 TRH 给药后 TSH 不增高则支持甲亢的诊断。

5. 甲状腺^{131}I 摄取率 甲亢时总摄取量增高且高峰前移。

6. 三碘甲状腺原氨酸（T$_3$）抑制试验 用于鉴别单纯性甲状腺肿和甲亢，甲亢患者在试验中甲状腺^{131}I 摄取率不能被抑制。

7. 甲状腺刺激性抗体（TSAb）测定 TSAb 阳性有助于 GD 的诊断。

【治疗要点】

主要采取抗甲状腺药物、^{131}I 及手术治疗。

1. 抗甲状腺药物治疗 是甲亢的基础治疗。常用药物包括硫脲类和咪唑类两类。硫脲类有甲硫氧嘧啶（MTU）及丙硫氧嘧啶（PTU）；咪唑类有甲巯咪唑（MMI，他巴唑）和卡比马唑（CMZ，甲亢平）常以 PTU 和 MMI 较为常用。疗程包括初始期、减量期及维持期，以PTU 为例：①初始期：PTU 300~450mg/d，分 2~3 次口服，至症状缓解或血 TH 恢复正常即可减量；②减量期：每 2~4 周减量 1 次，每次减量 50~100mg/d，3~4 个月减至维持量；③维持期：50~100mg/d，维持 1~1.5 年。

2. 放射性^{131}I 治疗 ^{131}I 被甲状腺摄取后释放 β 射线，破坏甲状腺组织细胞。适用于药物治疗失败或过敏、手术后复发等患者。禁用于妊娠、哺乳期妇女。

3. 手术治疗 适用于中、重度甲状腺功能亢进，长期用药无效者，甲状腺肿大显著、压迫症状明显者等，术前需抗甲状腺药物、碘剂等充分准备，以免诱发甲亢危象。浸润性突眼，严重心、肝、肾等疾患，不适宜手术治疗。主要并发症是甲状旁腺功能减退和喉返神经损伤。

4. 甲状腺危象的防治 避免和去除诱因，积极治疗甲亢是预防甲状腺危象的关键，一旦发生需积极抢救。

（1）抑制 TH 合成：首选 PTU，首次剂量为 600mg，口服或胃管注入；以后每 6 小时给予 PTU 250mg 口服，待症状缓解后减至一般治疗剂量。

（2）抑制 TH 释放：服 PTU 1 小时后再加用复方碘口服溶液 5 滴，以后每 8 小时 1 次，或碘化钠 1.0g 加入 10% 葡萄糖液中静滴 24 小时，以后视病情逐渐减量，一般使用 3~7 日。

（3）抑制 T$_4$ 转 T$_3$：普萘洛尔 20~40mg，每 6~8 小时口服 1 次，或 1mg 稀释后缓慢

静注。

（4）提高应激能力：氢化可的松 50~100mg 加入 5%~10% 葡萄糖液中静滴，每 6~8 小时 1 次。

（5）降低和清除血浆 TH：上述治疗效果不满意时，可选用血液透析、腹膜透析或血浆置换等措施，迅速降低血浆 TH 浓度。

（6）消除诱因和对症支持治疗：积极消除诱因，纠正水、电解质和酸碱平衡紊乱，治疗各种并发症。

5. 浸润性突眼的防治

（1）减轻球后水肿：高枕卧位，限制食盐摄入，适量使用利尿剂。

（2）局部治疗：使用 1% 甲基纤维素或 0.5% 氢化可的松滴眼，睡眠时眼睑不能闭合者使用抗生素眼膏，必要时加盖眼罩预防角膜损伤。

（3）抑制免疫反应：应用免疫抑制剂和糖皮质激素，如泼尼松 60~100mg/d，分 3 次口服。

（4）减轻眶内或球后浸润：严重突眼、暴露性角膜溃疡或压迫性视神经病变者，行球后放射或手术治疗。

【护理评估】

1. 病史评估　询问患者患病的起始时间，主要症状及其特点，如有无疲乏无力、怕热、多汗、低热、多食、消瘦、急躁易怒、排便次数增多，以及心悸、胸闷、气短等表现；有无精神刺激、感染、创伤等诱发因素存在；患病后的检查治疗经过，用药情况。了解有无家族史。女性患者月经史、生育史情况。

2. 身体评估

（1）一般状态：评估患者的生命体征如体温、脉搏、脉压等情况，有无兴奋易怒、失眠不安等，有无消瘦、体重下降、贫血等营养状况改变。

（2）皮肤、黏膜：评估皮肤是否湿润、多汗。

（3）眼征：评估有无眼球突出、眼裂增宽等表现，有无视力疲劳、畏光、复视、视力减退、视野变小等。

（4）甲状腺：评估甲状腺肿大程度，是否呈弥漫性、对称性肿大，有无震颤和血管杂音。

（5）心脏、血管：评估心尖搏动的位置、搏动强度、心率增快、心尖部收缩期杂音、心律失常等。有无周围血管征。

（6）骨骼肌肉：有无肌无力、肌萎缩和杵状指等。

3. 实验室及其他检查的评估

（1）血清 TH 水平有无升高。

（2）甲状腺摄^{131}I 率是否增高，T_3 抑制试验是否示甲状腺摄^{131}I 率不能被明显抑制。

（3）血中 TSAb 及其他自身抗体是否阳性。

4. 心理与社会评估　评估疾病对生活质量、生活态度及人际关系的影响。是否有睡眠、活动量及活动耐力的改变。评估患者的心理状态，有无焦虑、恐惧、多疑等心理变化。评估患者及家属对疾病知识的了解程度，患者所在社区的医疗保健服务情况。

【护理诊断/问题】

1. 营养失调：低于机体需要量　与基础代谢率增高、消化不良及吸收差有关。
2. 活动无耐力　与蛋白质分解增加、甲亢性心脏病、肌无力等有关。
3. 个人应对无效　与性格及情绪改变有关。
4. 有组织完整性受损的危险　与浸润性突眼有关。
5. 潜在并发症：甲状腺危象。

【护理措施】

1. 一般护理

（1）环境：舒适安静，通风良好，避免光电声刺激，室内凉爽且温度相对恒定。

（2）活动与休息：帮助、指导患者制订休息与活动计划，建立良好的作息规律。活动以不感疲劳为宜，应适当增加休息时间，维持充足的睡眠，防止病情加重。病情重、有心力衰竭或严重感染者应绝对卧床休息。

（3）饮食护理：给予高热量、高蛋白、高维生素、高矿物质、低纤维素饮食；保证饮水量充足，每天2000~3000ml。减少高纤维食物的摄入，以减少排便次数，避免刺激性食物和饮料的摄入，禁食含碘丰富的食品，应食用无碘盐；忌食海带、紫菜等海产品，慎食卷心菜、甘蓝等易致甲状腺肿食物。

2. 病情观察　密切观察患者的体温、脉搏、心律、血压变化，注意有无精神状态和手指震颤情况，有无焦虑、烦躁、心悸等甲亢加重的表现，每周测量体重一次。

3. 用药护理　指导患者正确用药，不可自行减量和停药，及时观察药物不良反应。不良反应包括：①粒细胞减少，多发生在用药后2~3个月内，严重者可致粒细胞缺乏症，故要指导病人定期复查血象。如外周血白细胞低于 3×10^9/L 或中性粒细胞低于 1.5×10^9/L 应停药。②皮疹，较常见，可用抗组胺药物控制，不必停药。如出现皮肤瘙痒、团块状等严重皮疹时则应立即停药，以免发生剥脱性皮炎。③其他，如中毒性肝炎、肝坏死、狼疮样综合征等损害，应立即停药。

4. 心理护理　与患者建立互信关系，让患者及其亲属认识到目前的情绪、性格改变是由疾病引起的，共同探讨控制情绪和减轻压力的方法。指导和帮助患者正确处理生活中突发事件，提醒家属避免提供兴奋、刺激的消息，以减少患者激动、易怒的精神症状。鼓励患者参加适宜的团体活动，以免社交障碍产生焦虑。

5. 浸润性突眼的护理

（1）保护眼睛：采取保护措施，预防眼睛受到刺激和伤害。①外出戴深色眼镜，减少光线、灰尘和异物的侵害；②经常以眼药水湿润眼睛，避免过度干燥；③睡前涂抗生素眼膏，眼睑不能闭合者用无菌纱布或眼罩覆盖双眼；④当眼睛有异物感、刺痛或流泪时，勿用手直接揉眼睛；⑤睡觉或休息时，抬高头部，使眶内液回流减少，减轻球后水肿。

（2）病情观察：定期眼科角膜检查以防角膜溃疡造成失明。

6. 甲状腺危象的护理及抢救配合

（1）避免诱因：指导病人进行自我调整，保持良好心态及生活、用药规律，避免感染、严重精神刺激、创伤等诱发因素。

（2）病情监测：观察生命体征及神志变化，发现原有甲亢症状加重，出现发热（体温＞39℃）、乏力、烦躁、多汗、心悸、食欲减退、恶心、呕吐、腹泻、脱水等现象，应警惕甲状腺危象的发生，并立即报告医师。

（3）急救配合

1）立即吸氧：绝对卧床休息，呼吸困难时取半卧位。注意保持病人呼吸道通畅，及时清除呼吸道分泌物。

2）及时给药：迅速建立静脉通路，留置中心静脉导管，进行中心静脉压监测，确保药物及液体的顺利输入，根据病情及心功能调节输液速度。同时备齐各种抢救物品，如气管切开包、负压吸引器、气管插管、除颤仪等。

3）严密观察：定期测量生命体征，注意血压、心率、心律、体温、呼吸的变化，如用药后，心率仍未减慢、心悸、胸闷加重，体温居高不下，应及时通知医师。留置尿管，准确记录24小时出入量，观察有无皮肤皱缩、眼眶凹陷、血压降低等脱水表现，大汗后及时更换潮湿的衣服和床单，保持皮肤的清洁，防止受凉，及时补充水分。观察神志的变化，观察病人神志、精神状态，腹痛、腹泻症状有无减轻。

4）对症护理：保持病室安静，给予心理护理。患者因甲状腺激素增多，神经系统兴奋性增高，多易激动、焦虑，精神刺激又能加重病情，因此在护理工作中要热情、耐心，及时沟通，解除患者的紧张、焦虑情绪，避免精神刺激。有精神症状者，加床档，必要时应用约束带，保护甲亢危象患者，以防发生意外。体温过高者给予冰敷或酒精擦浴以降低体温；躁动不安者使用床档保护患者安全；昏迷者加强皮肤、口腔护理，定时翻身，防止压疮、肺炎的发生。

5）补充能量：给予高碳水化合物、高蛋白、高维生素饮食，鼓励患者多饮水，满足高代谢需要。

6）注意不良反应：丙硫氧嘧啶用后可引起白细胞减少，要定期复查血象，使用普萘洛尔（心得安）后应加强观察，注意有无胸闷、气急等情况出现，有心衰、支气管哮喘、Ⅱ度以上房室传导阻滞者禁用心得安；使用碘剂时，要注意有无胸闷、心悸、皮疹等碘过敏现象，并避免直接口服，应滴在馒头或饼干上饭后服用，以免刺激口咽部黏膜。

7. 健康指导

（1）知识宣教：向患者宣传甲亢的疾病知识和眼睛的保护方法，教会自我护理。指导患者注意加强自我保护，上衣领宜宽松，避免压迫甲状腺，严禁用手挤压甲状腺以免TH分泌过多，加重病情。对有生育需要的女性患者，应告知其妊娠可加重甲亢，宜治愈后再妊娠。鼓励患者保持身心愉快，避免精神刺激或过度劳累等诱因。对妊娠期甲亢患者，应指导其避免各种对母亲及胎儿造成影响的因素，宜选用抗甲状腺药物治疗，禁用[131]I治疗，慎用普萘洛尔。产后如需继续服药，则不宜哺乳。

（2）用药指导：指导患者坚持遵医嘱按剂量、按疗程服药，不可随意减量和停药。服用抗甲状腺药物的开始3个月，每周查血象1次，每隔1~2个月做甲状腺功能测定，定期自测脉搏、体重。

（3）出院指导：遵医用药，避免诱因，定期复查，出现不适及时就诊，宜食用高蛋白、高热量、高维生素类营养丰富食物。

小　结

　　甲状腺功能亢进（简称甲亢）是由多种病因引起甲状腺功能增强，分泌过多的甲状腺素所致的一组临床综合征。Graves 病是甲亢最常见病因。以甲状腺肿大、高代谢症候群、突眼为特征。实验室检查血清 FT_4 和（或）FT_3 增高，TSH 减低。以药物治疗、手术及 ^{131}I 为治疗手段。护理重点用药护理、甲状腺危象的识别与抢救配合、浸润性突眼的护理。

第五节　甲状腺功能减退症患者的护理

学习目标 ▮▮

1. 掌握甲状腺功能减退症的临床表现及主要护理措施。
2. 熟悉甲状腺功能减退症的护理诊断及治疗要点。
3. 了解甲状腺功能减退症的病因、分类、发病机制及辅助检查。

　　甲状腺功能减退症（hypothyroidism）简称甲减，是由各种原因导致的低甲状腺激素血症或甲状腺激素抵抗而引起的全身性低代谢综合征。其病理特征是黏多糖在组织和皮肤中堆积，表现为黏液性水肿。本病根据起病时年龄不同而分为呆小病、幼年型甲减和成年型甲减。呆小病起病于胎儿或新生儿，与母体缺碘、胎儿甲状腺发育不全或缺如所致甲状腺激素合成不足等因素有关；幼年型甲减起病于儿童；成年型甲减多见于中年女性，男女之比约为1：（5～10）。前两型伴有智力障碍，成年型以全身代谢缓慢、器官功能降低为特点。本节重点阐述成年型甲减。

【病因与发病机制】

　　1. 原发性甲状腺功能减退症　由甲状腺腺体本身病变所致，约占成人甲减的95％以上。常见原因有甲状腺炎症、放射性 ^{131}I 治疗、甲状腺手术、缺碘所致的甲状腺肿等。

　　2. 继发性甲状腺功能减退症　由下丘脑和垂体病变引起的促甲状腺激素释放激素（TRH）或者促甲状腺激素（TSH）产生和分泌减少所致。常见的原因有肿瘤、手术、放疗或产后垂体缺血性坏死等。

　　3. 甲状腺激素抵抗综合征　由于甲状腺激素在外周组织实现生物效应障碍引起甲状腺功能减退症。

【临床表现】

　　起病隐匿，病程较长，主要以代谢率减低和交感神经兴奋性下降为主要表现；早期轻症患者缺乏特异症状和体征。

1. 一般表现　易疲劳、怕冷、体重不减或增加、记忆力减退、反应迟钝、嗜睡、精神抑郁、便秘、月经不调、肌肉痉挛等。因黏液性水肿表现为表情淡漠，面色苍白，皮肤干燥、粗糙脱屑，颜面水肿，声音嘶哑，毛发稀疏。由于高胡萝卜素血症，手足皮肤呈姜黄色。

2. 心血管系统　心动过缓、心排血量下降，重则心包积液、心脏增大。

3. 消化系统　畏食、腹胀、便秘，严重者可出现麻痹性肠梗阻。

4. 内分泌生殖系统　性欲减退，女性患者可有月经过多、溢乳，男性患者可有勃起障碍等。

5. 肌肉与关节　肌肉松弛无力、肌萎缩、腱反射减弱，可出现暂时性肌强直、痉挛、疼痛等，遇冷后加重。

6. 黏液性水肿昏迷　见于病情严重者。常见诱因有寒冷、感染、手术、严重躯体疾病、中断 TH 替代治疗和使用麻醉、镇静剂等。表现为嗜睡、低体温（体温 < 35℃），呼吸减慢，心动过缓，血压下降，四肢肌肉松弛，反射减弱或消失，甚至昏迷、休克，心肾功能不全而危及患者生命。

【实验室及其他检查】

1. 血常规及血生化检查　轻中度正细胞正色素性贫血，血清三酰甘油、总胆固醇增高。

2. 甲状腺功能检查　TSH 增高、TT_4、FT_4 降低，TSH 增高、FT_4 降低是诊断本病的必备指标，TSH 增高是原发性甲减诊断最早、最敏感的指标，亚临床甲减仅有血清 TSH 增高。

3. TRH 刺激试验　有助于病变部位的确定。TSH 不增高者提示为垂体性甲减；延迟增高者为下丘脑性甲减；TSH 过度增高，提示原发性甲减。

【治疗要点】

1. 替代治疗　甲状腺素替代，首选左甲状腺素（$L\text{-}T_4$）口服。治疗的剂量取决于患者的病情、年龄、体重及个体差异。多需终生服药。

2. 黏液性水肿昏迷的治疗　静脉补充甲状腺激素，清醒后改口服维持治疗。保温、给氧、保持呼吸道通畅。氢化可的松 200～300mg/d 持续静滴，待患者清醒后逐渐减量。控制感染，治疗原发病。

【护理评估】

1. 病史评估　询问有无畏寒、少汗、食欲减退；有无颅脑手术史、放射性治疗史及长期使用糖皮质激素史；注意询问性功能及女性生育史及月经史。

2. 身体评估　观察有无少言、反应迟钝、眼睑水肿、皮肤干燥、粗糙脱屑等，诸系统有无甲减的典型表现，如心动过缓、食欲减退而体重无明显减轻、女性患者月经失调等。

3. 实验室及其他检查的评估　评估血常规检测有无贫血、有无血清 TSH 增高、FT_4 降低等。

4. 心理与社会评估　评估甲减对患者日常生活及心理的影响。注意患者及家属对疾病知识的掌握程度。

【护理诊断/问题】

1. 体温过低　与基础代谢率降低有关
2. 便秘　与肠蠕动减慢有关
3. 活动无耐力　与基础代谢水平低下及肌肉松弛无力有关。
4. 身体形象紊乱　与黏液性水肿有关。

【护理措施】

1. 一般护理　给予高蛋白、高维生素、低钠、低脂肪饮食并保证饮水充分。鼓励便秘者多食新鲜果蔬及粗纤维食物，以促进胃肠蠕动。因桥本甲状腺炎所致甲减者须避免富碘食物和药物的摄入，以免诱发严重黏液性水肿。指导病人学会腹部按摩、肛周按摩等排便技巧，养成定时排便习惯，并鼓励病人每天进行慢跑、散步等适度运动。

2. 病情观察　注意病人生命体征、神志、语言、动作、皮肤状态、胃肠道症状等变化，观察有无寒战、皮肤苍白、体温过低表现及心律不齐、心动过缓等现象，警惕黏液性水肿的发生。

3. 对症护理　体温过低者，调节室温在 22～23℃，可采取添加衣服、戴手套、睡眠时加盖毛毯、棉被或使用热水袋等保暖方法，避免受凉。便秘者可给予缓泻剂、清洁灌肠处理。加强水肿部位的护理，防止破溃。皮肤干燥者可洗浴后涂抹护肤油保护。

4. 用药护理　左甲状腺素（L-T$_4$）需要终身替代，不能随意加减药物或停药。便秘者根据医嘱给予轻泻剂，并观察大便的次数、性质、量的改变。

5. 潜在并发症：黏液性水肿昏迷

（1）避免诱因：避免寒冷、感染、手术、使用麻醉剂、镇静剂等诱发因素。

（2）严密监测：观察病人神志、生命体征及全身黏液性水肿情况，做好每天出入量及体重记录。如出现体温低于 35℃、呼吸浅慢、心动过缓、血压降低、嗜睡等，或出现口唇发绀、呼吸深长、喉头水肿等症状，要立即报告医生并配合救治。

（3）黏液性水肿昏迷的护理：①立即吸氧，注意保持呼吸道通畅，必要时做好气管插管或气管术前准备；②迅速建立静脉通道，按医嘱及时给药；③严密观察病人生命体征的变化及动脉血气分析的变化，记录 24 小时出入量；④注意保暖，避免局部热敷，以免烫伤或加重循环不良。

6. 健康指导

（1）疾病相关知识指导：指导患者了解甲减及其并发症的防治及自我保健知识，适当运动，预防感染和外伤，慎用催眠、镇静、止痛、麻醉等药物。增进食欲，多食高热量、高蛋白、富含纤维素食品。告知患者替代治疗需终身服药，指导正确的用药方法，遵医嘱严格掌握剂量，不可随意增减剂量或停药。

（2）定期复诊：出现不适及时就诊，定期复诊。

📖 **小　结**

　　甲减由甲状腺激素分泌及合成不足所致，主要表现为全身性代谢降低、器官功能下降，TSH 增高；需甲状腺激素终生替代治疗。黏液性水肿昏迷的护理关键是密切观察病情、及时发现并配合救治。

第六节　糖尿病患者的护理

📖 **学习目标**

1. 掌握糖尿病的临床表现、护理措施，尤其是糖尿病的饮食护理、胰岛素使用注意事项及急性并发症的护理。
2. 熟悉糖尿病的定义、分类、护理诊断和治疗要点。
3. 了解糖尿病病因、发病机制。

　　糖尿病（diabetes mellitus，DM）是由于遗传和环境因素互相作用，导致胰岛素分泌和（或）胰岛素作用缺陷而引起的以慢性高血糖为特征的一系列代谢疾病群。长期的碳水化合物、蛋白质、脂肪代谢紊乱可引发多系统损害，造成眼、肾、神经、心脏、血管等组织的慢性进行性病变，导致器官功能缺陷及衰竭。病情严重或应激时可发生酮症酸中毒、高渗性昏迷等急性代谢紊乱。

　　糖尿病是继心血管疾病、肿瘤之后的第三大非传染性疾病，属常见病、多发病；本病以 2 型糖尿病为主，占 95% 以上。随城市化进程和人口老龄化的加快，人们生活方式的改变和生活水平的提高，糖尿病的患病率呈快速增长趋势。调查评估结果显示，我国目前 20 岁以上成年人的患病率为 9.7%，患病总数达 9240 万（《中国 2 型糖尿病防治指南（2010 年版）》），是全球增长最快和患病人数最多的国家，已成为严重威胁人类健康的重要公共卫生问题。

　　糖尿病分为 4 型（WHO，1999 年），即 1 型糖尿病、2 型糖尿病、其他特殊类型糖尿病和妊娠期糖尿病。

【病因与发病机制】

　　糖尿病的病因及发病机制至今尚未完全阐明。不同类型糖尿病的病因不尽相同，同一类型中也存在着异质性。总体可认为，均因遗传因素和环境因素的共同参与，导致胰岛 B 细胞分泌胰岛素缺陷和（或）外周组织胰岛素利用不足，引起糖、脂肪及蛋白质等物质代谢紊乱的结果。

　　1. 1 型糖尿病（胰岛素依赖型糖尿病）　因 B 细胞破坏，导致胰岛素绝对缺乏。其发生、发展可分为 6 个阶段。

（1）第1期：遗传易感性。与某些特殊人类白细胞抗原（HLA）类型有关。

（2）第2期：启动自身免疫反应。某些环境因素可启动胰岛B细胞的自身免疫反应，其中以病毒感染是最为重要因素。已知的相关病毒有：柯萨奇B_4病毒、腮腺炎病毒、风疹病毒、巨细胞病毒和脑炎、心肌炎病毒等。

（3）第3期：免疫学异常。糖尿病前期，胰岛素分泌功能虽属正常，但因处于自身免疫反应活动期，循环中会出现一组自身抗体。主要包括胰岛细胞自身抗体（ICA）、胰岛素自身抗体（IAA）、谷氨酸脱羧酶自身抗体（GAD_{65}）。

（4）第4期：进行性胰岛B细胞功能丧失。本期进程长短，在不同病例间存在较大差异。通常先出现胰岛素分泌第一相降低，随着B细胞数量减少，胰岛分泌功能的下降，血糖逐渐升高，进而发展为临床糖尿病。

（5）第5期：临床糖尿病。血糖明显升高，出现糖尿病的部分或典型症状。此时胰岛中仅残存少量B细胞（约10%）分泌胰岛素。

（6）第6期：1型糖尿病发病后数年，多数患者胰岛B细胞完全破坏，胰岛素水平很低，失去对刺激物的反应，糖尿病的临床表现明显。

2.　2型糖尿病（非胰岛素依赖型糖尿病）　从以胰岛素抵抗为主伴胰岛素分泌不足，到以胰岛素分泌不足为主伴胰岛素抵抗。其发生、发展可分为以下4个阶段：

（1）遗传易感性：2型糖尿病具有更强的遗传倾向，是由多基因变异引起，病因和表现具有广泛的遗传异质性。其发病与老龄、营养、肥胖、运动、应激及化学毒物等社会和生物环境因素等有关。

（2）胰岛素抵抗和B细胞功能缺陷：胰岛素抵抗（insulin resistance，IR）指胰岛素作用的靶器官（主要是肝脏、肌肉和脂肪组织）对胰岛素作用的敏感性降低。IR和胰岛素分泌缺陷（包括两者的相互作用）是2型糖尿病发生的两个要素，并与动脉粥样硬化性心血管疾病、高血压、血脂异常、内脏型肥胖等有关。

IR阶段病人胰岛素水平可以正常或高于正常，但胰岛素与受体的亲和力及受体后效应均减弱，导致血糖升高，机体为维持糖代谢正常，胰岛B细胞代偿性分泌更多胰岛素，出现高胰岛素血症；持续高血糖的刺激促进高胰岛素血症的发展，使胰岛素受体数目和（或）亲和力降低，加重胰岛素抵抗；随着胰岛素B细胞功能缺陷的发展，胰岛素水平下降，最终出现空腹高血糖。普遍认为IR早已存在，当B细胞功能缺陷不能代偿时才出现2型糖尿病。

（3）糖耐量减低和空腹血糖调节受损：糖耐量减低（impaired glucose tolerance，IGT）是葡萄糖不耐受的一种类型，可视为糖尿病前期。空腹血糖调节受损（impaired fasting glycemia，IFG）指一类非糖尿病性空腹血糖异常，其血糖浓度高于正常，但低于糖尿病的诊断值。IGT和IFG两者代表葡萄糖的稳态和糖尿病高血糖之间的中间代谢状态，表明其稳态（调节）受损。是糖尿病的危险因素和心血管病的发生危险标志。

（4）临床糖尿病：此期可无明显症状或逐渐出现代谢紊乱症状，或出现糖尿病并发症的表现，血糖升高，并达到糖尿病的诊断标准。

【临床表现】

1型糖尿病易发于青少年，起病急、症状明显，且有自发酮症酸中毒倾向。2型糖尿病多见于40岁以上、体型肥胖的成人，起病缓慢，症状较轻，近年来有呈现低龄化趋势。

1. 代谢紊乱综合征

（1）"三多一少"：即多尿、多饮、多食、体重减轻，是糖尿病的典型症状。血糖升高后因渗透性利尿引起多尿，继而口渴多饮；为补偿损失的糖、维持机体活动，患者常易饥、多食；由于外周组织对葡萄糖利用障碍，脂肪分解增多，蛋白质代谢负平衡，渐见乏力、消瘦、体重减轻。

（2）皮肤瘙痒：由于高血糖及末梢神经病变导致皮肤干燥和感觉异常，患者常会伴有皮肤瘙痒，特别是女性患者会出现外阴瘙痒。

（3）反应性低血糖：因糖尿病患者餐后胰岛素分泌高峰延迟所致，可为 2 型糖尿病的早期发现。

（4）视物模糊：由于血糖升高较快，造成眼房水、晶状体渗透压改变而引起的屈光改变。

（5）其他症状：如四肢酸痛、麻木、腰痛、性欲减退、阳痿不育、月经失调、便秘等。

2. 并发症

（1）急性并发症：包括糖尿病酮症酸中毒、高渗性非酮症糖尿病昏迷和感染。

1）糖尿病酮症酸中毒（diabetic ketoacidosis，DKA）：代谢紊乱加重时，脂肪分解加速，大量脂肪酸在肝脏内经 β 氧化产生大量乙酰乙酸、β-羟丁酸和丙酮，三者统称为酮体。多见于 1 型糖尿病患者，2 型糖尿病患者在一定诱因下亦可发生。常见诱因有胰岛素治疗过程中的不当减量或停用、感染、外伤、妊娠、分娩及严重刺激引起应激状态等。临床上具有发病急、病情重、变化快的特点。表现为三多一少症状明显，食欲减退、恶心、呕吐，嗜睡、呼吸深快有烂苹果味（丙酮味），严重失水、休克表现，晚期各种反射迟钝，甚至消失，昏迷。

2）高渗性非酮症糖尿病昏迷（hyperosmolar nonketotic diabetic coma，HNDC）：其临床特征为严重的高血糖、高血钠、脱水、血浆渗透压升高而无明显的酮症酸中毒表现，常有不同程度意识障碍或昏迷。本病多发于老年 2 型糖尿病患者，常见诱因包括应激、感染、高糖摄入、某些药物和疾病等。

3）感染：疖、痈等皮肤化脓性感染多见，可反复发生，有时可引起败血症或脓毒血症。足癣、甲癣、体癣等皮肤真菌感染也较常见，女性患者常合并真菌性阴道炎。肺结核发病率高，进展快，易形成空洞。

（2）慢性并发症：可累及全身各重要器官，单独或合并出现。其发生、发展与糖尿病发病年龄、病程长短、代谢紊乱程度和病情控制程度相关。

1）大血管病变：主要侵犯主动脉、冠状动脉、大脑动脉、肾动脉和肢体外周动脉等，引起冠心病、缺血性或出血性脑血管病、肾动脉硬化、肢体动脉硬化等。心血管并发症是发病率和致死率高、危害最严重的慢性并发症。

2）微血管病变：主要表现在视网膜、肾、神经、心肌组织，其中以糖尿病肾病和视网膜病变最为重要。前者表现为蛋白尿、水肿、高血压和肾功能不全；后者表现为视网膜出血、水肿、视力模糊甚至失明，视网膜病变是成年人致盲的主要原因。

3）神经病变：以周围神经病变最常见，通常为对称性，下肢较上肢严重，病情进展缓慢。早期表现为肢端感觉异常，如袜子或手套状分布，可伴痛觉过敏；后期累及运动神经，可有肌力减弱甚至肌萎缩和瘫痪。自主神经损害也较常见，表现为直立性低血压、心动过速、腹泻或便秘以及尿潴留、尿失禁等。

4）糖尿病足：是指与下肢远端神经异常和不同程度的周围血管病变相关的足部（踝关节或踝关节以下）感染、溃疡和（或）深层组织破坏。轻者表现为足部畸形、皮肤干燥和发凉、胼胝（高危足）；重者可出现足部溃疡、坏疽。糖尿病足是非创伤性截肢、致残主要原因。

【实验室及其他检查】

1. 血糖测定 空腹及餐后 2 小时血糖升高是诊断糖尿病的主要依据，又是判定糖尿病病情变化的主要指标。空腹血糖正常范围为 3.9 ~ 6.0mmol/L（70 ~ 108mg/dl）。

2. 尿糖测定 主要用于糖尿病筛查和疗效观察，评价尿糖时要考虑肾糖阈的因素，尿糖阳性只是提示血糖值超过肾糖阈。

3. 葡萄糖耐量试验 可疑糖尿病但血糖未达到诊断糖尿病标准者需进行葡萄糖耐量试验。有口服和静脉注射两种，以口服葡萄糖耐量试验（OGTT）为最常见。

4. 糖化血红蛋白（GHbA$_1$）和糖化血浆清蛋白测定 糖化血红蛋白可反映测定前 4 ~ 12 周血糖的总水平，糖化血浆清蛋白可反映患者近 2 ~ 3 周内血糖总的水平。两者均可作为糖尿病患者近期病情的监测指标，但不能作为糖尿病的诊断依据。

5. 血浆胰岛素和 C- 肽测定 有助于了解 B 细胞功能和指导治疗，但不能作为诊断糖尿病的依据。

【治疗要点】

目前，糖尿病尚缺乏有效的病因治疗手段，其治疗采取饮食治疗、运动治疗、药物治疗、自我血糖监测和健康教育（糖尿病治疗"五驾马车"）等综合措施，坚持早期治疗、长期治疗、综合治疗和治疗措施个体化的原则，达到改变不良的生活方式，控制血糖、纠正代谢紊乱，消除糖尿病症状，防止或延缓并发症发生，维持良好的健康和劳动能力的目的。

1. 健康教育 包括对糖尿病患者及其家庭成员糖尿病相关知识的指导，见本节的健康指导。

2. 饮食疗法 贯穿于糖尿病进程发展的各个阶段，是糖尿病治疗的基础，是糖尿病预防和控制的必要环节。合理的饮食对减轻胰岛负担，控制和保持理想体重，纠正代谢紊乱，使血糖、血脂达到或接近正常水平，防止或延缓各种并发症的发生具有十分重要的意义。

3. 运动疗法 适当的活动有利于减轻体重，提高胰岛素敏感性，改善血糖和脂代谢紊乱。应根据年龄、性别、病情及有无并发症等情况，制订合理的锻炼计划，按照循序渐进的原则进行。

4. 自我监测血糖（SMBG）应用便携式血糖仪经常性的观察和记录患者的血糖水平，为调整药物剂量提供依据。

5. 口服药物治疗 包括促进胰岛素分泌剂（磺脲类）、增强靶组织对胰岛素的敏感性（双胍类、胰岛素增敏剂）、α- 葡萄糖苷酶抑制剂。

（1）促进胰岛素分泌剂

1）磺脲类（Sus）：Sus 与胰岛 B 细胞膜上的磺脲类药物受体结合后，关闭 ATP 敏感钾离子通道，激活钙离子通道，刺激含有胰岛素的颗粒外移和胰岛素释放。第一代药物有甲苯磺丁脲、氯磺丙脲等，现已少应用。第二代药物有格列本脲（优降糖）、格列吡嗪（美吡达）、格列齐特（达美康）、格列喹酮（糖适平）、格列苯脲等，餐前半小时服用。

2）非磺脲类：作用在胰岛 B 细胞膜的 ATP 敏感钾离子通道上，促进胰岛素分泌。但与 Sus 结合位点不同，降血糖作用短而快，主要控制餐后高血糖。如瑞格列奈（诺和龙）和那格列奈。

（2）双胍类：主要作用机制是抑制肝葡萄糖输出，也可改善外周组织对胰岛素的敏感性、增加对葡萄糖的摄取和利用。主要用于 2 型糖尿病，是肥胖者的一线用药。常用药物有二甲双胍（甲福明），剂量为 500～1500mg/d，分 2～3 次口服，最大剂量不超过 2g/d。心、肝、肺、肾功能不全者，严重感染、手术及高热患者禁用。

（3）胰岛素增敏剂：本类药为噻唑烷二酮（TZD）类，也称格列酮类。主要作用是增强靶组织对胰岛素的敏感性，减轻胰岛素抵抗。有罗格列酮和吡格列酮等。

（4）葡萄糖苷酶抑制剂（AGI）：通过抑制小肠黏膜刷状缘的 α-葡萄糖苷酶而延迟糖类的吸收，降低餐后高血糖。2 型糖尿病的第一线用药。常用药物有阿卡波糖（拜糖平）、优格列波糖（倍欣）等。

6. 胰岛素治疗

（1）适应证：①1 型糖尿病；②糖尿病急性并发症如：酮症酸中毒、高渗性昏迷和乳酸性酸中毒；③糖尿病慢性并发症；④应急情况：如手术、感染、创伤等；⑤妊娠和分娩；⑥2 型糖尿病经饮食和口服降糖药未达到良好控制者。

（2）制剂类型：按起效作用快慢和维持时间，分为速效、中效、长效、预混、胰岛素类似物 5 类（表 7-3）。各类胰岛素均为皮下注射，仅速效制剂还可静脉注射。

表 7-3　常用胰岛素及其作用特点

胰岛素制剂	起效时间	峰值时间	作用持续时间
短效胰岛素（RI）	15～60 分钟	2～4 小时	5～8 小时
速效胰岛素类似物（门冬胰岛素）	10～15 分钟	1～2 小时	4～6 小时
速效胰岛素类似物（赖脯胰岛素）	10～15 分钟	1～1.5 小时	4～5 小时
中效胰岛素（NHP）	2.5～3 小时	5～7 小时	13～16 小时
长效胰岛素（PZI）	3～4 小时	8～10 小时	长达 20 小时
长效胰岛素类似物（甘精胰岛素）	2～3 小时	无峰值	长达 30 小时
长效胰岛素类似物（地特胰岛素）	3～4 小时	3～14 小时	长达 24 小时
预混胰岛素（HI30R、HI70/30）	0.5 小时	2～12 小时	14～24 小时
预混胰岛素（50R）	0.5 小时	2～3 小时	10～24 小时

（引自《中国 2 型糖尿病防治指南（2010 版）》，中华医学会糖尿病学分会，北京大学医学出版社，2011.09）

（3）使用原则和方法：胰岛素治疗应在综合治疗基础上进行。胰岛素剂量取决于血糖水平、B 细胞功能缺陷程度、胰岛素抵抗程度、饮食和运动状况等，一般从小剂量开始，根据血糖水平逐步调整，直至达到满意控制。

7. 糖尿病酮症酸中毒的治疗

（1）补液：输液是救治糖尿病酮症酸中毒的首要、关键措施。通常使用生理盐水，输液量视病情而定，心功能正常者 2 小时内输入 1000～2000ml，以便迅速补充血容量，改善周围循环和肾功能，第 2～6 小时输入 1000～2000ml，第 1 个 24 小时输液总量约 4000～5000ml，重者可达 6000～8000ml。对老年患者及有心脏病变者，必要时可在中心静脉压监护下调整输液速度及输液量。

（2）胰岛素：采用小剂量（速效）胰岛素治疗方案 0.1U/（h·kg），使血清胰岛素浓度恒定在 100～200μU/ml，可发挥抑制脂肪分解和酮体生成的最大效应。通常将速效胰岛素加入生理盐水中持续静滴。当血糖降至 13.9mmol/L 时，改输 5% 葡萄糖液并加入速效胰岛素（按每 3～4g 葡萄糖加 1U 胰岛素计算）。尿酮体消失后，根据患者尿糖、血糖及进食情况调节胰岛素剂量，或改为每 4～6 小时皮下注射胰岛素 1 次，逐渐恢复平时的治疗。

（3）纠正电解质及酸碱平衡失调：轻症患者经静脉补液及胰岛素治疗后，酸中毒可逐渐纠正，无需补碱；pH≤7.0 者应予小剂量的碳酸氢钠静滴，但不宜过多过快，以免诱发或加重脑水肿。补钾时机、补钾量及速度应根据治疗前血钾水平及尿量决定。

（4）防治诱因和处理并发症：如休克、严重感染、心力衰竭、心律失常、肾衰竭、脑水肿等。

【护理评估】

1. 病史评估　详细了解患者的患病过程和治疗经历，询问其患病起始时间、主要症状及其特点、有无并发症出现，有无外伤、手术、感染等病史及诱发因素等，了解其工作性质、生活方式、饮食形态及运动锻炼情况。

2. 身体评估

（1）测量身高、体重，判定有无肥胖或消瘦等营养问题。

（2）观察生命体征及精神、神志状态，是否出现"三多一少"等代谢紊乱症状群；注意呼吸频率、节律变化，尤其是呼气有无烂苹果气味，评估有无酮症酸中毒表现。

（3）观察有无皮下出血和瘀斑、局部皮肤发绀或缺血性溃疡、坏疽、疖、痈或其他感染灶，有无伤口不易愈合等，有无水肿和高血压、尿路感染征象。

（4）评估有无大血管和微血管病变，如冠心病、脑血管病、肾动脉硬化、下肢动脉硬化、糖尿病肾病、糖尿病性视网膜病变等。

（5）评估有无神经病变、眼部病变及糖尿病足等。

3. 实验室及其他检查的评估　了解患者尿糖、血糖、葡萄糖耐量试验、糖化血红蛋白及三酰甘油，胆固醇等是否正常，评估控制效果及肝肾功能等。

4. 心理与社会评估　了解患者及家属对糖尿病知识的认识程度，家庭经济状况、患者自我及家庭护理能力和支持程度。观察患者有无孤独、否认、恐惧、愤怒、悲观情绪，评估是否出现焦虑等心理问题。

【护理诊断/问题】

1. 营养失调：低于或高于机体需要量　与胰岛素分泌或作用缺陷引起的糖、脂肪、蛋白质代谢异常有关。

2. 有感染的危险　与糖、蛋白质、脂肪代谢紊乱所致的机体抵抗力降低、微循环障碍和周围神经病变、感觉异常有关。

3. 有皮肤完整性受损的危险　与感觉障碍、皮肤营养不良有关。

4. 潜在并发症：糖尿病酮症酸中毒、高渗性昏迷、低血糖反应、糖尿病足。

【护理措施】

1. 一般护理

（1）病情观察：注意观察有无皮肤瘙痒、感觉异常、感染及破损，尤其是下肢及足部情况；观察生命体征有无异常，有无咳嗽、咳痰，有无腹痛及排尿异常等。密切观察血糖、尿糖及其他实验检查结果的变化，有无酮症酸中毒、低血糖等并发症。

（2）饮食护理：根据患者的标准体重、工作性质、生活习惯等计算总热量，为其制订饮食计划，合理安排三餐及糖、蛋白质、脂肪的搭配。

1）制订总热量：通过简易计算获得患者理想体重，简易计算公式：理想体重（kg）=身高（cm）-105（年龄超过40岁者或减100），根据理想体重计算每日所需总热量。成人休息状态下每日每千克标准体重给予热量105~125.5kJ（25~30kcal），轻体力劳动125.5~146kJ（30~35kcal），中度体力劳动146~167kJ（35~40kcal），重体力劳动167kJ（40kcal）以上。儿童、孕妇、乳母、营养不良和消瘦、伴有消耗性疾病者应酌情增加，肥胖者酌减，使体重逐渐恢复至理想体重的±5%。

2）食物的组成：糖类约占总热量的50%~60%，提倡用粗制米、面和一定量的杂粮；蛋白质一般不超过总热量的15%，成人每日每千克理想体重0.8~1.2g，儿童、孕妇、乳母、营养不良或伴有消耗性疾病者宜增至1.5~2.0g；伴有肾病者适当限制蛋白质，其中1/3应来源于动物蛋白质；脂肪约占总热量30%，每日每千克体重约0.6~1.0g。

3）总热量合理分配：根据患者的生活习惯、治疗情况和病情需要进行安排，可按每日三餐分配为1/5、2/5、2/5或1/3、1/3、1/3，也可按4餐分为1/7、2/7、2/7、2/7。

4）饮食注意事项：①体重超过标准体重者，忌吃油炸、油煎食品；②食用含不饱和脂肪酸的植物油，忌食动物脂肪，以减少饱和脂肪酸的摄入，少食胆固醇含量高的动物内脏、鱼子、蛋黄等；③严格限制各种甜食，包括各种食糖、糖果、甜点心、饼干、水果及各种含糖饮料等；④监测体重变化：每周定期测量体重一次，如体重变化超过2kg时，寻找原因。

（3）运动护理：①方式：以步行、慢跑、健身操、太极拳等有氧运动为宜。②运动时间与强度：合适的运动强度为患者的心率达到个体60%的最大耗氧量（简易计算公式：心率=170-年龄）。运动以餐后1小时，活动时间在20~40分钟为宜，可根据患者具体情况逐步延长，每日1次，肥胖者可适当增加活动次数。用胰岛素或口服降糖药物者应每天定时活动。③注意事项：体育锻炼时不宜空腹，适当补充食物或携带一定量的方便食品，以便出现饥饿感、心慌、出冷汗、头晕及四肢无力等低血糖症状时食用；随身携带糖尿病卡，以备急需；运动后应做好运动日记，以便观察疗效和不良反应。

（4）预防感染：保护皮肤，鼓励患者勤洗澡、勤换衣，保持皮肤清洁；选择质地柔软、宽松的内衣；注意保温，预防呼吸道感染；注意个人卫生；护理操作严格执行无菌操作。

2. 用药护理

（1）口服降糖药的护理：坚持遵医嘱定时、定量、规范给药，不得随意增减剂量；注意观察患者血常规、血糖、尿糖、糖化血红蛋白等实验室指标和体重的变化，正确评价用药效果，及时处理不良反应。①磺脲类药物：餐前半小时服用，其主要不良反应是低血糖反应，少见有胃肠道反应、皮肤瘙痒、贫血、白细胞减少、皮疹、肝功能损害等。②双胍类药物：餐前或餐中服用。其不良反应有腹部不适、口中金属味等，偶有过敏反应。③α-葡萄糖苷酶抑制剂：与第一口饭同服。常见不良反应为胃肠道反应，如腹胀、排气增多或腹泻。

（2）胰岛素治疗的护理：应用胰岛素注意注射时机、部位及方法，定期监测尿糖、血糖，密切观察和处理不良反应。

1）注意事项：①注射时间、方法：普通胰岛素于饭前半小时注射，低精蛋白锌胰岛素在早餐前 1 小时注射。预混胰岛素注射前先混匀。长、短效胰岛素混合使用时，应先抽短效胰岛素，再抽长效胰岛素，然后混匀。②注射时应严格无菌操作，防止发生感染。③胰岛素的保存：4～28℃存放可使用 28 天，避免过冷、过热、太阳直晒。④注射部位：胰岛素皮下注射，宜选择上臂三角肌、臀大肌、大腿内侧、腹部等部位，注意交替注射部位，以免形成局部硬结和脂肪萎缩。⑤定期监测尿糖、血糖变化。

2）不良反应：常见的不良反应有低血糖、胰岛素过敏和注射部位皮下脂肪萎缩或增生。①低血糖：最主要的不良反应，表现为头昏、心悸、多汗、饥饿甚至昏迷等，可进食糖果或给予糖饮料或静注 50% 葡萄糖液 20～30ml；②胰岛素过敏：表现为注射部位瘙痒、荨麻疹等，立即更换胰岛素制剂种类，使用抗组胺药、糖皮质激素及脱敏疗法等；③注射部位皮下脂肪萎缩或增生：交替、更换注射部位可缓慢恢复。

3. 潜在并发症的急救与护理

（1）糖尿病酮症酸中毒与高渗性昏迷：①迅速建立静脉通路，遵医嘱准确、及时补液和应用胰岛素，必要时可建立两条静脉通道；②安置患者绝对卧床休息，注意保暖，预防压疮和继发感染，出现昏迷者按昏迷护理常规处置；③病情监测：严密观察生命体征、24 小时出入液量等变化，及时检测尿糖、尿酮、血糖、血酮、血钾、血钠、二氧化碳结合力等变化；④积极消除诱发因素。

（2）低血糖：①避免病因：正确使用降糖药物，按时服药，不可随意更改降糖药物、停药或改变剂量。运动量增加时及时加餐和遵医嘱酌减胰岛素用量；使用降糖药物及时进餐如使用速效胰岛素后半小时进餐。②病情观察：及时发现患者出现的饥饿感、无力、出汗、恶心、心悸、面色苍白等低血糖反应症状，注意血糖变化。③急救处理：进食含糖的食物或静脉推注 50% 葡萄糖 40～60ml，静脉推注高渗糖是紧急处理低血糖最常用和有效的方法。

（3）糖尿病足的护理：①足部观察与检查：每天 1 次，观察足部皮肤有无颜色、温度改变及足背动脉搏动情况，注意检查趾甲、趾间、足底部皮肤有无鸡眼、甲沟炎、甲癣、水疱、溃疡、坏死等，感觉有无减退、麻木、刺痛感。②保持足部清洁、避免感染：勤换鞋袜，坚持每天清洁足部，注意保持趾间干燥。定期修剪趾甲，且不宜修剪过短以免伤及甲沟。③预防外伤：选择轻巧柔软、前端宽大的鞋子，避免赤脚走路以防刺伤，外出时不可穿拖鞋以免踢伤。④促进肢体血液循环：冬天注意保暖，避免长期暴露于寒冷或潮湿环境，不要使用热水袋、取暖器及电热毯等，以免烫伤皮肤，同时注意防冻伤，可穿加厚棉袜保暖；坚持每晚用温水泡足，水温不超过 40℃，泡脚时间不宜超过 20 分钟，而后用吸水性强的浅色毛巾擦干，特别是足趾间要擦干并防擦破；按摩足部时要从足尖开始，逐步向上，这样有利于血液循环。⑤适度运动，避免同一姿势站立过久或交叉盘坐。适当运动与按摩可促进足部血液循环，改善神经功能。糖尿病患者每日小腿和足部运动 30～60 分钟，如甩腿、提脚跟-脚尖、下蹲等。睡前及晨起时，平卧交替抬高双下肢约 20°，每天 2～3 次，每次 10～20

分钟，可循序渐进，以促进下肢血液循环。

4. 健康指导

（1）疾病知识指导：采用床边介绍、录像、讲座等多种形式，帮助糖尿病患者及家属了解有关糖尿病的知识，引导患者家属给予精神支持和生活照顾。①指导患者掌握饮食和运动治疗的具体方法、注意事项；②学会检测尿糖、血糖的变化：尿糖定性测定，使用便携式血糖仪的应用；③学会正确注射胰岛素的方法，知道药物的作用，副作用及使用注意事项；④教会识别低血糖反应和发现酮症酸中毒先兆，掌握自救方法，有效规避诱因；⑤随身携带识别卡，以便发生紧急情况时及时处理。

（2）定期复诊：以便了解病情控制情况，及时调整用药，早期发现和治疗慢性并发症。

小　结

　　糖尿病是由于胰岛素分泌相对或绝对不足而引起的以血糖增高为特征的代谢疾病群。糖尿病分4型，其中1型、2型多见，1型与2型的关键区别是胰岛素的基础水平不同。临床表现为代谢紊乱（典型表现为"三多一少"）、多系统损害、器官功能缺陷及衰竭。急性并发症包括糖尿病酮症酸中毒、高渗性非酮症糖尿病昏迷和感染。慢性大血管病变并发症包括大血管病变、微血管病变、神经病变、糖尿病足。空腹或餐后2小时血糖升高是诊断糖尿病及判断病情的主要指标。其治疗采取饮食治疗、运动治疗、药物治疗、自我血糖监测和健康教育（"五驾马车"）等综合措施。护理方面重点在用药护理、潜在并发症的护理及健康教育。

第七节　痛风患者的护理

学习目标

1. 掌握痛风患者的临床表现、护理措施。
2. 熟悉痛风的治疗要点、护理诊断。
3. 了解痛风的病因及发病机制、实验室检查的意义。

　　痛风（gout）是嘌呤代谢紊乱和尿酸排泄障碍所致血尿酸增高的一组异质性代谢性疾病。其临床特点是高尿酸血症、反复发作的痛风性关节炎、痛风石、间质性肾炎，严重者呈关节畸形及功能障碍，常伴有尿酸性尿路结石。根据病因可分为原发性与继发性两类，其中以原发性痛风占绝大多数。前者多由先天性嘌呤代谢异常所致，常与肥胖、糖脂代谢紊乱、高血压等关系密切，后者则由某些系统性疾病或者药物引起。

【病因与发病机制】

1. 高尿酸血症的形成　高尿酸血症是痛风的生化标志。尿酸是嘌呤代谢的终产物，主要由细胞代谢分解的核酸与其他嘌呤类化合物以及食物中的嘌呤经酶的作用分解而来。前者为内源性，约占人体尿酸来源的80%；后者为外源性仅占20%。导致原发性痛风的主要因素有：①尿酸排泄障碍：包括肾小球尿酸滤过减少、肾小管重吸收增多、肾小管尿酸分泌减少以及尿酸盐结晶在泌尿系统沉积。痛风患者中80%~90%的个体具有尿酸排泄障碍，但以肾小管尿酸的分泌减少最为重要。②尿酸生成增多：嘌呤代谢过程中，因嘌呤核苷酸代谢酶缺陷、功能异常时，引起嘌呤合成增加而导致尿酸增多。

2. 痛风的发生　临床上仅有部分高尿酸血症患者发展为痛风，约占10%~20%。当血尿酸浓度过高或在酸性环境下，尿酸可析出结晶，沉积在骨关节、肾脏和皮下等组织，造成组织病理学改变，导致痛风性关节炎、痛风肾和痛风石等。

【临床表现】

多见于中老年男性、绝经期后妇女，常有家族史和高尿酸血症史。

1. 无症状期　仅有血尿酸持续性或波动性增高。从血尿酸增高至症状出现可达数年，有些可终身不出现症状。但随着年龄增长，出现痛风的比率增加，其症状出现与高尿酸血症的水平和持续时间有关。

2. 急性关节炎期　是痛风的首发症状。表现特点为：①多发于春秋季节，常于午夜和清晨突然起病，因剧烈疼痛而惊醒，数小时内出现受累关节的红、肿、热、痛和功能障碍，趾关节最易累及，其次为踝、膝、腕、指、肘，可伴有发热、白细胞增多等全身反应；②初次发作常呈自限性，一般数日内可自行缓解，此时受累关节局部皮肤出现脱屑和瘙痒，为本病特有的表现；③酗酒、过度疲劳、关节受伤、关节疲劳、手术、感染、寒冷、摄入高蛋白和高嘌呤食物等常可诱发。

3. 痛风石及慢性关节炎期　痛风石是痛风的特征性表现，由尿酸盐沉积所致。可存在于任何关节、肌腱和关节周围软组织，导致骨、软骨的破坏及周围组织的纤维化和变性。常多关节受累，且多见于关节远端，表现为以骨质缺损为中心的关节肿胀、僵硬及畸形，无一定形状且不对称。严重时痛风石处皮肤发亮、菲薄、容易经皮破溃排出白色尿酸盐结晶。形成瘘管时，瘘管不易愈合但少见感染。

4. 肾脏病变　主要有以下两方面表现：

（1）痛风性肾病：起病隐匿，早期仅有间歇性蛋白尿，随着病情的发展而呈持续性，伴有肾浓缩功能受损时夜尿增多，晚期可发生肾功能不全。

（2）尿酸性肾石病：约10%~25%的痛风患者肾有尿酸结石，呈泥沙样，常无症状，结石较大者可发生肾绞痛、血尿。当结石引起梗阻时导致肾积水、肾盂肾炎等。

【实验室及其他检查】

1. 血尿酸测定　血清标本，尿酸氧化酶法，正常男性为150~380μmol/L，女性为100~300μmol/L，一般男性>420μmol/L，女性>350μmol/L可确定为高尿酸血症。

2. 滑囊液或痛风石内容物检查　行关节腔穿刺或结节自行破溃物及穿刺结节内容物，在旋光显微镜下，见白细胞内有双折光现象的针形尿酸盐结晶。

3. X线检查　受累关节X线摄片，急性关节炎期可见非特征性软组织肿胀。慢性期或反复发作后，可见软骨缘破坏，关节面不规则；典型者由于尿酸盐侵蚀骨质，使之呈圆形或不整齐的穿凿样、凿孔样、虫蚀样或弧形、圆形骨质透亮缺损，为痛风的 X 线特征。

【治疗要点】

目前尚无有效办法根治原发性痛风。防治目的：①控制高尿酸血症，预防尿酸盐沉积；②迅速终止急性关节炎发作，防止复发；③防止尿酸结石形成和肾功能损害。

1. 无症状性高尿酸血症 积极寻找引起高血尿酸的原因和及相关因素，避免危险因素及诱发因素。

2. 急性痛风性关节炎期

（1）秋水仙碱：是治疗痛风急性发作的特效药。约90%的患者服用4小时后症状减轻，用药越早效果越好。其作用机制可能是抑制局部组织的中性粒细胞、单核细胞释放白三烯 B_4、糖蛋白化学趋化因子、白细胞介素-1 等炎症因子，抑制炎症细胞的变形和趋化，缓解炎症反应。

（2）非甾体抗炎药（NSAID）：作用机制是抑制花生四烯酸代谢中的环氧化酶活性，进而抑制前列腺素的合成而达到消炎镇痛作用。常用药物有吲哚美辛、双氯芬酸、布洛芬、美洛昔康、罗非昔布等，发作超过48小时也可应用，症状消退后减量。

（3）糖皮质激素：上述两类药无效或禁忌时可选择，一般患者尽可能不用。

3. 发作间歇期和慢性期 治疗目的是使血尿酸维持正常水平。

（1）促进尿酸排泄药物：通过抑制近端肾小管对尿酸盐的重吸收，达到增加尿酸的排泄，降低尿酸的目的。适用于肾功能良好者，已有尿酸盐结石形成或每日排出尿酸盐 > 3.57mmol（600mg）时不宜使用。常用药物有丙磺舒、磺吡酮等。用药期间应多饮水，同时口服碳酸氢钠（3~6g/d）可碱化尿液，使尿酸不易在尿中积聚形成结晶。

（2）抑制尿酸生成药物：主要为别嘌醇，通过抑制黄嘌呤氧化酶，使尿酸的生成减少，适用于尿酸生成过多或不适合使用排尿酸药物者。

（3）其他：保护肾功能，剔除痛风石等。

【护理评估】

1. 病史评估 询问患者起病情况、饮食习惯及职业特点，有无用药史、家族史，有无外伤、手术、肾病及其他代谢性疾病史。春秋季突然半夜典型关节炎发作，酗酒、过度疲劳、关节受伤、关节疲劳、手术、感染、寒冷、摄入高蛋白和高嘌呤食物等常见诱因对本病评估有积极意义。

2. 身体评估 观察患者营养发育状况及肢体活动能力，评估有无关节红肿、僵硬、畸形及相关代谢紊乱综合征表现，在诱因的基础上，突然半夜典型关节炎发作，或尿酸性结石肾绞痛发作，要考虑痛风。

3. 实验室及其他检查的评估 评估血尿酸是否增高，关节腔穿刺抽取滑囊液进行旋光显微镜检查是否见白细胞内有双折光现象的针形尿酸盐结晶，痛风石活检或穿刺取内容物检查是否有尿酸盐结晶等。

4. 心理与社会评估 了解患者的家庭经济状况、对本病治疗知识的认知程度、患者家属的关心支持力度，评估患者是否因病痛出现焦虑和紧张情绪。

【护理诊断/问题】

1. 疼痛：关节痛 与尿酸盐结晶、沉积在关节引起炎症反应有关。

2. 躯体活动障碍　与关节受累、关节畸形有关。

3. 知识缺乏：缺乏与痛风有关的生活知识。

【护理措施】

1. 一般护理

（1）休息与运动：注意休息，避免受凉。急性关节炎期，应绝对卧床休息，抬高患肢，避免受累关节负重，必要时可在病床上安放支架支托被褥，减少患部受压。关节痛缓解72小时后，方可恢复活动。适宜、渐进的运动有助于减缓关节疼痛、防止关节挛缩及肌肉失用性萎缩。

（2）饮食护理：①控制总热量：因痛风患者大多肥胖，故热量不宜过高，应限制在5020~6276kJ/d（1200~1500kcal/d）。蛋白质控制在1g/（kg·d）以内，糖类占总热量的50%~60%。②限制高嘌呤类食物：避免进食高嘌呤食物，如动物内脏、鱼虾类、肉类、菠菜、蘑菇、黄豆、扁豆、豌豆、浓茶等。③饮食宜清淡、易消化，忌辛辣和刺激性食物。④增加碱性食品：鼓励患者进食碱性食物，如牛奶、鸡蛋、马铃薯、各类蔬菜、柑橘类水果，使尿液的pH在7.0或以上，以减少尿酸盐结晶的沉积。⑤多饮水与禁酒：饮酒可引起痛风急性发作，每日饮水量不得少于2000ml，尤其是在应用排尿酸药时更应多饮水。饮水有助于尿酸随尿液排出和预防尿路结石的发生。

2. 病情观察　①观察患者受累关节有无红、肿、热和功能障碍，关节疼痛的部位、性质、间隔时间有无变化；②观察有无过度疲劳、寒冷、潮湿、紧张、饮酒、饱餐、脚扭伤等诱发因素存在；③观察有无痛风石的体征，有无发热等；④监测血、尿尿酸的变化。

3. 症状体征的护理　手、腕、肘等关节受累时可用夹板固定制动，或给予冰敷或25%~35%硫酸镁湿敷，消除关节的肿胀和疼痛。局部有痛风石者，保持患部清洁，避免摩擦、损伤，防止溃疡或感染发生。

4. 用药护理　正确使用药物，观察药物疗效，及时处理不良反应。①秋水仙碱：口服常有胃肠道反应，若初服即出现恶心、呕吐、水样便等严重胃肠道反应，可选择静脉给药并严密观察。静脉给药可产生严重的不良反应，如肝损害、骨髓抑制、DIC、脱发、肾衰竭、癫痫样发作甚至死亡等。一旦出现不良反应，及时停药。此外，静脉使用秋水仙碱时，切勿外漏，以免造成组织坏死。②非甾体抗炎药：主要不良反应是胃肠道反应，注意观察有无活动性消化性溃疡或消化道出血。③丙磺舒、磺吡酮、苯溴马隆等排尿酸药物：使用期间多饮水、口服碳酸氢钠等碱性药。注意观察及处理皮疹、发热、胃肠道反应等不良反应。④糖皮质激素：主要是观察疗效，密切注意和防止症状的"反跳"现象。⑤别嘌醇：可出现皮疹、发热、胃肠道反应、肝损害、骨髓抑制等不良反应，应注意观察并处理，肾功能不全者减半量应用。

5. 心理护理　患者因疼痛影响进食和睡眠，反复发作导致关节畸形和肾功能损害，思想负担重，常表现情绪低落、抑郁。应积极向其宣教痛风的有关知识，讲解饮食与疾病的关系，并请患者家属配合给予患者精神上的安慰和鼓励。

6. 健康教育

（1）知识宣教：给患者和家属讲解疾病的有关知识，说明本病是一种终身性疾病，经积极治疗后可维持正常生活和工作。注意防止受凉、劳累、感染、外伤等。肥胖者应减轻体重。

（2）运动指导：运动时尽量使用大肌群，若运动后疼痛超过 1~2 小时，应暂时停止此项运动。不得长时间持续进行重体力工作；轻、重不同的工作可交替进行。经常改变姿势，保持受累关节舒适，有局部发热和肿胀时，尽量避免活动。

（3）饮食指导：坚持饮食控制措施，限制总热量的摄入，避免进食高蛋白及高嘌呤食物，增加碱性食品摄入，保证充足的饮水，严格戒酒等。

（4）定期复查与自我检测：平时用手触摸耳轮及手足关节处，检查是否存在痛风石。定期查血尿酸，门诊随访。

小 结

痛风是嘌呤代谢紊乱和尿酸排泄障碍所致血尿酸增高的一组异质性代谢性疾病。其临床特点是高尿酸血症、反复发作的痛风性关节炎、痛风石、间质性肾炎，严重者呈关节畸形及功能障碍，常伴有尿酸性尿路结石，急性关节炎是痛风的首发症状。高尿酸血症是痛风的标志。秋水仙碱是治疗痛风急性发作的特效药。护理以运动、饮食、关节疼痛的护理及用药护理为主。"管住嘴、减体重、多饮水、勤运动"可有效预防痛风的发生。

第八节 骨质疏松症患者的护理

学习目标 ▮▮

1. 了解骨质疏松的病因和发病机制、实验室和其他检查、诊断要点。
2. 熟悉骨质疏松的常用护理诊断、治疗要点。
3. 掌握骨质疏松的临床表现、护理措施。

骨质疏松症（osteoporosis，OP）是一种以骨量低下、骨组织微结构破坏，导致骨脆性增加，易发生以骨折为特征的全身性的代谢性骨病。该病可发于不同性别和任何年龄，多见于老年人，尤其是绝经后妇女，男女比例约为 1:6。按病因可分为原发性和继发性两类。原发性骨质疏松症又分为绝经后骨质疏松症（Ⅰ型）、老年性骨质疏松症（Ⅱ型）和特发性骨质疏松症 3 种。绝经后骨质疏松症一般发生在妇女绝经后 5~10 年内，由雌激素缺乏，引起骨小梁骨量丢失加速、骨转换率增高所致；老年性骨质疏松症一般指老人 70 岁后发生的骨质疏松；特发性骨质疏松主要发生在青少年。继发性骨质疏松症指由任何影响骨代谢的疾病或药物所致的骨质疏松症。骨质疏松症是一种骨骼退化性疾病，由此引发的骨质疏松性骨折及其并发症，可导致病残率、死亡率的增加，造成生命质量的下降，已成为严重的健康问题。

【病因与发病机制】

正常成熟骨的代谢主要以骨重建形式进行。在激素、局部细胞因子及其他调节因子的协调作用下，骨组织不断吸收旧骨质、形成新骨质，如此循环形成体内骨转换的相对稳定状态。当骨吸收过多、过快或形成不足时，将会打破骨吸收与骨形成之间的偶联平衡，引起骨量减少和骨微细结构的变化，进而造成骨质疏松。原发性骨质疏松症的病因和发病机制仍未阐明。凡可使骨的净吸收增加，促进骨微结构紊乱的因素都会促进骨质疏松症的发生。

1. 骨吸收及其影响因素　骨吸收主要由破骨细胞介导。

（1）妊娠和哺乳：妊娠期间母体血容量增加，钙的分布容量可增加 1 倍。如摄入不足或存在矿物质的吸收障碍，必须动用骨盐维持血钙水平，如妊娠期饮食钙含量不足，可促进骨质疏松或骨软化症的发生。

（2）雌激素：雌激素缺乏使破骨细胞功能增强，骨丢失加速，这是绝经后骨质疏松症的主要病因。

（3）活性维生素 D：可促进钙结合蛋白生成，增加肠钙吸收。活性维生素 D 缺乏，可伴有血清钙下降，导致骨盐动员加速，骨吸收增强。

（4）甲状旁腺素（PTH）：PTH 作用于成骨细胞，通过其分泌的骨吸收因子（如 IL-6、IL-11），促进破骨细胞的作用。

（5）细胞因子 IL-1、IL-6 和肿瘤坏死因子等作用于破骨细胞，可促进其分化和活性，刺激骨吸收。

2. 骨形成及其影响因素　骨形成主要由成骨细胞介导。

（1）遗传因素：多种基因的表达水平和基因多态性可影响峰值骨量、骨转换和骨质量。遗传因素决定了 70%~80% 的峰值骨量。

（2）钙的摄入量：钙是骨矿物质中最基本的成分。钙不足必然影响骨矿化。在骨的生长发育期和钙需要量增加时，摄入钙不足将造成峰值骨量下降。

（3）生活方式和生活环境：足够的体力活动有助于提高峰值骨量，活动过少者易发生骨质疏松症。

此外，吸烟、酗酒，高蛋白、高盐饮食，大量饮用咖啡，维生素 D 摄入不足和光照减少等均为骨质疏松症的易发因素。

【临床表现】

1. 骨痛和肌无力　早期无症状及不适，X 线摄片或骨密度测量时可被发现，多数患者在出现严重骨痛或骨折时才知道。较重患者常诉腰背疼痛、乏力或全身骨痛。骨痛通常为弥漫性，无固定部位，检查不能发现压痛区（点）。乏力常于劳累或活动后加重，负重能力下降或不能负重。

2. 椎体压缩　椎体压缩性骨折多见于绝经后骨质疏松，引起身材变矮和驼背，但罕有神经压迫症状和体征。

3. 骨折　骨质疏松的严重后果是发生骨质疏松性骨折，当骨丢失量超过 20% 时即可出现。骨折常因弯腰、负重、挤压、跌倒等轻微活动和创伤而诱发，多发于脊柱、髋部和前臂远端，其中以髋部骨折最为常见。

【实验室及其他检查】

1. 骨量的测定　骨矿含量和骨密度测定是判断低骨量、确定骨质疏松的重要手段，是评价骨丢失和疗效的重要客观指标。临床上应用的有单光子吸收测定法（SPA）、双能 X 线吸收测定法（DXA）、外周双能 X 线吸收测定法（pDXA）等，其中 DXA 测量值是目前国际学术界公认的骨质疏松症诊断的金标准。

2. 骨转换生化测定

（1）与骨吸收有关的生化指标：空腹血钙或 24 小时尿钙排量是最简易的方法，但易受钙摄入量、肾功能因素影响。尿羟脯氨酸（HOP）、血清抗酒石酸酸性磷酸酶（TPACP）等在一定程度上也可反映骨转换的吸收状态。

（2）与骨形成有关的生化指标：如血清碱性磷酸酶（ALP）、血清 I 型前胶原羧基前肽和血骨钙素等。

【治疗要点】

骨质疏松症的治疗应遵循预防为主、防治结合的原则。

1. 补充钙剂和维生素 D　增加饮食钙含量外，可补充碳酸钙、葡萄糖酸钙、枸橼酸钙等制剂，使每日元素钙的总摄入量达 800～1200mg。维生素 D 成年人推荐剂量为 200IU/d，老年人因缺乏日照以及摄入和吸收障碍，故推荐剂量为 400～800IU/d。维生素 D 用于治疗骨质疏松时，剂量应该为 800～1200IU/d，还可与其他药物联合使用。

2. 对症治疗　有疼痛者可给予适量非甾体抗炎药，如阿司匹林、吲哚美辛等。发生骨折或遇顽固性疼痛时，可应用降钙素制剂。骨畸形者应局部固定或采用其他矫形措施防止畸形加剧。骨折者给予牵引、固定、复位或手术治疗，同时应辅以物理康复治疗，尽早恢复运动功能。必要时由医护人员给予被动运动，避免因制动或失用而加重病情。

3. 特殊治疗

（1）补充性激素：根据患者具体情况选择性激素的种类和剂量。雌激素主要用于绝经后骨质疏松症的预防和治疗，雌激素补充治疗的疗程一般不超过 5 年，治疗期间要定期进行妇科和乳腺检查。雄激素则用于男性，一般选用苯丙酸诺龙或司坦唑醇等。雄激素对肝有损害，并常导致水钠潴留和前列腺增生，因此长期治疗宜选用经皮制剂。

（2）选择性雌激素受体调节剂（SERM）和选择性雄激素受体调节剂（SARM）：SERM主要适用于 PMOP 的治疗，可增加 BMD，降低骨折发生率，但偶可导致血栓栓塞性病变。SARM 具有较强的促合成代谢作用，有望成为治疗老年男性骨质疏松症的较理想药物。

（3）二膦酸盐：可抑制破骨细胞生成和骨吸收。主要用于骨吸收明显增强的代谢性骨病，亦可用于高转换型原发性和继发性骨质疏松、高钙血症危象和骨肿瘤的治疗，但老年性骨质疏松不宜长期使用该类药物，必要时应与 PTH 等促进骨形成类药物合用。常用制剂有依替膦酸二钠、帕米膦酸钠和阿仑膦酸钠。用药期间需补充钙剂。

（4）降钙素：降钙素为骨吸收的抑制剂，主要适用于：①高转换型骨质疏松症；②骨质疏松症伴或不伴骨折；③变形性骨炎；④急性高钙血症或高钙血症危象。主要制剂有鲑鱼降钙素、鳗鱼降钙素及降钙素鼻喷剂。孕妇和过敏反应者禁用。应用降钙素制剂前需补充数日钙剂和维生素 D。

【护理评估】

1. 病史评估　评估患者的年龄、工作性质、生活及饮食习惯，有无家族史及药物史，详细询问疼痛或骨折发生的时间、地点、情景，评估致病的易发及诱发因素。女性患者应注意询问月经史、妊娠史以及绝经时间。

2. 身体评估 观察患者肢体状况及神经反射情况，有无肌无力、运动障碍、变矮、驼背、胸廓畸形等。

3. 实验室及其他检查的评估 骨量的测定可评估骨量丢失及疗效；骨转换生化标记物的测定可反映骨转换的吸收、形成状况；当 X 线检查出现骨密度减少、骨皮质变薄和骨小梁减少时，提示骨量已减少 30% 以上。

4. 心理与社会评估 评估患者的家庭状况及对患者的支持情况，患者是否因病痛、年老、生活自理能力下降而出现焦虑、恐惧及厌世情绪。

【护理诊断/问题】

1. 疼痛 与骨质疏松有关。
2. 有受伤的危险 与骨质疏松引起的骨骼脆性增加有关。
3. 躯体活动障碍 与骨骼变化引起的活动范围受限有关。

【护理措施】

1. 一般护理

（1）休息与活动：疼痛明显者，卧床休息，平卧位卧于硬板床上，腰部垫枕，翻身时注意保持脊柱平直。病情允许者适当运动，因运动可增加和保持骨量、提高患者的耐受力和平衡能力，减少骨折等意外的发生。运动的类型、方式和量应根据患者的具体情况而定。

（2）合理膳食：补充足够的蛋白质对骨质疏松及其骨折的愈合有利，多进食富含异黄酮类食物对保存骨量也有一定作用。鼓励低钠、高钾、高钙和高非饱和脂肪酸饮食，增加富含维生素 D、维生素 A、维生素 C 的食物及含铁食物，以利于钙的吸收。同时要戒烟忌酒，少咖啡和浓茶。

2. 症状体征的护理 疼痛者使用背架、紧身衣等，达到减轻疼痛的目的。热敷、局部按摩等物理疗法可促进血液循环，减轻肌肉痉挛，缓解疼痛。也可使用超短波、电疗、磁疗、激光等疗法达到消炎止痛效果。

3. 用药护理 遵医嘱用药，严格适应证和禁忌证，注意观察和处理不良反应，定期监测药物效果和肝、肾等器官功能情况。如服用钙剂要多饮水，以减少泌尿系结石的形成；维生素 D 及其活性产物可引起高血钙症；雌激素用药期间应定期作妇科和阴道涂片细胞学检查，反复阴道出血应及时减量或停药。

4. 椎体成形术的护理

（1）术前准备：指导患者练习俯卧位姿势，学习适应床上解便；讲解手术相关知识及注意事项，消除恐惧心理；禁食糖类、豆类等易产气食物。

（2）术后护理：严密观察患者生命体征，尤其是血压的变化，必要时进行心电监护；仰卧休息 4 小时，有利于骨水泥的进一步硬化，以达到最大强度和减少并发症；观察患者下肢远端感觉和运动功能，逐步进行肢体功能锻炼。

5. 安全护理 加强巡视，保持地面整洁干燥，注意防滑。桌椅位置相对固定，生活用具放置床边，以便随手取用。病区灯光明暗适宜，楼梯、走廊、台阶、厕所、浴室等设立防滑设施及警示标志。

6. 心理护理　根据患者的文化层次、爱好、生活习惯等开展针对性的心理疏导，帮助他们从生理、病理角度了解骨质疏松症的预防、发病机制及康复问题，帮助患者及家属树立信心，积极配合治疗。

7. 健康教育

（1）知识宣教：告知患者骨质疏松是一种退行性疾病，应早防早治。适当运动、合理饮食保证充足的钙摄入，可有效延缓骨丢失的速度和程度。已绝经妇女在医生指导下可服用少量的雌激素，遵医嘱服维生素 D 和钙剂，老年人一定要慎用利尿剂、异烟肼、泼尼松等药物。加强防跌倒的安全宣传，预防跌倒。

（2）运动指导：指导患者适当进行户外活动，多晒太阳，常做载重式的运动，如慢跑、骑自行车等，防止骨量丢失，提高应变能力。时间以每周 5~7 次、每次 30 分钟为宜，可逐渐增加运动量。

小　结

　　骨质疏松症是一种代谢性骨病，其最严重危害是脆性骨折，良好的生活方式（合理运动、多晒太阳）、补充钙剂和维生素 D 是预防和治疗该病发生的有效手段。护理以改善生活方式、对症护理为主。

第九节　内分泌与代谢性疾病常用诊疗技术及护理

内分泌诊疗技术的发展，为内分泌代谢疾病提供了高效、快捷、准确的诊断和治疗手段，目前常用的内分泌代谢性疾病诊疗技术有持续皮下胰岛素治疗技术、葡萄糖耐量试验及微量血糖测定等，本节重点介绍持续皮下胰岛素治疗技术。

持续皮下胰岛素治疗技术

持续皮下胰岛素治疗（CSII）是一种内装短效胰岛素，用以模拟胰岛 B 细胞生理功能，给患者持续皮下输注胰岛素的微电脑动力装置，根据人体 24 小时胰岛素不同的基础率，给予患者动态补充胰岛素，模仿了正常人的胰岛素分泌，就像一个简单的"人工胰腺"而达到治疗糖尿病的目的。

【适应证】

1. CSII 的先决条件

（1）能够经常自我监测血糖（每日至少 4 次）。

（2）有良好的生活自理能力和控制血糖的主动性。

（3）有一定的文化知识和理解力，能够听懂培训人员的讲解，在医护人员的指导下学会胰岛素泵的基本操作。

2. CSII 的适应证

（1）1 型糖尿病或初发的 2 型糖尿病，需要保存现有的胰岛功能，使患者脱离外源性胰岛素治疗者。

（2）合并糖尿病严重并发症，如酮症酸中毒、神经病变、糖尿病足等。

（3）脆性糖尿病，血糖波动大，高血糖与低血糖交替出现者。

（4）频繁发生夜间低血糖以及凌晨高血糖者。

（5）有条件的 2 型糖尿病者。

（6）妊娠糖尿病患者。

（7）外科手术前后控制血糖。

【操作过程】

1. 胰岛素装入 CSII 装置　将放至室温的胰岛素，按要求装入 CSII 装置中，并仔细检查以保证储液器及输注导管内无气泡。

2. 选择输注部位　脐两侧为穿刺首选，因腹部胰岛素吸收较为恒定，其次为大腿外侧或上臂外侧。

3. 在腹部常规消毒后，用连接软管的针头进针皮下，并用专用贴膜固定。进行胰岛素泵安装调试。

【护理】

1. 操作前护理

（1）患者的准备

1）心理准备：因 CSII 在国内尚未得到广泛应用，患者在安置 CSII 前存在不同程度的心理负担，须由医护人员对其进行糖尿病知识、CSII 的作用及使用注意事项等指导，使患者和家属在心理上接受治疗并积极配合。

2）安置 CSII 前 3 天皮下注射：先使用短效胰岛素三餐前皮下注射，再用中效胰岛素早餐前或睡前注射，待血糖平稳后再行安置 CSII。

（2）用物准备：检查 CSII 装置，保证储液器及输注导管可正确使用；计算每日胰岛素的总量、基础释放量和三餐前剂量。

2. 操作配合

（1）将胰岛素从储存冰箱中取出后，放至室温，装入 CSII 装置储液器及输注导管内有无气泡。

（2）腹部常规消毒后，用连接软管的针头进针皮下，并用专用贴膜固定。密切监护患者血压、呼吸、心律、心率等变化。

【操作后护理】

1. 血糖监测　每日三餐前后及睡前检测血糖，必要时加测凌晨 3 时血糖，密切观察有无低血糖的发生，尤其是安置 CSII 后 3～7 天，适时调整胰岛素用量，血糖控制平稳后，可改为每日 3~4 次。

2. 教会患者或家属掌握 CSII 的操作技术和常见故障的处理。

3. 局部检查 每日必须检查输注部位皮肤有无红肿、感染、针头是否脱出。

4. 指导患者熟练识别各种报警显示，能对每一种报警做出准确的判断。日间查看药量及电池电量，避免 CSII 浸水和严重的碰撞，定期检测。

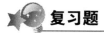 **复习题**

一、案例分析题

病例一：

赵女士，23 岁。因"烦渴、多饮、多尿 2 年余，恶心、呕吐伴精神异常 2 小时"入院。

患者 2 小时外伤后突然出现恶心、呕吐，非喷射性，为胃内容物，继之语言错乱，烦躁不安急入院。其母有糖尿病史，已故。护理体检：T 36.5℃，P 95 次/分，R 22 次/分，BP 160/80mmHg，神志欠佳，精神委靡，脱水貌，全身皮肤干燥，推入病房，查体合作。

辅助检查示：pH 7.01，HCO_3^- 3.5mmol/L，尿酮体 3+，尿糖 3+，随机血糖 31mmol/L，血 WBC $16.6×10^9$/L，N 65%，血钾 3.54mmol/L，血钠 142mmol/L。

请问：

1. 该患者可能的疾病诊断是什么？

2. 该患者的处理原则是什么？

3. 护士提供的护理措施有哪些？

病例二：

王先生，50 岁。于 1998 年 6 月始感疲乏无力，夜间失眠，怕热多汗，食欲亢进。2 周后出现低热，体重下降，突眼，当地医院诊断为"甲状腺功能亢进症"。予以硫脲类药物治疗，症状渐趋好转。同年 9 月因其子意外事故死亡而悲痛欲绝，次日出现恶心、呕吐，烦躁不安，心动过速，高热、出汗，即急诊入院。

护理体检：T 39.6℃，P 128 次/分，R 24 次/分，BP 189/95mmHg。神志清，精神紧张，巩膜无黄染，眼球突出，甲状腺Ⅱ度肿大，两肺（-），心律齐，P 128 次/分，心尖部有收缩期Ⅱ级杂音，第一心音增强，腹部（-），神经系统（-）。

请问：

1. 目前王先生发生了什么情况，是什么原因而诱发？

2. 该患者的护理诊断有哪些？

3. 如何抢救配合？

二、简答题

1. 糖尿病慢性并发症有哪些？

2. 简述糖尿病患者出现低血糖的表现及护理措施。

3. 简述甲状腺功能亢进症患者的饮食护理措施。

4. 简述垂体危象的抢救与护理。

（杨朝霞 魏秀红）

第 八 章

风湿性疾病患者的护理

风湿性疾病（rheumatic diseases）泛指病变累及骨、关节及其周围软组织，包括肌肉、肌腱、滑膜、韧带等的一组疾病。其主要临床表现是关节疼痛、肿胀、活动与功能障碍，部分患者可发生脏器功能损害，甚至功能衰竭。风湿性疾病多为慢性病程，逐渐累及多个器官和系统。属自身免疫病，病因复杂，主要与感染、免疫、代谢、内分泌、环境、遗传、退行性变、肿瘤等因素有关，但机制不明确。我国不同地区流行病学的调查结果显示，类风湿关节炎的患病率为 0.32% ~ 0.36%，系统性红斑狼疮约为 0.07%。

根据发病机制、病理及临床特点，可以将风湿性疾病分为弥漫性结缔组织病（diffuse connective tissue diseased，CTD）、脊柱关节病、退行性变等十大类。其中，弥漫性结缔组织病简称结缔组织病，是风湿病中的一大类，除具有风湿病的慢性病程、肌肉关节病变以外，主要特点是以血管和结缔组织的慢性炎症为病理基础，可引起多器官多系统损害。

【临床特点】

风湿性疾病的临床特点如下：

1. 呈发作与缓解相交替的慢性病程　如系统性红斑狼疮（systemic lupus erythematosus，SLE）、类风湿关节炎（rheumatoid arthritis，RA）、痛风等，都是病程漫长、病情反复，多次发作可造成相应脏器和局部组织的严重损害。因此，只有早诊断，合理治疗才能使患者得到良好的预后。

2. 免疫学异常或生化改变　风湿病病人常有免疫学或生化检查的异常，如类风湿关节炎病人类风湿因子（rheumatoid　factor，RF）多呈阳性；系统性红斑狼疮病人抗 dsDNA 抗体阳性；痛风病人血尿酸水平增高等，是相关疾病临床诊断、病情判断和预后估计的重要依据。

3. 异质性　即同一疾病，在不同病人的临床表现、抗风湿药物应用耐受量及其疗效和不良反应、预后等方面差异很大。

第一节　风湿性疾病患者常见症状与体征的护理

学习目标

1. 掌握风湿性疾病的常见症状、体征，常见护理诊断及护理措施。
2. 熟悉风湿性疾病常见症状的护理评估、护理目标。

一、关节疼痛与肿胀

关节疼痛是关节受累最常见的首发症状，也是风湿性疾病患者就诊的主要原因。疼痛的关节均有肿胀和压痛，多为关节腔积液或滑膜增生所致，是滑膜炎或周围组织炎的重要体征。

【护理评估】

1. 病史评估　询问关节疼痛的起始时间、起病特点、性质、持续时间、受累的关节的部位，发病年龄，起病缓急，是游走性疼痛还是固定部位疼痛，有无关节畸形和功能障碍等。

2. 身体评估　评估患者的营养状况、生命体征、关节肿胀程度、受累关节有无压痛、触痛、局部皮肤温度升高、活动受限及畸形等。

3. 心理与社会评估　评估疼痛对患者的影响，患者对控制疼痛的期望和信心。评估患者的精神状态，有无焦虑、抑郁、失望及其程度。患者亲属及社会对患者的理解及支持程度等。

4. 实验室及其他检查评估　了解自身抗体测定结果、滑液检查及关节 X 线检查结果，以明确导致关节疼痛的原因、病变严重程度及预后等。

【常用护理诊断/问题】

1. 焦虑　与疼痛反复发作、病情迁延不愈、活动受限、面容毁损等有关。
2. 疼痛：慢性关节疼痛　与局部炎性反应有关。
3. 躯体活动障碍　与关节持续疼痛有关。

【护理措施】

1. 焦虑

（1）心理护理：鼓励患者说出自己的感受，评估其焦虑程度。在协助患者认识自身焦虑表现的同时，向患者说明焦虑对身体状况可能产生的不良影响，帮助患者提高解决问题的能力。劝导患者家属多给予关心、理解及心理支持。介绍成功病例及治疗进展，鼓励患者树立战胜疾病的信心。

（2）病情观察：观察患者的精神状态是否正常，如情绪不稳定、精神障碍或意识不清等。并做好安全性防护和急救准备，防止发生自伤和意外受伤等。

2. 疼痛：慢性关节疼痛

（1）休息与体位：根据患者的全身情况和受累关节的病变性质、部位及范围，选择不同的休息方式与体位。急性期关节肿胀伴体温升高、倦怠等症状时，应卧床休息，帮助患者采取舒适的体位，尽可能保持关节的功能位，必要时给予石膏托、小夹板固定；为避免疼痛部位受压，可用支架支起床上盖被。病情缓解后适当活动，避免肌力减弱、关节挛缩、压疮、骨质疏松、心肺耐力降低等。

（2）协助患者减轻疼痛：①为患者创造适宜的环境，避免嘈杂、吵闹，或过于寂静，以免患者因感觉超负荷或感觉剥夺而加重疼痛感；②物理疗法：蜡疗、水疗、磁疗、超短波、红外线灯等方法缓解疼痛，也可按摩肌肉、活动关节，防治肌肉挛缩和关节活动障碍；③药物止痛：常用的非甾体类抗炎药如布洛芬、萘普生、阿司匹林、吲哚美辛等，告诉患者按医嘱服药的重要性和有关药物的不良反应。

3. 躯体活动障碍　鼓励患者在缓解期参与各种力所能及的活动，根据受累关节的不同部位及病变特点，帮助患者进行制订活动计划，进行针对性的功能锻炼。运动的方式须循序渐进，活动量控制在患者能忍受的程度。鼓励患者生活自理，进行日常生活活动锻炼。

二、关节僵硬与活动受限

关节僵硬常在晨起时表现最明显，又称为晨僵（morning stiffness），指患者晨起以前或没有活动的一段静止时间内，当开始活动时出现的一种关节局部不适、不灵便感。晨僵是判断滑膜关节炎活动性的客观指标，其持续时间与炎症的严重程度相一致。

【护理评估】

1. 病史评估　评估关节僵硬与活动受限发生的时间、部位、持续时间、缓解方式，关节僵硬与活动的关系，活动受限是突发的还是渐进的，减轻关节僵硬的措施及效果。

2. 身体评估　评估患者的全身状况、僵硬关节的部位、活动受限的程度、有无关节畸形和功能障碍。评估患者的肌力情况，是否伴有肌萎缩。皮肤的完整性，耳廓、肩胛、肘、骶骨等骨突部位有无发红、组织局部缺血等表现。

3. 心理与社会评估　评估僵硬对患者生活的影响，评估患者的精神状态及心理反应，尤其要注意患者有无因不能活动或活动受限而产生紧张、恐惧等不良心理反应。患者亲友及社会对患者身心不便的理解及支持程度等。

4. 实验室及其他检查　评估自身抗体测定结果、关节影像学和关节镜等检查结果。

【护理诊断/问题】

躯体移动障碍　与关节疼痛、僵硬及关节、肌肉功能障碍有关。

【护理措施】

1. 一般护理

（1）生活护理：根据患者活动受限的程度，帮助患者完成洗漱、进食、大小便及卫生等，将经常使用的物品放在患者健侧手伸手可及的地方，鼓励患者从事自我照顾的活动，尽可能帮助患者恢复生活自理能力。鼓励多食富含纤维素的食物，防止便秘，必要时给予缓泻剂。

（2）休息与功能锻炼：夜间睡眠时注意病变关节的保暖，预防晨僵。缓解期鼓励患者尽量坚持被动和主动的全关节活动及功能锻炼，以逐步恢复受累关节功能；同时注意加强相邻肌肉力量与耐力锻炼。必要时给予帮助或提供适当的辅助工具，如拐杖、助行器、轮椅等。

2. 病情观察　严密观察患病肢体的情况，评估患者的营养状况，注意有无热量摄入不足或负氮平衡。并做肢体按摩，防止肌肉萎缩。

3. 预防并发症　患者活动初期应有人陪伴，防止受伤。卧床患者应指导其有效咳嗽和深呼吸，防止肺部感染。协助患者定时翻身、适当使用气垫等抗压力器材。

4. 心理护理　帮助患者接受活动受限的事实，重视发挥自身残存的活动能力。鼓励患者表达自己的感受，注意疏导、理解、支持和关心患者。

三、皮 肤 损 害

风湿性疾病常见的皮肤损害有皮疹、红斑、水肿、溃疡等，多由血管炎性反应引起。系统性红斑狼疮病人最典型的皮肤损害为颊部蝶形红斑，口腔、鼻黏膜受损可表现为溃疡或糜烂。类风湿关节炎病人的皮肤损害主要为皮下结节，多位于肘部鹰嘴突附近、枕部、跟腱等关节隆突部及受压部位的皮下。结节呈对称分布，质硬无压痛，大小不一。部分病人可出现因寒冷、情绪激动等刺激导致的雷诺现象。

【护理评估】

1. 病史评估　皮肤损害的起始时间、演变特点，有无诱因，是否与日光照射、摄入特殊食物和药物有关，有无关节疼痛、胸痛等症状。

2. 身体评估　评估患者的生命体征，皮肤损害发生的部位、面积、形态、色泽、温度。是否出现口腔、鼻、指尖和肢体等部位的溃疡。皮下结节的分布、质地、大小、活动度以及是否有压痛等。雷诺现象的诱因、发作频率、持续时间和范围等。

3. 辅助检查评估　可进行皮肤狼疮带试验、肾活检、肌活检等检查，了解皮肤损害的原因，协助诊断。

【护理诊断/问题】

1. 皮肤完整性受损　与血管炎性反应及应用免疫抑制剂等因素有关。
2. 周围组织灌注低效或无效　与肢端血管痉挛、血管舒缩功能调节障碍有关。

【护理措施】

1. 皮肤完整性受损

（1）保持皮肤清洁干燥，每日清洗红斑、皮疹等皮损部位并温水湿敷，以促进血液循环，利于鳞屑脱落。

（2）避免接触刺激性物品，如碱性肥皂、化妆品及染发烫发剂、农药等化学物品。

（3）避免紫外线照射，床位安排在没有阳光直射的地方，嘱病人勿晒太阳、忌日光浴，外出穿长袖衣裤，戴保护性眼镜、太阳帽或打伞，避免阳光直接照射裸露皮肤。

（4）避免使用会诱发皮损出现的食物和药物，如苜蓿、芹菜、普鲁卡因胺、肼屈嗪等。

（5）遵医嘱涂抹皮质类固醇霜或软膏于皮损部位。

（6）皮损局部有感染者，遵医嘱用抗生素治疗，并行局部清创换药处理。

2. 周围组织灌注低效或无效

（1）避免诱因

1）防寒保暖，避免接触冰冷物体，故在冬天病人应有充分的御寒设备，保持身体和肢体暖和，外出时戴上保暖手套，穿着保暖袜和棉鞋，保持全身以及四肢局部暖和，尽量避免暴露于寒气中或避免接触冷水尤为重要。

2）避免精神紧张，可有效减少或防止末梢动脉痉挛。

3）避免吸烟、饮咖啡，以避免尼古丁和咖啡因对血管收缩的刺激作用。

（2）促进局部血液循环：用红花油按摩骨骼隆起处及关节活动部，促进局部血液循环；还可进行物理治疗，如热水沐浴。

（3）用药护理：可以给予患者钙拮抗剂（如硝苯地平）、交感神经活性的药物（如利血平、甲基多巴）、血管扩张药（如前列腺素、前列环素、妥拉唑啉、酚妥拉明）等药物，缓解症状。并观察药物的疗效及副作用。

第二节 强直性脊柱炎患者的护理

强直性脊柱炎（ankylosing spondylitis，AS）是以骶髂关节及脊柱中轴关节慢性炎症为主，也可累及内脏及其他组织的慢性、进展性风湿性疾病，属血清阴性脊柱关节病的一种。典型病例 X 线片表现骶髂关节明显破坏，后期脊柱呈"竹节样"变化。

本病病因未明，多见于 20~30 岁的青少年男性，有明显的家族倾向。家族调查结果显示，HLA-B27 阳性的 AS 患者一级亲属，近半数 HLA-B27 阳性，其中又有近半数罹患本病；同卵双生子 HLA-B27 和 AS 的一致率则超过 50%，提示本病与 HLA-B27 强相关。我国患病率 0.25% 左右，约 90% 患者 HLA-B27 阳性，而普通人群 HLA-B27 阳性率仅 4%~8% 左右。

【病因和发病机制】

迄今未明，一般认为，本病是一组多基因遗传病。除与 MHC I 类基因 HLA-B27 高度相关外，可能还和 HLA 区域内以及 HLA 区域外的其他基因以及某些基因多态性相关。环境因素中，一般认为 AS 和泌尿生殖道沙眼衣原体、某些肠道病原菌如志贺菌、沙门菌、结肠耶尔森菌等感染有关。

【病理】

AS 的病变部位主要见于滑膜以及关节囊、韧带或肌腱的骨附着点。基本病变为附着点病变，表现为局部复发性、非特异性炎症、纤维化以至骨化，多见于骶髂关节、椎间盘、椎体周围韧带、跟腱、跖筋膜、胸肋连接等部位。初期表现淋巴细胞、浆细胞及少数多核白细胞浸润。炎症过程引起附着点侵蚀、附近骨髓炎症、水肿乃至造血细胞消失，进而肉芽组织形成，最后受累部位钙化、新骨形成。在此基础上又发生新的附着点炎症、修复，如此多次反复，出现椎体方形变、韧带钙化、脊柱"竹节样"变、胸廓活动受限等临床表现。骶髂关节是本病最早累及的部位。病理表现为滑膜炎，软骨变性、破坏，软骨下骨板破坏，血管翳形成以及炎症细胞浸润等。后期纤维骨化导致骶髂关节封闭。

【临床表现】

起病大多缓慢而隐匿。全身症状轻微，少数重症病人可出现发热、疲劳、食欲下降或不明原因的消瘦及贫血等。

1. 关节表现

（1）骶髂关节：最早受累的关节之一。早期主要表现为腰骶痛或不适、晨僵等；局部可有压痛。

（2）脊柱及椎间关节：典型病变是由腰椎始发逐节向上蔓延至胸椎和颈椎，部分患者可以颈椎或胸椎病变为首发。主要表现为程度不同的腰背（颈）部痛及活动受限，以晨起为甚，活动后可缓解，休息或静止状态可加重。夜间痛是患者最突出的症状之一，可影响睡眠，严重者可于睡眠中痛醒，迫使患者下床活动后方能重新入睡。护理体检可发现腰（颈）部关节各方向活动受限，局部棘突有压痛，椎旁肌肉紧张；随着病情的进展，腰椎生理弯曲消失，进而腰椎后凸畸形，枕墙距 >0，直至晚期出现脊柱强直。脊肋和横突关节受累可引起胸廓活动度降低。

（3）外周关节：约半数患者以下肢大关节如髋、膝、踝关节炎症为首发症状，常为非对称性、反复发作与缓解，较少表现为持续性和破坏性，该特点区别于类风湿关节炎。

（4）肌腱端炎：是 AS 的特征性病变。主要表现为足跟、足弓及脊柱旁、髂嵴、坐骨结节等肌腱或韧带附着点的疼痛和局部压痛。

2. 关节外症状　包括眼葡萄膜炎、结膜炎、肺上叶纤维化、升主动脉根和主动脉瓣病变以及心传导系统失常等。神经、肌肉症状如下肢麻木、感觉异常及肌肉萎缩等也不少见。晚期常伴严重骨质疏松，易发生骨折。颈椎骨折常可致死。

【实验室及其他检查】

1. 实验室检查　无特异性指标。RF 阴性，活动期可有血沉、C 反应蛋白、免疫球蛋白（尤其是 IgA）升高。90% 左右患者 HLA-B27 阳性。

2. 影像学检查　是诊断的关键依据，并有助于病变严重程度的分级与判断。主要包括：

（1）X 线片：经济简便，应用最广。临床常规拍骨盆正位像，除观察骶髂关节外，还便于了解髋关节、坐骨、耻骨联合等部位病变。腰椎是脊柱最早受累部位，除观察有无韧带钙化、脊柱"竹节样"变、椎体方形变以及椎小关节和脊柱生理曲度改变等外，尚可除外其他疾患。

（2）骶髂关节 CT 检查：CT 分辨力高，层面无干扰，能发现骶髂关节轻微的变化，有利于早期诊断。对常规 X 线片难以确诊的病例，有利于明确诊断。

（3）骶髂关节 MRI 检查：MRI 检查能显示软骨变化，因此能比 CT 更早期发现骶髂关节炎。借助造影剂进行动态检查，还可以估计其活动程度，有利于疗效评价和预后判定。但价格较贵，尚难普及。

3. 骶髂关节活检　在 CT 导引下进行骶髂关节穿刺，获得组织进行病理检查，可在"放射学骶髂关节炎"出现以前进行诊断。

【诊断要点】

常用 1966 年纽约标准和 1984 年的修订纽约分类标准。修订的纽约标准有利于诊断较为早期病例，内容包括：

1. 临床标准　①腰痛、晨僵 3 个月以上，活动改善，休息无改善；②腰椎额状面和矢状面活动受限；③胸廓活动度低于相应年龄、性别的正常人。

2. 影像学标准　骶髂关节炎分级标准：双侧≥Ⅱ级或单侧Ⅲ~Ⅳ级骶髂关节炎。

3. 诊断　①肯定 AS：符合放射学标准和 1 项（及以上）临床标准者。②可能 AS：符合 3 项临床标准，或符合影像学标准而不伴任何临床标准者。

临床上，40 岁以前发生的炎症性腰背痛，且对非甾体抗炎药反应良好者，均有早期 AS 的可能。所谓"炎症性腰（或脊柱）痛"，为符合以下 5 项标准之 4 项以上者：①40 岁以前发病；②隐匿发生；③持续 3 个月以上；④伴晨僵；⑤活动后缓解。如同时伴有 HLA-B27 阳性，有前葡萄膜炎（虹膜睫状体炎）或脊柱关节病家族史等，早期 AS 可能性更大。对这类患者进行密切随访或骶髂关节活检，可以达到真正早期诊断的目的。

【治疗要点】

目前尚无肯定的疾病控制治疗方法。主要目的为缓解症状，保持良好姿势和减缓病情进展。治疗原则应视病情严重程度、预后指征和患者的期望值而定。最佳治疗是非药物治疗和药物治疗相结合。

1. 非药物治疗　患者宣教是成功治疗的关键。应使患者坚定长期治疗的决心。鼓励患者坚持脊柱、胸廓、髋关节活动等医疗体育锻炼；注意立、坐、卧正确姿势；睡硬板床、低枕，避免过度负重和剧烈运动。

2. 药物治疗

（1）非甾体抗炎药（NSAID）：为治疗关节疼痛和晨僵的一线药，对此类药物反应良好是本病的特点，用法可参照类风湿关节炎。已证明阿司匹林对本病疗效不佳。胃肠不耐受者可加胃黏膜保护剂，或改用选择性 COX-2 抑制剂。使用选择性 COX-2 抑制剂应注意心血管事件。上述治疗疗效不好、有禁忌证或不耐受者，可考虑对乙酰氨基酚和阿片类镇痛药。

（2）改变病情抗风湿药（DMARD）：已证明金制剂和青霉胺对本病无效。柳氮磺吡啶一般认为对轻型病例尤其外周关节受累为主者有效。甲氨蝶呤、雷公藤总苷、硫唑嘌呤、环磷酰胺等疗效有待肯定。对上述传统治疗无效者可用肿瘤坏死因子（TNF-α）拮抗剂治疗。用法见类风湿关节炎。

（3）糖皮质激素：眼急性葡萄膜炎、肌肉骨骼炎症可局部使用。小剂量激素也可用于 NSAID 治疗不耐受者。急性顽抗性病例可行 CT 引导下骶髂关节内长效激素注射，或短期使用较大剂量激素，如泼尼松 20~30mg/d，待 DMARD 发挥作用后尽快减量。

（4）生物制剂：疗效确切，可显著改善病情及各项炎性实验指标。主要包括：重组人可溶性肿瘤坏死因子受体融合蛋白（如依那普西）、肿瘤坏死因子的单克隆抗体（如英夫利西单抗和阿达木单抗）等。

（5）其他：上述治疗疗效欠佳、有禁忌证或不耐受且疼痛剧烈者，可考虑服用对乙酰氨基酚和阿片类镇痛药。焦虑、抑郁者可试用抗焦虑或抑郁类药物。

3. 手术治疗　主要用于髋关节僵直和脊柱严重畸形的晚期患者的矫形。

【护理评估】

1. 病史评估　评估患者是否存在营养不良、某些微生物感染，发病前是否过度疲劳，有无关节外伤和心理创伤等因素；患者性别及有无家族史等。

2. 身体评估　评估患者腰骶部有无疼痛、骶髂关节及其他关节有无损害、与活动的关系及伴随症状、功能状况及其演变，同时了解患者是否出现发热、疲劳、食欲下降或不明原因的消瘦及贫血等全身症状。

3. 心理与社会评估　评估患者在疾病状态下的心理反应，了解患者及其亲友对疾病的认知程度，应对措施是否恰当，患者亲属及社会能否给患者以物质和精神上的支持。

4. 实验室及其他检查评估　评估患者血常规、血沉、C 反应蛋白结果，以及骶髂关节 X 线、骶髂关节 CT、骶髂关节 MRI 等检查结果。

【护理诊断/问题】

1. 躯体活动障碍　与骶髂关节及脊柱附着点炎症有关。
2. 疼痛：慢性关节疼痛　与骶髂关节炎上行累及腰椎及胸椎等有关。

【护理措施】

1. 一般护理

（1）饮食护理：冬季寒冷地区患者可适当服用姜汤用以驱寒防湿。多食用含有丰富的植物蛋白和微量元素的食物，如大豆、黑豆、黄豆等，有促进肌肉、骨骼、关节、肌腱的代谢，帮助修复病损的作用。

（2）休息与活动：鼓励患者坚持脊柱、胸廓、髋关节等锻炼。游泳既有利于四肢运动，又有助于增加肺功能和使脊柱保持生理曲度，是最适合 AD 患者的全身运动。运动后适当休息，如运动后疼痛持续 2 小时以上不能恢复，则表明运动过量，应适当减少运动量。急性期关节肿胀伴体温升高、倦怠等症状时，应卧床休息，帮助患者采取舒适的体位，尽可能保持关节的功能位，必要时给予石膏托、小夹板固定；为避免疼痛部位受压，可用支架支起床上盖被。病情缓解后适当活动，避免肌力减弱、关节挛缩、压疮、骨质疏松、心肺耐力降低等。

2. 病情观察　注意观察并评估晨僵及腰痛等症状严重程度及持续时间；注意活动受限的部位、范围等；是否伴有发热、咳喘、呼吸困难等症状，如果发现应警惕脏器受累。

3. 姿态的矫正和关节功能锻炼　除急性期和严重期剧烈疼痛外，AS 患者应坚持进行姿态的矫正和关节功能锻炼。在行走和站立时，应尽力保持正常姿态，做到坐姿要正，站立要直，因为腰背疼痛或疲劳而放任不正确的姿势，易加速脊柱畸形。经常进行颈、胸、腰椎各个方向的前屈、后仰、左右转动等活动，以保持脊柱及关节的活动功能；经常进行深呼吸和扩胸运动，以保持胸廓的活动度；为保持髋关节、膝关节的活动度，应经常进行下蹲活动。

4. 疼痛护理　协助患者减轻疼痛：①为患者创造适宜的环境，避免嘈杂、吵闹，或过于寂静，以免患者因感觉超负荷或感觉剥夺而加重疼痛感；②物理疗法：蜡疗、水疗、磁疗、超短波、红外线灯等方法缓解疼痛，也可按摩肌肉、活动关节，防治肌肉挛缩和关节活动障碍；③药物止痛：常用的非甾体类抗炎药如布洛芬、萘普生、阿司匹林、吲哚美辛等，告诉患者按医嘱服药的重要性和有关药物的不良反应。

5. 健康教育

（1）疾病知识指导：帮助患者增加对本病的认识，了解防治方法，保持乐观心态，积极配合治疗与功能锻炼，掌握自我护理的方法。日常生活及工作中，均要注意保持行、立、做和卧位的正常姿势，尽可能保持最佳的功能位置，防止脊柱变形。平时睡眠应睡硬板床，取去枕或低枕仰卧位。避免各种诱因，如疲劳、受寒、各种感染、过度负重和剧烈活动等，戒烟。

（2）运动指导：运动可减少脊柱及关节畸形程度，尽可能维持正常生理功能。但应避免跑步（尤其是髋关节受累、足弓或足跟肌腱炎的患者）、冲撞及接触性运动（如柔道、篮球等）。

（3）用药指导及病情监测：指导患者及家属了解常用药物的主要作用、服用方法、不良反应及处理，强调遵医嘱坚持用药、规范用药的重要性。定期门诊随诊。病情复发或加重应及早就医。

【预后】

本病个体差异大。一般不危及生命，但可致残，影响患者正常生活和工作。早期诊断及正规治疗，大多数患者预后良好。若发病年龄较小、早期髋关节受累、反复发作虹膜睫状体炎、延误诊断、治疗不及时或不合理，不能坚持长期功能锻炼者，预后较差。

小　结

强直性脊柱炎属血清阴性脊柱关节病，典型病例X线片表现骶髂关节明显破坏，后期脊柱呈"竹节样"变化，主要是以骶髂关节及脊柱中轴关节慢性炎症为主，也可累及内脏及其他组织的慢性、进展性风湿性疾病。AS目前尚无肯定的控制治疗方法，治疗的目的为缓解症状，保持良好姿势和减缓病情进展。因此，治疗原则应视病情严重程度、预后指征和患者的期望值而定，最佳治疗是非药物治疗和药物治疗相结合。护理措施主要包括鼓励患者坚持脊柱、胸廓、髋关节等锻炼，指导AS患者坚持姿态的矫正，观察并评估晨僵及腰痛等症状严重程度及持续时间，协助患者减轻疼痛等。本病预后个体差异大，一般不危及生命，但可致残，影响患者正常生活和工作。早期诊断及正规治疗，大多数患者预后良好。

第三节 类风湿关节炎患者的护理

学习目标 ▶

1. 类风湿性关节炎的临床表现、护理诊断、护理措施。
2. 熟悉类风湿性关节炎的治疗要点、辅助检查。
3. 了解类风湿性关节炎的病因及发病机制。

类风湿关节炎（rheumatoid arthritis，RA）是一种以慢性对称性周围性多关节炎性病变为主要临床表现的异质性、系统性、自身免疫性疾病。临床表现主要为受累关节疼痛、肿胀以及功能下降。当炎症破坏软骨和骨质时，出现关节畸形和功能障碍。RA 在我国的患病率为 0.32%~0.36%，低于世界平均水平（0.5%~1%），以 35～50 岁多见，女性较男性发病率高。

【病因与发病机制】

1. 病因　本病病因尚不明确，可能与下列多种因素有关：

（1）感染：临床及实验研究资料均表明，某些细菌、支原体、病毒、原虫等感染与 RA 关系密切。

（2）遗传因素：目前的研究资料证实，本病的发病有家族聚集趋向，家系调查发现 RA 患者一级亲属发生 RA 的概率为 11%，孪生子的调查结果显示，单卵双生子同患 RA 的概率为 12%~30%，而双卵双生子同患 RA 的概率为 4%。

（3）激素：本病的患病率存在性别差异，提示性激素在本病的发病中的作用。

2. 发病机制　RA 是免疫紊乱所致的炎症反应性疾病，不仅体液免疫紊乱，细胞免疫紊乱也有参与。变性的 IgG 和 RF（类风湿因子）组成的免疫复合物沉积在关节滑膜上，激活了机体的补体系统，使大量的中性粒细胞向滑膜和关节腔内渗入引起炎症，并促使中性粒细胞和巨噬细胞吞噬免疫复合物，在清除复合物的过程中，溶酶体释放出大量的蛋白降解酶、胶原酶等，对关节的一些组织起到破坏作用，造成滑膜与软骨组织成分分解，并产生致炎因子，而发生关节软骨、骨端、肌腱、韧带及滑膜组织的炎性损伤。

【临床表现】

60%~70% RA 患者隐匿起病，在出现明显的关节症状前可有乏力、全身不适、发热、纳差等症状。少数患者急性起病，数日内便出现多个关节的症状。

1. 关节表现　典型患者表现为对称性多关节炎。以腕关节、近端指间关节、掌指关节及跖趾关节等小关节最常见。其表现有：

（1）晨僵：关节炎的首发症状，常在关节疼痛前出现。晨僵是本病活动的一个重要指标。

（2）痛与压痛：关节痛往往是最早的症状，初期可以是单一关节或呈**游走性多关节肿痛**，呈对称性、持续性，时轻时重，伴有压痛。受累关节的皮肤可出现褐色色素沉着。

（3）肿胀：凡受累的关节均可肿胀，多因关节腔内积液或关节周围软组织**炎症引起，病程较长者可因慢性炎症后肥厚而引起肿胀，多呈对称性。

（4）畸形：多见于晚期患者，因滑膜炎的绒毛破坏软骨和软骨下的骨质结构而造成关节纤维性或骨性强直，又因关节周围的肌腱、韧带受损使关节不能保持在正常位置。**最为常见的关节畸形是：①掌指关节半脱位；②手指尺侧偏斜而呈"天鹅颈"样畸形（图 8-1）及**"纽扣样"畸形（图 8-2）等。

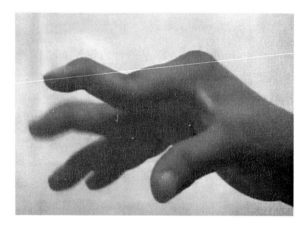

图 8-1　"天鹅颈"样畸形

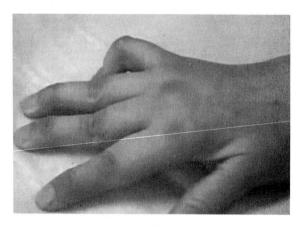

图 8-2　"纽扣样"畸形

（5）功能障碍：因关节肿痛、畸形等引起关节活动障碍。

2. 关节外表现　当病情严重或关节症状突出时易见。

（1）类风湿结节：多见于关节隆突及经常受压的部位，如肘关节鹰嘴处、**足跟、掌根、**坐骨结节区域、膝关节周围等。结节大小不一，约 0.2～3cm，位于皮下，**呈圆形或卵圆形，质地坚韧，按之无压痛。**

（2）类风湿性血管炎：表现为甲床梗死、指端坏死、小腿溃疡或末端知觉神经病变。**另外，还可有胸膜炎、肺间质性病变、心包炎、心肌梗死、脊髓受压、周围神经炎的表现。**

（3）器官系统受累：①呼吸系统：侵犯肺部可出现胸膜炎、肺间质性病变及肺动脉高压等。肺尘埃沉着病患者合并 RA 时易出现大量肺结节，称之为 Caplan 综合征，也称类风湿尘肺病。②循环系统：心脏受累最常见的是心包炎，伴 RF 阳性，多数无相关临床表现，超声心动图约 30% 出现小量心包积液。③神经系统：神经受压是 RA 患者出现神经系统病变的常见原因。受压的周围神经病变与相应关节滑膜炎的严重程度相关。也可出现脊髓受压、周围神经炎的表现。④血液系统：RA 患者的贫血程度通常和病情活动度（尤其是和关节的炎症程度）相关，多为正细胞正色素性贫血。若患者出现小细胞低色素性贫血时，贫血可因病变本身或因服用非甾体类抗炎药而造成胃肠道长期少量出血所致。在病情活动期的 RA 患者常见血小板增多，机制尚不明确。RA 伴有脾大、中性粒细胞减少，甚至出现贫血和血小板减少，称 Felty 综合征，此时患者并非都处于关节炎活动期，其中很多患者合并有下肢溃疡、色素沉着、皮下结节、关节畸形，以致发热、乏力、食欲减退和体重下降等全身表现。

（4）其他：30%～40% 患者在病程的各个时期均可出现干燥综合征，表现为口干、眼干。RA 很少累及肾脏，长期 RA 偶见轻微膜性肾病、肾小球肾炎、肾内小血管炎以及肾淀粉样变等。

【实验室及其他检查】

1. 血液　轻至中度贫血，血沉增快，C 反应蛋白增高，类风湿因子滴度增高。
2. 关节滑液　关节滑液增多，滑液黏度差，白细胞增多。
3. 关节 X 线　以手指和腕关节的 X 线摄片最有价值。Ⅰ期表现为关节周围软组织肿胀影，关节端骨质疏松；Ⅱ期为关节间隙狭窄；Ⅲ～Ⅳ期关节面出现虫蚀样破坏。晚期则出现关节半脱位和关节破坏后的纤维性和骨性强直。
4. 类风湿结节活检　结节中心为纤维素样坏死组织，周围有上皮细胞浸润，排列成环状，外包以肉芽组织。

【诊断要点】

1987 年美国风湿病学会所修订的诊断标准如下：①早晨关节僵硬至少持续 1 小时，病程至少 6 周；②具有 3 个及以上关节肿，至少 6 周；③腕、掌指关节、近端指间关节肿，至少 6 周；④关节肿胀呈对称性，至少 6 周；⑤有皮下结节；⑥手部关节 X 线摄片改变（至少表现为关节及其邻近骨质疏松和关节间隙狭窄）；⑦类风湿因子阳性（滴度＞1∶20）。符合其中 4 项或 4 项以上者可诊断为 RA。

【治疗要点】

目前临床上尚缺乏根治及预防本病的有效措施。治疗目标是减轻关节症状、延缓病情进展、防止和减少关节的破坏、保护关节功能、最大限度地提高患者的生活质量。因此，早期诊断和早期治疗本病治疗的关键。治疗措施包括：一般性治疗、药物治疗、外科手术治疗，其中以药物治疗最为重要。

1. 一般性治疗　包括休息、关节制动（急性期）、关节功能锻炼（恢复期）、物理疗法等。卧床休息只适宜于急性期、发热以及内脏受累的患者。

2. 药物治疗　根据药物性能，治疗 RA 的常用药物分为四大类，即非甾体抗炎药（NSAID）、改变病情抗风湿药（DMARD）、糖皮质激素（glucocorticoid）和植物药等。

（1）非甾体抗炎药：NSAID 具镇痛消肿作用，是改善关节炎症状的常用药，但不能控制病情（作用机制见总论），必须与改变病情抗风湿药同服。常用 NSAID 的剂量如下：①塞来昔布：每日剂量 200～400mg，分 1～2 次服用，有磺胺过敏者禁用；②美洛昔康：每日剂量 7.5～15mg，分 1～2 次服用；③双氯芬酸：每日剂量为 75～150mg，分 2 次服用；④吲哚美辛：每日剂量为 75～100mg，分 3 次服用，胃肠道反应较上述 3 种药物多；属同类结构的有舒林酸、阿西美辛等；⑤萘普生：每日剂量为 0.5～1.0g，分 2 次服；⑥布洛芬：每日剂量为 1.2～3.2g，分 3～4 次服用。无论选择何种 NSAID，都会出现胃肠道不良反应，使用中必须加以注意，剂量都应个体化；只有在一种 NSAID 足量使用 1～2 周后无效才更改为另一种；应避免两种或两种以上 NSAID 同时服用，因其疗效不叠加，而不良反应增多；老年人宜选用半衰期短的 NSAID 药物，对有溃疡病史的老年人，宜服用选择性 COX-2 抑制剂以减少胃肠道的不良反应。

（2）改变病情抗风湿药：该类药物较 NSAID 发挥作用慢，临床症状的明显改善大约需 1～6 个月，有改善和延缓病情进展的作用。一般认为 RA 诊断明确都应使用 DMARD，药物的选择和应用的方案要根据患者的病情活动性、严重性和进展而定。受累关节超过 20 个，起病 2 年内就出现关节骨破坏，RF 滴度持续很高，有关节外症状者应尽早采用 DMARD 联合治疗方案。各个 DMARD 有其不同的作用机制及不良反应，在应用时需谨慎监测。常用药物有甲氨蝶呤（MTX）、硫氮磺吡啶、来氟米特、羟氯喹和氯喹、雷公藤、金制剂、青霉胺、环磷酰胺、环孢素等，一般首选 MTX。

生物制剂如 TNF-α 拮抗剂、IL-1 拮抗剂、CD20 单克隆抗体、细胞毒 T 细胞活化抗原-4（CTLA-4）抗体等，临床试验提示它们有抗炎及防止骨破坏的作用。为增加疗效和减少不良反应，本类生物制剂宜与 MTX 联合应用。其主要的副作用包括注射部位局部的皮疹，感染（尤其是结核感染），长期使用淋巴系统肿瘤患病率增加，TNF-α 单抗则可诱发短暂自身免疫性疾病，出现自身抗体。免疫性治疗如血浆置换、免疫吸附等疗法，只用于一些难治的重症患者。

（3）糖皮质激素：在关节炎急性发作可给予短效激素，其剂量依病情严重程度而调整，一般应不超过泼尼松每日 10mg，可使关节炎症状得到迅速而明显地缓解，改善关节功能。有系统症状如伴有心、肺、眼和神经系统等器官受累的重症患者，可予泼尼松每日量为 30～40mg，症状控制后递减，以每日 10mg 或低于 10mg 维持。但由于它不能根治本病，停药后症状会复发。长期使用糖皮质激素造成的依赖性导致停药困难，并可出现许多不良反应。关节腔注射激素有利于减轻关节炎症状，改善关节功能。但一年内不宜超过 3 次。过多的关节腔穿刺除了并发感染外，还可发生类固醇晶体性关节炎。

（4）植物药制剂：常有的植物药制剂包括：①雷公藤多苷：有抑制淋巴、单核细胞及抗炎作用。用法：30～60mg/d，分 3 次服用，其不良反应为对性腺的毒性，出现月经减少、停经、精子活力及数目降低、皮肤色素沉着、指甲变薄软、肝损害、胃肠道反应等。②青藤：多数患者出现白细胞减少。③白芍总苷：常用剂量为 0.6g，每日 2～3 次。其不良反应有大便次数增多，轻度腹痛，纳差等。

3. 外科手术治疗　包括关节置换和滑膜切除手术，前者适用于较晚期有畸形并失去功能的关节。滑膜切除术可以使病情得到一定的缓解，但当滑膜再次增生时病情又趋复发，所以必须同时应用 DMARD。

【护理评估】

1. 病史评估 评估有无感染；是否存在营养不良，发病前是否过度疲劳，有无关节外伤和心理创伤等因素；患者性别及有无家族史等。

2. 身体评估 评估患者生命体征、营养状态，有无晨僵感，有无类风湿结节，有无其他伴随症状。关节肿痛者注意关节肿痛的部位，是否呈对称性、持续性，有无压痛，症状出现的缓急；关节积液的程度；关节功能障碍者应注意功能障碍关节的分布部位，功能障碍的程度。

3. 心理与社会评估 评估患者在疾病状态下的心理反应，了解患者及其亲友对疾病的认知程度，应对措施是否恰当，患者亲属及社会能否给患者以物质和精神上的支持。

4. 实验室及其他检查评估 评估血常规、血沉、C 反应蛋白、类风湿因子，关节滑液检查，关节 X 线检查，类风湿性结节活检结果及变化情况。

【护理诊断/问题】

1. 有失用综合征的危险 与关节炎反复发作、疼痛和关节骨质破坏有关。
2. 预感性悲伤 与疾病久治不愈、关节可能致残有关。

【护理措施】

1. 一般护理
（1）休息与体位：急性活动期患者卧床休息，减少活动，协助关节保持功能位。
（2）饮食护理：给予高维生素、低脂、易消化饮食。避免过咸、海鲜和刺激性强的食品。

2. 病情观察 了解关节疼痛的部位、关节肿胀和活动受限的程度，有无畸形，晨僵的程度。注意有无胸闷、心前区疼痛、腹痛、消化道出血、头痛等病情严重的征兆。

3. 用药护理 注意观察药物的疗效及不良反应。
（1）非甾体类抗炎药：主要不良反应包括胃肠道反应、头痛、头晕、精神错乱等神经系统表现及肝肾损害等。应在饭后服用，同时服用胃药保护胃黏膜；同时监测有无头痛、头晕、精神错乱等表现，复查肝肾功能。
（2）肾上腺糖皮质激素：主要不良反应包括继发感染、无菌性骨坏死、向心性肥胖、血压升高、血糖升高、电解质紊乱，加重或引起消化性溃疡、骨质疏松等。在用药期间，应给予低盐、高蛋白、高钾、高钙饮食，补充钙剂和维生素 D；定期测量血压，监测血糖的变化。做好皮肤和口腔黏膜的护理。注意患者情绪变化。
（3）慢作用抗风湿药：有甲氨蝶呤、雷公藤、环磷酰胺、环孢素等，常见不良反应有胃肠道反应、脱发、肝损害、肾毒性、骨髓抑制、出血性膀胱炎、性腺毒性等。用药期间鼓励患者多饮水，饭后服药，向患者及家属解释所用药物常见的不良反应及观察方法；有脱发者鼓励患者带假发。

4. 心理护理 鼓励患者倾诉，帮助患者认识不良心态对康复的影响。建立社会支持网，嘱家属亲友给患者物质支持和精神鼓励。

5. 预防关节失用　鼓励患者早晨起床后，先行温水浴，或用热水浸泡僵硬的关节。夜间睡眠戴弹力手套保暖，以减轻晨僵程度。指导患者肢体功能锻炼，锻炼由被动向主动渐进，运动量和运动强度以运动后不出现疼痛或不适症状为度，必要时提供辅助工具。

6. 健康教育

（1）疾病相关知识指导：向患者宣传有关 RA 的基本知识，避免感染、寒冷、潮湿、过劳等各种诱因。遵医嘱服药，指导用药方法和注意事项，不要随便停药、换药、增减药量，坚持治疗。

（2）定期复查：养成良好的生活习惯，每天有计划地进行锻炼，保持关节功能。病情反复时，应及时就医，定期复查。

【预后】

大多数 RA 患者病程迁延，在病程早期的 2~3 年内致残率较高，如未能及时诊断和及早合理治疗，3 年内关节破坏达 70%。积极、正确的治疗可使 50%~80% 以上的 RA 患者病情缓解。仅有少数（10%）在短期发作后可以自行缓解，不留后遗症。另外，治疗的早晚和治疗方案的合理性对预后有重要的影响。

小　结

类风湿关节炎是一种以慢性对称性周围性多关节炎性病变为主要临床表现的异质性、系统性、自身免疫性疾病。临床表现主要包括关节表现（对称性多关节炎，主要以小关节最常见，表现为晨僵、痛与压痛、肿胀、畸形、功能障碍）、关节外表现（类风湿性血管炎、类风湿结节）。血液中类风湿因子滴度增高。早期确诊和尽早治疗是本病治疗的关键，治疗目标是减轻关节症状、改善关节功能，延缓病情，最大限度地提高患者的生命质量。治疗措施包括一般治疗、药物治疗、外科手术治疗。护理措施主要是用药护理及预防关节失用。大多数 RA 患者病程迁延，在病程早期的 2~3 年内致残率较高，如未能及时诊断和及早合理治疗，3 年内关节破坏达 70%。积极、正确的治疗可使 50%~80% 以上的 RA 患者病情缓解。仅有少数（10%）在短期发作后可以自行缓解，不留后遗症。另外，治疗的早晚和治疗方案的合理性对预后有重要的影响。

第四节　系统性红斑狼疮患者的护理

学习目标 ▮▮▮

1. 掌握系统性红斑狼疮的临床表现、护理诊断及护理措施。
2. 熟悉系统性红斑狼疮的治疗要点、辅助检查的意义、护理评估要点。
3. 了解系统性红斑狼疮的病因及发病机制。

系统性红斑狼疮（systemic lupus erythematosus，SLE）是由多因素参与的，累及多个系统、多个器官，并产生多种自身抗体的特异性自身免疫性疾病。起病缓慢，临床表现复杂，常因受累器官或系统的不同而呈现出不同的状态。本病病程迁延，缓解期和急性发作期常交替出现，有内脏损害者预后较差。各年龄均有发病，20～45 岁之间多见，男女患病比率为1:(7～10)。本病在我国的患病率为（0.7～1）/1000，高于西方国家的1/2000。

【病因及发病机制】

1. 病因 本病病因不明，可能与遗传、性激素、环境等多种因素有关。

（1）遗传因素：流行病学资料表明，SLE 有家族聚集现象，据统计 SLE 病患者的近亲发生率为13%；异卵孪生的发生率为 1%～3%；同卵孪生的发生率则高达 25%～70%。同时，有大量研究证明 SLE 是多基因相关疾病（多个基因在某种条件下相互作用改变了正常免疫的耐受性而致病）。

（2）雌激素：以下因素提示本病的患病率与雌激素有关：①SLE 女性患者明显多于男性，育龄期男女患病率比例为 1:9；②女性的非性腺活动期（小于 13 岁，大于 55 岁）SLE 发病率较低；③妊娠可诱发本病或加重病情；④无论男性或女性 SLE，体内的雌酮羟基化产物水平都较高；⑤睾丸发育不全的患者常发生 SLE。

（3）环境因素：①病毒：SLE 患者血清中抗病毒抗体滴度增高，提示 SLE 与病毒感染有关。②日光：40% 的 SLE 患者对日光过敏，短暂日光照射可引发或加重狼疮症状，紫外线可影响 SLE 患者的免疫系统，刺激机体产生自身抗体。③食物：某些含补骨脂素的食物（如芹菜、无花果等）可能增强 SLE 患者对紫外线的敏感性。含联胺基团的食物（如烟熏食物、蘑菇等）可诱发 SLE 发病。④药物：如奎尼丁、普鲁卡因胺、苯妥英钠、异烟肼等能刺激免疫系统而引发 SLE。

2. 发病机制 SLE 的发病机制至今尚未清楚，一般认为 SLE 是具有遗传体质者，在日光、病毒、食物、药物等各种致病因子作用下激发机体出现的异常免疫反应。

SLE 的免疫应答异常主要表现为 T 和 B 淋巴细胞的高度活化和功能异常。多数认为是 T 淋巴细胞的功能亢进促使 B 淋巴细胞的高度活化而产生大量不同类型的自身抗体，造成大量组织损伤，这是本病的免疫学特点，也是本病发生和延续的主要因素之一。多种自身抗体中以抗核抗体（ANA）尤为重要，ANA 对 SLE 的发病、诊断和病情判断都起到了关键作用。许多自身抗体有明确的致病作用，ANA 中的抗双链 DNA（dsDNA）抗体与肾小球的 DNA 相结合后形成免疫复合物，引起炎症反应，在炎症细胞及其所产生的介质参与下，引起狼疮肾炎。免疫复合物也可沉积在小血管壁，引起血管炎，导致各个组织和器官的损伤。

【临床表现】

临床表现多种多样，不同患者临床表现差异较大。起病可为暴发性、急性或隐匿性，早期可仅侵犯1～2 个器官，也可同时侵犯多个系统，早期症状不典型。多数患者缓解期与发作期交替出现。

1. 全身症状 活动期大多数患者有全身症状。约90% 患者有发热，以低、中度热常见，此外，可有疲倦、乏力、体重下降等症状。

2. 皮肤与黏膜 80% 患者会出现皮肤损害，表现多样，常提示 SLE 的活动性，可累及全身各处的黏膜。包括颊部呈蝶形分布的红斑、盘状红斑、指掌部和甲周红斑、指端缺血、面部及躯干皮疹，其中最典型的是颊部蝶形红斑，约40%患者可见，表现为双面颊和鼻梁部位呈蝶形分布的红斑。多为不规则的水肿性红斑，呈不规则圆形，偶为盘状，呈鲜红色或紫红色，边缘清楚或模糊，病情缓解时，红斑可消退，留有棕黑色色素沉着。半数以上患者有广泛或局限性斑丘疹，多见于日晒部位，亦可表现为其他皮疹，如红斑、丘疹、紫癜、紫斑、水疱和大疱等。约40%的患者在日光或紫外线照射后出现光过敏现象，有的甚至诱发SLE急性发作。活动期患者还可出现脱发、口腔溃疡、雷诺现象等表现。

3. 关节和肌肉　约85%患者有关节受累，多表现为多关节疼痛、肿胀，呈对称性、游走性、间歇性，一般不引起关节畸形，最易受累的关节为近端指间关节、腕、膝和掌指关节，肩、肘、踝及髋关节较少累及。约40%可有肌痛、肌无力，有时出现肌炎。

4. 肾脏　SLE累及的系统和器官中以肾脏最常见。几乎所有患者的肾组织均有病理变化，但有临床表现者仅75%左右，主要表现为慢性肾炎和肾病综合征。早期多无症状，随病情发展，可出现蛋白尿、血尿、管型尿、水肿、高血压、肾功能不全等表现，晚期常发展为肾衰竭，发生尿毒症。尿毒症是SLE常见的死亡原因。

5. 肺与胸膜　由于胸膜受累，约35%患者有胸腔积液，多为中小量、双侧。患者亦可发生狼疮性肺炎，其特征为双侧弥漫性肺泡浸润性病灶，表现为发热、干咳、气促。少数患者可出现肺间质性病变、肺血管炎、雷诺现象、肺血栓栓塞和广泛肺间质病变等。

6. 心血管　约30%患者有心血管表现，其中以心包炎最常见，可为纤维素性心包炎或心包积液，表现为心前区疼痛、心包摩擦音或心脏增大。少数患者可出现心肌炎、疣状心内膜炎、急性心肌梗死等。

7. 消化系统　约30%患者有食欲减退、腹痛、腹泻、呕吐、腹水等，部分患者以上述症状首发。少数可发生急性腹膜炎、胰腺炎、肠坏死、肠梗阻等。

8. 神经系统　约25%患者有神经系统损伤，以脑损伤最多见，又称神经精神狼疮，少数患者出现脊髓损伤等。

9. 血液系统　最常见的症状有贫血、白细胞减少、血小板减少等。活动性SLE约60%患者有慢性贫血表现，其中10%属溶血性贫血（Coombs试验阳性），多为正细胞正色素性贫血。40%患者白细胞减少或淋巴细胞绝对数减少。约20%患者血小板减少甚至发生各系统出血。

10. 眼　约15%患者有眼底变化，如出血、视乳头水肿、视网膜渗出物等，影响视力。

【实验室及其他检查】

1. 一般检查　血液检查常有红细胞、白细胞、血小板计数减少，病情活动时血沉多增快；尿常规异常（如血尿、蛋白尿）提示有肾功能损害。

2. 自身抗体　患者血清中可查到多种自身抗体，有助于SLE的诊断、病情活动性的判断及临床亚型的确定。常用的自身抗体有以下几种：

（1）抗核抗体（ANA）：是筛选结缔组织病的主要试验，见于约95%的SLE患者，但其特异性低，很难与其他结缔组织病相鉴别，常需作其他自身抗体的检验。

（2）抗双链DNA（抗dsDNA）抗体：是诊断SLE的标记抗体之一，对SLE特异性高（95%），敏感性约70%，其量与SLE活动性密切相关。

（3）抗 Sm 抗体：是诊断 SLE 的标记抗体之一，特异性高达99%，但敏感性仅25%，该抗体与 SLE 活动性无关。用于早期和不典型患者的诊断或作为回顾性诊断。

（4）抗 RNP 抗体：常与 SLE 的雷诺现象和肌炎有关。

3. 补体 CH_{50}（总补体）、C_3、C_4 降低有助于 SLE 的诊断，提示病情活动性，特异性比较高。

4. 其他 皮肤狼疮带试验阳性提示 SLE 活动。头颅 MRI、CT、超声心动图等，有助于早期发现器官损害。

【治疗要点】

SLE 目前不能根治，但合理治疗后可以缓解病情，尤其是早期患者。治疗原则是病情活动且严重者，给予强有力的药物控制，病情缓解后则接受维持性治疗。

1. 肾上腺糖皮质激素（简称激素） 是目前治疗 SLE 的主要药物，重症 SLE 的首选药。一般选用泼尼松或甲泼尼龙，鞘内注射时使用地塞米松。用药原则：①起始量要足。如泼尼松每日 $0.5 \sim 1.5mg/kg$，一般 4～6 周。②减量要慢。每 1～2 周减少原用量的 10%，减至 20mg/d 时更加缓慢。③维持用药要久。多数患者需长期服用小剂量每天 10～15mg 维持，以稳定病情。急性暴发性危重 SLE，可采用激素冲击疗法，即甲泼尼龙 500～1000mg 溶于 250ml 5% 葡萄糖溶液中缓慢静脉滴注，每天 1 次，连用 3 天。

2. 免疫抑制剂 病情反复发作或重症患者应在激素治疗基础上加用免疫抑制剂。常用的药物有环磷酰胺（CTX）和硫唑嘌呤，环孢素、吗替麦考酚酯等也有一定疗效。

3. 非甾体类抗炎药 主要用于缓解发热、关节痛、肌肉痛等。常用药物有阿司匹林、吲哚美辛、布洛芬等。

4. 抗疟药 羟氯喹或氯喹口服后主要集聚在皮肤，能抑制 DNA 和抗 DNA 抗体的结合，有效缓解皮肤损害、光过敏。

5. 造血干细胞移植 造血干细胞移植可重建免疫机制，使免疫抑制剂治疗无效的患者病情得以缓解。但移植后易复发，远期疗效尚待研究。

【护理评估】

1. 病史评估 询问与本病有关的病因及诱因；主要不适如发热、疲倦、乏力、皮肤损害、不对称的间歇性多关节痛等，了解起病时间、病程及病情变化的情况。

2. 身体评估 评估患者生命体征、有无皮肤损害，蝶形红斑、广泛或局限性斑丘疹及其他皮疹，有光过敏现象、脱发、口腔溃疡及雷诺现象；肾脏有无异常；胸膜是否受累。

3. 心理与社会评估 评估患者及其家属对本病的认识程度、态度、家庭经济状况、医疗保险情况等，在疾病状态下的心理反应，应对措施是否恰当，患者亲属及社会能否给患者以物质和精神上的支持。

4. 实验室及其他检查评估 评估血常规、血沉、抗 Sm 抗体和抗双链 DNA 等免疫学检查指标等结果及变化情况。

【护理诊断/问题】

1. 皮肤完整性受损 与 SLE 导致的血管炎性反应及应用免疫抑制剂有关。

2. 疼痛：关节疼痛 与关节炎性反应有关。

3. 口腔黏膜受损 与自身免疫反应、长期使用激素有关。

4. 体温过高 与自身免疫反应有关。

5. 自我形象紊乱 与疾病所致容貌改变、药物不良反应有关。

【护理措施】

1. 一般护理

（1）休息与活动：急性期患者卧床休息，以减少消耗，保护脏器功能，预防并发症发生；缓解期应动静结合，逐步恢复日常活动；病情完全稳定后，可参加轻工作，但应避免劳累。

（2）饮食护理：给予高蛋白、高营养、高维生素饮食，以保证组织修复所需的营养；忌食芹菜、无花果、苜蓿、蘑菇、烟熏等食物，以防诱发或加重病情；避免刺激性食物，以促进组织愈合，减少口腔黏膜损伤和疼痛；忌食浓茶、咖啡、吸烟，以防引起小动脉痉挛，加重组织缺血缺氧。有心、肾功能损害者给予低盐饮食，同时限制水、钠摄入，记录出入量，此外，肾功能不全患者还应给予优质低蛋白饮食。

2. 病情观察 ①监测患者的生命体征，尤其是体温变化、热型及应用降温措施的效果；②皮肤受损的部位、范围及颜色变化，有无光过敏现象及口腔溃疡；③观察关节疼痛部位、性质、活动度和功能改变；④观察有无肾脏功能损害、心、肺功能有无异常等。

3. 症状体征的护理

（1）发热的护理：定期测量体温，发热者采用物理降温或药物降温，并观察降温效果；保证足够的营养和水分；做好口腔及皮肤护理，增加患者的舒适度。

（2）皮肤损害的护理：①保持皮肤清洁干燥，每天用温水擦洗，忌用碱性肥皂。②患者衣裤要柔软、宽松、清洁、透气性良好，避免搔抓皮肤。卧床患者床铺要平整、无渣屑。③保持病房温湿度适宜，病床应安排在避免阳光直接照射的位置，必要时挂厚窗帘，在病房做紫外线消毒时，应安排患者回避。指导患者外出时采取遮阳措施，如穿长袖衣裤、戴帽子、打伞等，避免阳光直接照射裸露的皮肤，禁忌日光浴。④避免接触刺激性物品，如染发剂、烫发剂、定型发胶、农药、化妆品等。⑤皮疹或红斑处可遵医嘱使用糖皮质激素软膏涂抹，局部有感染者，遵医嘱用抗生素治疗，必要时局部清创，做好换药处理。

（3）关节和肌肉疼痛的护理：参见本章第一节中的"疼痛：慢性关节疼痛"的护理。

（4）感染的护理：配合医生进行血培养及感染灶分泌物的检测，以明确患者的敏感致病菌。根据医嘱使用合理的抗生素，并监测药效。

（5）狼疮性肾炎的护理：评估患者水肿的部位、程度、范围以及皮肤状况。每天测量患者的体重、腹围、肢围。严格记录24小时出入量。因肾脏损害而致水肿时，应限制水、钠的摄入，尿毒症患者应限制蛋白质的摄入。

4. 用药护理

（1）肾上腺糖皮质激素：长期应用糖皮质激素可出现向心性肥胖、血糖升高、高血压、诱发感染、股骨头坏死和骨质疏松等不良反应，如果突然停药或减量过快，患者易出现停药反应或反跳现象。因此，应向患者详细介绍药物的名称、剂量和给药时间，强调按医嘱服药的必要性，告诫患者不可自行减量或停药，以免引起病情反复。用药期间应定期监测患者血压，观察血糖、尿糖变化，以便及早发现药物性糖尿病及医源性高血压，做好皮肤和口腔黏膜的护理，预防感染的发生。

（2）免疫抑制剂：环磷酰胺易引起胃肠道反应、脱发、肝损害、白细胞减少等不良反应，硫唑嘌呤的主要不良反应有骨髓抑制、肝损害、胃肠道反应等。因此，应用环磷酰胺和硫唑嘌呤时应定期查血象、肝功能；有脱发者向患者进行解释，并鼓励患者戴假发、帽子、头巾等进行修饰。

（3）抗疟药：羟氯喹、氯喹造成心肌损害，久用后可能对视力有一定影响，用药期间应注意监测心电图，并定期做眼底检查。

（4）非甾体类抗炎药：服药后可引起胃肠道反应，需饭后服，反应严重者及时报告医生。

5. 心理护理　本病反复发作、迁延不愈、易造成脏器损害，使患者产生焦虑、悲观、失望情绪。因此，护理人员应与患者建立良好的护患关系，向患者介绍治疗成功的病例及治疗与护理的新进展，积极鼓励患者，使患者树立起战胜疾病的信心。同时向患者说明消极情绪对疾病的不良影响，教会患者采用积极的应对方式调节自己的情绪状态。引导患者亲属多给予关心、理解，使患者获得良好的社会支持。

6. 健康指导

（1）疾病相关知识指导：指导患者了解引起 SLE 复发的各种诱因，如药物、食物、日光、紫外线、化妆品以及引起患者体内性激素水平改变的各种因素（怀孕、服用避孕药等）。应积极预防感染，尽量少去公共场所。告诫患者注意个人卫生，切忌挤压皮肤受损部位，预防皮损处感染，实现自我护理。病情活动时避免接受各种预防接种。

（2）定期复查：出现异常及时就诊。

【预后】

随着早期诊断的手段增多和治疗 SLE 水平的提高，SLE 预后已明显改善。目前 1 年存活率约96%，5 年约85%，10 年约75%，20 年约68%。

小　结

系统性红斑狼疮是由多因素参与的，累及多个系统、多个器官，并产生多种自身抗体的特异性自身免疫性疾病。病因可能与遗传、性激素、环境等多种因素有关。起病缓慢，临床表现复杂。常因受累器官或系统的不同。皮肤损害最典型的是颊部蝶形红斑，系统和器官损害中以肾脏最常见。抗双链 DNA 抗体和抗 Sm 抗体是 SLE 特异性较强的抗体。治疗 SLE 的主要药物是肾上腺糖皮质激素。护理措施主要包括饮食护理、皮肤护理及用药护理。随着早期诊断的手段增多和治疗 SLE 水平的提高，SLE 预后已明显改善。

复习题

一、病例分析

病例一：

李女士，28 岁。2 年前开始应用洗面奶洗脸、用化妆品化浓妆，1 年前发现躯干皮疹，日晒后出现面部蝶形红斑。住院后常哭泣。

请问：

1. 患者可能患了什么病？

2. 造成该患者皮肤红斑的主要原因是什么？

3. 目前应首选哪项药物治疗？

4. 如何为该患者进行保健指导？

病例二：

王女士，50 岁。已婚，37 岁时手指间关节疼痛，起床时不能伸直，若干年后出现僵硬，医院诊断为类风湿关节炎。目前关节功能障碍，并有畸形。

请问：

1. 该患者的主要护理诊断是什么？

2. 怎样为患者进行用药护理和康复锻炼指导？

二、思考题

1. 风湿性疾病的临床特点有哪些？

2. 应从哪些方面对风湿性疾病进行护理评估？

3. 强直性脊柱炎的治疗要点是什么？

4. 类风湿关节炎的关节表现有哪些？

5. 简述 SLE 患者的用药护理措施。

6. 简述 SLE 患者的皮肤护理。

（张兰娥　魏秀红）

第 九 章

传染病患者的护理

传染病（communicable disease）是由各种病原体感染人体后引起的具有传染性的疾病。常见的病原体有病毒、细菌、真菌、支原体、衣原体、立克次体、螺旋体、原虫和蠕虫等。其中，由原虫和蠕虫感染人体后引起的疾病又称寄生虫病（parasitosis）。传染病属于感染性疾病，但并非所有的感染性疾病都具有传染性，有传染性的感染性疾病才是传染病。许多传染病曾严重危害人类健康，历史上传染病夺去了无计其数人的生命。随着医疗水平和科学技术的发展，许多传染病被消灭或控制；但有些传染病仍广泛存在，如病毒性肝炎、肾综合征出血热、感染性腹泻等；一些已被消灭的传染病有死灰复燃的迹象，如结核病、梅毒、疟疾等；此外，一些新发传染病也不容忽视，如艾滋病、传染性非典型肺炎、高致病性人禽流行性感冒等，其发病率和致死率已为世人所知，给传染病的防治工作带来困难。

第一节 总 论

学习目标

1. 掌握感染过程的表现和传染病的预防，传染病流行的基本条件。
2. 熟悉传染病的基本特征、临床特点、流行过程以及传染病的隔离和消毒方法。
3. 了解传染病流行的影响因素。

一、感染与免疫

【感染的概念】

感染（infection）是病原体侵入人体后与人体相互作用、相互斗争的过程。病原体感染人体后的表现主要与病原体的致病力和人体的免疫功能有关，因而产生了感染过程的不同表现。

【感染过程的表现】

1. 病原体被清除 病原体侵入人体后，人体通过非特异性免疫或特异性免疫将病原体消灭或排出体外，人体不产生病理变化，也不引起任何临床表现。

2. 隐性感染（covert infection）　又称亚临床感染。是指病原体侵入机体后，仅引起机体特异性免疫应答，不引起或仅引起轻微的病理变化，而不出现任何临床症状和体征，只有通过免疫学检查才能发现这一感染过程。大多数传染病表现为隐性感染。隐性感染后人体获得对该传染病的特异性免疫力。

3. 病原携带状态（carrier state）　病原体侵入人体后，在人体内生长繁殖，并不断排出病原体，因而成为具有传染性的重要传染源，但不出现任何疾病表现的状态。根据携带病原体种类的不同可分为带菌者、带病毒者和带虫者。按其发生时机的不同，可分为潜伏期病原携带者、恢复期病原携带者和无症状病原携带者。按其携带持续时间的不同，又可分为急性病原携带者（携带持续时间小于3个月）和慢性病原携带者（大于3个月）。

4. 潜伏性感染（latent infection）　病原体侵入机体后，寄生在机体一定部位，不引起临床症状，也不能将病原体排出体外，只有当机体免疫功能下降时，病原体则乘机活跃增殖，引起发病。

5. 显性感染（overt infection）　又称临床感染。是指病原体进入人体后，不但引起机体发生免疫应答，而且通过病原体的致病作用或机体的变态反应，使机体发生组织损伤，出现病理变化和特有的临床症状和体征。少数传染病以显性感染多见。显性感染后机体获得特异性免疫力。

一般而言，传染病以隐性感染最常见，其次是病原携带状态，显性感染比例较少。

【感染过程中病原体的致病作用】

病原体侵入人体后是否发病，取决于病原体的致病力和机体免疫应答的综合作用。病原体的致病力包括其侵袭力、毒力、数量和变异性4个方面。

1. 侵袭力（invasiveness）　是指病原体侵入机体并在体内扩散的能力。如有些病原体可借其分泌的酶类破坏机体组织，有些细菌的表面成分可抑制机体的吞噬作用而促进其扩散。

2. 毒力（virulence）　包括内毒素和外毒素。内毒素通过激活单核-吞噬细胞释放细胞因子而起作用。外毒素通过与靶细胞的受体结合，从而进入细胞内而起作用。

3. 数量　对同一病原体而言，入侵的数量与其致病力成正比。但不同病原体导致机体出现显性感染的最少量差别较大，如伤寒需10万个菌体，而痢疾只需10个菌体即可致病。

4. 变异性　病原体可因环境或遗传等因素而产生变异。病原体通过变异逃避机体的特异性免疫，从而使疾病发生或使疾病慢性化。

【感染过程中机体的免疫应答作用】

免疫应答包括特异性免疫应答和非特异性免疫应答。免疫应答既是保护机体免受病原体入侵、破坏的保护性免疫应答，也是促进病理过程及组织损伤的变态反应。

1. 特异性免疫（specific immunity）　机体通过识别抗原后产生的针对该抗原的特异性免疫应答。感染后的免疫通常都是特异性免疫，它是通过后天获得的一种主动免疫。

2. 非特异性免疫（non-specific immunity）　是人体对入侵的各种病原体以及其他异物的一种清除机制。可通过遗传获得，无抗原特异性，又称先天性免疫或自然免疫。包括天然屏障（如皮肤、黏膜、血-脑脊液屏障、胎盘屏障）、吞噬作用、体液因子等。

二、传染病的流行过程及影响因素

【传染病流行过程的基本条件】

传染病的流行过程是指传染病在人群中发生、发展和转归的过程。构成流行过程的 3 个基本条件是传染源、传播途径和易感人群。3 个条件同时存在，使传染病不断蔓延。

1. 传染源（source of infection） 是指病原体已在体内生长、繁殖并能将其排出体外的人或动物。主要包括患者、隐性感染者、病原携带者和受感染的动物。

（1）患者：是重要的传染源，患者可借其排泄物促进病原体的播散。但不同病期的患者，传染性有所不同。

（2）隐性感染者：由于感染后无任何症状或体征而不易被发现。在某些传染病中，隐性感染者是重要的传染源，如流行性脑脊髓膜炎、脊髓灰质炎等。

（3）病原携带者：感染病原体后由于无临床症状而不易被识别，但不断排出病原体对传染病的流行意义重大，如伤寒、细菌性痢疾等。

（4）受感染的动物：某些传染病可由动物排出病原体导致人类发病，如狂犬病、鼠疫、禽流感等。

2. 传播途径（route of transmission） 是指病原体离开传染源后到达另一个易感者所经过的途径。可通过单一途径传播，也可多种途径传播。

（1）空气、飞沫、尘埃传播：常见于呼吸道传染病，如流行性脑脊髓膜炎、麻疹等。病原体可借患者讲话、打喷嚏、咳嗽等以飞沫的形式排到空气中，易感者通过呼吸而感染。

（2）水或食物传播：常见于消化道传染病，如细菌性痢疾、伤寒等。易感者进食被污染水源、食物而感染，或进食患病动物的肉等受到感染，水源被污染常引起某些肠道传染病的暴发流行。另外，某些传染病还可通过皮肤或黏膜接触被病原体污染的疫水而感染，如钩端螺旋体病、血吸虫病等。

（3）日常生活接触传播：常见于消化道或呼吸道传染病，如霍乱、白喉等。病原体可通过污染日常生活用具如手、玩具等而传播疾病。

（4）虫媒传播：分为生物性传播和机械性传播，前者通过吸血昆虫（蚊子、跳蚤等）叮咬传播，如乙脑、斑疹伤寒等；后者通过苍蝇、蟑螂等机械性携带病原体使易感者感染，如伤寒、痢疾等。

（5）血液、血制品、体液传播：某些病原体长期在患者血液和体液中存在，如乙型、丙型病毒性肝炎、艾滋病等。

（6）土壤传播：当病原体的芽胞、幼虫或虫卵污染土壤时，土壤成为该疾病的传播途径，如破伤风、蛔虫病等。

（7）母婴传播：病原体通过母体胎盘、分娩、哺乳等方式感染胎儿或婴儿，如乙型肝炎、艾滋病等。

3. 易感人群 是指对某种传染病缺乏特异性免疫力的人称为易感者。人群对某种传染病易感性的高低直接影响该传染病的发生和传播，易感人群越多，易感性越高，传染病越容易发生流行。有计划的人工预防接种，可把人群易感性降到最低。

【影响流行过程的因素】

1. 自然因素 主要包括地理、气候和生态环境等。这些因素通过作用于流行过程的三个基本条件对传染病的发生、发展起重要作用。一方面它可直接影响病原体在外环境中的生存能力，另一方面又可影响传播途径和机体的非特异性免疫力。传染病的地区性和季节性与自然因素密切相关，如长江流域湖沼地区适合钉螺的生存，因而形成血吸虫病的地区性分布特点；夏季蚊虫滋生使乙型脑炎及疟疾等传染病呈现季节性发病的特点。

2. 社会因素 包括社会制度、经济和生活条件、文化水平、风俗习惯和宗教等。

三、传染病的基本特征和临床特点

【基本特征】

传染病区别于其他疾病的是：具有病原体、传染性、流行病学特征、感染后免疫四个基本特征。

1. 病原体（pathogen） 每一种传染病都是由特异性病原体引起的，如疟疾的病原体是疟原虫、伤寒的病原体是伤寒杆菌。临床上检出病原体对明确诊断有极其重要意义。

2. 传染性（infectivity） 这是传染病与其他感染性疾病的主要区别。病原体由宿主体内排出经一定途径传染给另一个宿主的特性称为传染性。不同传染病的传染性强弱不等，同一传染病的不同时期，其传染性亦各不相同。传染病患者具有传染性的时期称为传染期，是决定患者隔离期限的重要依据。

3. 流行病学特征（epidemiologic feature） 传染病的流行过程在自然因素和社会因素的影响下，表现出下列特征：

（1）流行性（epidemicity）：在一定条件下，传染病在人群中传播的特性称为流行性。按其流行强度可分为：①散发（sporadic）：指某种传染病在某地区人群中的发病率为历年的一般发病水平，各病例间在发病时间和地点无明显联系，散在发生；②流行（epidemic）：指某种传染病的发病率显著高于当地常年发病率数倍（一般 3～10 倍）；③大流行（pandemic）：指某传染病在一定时间内迅速蔓延，流行甚广，超出国界或洲界；④暴发（outbreak）：指在某一地区，短时间内突然发生大批同类传染病病例，这些病例多由同一传染源或同一传播途径所引起，如流行性感冒、食物中毒。

（2）季节性（seasonal）：指某些传染病每年在一定季节内呈现发病率升高的现象。如呼吸道传染病多发于秋冬季，而消化道传染病多发于夏秋季。

（3）地方性（localization）：某些传染病受地理气候等自然因素或人们生活习惯等社会因素的影响仅局限在一定地区内发生，这种传染病称为地方性传染病，如血吸虫病。以野生动物为主要传染源的疾病称为自然疫源性传染病，如鼠疫、狂犬病等，存在这种疾病的地区称为自然疫源地。

4. 感染后免疫（postinfection immunity） 人体感染病原体后，无论是显性还是隐性感染，均能产生针对该病原体的特异性免疫。但不同病原体感染后所获免疫的持续时间长短和强弱不同。一般而言，病毒性传染病感染后免疫时间较长，甚至可保持终身，但少数例外（如流行性感冒）；细菌、螺旋体、原虫性传染病感染后免疫时间较短，仅为数月至数年，但也有例外（如伤寒）。蠕虫感染后一般不产生保护性免疫，因而常可重复感染。

【临床特点】

1. 病程发展呈现阶段性　传染病的发生、发展至恢复多呈阶段性，以急性传染病最明显，一般分为以下几期：

（1）潜伏期（incubation period）：是指从病原体侵入人体到出现临床症状为止的一段时间。通常相当于病原体在体内繁殖、转移、定位、引起组织损伤和功能改变，导致临床症状出现之前的整个过程。有些传染病患者在潜伏期内即可排出病原体，具有传染性。各种传染病的潜伏期长短不一，但每种传染病的潜伏期都有一个范围，了解潜伏期有助于传染病的诊断、确定检疫期限和协助流行病学调查。

（2）前驱期（prodromal period）：是指从机体感觉不适到出现该病明显症状为止的一段时间。症状多为非特异性全身反应，可有发热、头痛、乏力、食欲减退、肌肉酸痛等，一般持续 1～3 天。多数传染病在此期已有传染性，但少数起病急骤者可无此期。

（3）症状明显期（period of apparent manifestation）：是指经过前驱期后，病情逐渐加重而达到顶峰，出现该病特有的症状和体征的一段时间，如典型的热型、特征性的皮疹、黄疸、肝脾大和脑膜刺激征等。此期具有较强的传染性，且容易出现各种并发症。

（4）恢复期（convalescent period）：是指人体免疫力增强到一定程度，体内病理生理过程基本终止，患者的症状和体征逐渐消失，血清中抗体效价逐渐上升到最高水平的一段时间。此期患者体内可能还有残余病理改变或生化改变，病原体还未被完全清除，许多患者的传染性还会持续一段时间。

（5）复发（relapse）与再燃（recrudescence）：某些传染病患者进入恢复期后，体温恢复至正常一段时间，由于潜伏于体内的病原体再度繁殖到一定程度，使初发病的症状再度出现，称为复发，如伤寒、疟疾等。当病情进入恢复期时，体温已开始下降，但尚未降至正常，而再度出现发热等病初症状时，则称为再燃。

2. 临床类型　根据临床过程的长短，传染病可分为急性、亚急性、慢性；根据病情轻重程度可分为轻型、中型、重型、暴发型；根据临床特征可分为典型及非典型。临床分型对治疗、隔离和护理等具有指导意义。

四、传染病的预防

传染病预防是减少传染病发生和流行的关键。预防工作应针对传染病流行过程的三个基本环节采取相应措施。

【管理传染源】

1. 患者的管理

（1）遵循"五早"原则：早发现、早诊断、早报告、早隔离、早治疗。积极开展传染病卫生宣传教育，提高人群对传染病识别能力。

（2）疫情报告：按照《中华人民共和国传染病防治法》相关规定，严格执行传染病报告制度。《中华人民共和国传染病防治法》将传染病分为：甲、乙、丙三类，其中甲类传染病共2种，包括鼠疫、霍乱，为强制管理传染病。乙类传染病包括：传染性非典型肺炎、艾滋病、病毒性肝炎、脊髓灰质炎、人感染高致病性禽流感、麻疹、流行性出血热、狂犬病、流行性乙型脑炎、登革热、炭疽、细菌性和阿米巴性痢疾、肺结核、伤寒和副伤寒、流行性脑脊髓膜炎、百日咳、白喉、新生儿破伤风、猩红热、布鲁氏菌病、淋病、梅毒、钩端螺旋体病、血吸虫病、疟疾，共25种，为严格管理的传染病。丙类传染病包括：流行性感冒、流行性腮腺炎、风疹、急性出血性结膜炎等10种，为监测管理的传染病。所有医务人员均为法定报告人。甲类传染病要求发现后2小时内向当地卫生防疫机构报告；乙类传染病要求发现后6小时内上报，但对其中传染性强、危害大的传染性非典型肺炎、炭疽中的肺炭疽和人感染高致病性禽流感三种乙类传染病，应直接按甲类传染病的要求时间内报告，并采取相应的预防控制措施；丙类传染病，可在发现后24小时向当地疾病控制中心报告疫情。

（3）隔离和治疗：一旦发现传染病患者或疑似患者，应立即将其安置在一定的场所予以隔离治疗，以防传染病的蔓延。隔离方式应因时、因地、因病而定，隔离期限依据该传染病的传染期或化验结果而定，在临床症状消失后连续做2~3次病原学检查，结果均为阴性者方可解除隔离。

2. 接触者的管理　曾经与传染源接触过的人，在该病的最长潜伏期内称接触者。由于其可能受到感染而处于潜伏期，有可能是传染源。对接触者应视其具体情况采取医学观察、留验、免疫接种或药物预防等措施。医学观察是指对接触者的日常活动不加限制，但每天进行必要的诊查，以了解有无早期发病的征象，主要适用于乙类传染病。留验又称隔离观察，是指对接触者的日常活动加以限制，并在指定场所进行医学观察，确诊后立即隔离治疗，主要适用于甲类传染病。

3. 病原携带者的管理　对病原携带者应做到早期发现。特别是对服务行业、托幼机构及供水行业工作人员应定期普查，如发现病原携带者应做好登记、管理和随访观察，必要时调整工作岗位或隔离治疗。

4. 动物传染源的管理　根据动物的病种和经济价值，予以隔离、治疗或杀灭。

【切断传播途径】

根据各种传染病的不同传播途径采取不同措施。如消化道传染病，着重加强饮食卫生、保护水源、做好个人卫生及粪便管理、消灭苍蝇、蟑螂、老鼠等；呼吸道传染病，应提倡流行季节戴口罩，保持室内空气流通、咳嗽或打喷嚏时用手帕捂住口鼻；虫媒传染病，应大力开展杀虫、灭鼠的群众运动等。

【保护易感人群】

主要是通过提高人体的免疫力，达到保护易感人群的目的，包括非特异性免疫力和特异性免疫力。

1. 增强非特异性免疫力　主要措施包括加强体育锻炼、合理膳食、养成良好的卫生习惯、生活规律、改善居住条件、保持愉快心情等。

2. 增强特异性免疫力　人体可通过隐性感染、显性感染或预防接种获得对该种传染病的特异性免疫力，其中免疫接种对特异性免疫力的提高起关键作用。

（1）人工主动免疫：是指将减毒或灭活的病原体、纯化的抗原和类毒素制成菌（疫）苗接种到人体内，使人体接种后 1~4 周产生抗体，免疫力可保持数月至数年。对易感人群进行有关生物制品的计划免疫是预防传染病的重要措施之一。儿童计划免疫要求所有儿童全部按计划接种百白破、卡介苗、脊髓灰质炎、麻疹、乙肝疫苗 5 种免疫制品，实现基本消灭相应疾病的目标。

（2）人工被动免疫：是指将制备好的含抗体的血清或抗毒素注入易感者体内，使机体迅速获得免疫力的方法。免疫力持续时间仅 2~3 周。常用制剂有抗毒血清、人血丙种球蛋白、特异性高价免疫球蛋白等。

五、传染病的隔离和消毒

【传染病的隔离】

1. 隔离（isolation）　指将处于传染期的传染病患者、病原携带者安置于指定地点，与健康人和非传染病患者分开，防止病原体扩散和传播。

2. 隔离的原则与方法

（1）根据传播途径（接触传播、飞沫传播、空气传播和其他途径传播）制订相应的隔离与预防措施。多种传播途径并存时，在标准预防基础上，采取多种防护措施结合使用。

（2）隔离病室要求：建筑布局符合隔离要求，高危险区科室宜相对独立，与普通病区和生活区分开。服务流程确保洁净区、污染区分开，防止交叉污染。通风系统应区域化，防止区域间空气交叉污染。限制人员的出入，设置隔离标志，蓝色为接触传播隔离，粉色为飞沫传播隔离，黄色为空气传播隔离等。

（3）传染病或可疑传染病患者应单人单间隔离。条件限制时，同种病原体感染者可安置一室。产生的医疗废物，应严格按医疗废物管理条例执行，防止病原体扩散和传播。

（4）解除隔离原则：已满隔离期者、连续多次病原体检测阴性者，确定被隔离者不再排出病原体，即可解除隔离。

3. 隔离的种类　隔离主要分为 A 和 B 两大系统。A 系统是以类目为特点的隔离法，B 系统是以疾病为特点的隔离法。目前我国大多数医院采用 A 系统隔离法，分为严密隔离、接触隔离、呼吸道隔离、消化道隔离、血液-体液隔离、引流物-分泌物隔离和抗酸杆菌隔离 7 种类型。

（1）严密隔离（黄色标志）：适用于有高度传染性及致死性的传染病，如白喉、鼠疫、肺炭疽等，以防止经空气和接触途径传播。具体要求：①单间隔离：关闭门窗，病原体相同者可同住一室，病室空气、地面、物体表面每天消毒 1~2 次，禁止探视与陪护，患者不得离开病室；②进入病室者，必须穿隔离衣、隔离鞋，戴帽子、口罩及手套，离开病室时应清洗、消毒双手；③室内物品固定使用，未经消毒或隔离包装不得移出病室，所用物品需消毒后方可转用，分泌物、排泄物消毒后废弃，污染物品应装双层污物袋，标记、消毒后送出销毁；④患者出院或死亡后，病室及一切用具均须严格执行终末消毒 1~3 次，经检测合格后方可使用。

（2）接触隔离（橙色标志）：适用于经接触传播的疾病如肠道感染、多重耐药菌感染、皮肤感染等。具体要求：①接触患者戴口罩、穿隔离衣、戴手套；②接触患者、污染物后应洗手；③患者用过的物品应装袋、标记、送消毒处理后弃去。

（3）呼吸道隔离（蓝色标志）：适用于流行性感冒、麻疹、百日咳、流行性脑脊髓膜炎等呼吸道传染病。具体要求：①病室每日通风至少 3 次、空气消毒 2 次；②同一病种患者，可同住一室；③进入病室者戴口罩，必要时穿隔离衣；④患者所用食具、痰杯等隔离、消毒，呼吸道分泌物消毒后废弃；⑤患者一般不能外出，如必须外出，戴口罩。

（4）消化道隔离（棕色标志）：适用于霍乱、伤寒和细菌性痢疾等肠道传染病。具体要求：①不同病种的患者最好分室，病室内应无蝇、无蟑螂，病室地面、物体表面每日消毒 1~2 次；②密切接触患者时，穿隔离衣、戴口罩，接触污物时需戴手套，护理不同病种患者时，更换隔离衣；③接触患者、污物后或护理下一名患者前严格洗手；④患者生活用具专用，用后消毒。

（5）血液（体液）隔离（红色标志）：适用于直接或间接接触感染的血液及体液引起的感染，如艾滋病、乙型肝炎、梅毒等。具体要求：①接触患者或其血液（体液）时要戴手套、穿隔离衣，若皮肤沾染其血液（体液）后立即清洗；②注意避免损伤皮肤，用过的针头、注射器浸入消毒液后送中心消毒室处理；③污染物应装袋、标记、送消毒处理后弃去；④血液污染物品表面时，立即用次氯酸钠溶液清洗消毒。

（6）引流物-分泌物隔离（绿色标志）：具体要求：①接触患者引流物、分泌物时要戴口罩、手套、穿隔离衣。②接触患者、污物后或护理下一名患者前严格洗手。③污染物应装袋、标记、送消毒处理后弃去。

（7）抗酸杆菌隔离（灰色标志）：适用于开放性肺结核或活动性肺结核患者。具体要求：①同病种患者，可同住一室，关闭门窗，安装特殊的通风装置；②密切接触患者时戴口罩、穿隔离衣；③接触患者或污物后及护理下一名患者前应洗手；④污染物应彻底清洗，消毒后弃去。

【传染病的消毒】

1. **消毒** 是通过物理、化学或生物学方法，消除或杀灭环境中病原体的一系列方法，从而切断传播途径，控制传染病的传播。

2. **消毒的种类** 包括预防性消毒和疫源地消毒。前者是指对可能受到病原体污染的物品和场所进行的消毒，以预防传染病的发生。后者是指对存在或曾经存在传染源的地区进行的消毒。

3. **消毒方法** 常用的有物理消毒法和化学消毒法。物理消毒法中热力灭菌法包括煮沸消毒、高压蒸汽灭菌、巴氏消毒法和干热灭菌法等。其中，高压蒸汽灭菌法是医院最常采用的消毒灭菌法。另外，非电离辐射和电离辐射消毒灭菌法也较为常用，如紫外线、微波、γ 射线等。化学消毒法中常用的有含氯消毒剂、氧化消毒剂、醛类消毒剂、碘类消毒剂等。

小结

感染是病原体侵入人体后与人体相互作用、相互斗争的过程。感染过程有五种不同的表现包括病原体被清除、病原携带状态、隐性感染、潜伏性感染、显性感染，其中隐性感染最常见。病原体侵入人体后是否发病取决于病原体的致病力和机体免疫应答的综合作用。传染病的流行过程需要三个条件：传染源、传播途径和易感人群。有传染源、传染性、流行病学特征和感染后免疫是传染病区别于其他疾病的基本特征。传染病的病程发展呈阶段性，分为潜伏期、前驱期、症状明显期和恢复期。传染病预防的重点是管理传染源、切断传播途径和保护易感人群。隔离和消毒是预防和控制传染病的重要措施。

第二节 传染病患者常见症状体征的护理

学习目标

1. 掌握发热与皮疹患者的护理措施。
2. 熟悉发热与皮疹的护理评估及常见护理诊断/问题。

一、发 热

感染因素和非感染因素均可引起发热。感染性发热是传染病最常见、最突出的症状。热型是传染病的重要特征之一，具有鉴别诊断的意义。常见热型有稽留热、弛张热、间歇热、回归热和不规则热。

1. 稽留热（sustained fever） 体温常在39℃以上，24小时内体温变化不超过1℃，这种热型可持续数天或数周。临床常见于大叶性肺炎、肠伤寒、斑疹伤寒、恙虫病等急性发热病的极期。

2. 弛张热（remittent fever） 体温高低不等，昼夜之间体温波动范围较大，体温高时体温可在39℃以上，24小时内体温相差超过1℃，但最低点仍超过正常体温。常见于严重肺结核、伤寒缓解期等。

3. 间歇热（intermittent fever） 体温波动于高热与正常体温之间，可突然高达39℃以上，经几个小时后体温恢复正常，大汗淋漓，以后间歇数小时或1~2日体温又突然升高，反复发作，如此高热与无热交替出现。常见于疟疾、败血症的发热。

4. 回归热（relapsing fever） 体温突然升高可达39℃以上，持续数日后降至正常，经过若干时间又重新发热，持续数日以后，又下降至正常，即高热期与无热期各持续若干天，周期性交替出现。如布氏菌病的发热。

5. 不规则热（irregular fever） 发热无一定的规律。临床常见于流感和败血症等。

传染病的发热可分为体温上升期、极期和体温下降期三个阶段。

1. 体温上升期（effervescence） 指发热病程中体温上升的时期。患者可出现畏寒、寒战等症状，见于伤寒、细菌性痢疾、疟疾等。

2. 极期（fastigium） 指体温上升至一定高度，然后持续一段较长时间的时期，如典型伤寒的极期。

3. 体温下降期（defervescence） 指升高的体温缓慢或骤然下降的时期。

【护理评估】

1. 病史评估 评估发病的地区、季节、传染病接触史等流行病学特点。询问有无发热原因及诱因，观察发热时间、起病急缓、热型特点、持续时间、伴随症状等情况，如是否伴有皮疹、黄疸、腹泻、抽搐、惊厥等。询问所用药物及效果。

2. 身体评估 评估患者的体温高低、热型、心率、面容、意识等情况，有无皮疹，全身淋巴结及肝脾有无肿大，重要脏器如心、肺、肾、中枢神经系统是否异常等。

3. 实验室及其他检查评估 评估患者的血、尿、便是否正常，是否找到病原体。结合病史评估患者血清学、脑脊液和肝功能情况，必要时进行活体组织病理检查、X线、B超或CT检查。

4. 心理与社会的评估 评估患者有无因发热引起的焦虑或烦躁，有无因住院隔离引起的孤独、抑郁等。全面评估患者的心理适应能力和应对能力。

【护理诊断/问题】

体温过高 与病原体感染有关。

【护理措施】

1. 一般护理
（1）环境：保持室内适宜的温湿度，定期通风换气。
（2）休息与活动：发热患者注意休息，高热患者绝对卧床休息，病情好转后逐渐增加活动量。
（3）饮食：给予高热量、高蛋白、高维生素、易消化的流质或半流质饮食，保证每天至少2000ml液体的摄入，必要时静脉补液。

2. 病情监测 严密观察患者的生命体征，尤其是体温的变化及伴随症状情况。

3. 降温 根据患者情况选择物理降温或药物降温。物理降温如冰帽、冰袋冷敷头部或大动脉走行处、25%～50%的酒精擦浴等。降温过程中注意观察患者有无不适及不良反应的出现，降温后注意评价其效果。

4. 口腔护理 指导患者餐前、餐后、睡前漱口，病情严重或昏迷者给予口腔护理。

二、皮 疹

许多传染病患者可出现皮疹，并表现出一定的规律性。故对皮疹的形态、色泽、出现时间、分布部位、出现的先后顺序、持续时间、消退情况等进行评估，对传染病的诊断和鉴别诊断有重要作用。根据形态差异，皮疹分为斑丘疹、出血疹、疱疹和荨麻疹。

1. 斑丘疹（maculopapule） 斑疹（macule）是指不凸出于皮肤表面的红色皮疹，多见于斑疹伤寒等；丘疹（papule）指凸出于皮肤表面的红色皮疹，见于麻疹。

2. 出血疹 压之不褪色，表现为瘀点或瘀斑，见于败血症、肾综合征出血热等。

3. 疱疹（vesicle） 指突出皮肤表面，内含有液体的皮疹，见于水痘、单纯疱疹等病毒性疾病。

4. 荨麻疹（urticaria） 指结节状突出于皮肤表面的皮疹，见于病毒性肝炎、血清病等。

【护理评估】

1. 病史评估 仔细询问皮疹出现的时间、顺序、部位、形态、持续时间、进展状况及伴随症状。同时询问有无食物或药物过敏史、传染病接触史、预防接种史及出疹后的处理过程。

2. 身体评估 评估患者神志、浅表淋巴结及全身情况。尤其注意观察全身皮肤黏膜有无红肿，皮疹的形态、大小有无变化，有无融合、溃疡或合并感染。皮疹消退后是否有脱屑、脱皮、结痂、色素沉着等情况。

3. 实验室及其他检查评估 评估血、尿、便常规检测及病原学、血清学检查情况。

4. 心理与社会的评估 评估患者对皮疹的发生、发展、预后及传染性等知识了解的情况。皮疹是否引起患者的焦虑，家庭及社会的支持情况如何等。

【护理诊断/问题】

皮肤完整性受损 与病原体和（或）其代谢产物引起皮肤毛细血管炎症有关。

【护理措施】

1. 一般护理 ①环境：保持环境安静清洁，每天通风，避免强光刺激及对流风直吹；②休息：卧床休息；③饮食：避免进食辛辣刺激性食物。

2. 病情观察 观察生命体征、意识状况、皮疹情况、伴随症状、皮疹的消退情况。

3. 皮肤护理 保持局部皮肤清洁干燥，每日用温水清洗皮肤，禁用刺激性的肥皂与化妆品，禁用酒精擦拭皮肤。保持衣被清洁、干燥、平整，穿柔软宽松内衣裤，经常换洗。避免搔抓使皮肤破损。脱皮不完全时，可用消毒剪刀修剪；局部皮肤瘙痒较重者，可用炉甘石洗剂、5%碘苷涂搽患处；对大面积瘀斑、坏死的皮肤，局部用海绵垫、气垫圈加以保护防止继发感染；瘀斑破溃后，用无菌生理盐水清洗局部，辅以红外线灯照射，还可涂抗生素软膏，再覆盖无菌敷料。

4. 口腔护理 有口腔黏膜疹的患者，应每日常规应用温水或朵贝液漱口2~3次，每次进食后用温水清洁口腔。合并溃疡时，鼓励用吸管进食，局部用3%过氧化氢溶液清洗后涂以冰硼散。

5. 眼部护理 眼结膜充血、水肿的患者应注意保持眼部清洁，防止继发感染，可用4%硼酸水或生理盐水清洁分泌物和眼痂，滴0.25%氯霉素眼药水或抗生素眼膏，每日2~4次。

第三节 病毒感染患者的护理

一、病毒性肝炎患者的护理

> **学习目标** ▮▮▮
>
> 1. 了解病毒性肝炎的发病机制、病原学特点、主要的辅助检查指标。
> 2. 熟悉病毒性肝炎的分类、流行病学特点、治疗要点、护理评估及护理诊断。
> 3. 掌握病毒性肝炎的临床表现、护理措施。

　　病毒性肝炎（viral hepatitis）是由多种肝炎病毒引起的以肝脏病变为主的一组传染性疾病。按病原学分类，目前已确定的有甲型、乙型、丙型、丁型和戊型病毒性肝炎。各型肝炎临床上均以乏力、食欲减退、纳差、肝功能异常、肝肿大为主要表现，部分病例可出现黄疸。甲型和戊型肝炎为急性肝炎；乙型、丙型、丁型肝炎大多呈慢性感染，并可发展为肝硬化，甚至发生肝细胞癌。

【病原学】

　　1. 甲型肝炎病毒（HAV）　属 RNA 病毒，感染后可在肝细胞内复制，直径为 27～32nm，无包膜。电镜下可见充实或中空的两种球形颗粒，充实颗粒是完整的 HAV 颗粒，含 RNA 基因，具有感染性，中空颗粒是缺陷型病毒，有抗原性，无传染性。HAV 对外界抵抗力较强，但煮沸 5 分钟、紫外线照射 1 分钟可将其杀灭。对含氯消毒剂和甲醛等敏感。

　　2. 乙型肝炎病毒（HBV）　属嗜肝 DNA 病毒，电镜下可见大球型、小球型和管状型 3 种病毒颗粒。大球型颗粒（又名 Dane 颗粒），是完整的 HBV 颗粒，直径为 42nm，由包膜和核心两部分组成，包膜内含乙型肝炎表面抗原（HBsAg），核心部分含环状双股 DNA、DNA 聚合酶（DNAP）、核心抗原（HBcAg）和 e 抗原（HBeAg），是病毒复制的主体。HBV 抵抗力很强，能耐 60℃ 4 小时及一般浓度的消毒剂，−20℃ 可保存 15 年，但煮沸 10 分钟、高压蒸汽消毒可使之灭活。

　　3. 丙型肝炎病毒（HCV）　属 RNA 病毒。抗-HCV 为非保护性抗体，是有传染性的标志，HCV RNA 阳性是病毒感染和复制的直接指标。氯仿、甲醛 6 小时及 60℃ 10 小时可将其灭活。

　　4. 丁型肝炎病毒（HDV）　是一种缺陷 RNA 病毒，必须有 HBV 辅助才能复制、表达、引起肝损害。血清或肝组织中 HDV RNA 是诊断 HDV 感染最直接的依据。

　　5. 戊型肝炎病毒（HEV）　RNA 病毒，发病早期可在患者粪便和血液中存在，抗-HEV 阳性是近期 HEV 感染的标志。HEV 对高热、氯仿敏感。

【流行病学】

1. 传染源　甲型和戊型肝炎传染源是急性和亚临床感染者；乙型、丙型、丁型肝炎感染源是急性、慢性肝炎患者和病毒携带者。

2. 传播途径　①粪-口途径传播：甲型和戊型肝炎的主要传播途径；②血液和体液传播：乙型、丙型和丁型肝炎的主要传播途径；③母婴传播：乙型肝炎的重要传播途径。

3. 易感人群　人类对各型肝炎普遍易感。①甲型、戊型肝炎：抗 HAV 阴性者为甲型肝炎易感人群，以幼儿、学龄前儿童发病率最高，但遇有暴发流行时各年龄组均可发病，感染后免疫力可持续终身。戊型肝炎显性感染主要发生于成人。②乙型、丙型、丁型肝炎：抗 HBs 阴性者乙型肝炎易感。HBV 感染多发生于婴幼儿及青少年，高危人群包括 HBsAg 阳性母亲的新生儿、HBsAg 阳性者的家属、反复输血及血制品者、血液透析者、多个性伴侣者、静脉药瘾者、接触血液的医务工作者。丙型肝炎多见于成年人。

4. 流行特征　秋冬季为甲型肝炎高发季节；戊型肝炎多流行在雨季或洪水过后；乙型、丙型和丁型肝炎多无明显季节性。肝炎流行多呈地区性并有家族聚集现象。

【发病机制】

HAV 侵入后引起病毒血症，继而侵入肝脏并在肝细胞内繁殖，肝细胞的损伤可能是由于免疫介导引起的。HBV 侵入人体后是否引起肝细胞病变主要取决于机体的免疫应答，免疫应答既可清除病毒，亦可导致肝细胞损伤，甚至诱导病毒变异。机体免疫功能正常的成年人感染 HBV，大部分可彻底清除病毒，产生保护性抗体；当机体处于免疫耐受状态时，不发生免疫应答，多成为无症状携带者；机体处于超敏反应时，则导致大片肝细胞坏死，发生重型肝炎。乙型肝炎慢性化的机制可能与免疫耐受、免疫抑制、遗传、年龄等有关。HCV 对肝细胞有直接致病作用并可引起免疫损伤。HDV 发病机制与 HBV 类似，但 HDV 对肝细胞有直接致病作用。HEV 通过细胞免疫引起肝损害。

【临床表现】

潜伏期：甲型肝炎 2~6 周，平均 4 周。乙型肝炎 1~6 个月，平均 3 个月。丙型肝炎 2 周~6 个月，平均 40 日。丁型肝炎 4~20 周。戊型肝炎 2~9 周，平均 6 周。甲型和戊型肝炎主要表现为急性肝炎。乙、丙、丁型肝炎除了表现为急性肝炎外，慢性肝炎更常见。

1. 急性肝炎

（1）急性黄疸型肝炎

1）黄疸前期（平均 5~7 天）：①病毒血症：畏寒、发热、疲乏及全身不适等；②消化道症状：食欲减退、厌油、恶心、呕吐、腹胀、腹痛和腹泻等；③其他：部分患者还出现荨麻疹、斑丘疹等。本期末出现尿黄。

2）黄疸期（持续 2~6 周）：前期症状好转，发热减退，尿色深如浓茶，巩膜、皮肤黄染，约 2 周达到高峰。部分患者可有短暂便色变浅、皮肤瘙痒等肝内阻塞性黄疸的表现。体检常见肝大、质软，有轻压痛及叩击痛，也可有脾脏轻度肿大。

3）恢复期（平均 4 周）：症状消失，黄疸逐渐消退，肝脾回缩，肝功能逐渐恢复正常。

（2）急性无黄疸型肝炎：较黄疸型肝炎更为多见，整个病程不出现黄疸，症状较轻，常因不易发现而成为重要传染源。

2. 慢性肝炎 病程超过半年者，见于乙、丙、丁型肝炎。按病情分为轻、中、重三度。

（1）轻度：反复出现乏力、厌食、恶心、肝区不适等症状，伴肝病面容、轻度肝脾大，部分患者也可无明显症状和体征，肝功能指标1~2项异常。

（2）中度：肝大，质地中等以上，可伴有蜘蛛痣、肝掌、毛细血管扩张或肝病面容，进行性脾肿大。肝功能持续异常，肝纤维化指标上升。肝活检有中度慢性活动性肝炎的病理改变。常出现肝外多脏器损害的症状。

（3）重度：除上述临床表现外，出现了早期肝硬化的肝活检病理改变及临床表现。

3. 重型肝炎（肝衰竭） 各型病毒性肝炎均可引起，是肝炎中最严重的一种类型，预后差，病死率高。常由劳累、感染、长期大量饮酒、应用损害肝脏的药物、妊娠等因素而诱发。

（1）急性肝衰竭：起病较急，发展迅猛，出现极度乏力、严重消化道症状、全身中毒症状及神经精神症状。主要表现为黄疸急剧加深，肝进行性缩小、肝臭，有出血倾向，出现腹水、中毒性鼓肠、肝性脑病、急性肾衰竭等。病程一般不超过3周，病死率高。

（2）亚急性肝衰竭：急性黄疸型肝炎起病，15日至26周出现急性肝衰竭的表现，肝性脑病出现在疾病后期，腹水较明显。病程可长达数月，易发展为坏死后性肝硬化。

（3）慢加急性肝衰竭：慢性肝病基础上出现的急性肝功能失代偿。

（4）慢性肝衰竭：在慢性肝炎或肝炎后肝硬化基础上发生的肝衰竭。其特点为既有慢性肝病的症状、体征和实验室检查的改变，同时又有肝衰竭的临床表现。

4. 淤胆型肝炎 又称毛细胆管炎型肝炎。其病程较长，可达2~4个月或更长，病初类似急性黄疸型肝炎，但自觉症状较轻，黄疸较重。有全身皮肤瘙痒、粪便色浅等梗阻性特征。

5. 肝炎后肝硬化 在肝炎基础上发展为肝硬化，表现为肝功能异常及门静脉高压。

【实验室及其他检查】

1. 肝功能检查

（1）血清酶检测：血清丙氨酸转氨酶（ALT）又称谷丙转氨酶（GPT），此酶在肝细胞浆内含量最丰富，肝细胞受损时释出细胞外，因此为临床上最常用的判断肝细胞损害的重要指标。天门冬氨酸转氨酶（AST）又称谷草转氨酶（GOT），肝病时血清 AST 升高，与肝病严重程度呈正相关。

（2）血清蛋白检测：持续的肝损害，肝脏合成白蛋白（A）减少，同时较多的抗原物质进入血液刺激球蛋白（G）升高，A/G 比值下降或倒置反映肝功能显著下降。

（3）胆红素检测：肝损害程度与胆红素含量呈正相关。因此急性或慢性黄疸型肝炎血清胆红素升高，活动性肝硬化时也可升高且消退缓慢。

（4）凝血酶原活动度（PTA）检查：凝血酶原主要由肝脏合成，PTA 高低与肝损害程度呈反比。如 PTA <40% 提示肝损害严重，PTA 越低，预后越差。

2. 肝炎病毒标记物检测

（1）甲型肝炎：血清抗-HAV IgM 阳性，提示近期有 HAV 感染，具有诊断意义。

（2）乙型肝炎

1）表面抗原（HBsAg）和表面抗体（抗-HBs）：HBsAg 阳性见于 HBV 感染者，但 HBsAg 阴性并不能完全排除 HBV 的现症感染。抗-HBs 为保护性抗体，见于通过预防接种或过去感染 HBV 并产生特异性免疫力者。

2）e 抗原（HBeAg）和 e 抗体（抗-HBeAg）：HBeAg 阳性提示 HBV 复制活跃，传染性强。抗-HBe 阳性提示 HBV 复制的减少或停止，传染性较弱；少数也可因 HBV 发生基因变异而不表达，但 HBV 此时复制活跃，传染性较强。

3）核心抗原（HBcAg）和核心抗体（抗-HBc）：HBcAg 阳性表明 HBV 有复制，但因检测难度大，较少用于临床常规检测。IgG 型抗-HBc 阳性提示过去感染或近期低水平感染；高滴度 IgM 型抗-HBc 阳性提示 HBV 有活动性复制。

4）HBV DNA：阳性提示 HBV 的存在、复制，传染性强。

（3）丙型肝炎：抗-HCV 和 HCV RNA 均是 HCV 感染的标志。

（4）丁型肝炎：抗 HDV IgM 阳性是现症感染的标志，抗 HDV IgG 不是保护性抗体，高滴度提示感染持续存在，低滴度提示感染静止或终止。血清或肝组织中 HDV RNA 是诊断 HDV 感染最直接的依据。

（5）戊型肝炎：抗-HEV 阳性可作为近期 HEV 感染的指标。

【治疗要点】

目前无特效治疗方法，各型肝炎仍以休息和合理营养为主，辅以药物治疗，避免饮酒、过劳和损害肝脏的药物。

1. 急性肝炎　强调早期卧床休息，症状明显好转后再逐渐增加活动。饮食宜清淡，保证足够 B 族维生素和维生素 C 的摄入。进食量过少时可由静脉补充葡萄糖和维生素 C。除急性丙型肝炎早期使用干扰素治疗外，一般不主张抗病毒治疗。

2. 慢性肝炎　综合治疗（适当休息、合理营养和心理平衡），根据患者具体情况采用以抗病毒为主、保护肝细胞、减轻肝炎症状、防止肝纤维化等综合治疗为辅的措施。①保肝药物和支持治疗：如各种维生素、葡醛内酯（肝泰乐）等；②降转氨酶药物：如五味子制剂、垂盆草冲剂等；③抗病毒药物：干扰素或核苷类似物等；④免疫调节剂：非特异性免疫增强剂如胸腺肽、猪苓多糖等；⑤中医中药：可选用活血化瘀和抗纤维化治疗药物。

3. 重型肝炎

（1）支持疗法：卧床休息；静脉输注白蛋白、新鲜血浆；保持水、电解质和酸碱平衡；补充足够的维生素 B、C、K。

（2）促进肝细胞再生：选用肝细胞生长因子或胰高血糖素-胰岛素疗法。

（3）并发症的防治：①出血：使用止血药物、输入新鲜血浆或凝血因子复合物等。②肝性脑病：采取低蛋白饮食、服用抗生素抑制肠道细菌、口服乳果糖浆酸化肠道、保持大便通畅等方法防治氨中毒等，甘露醇联合利尿剂防治脑水肿。③继发感染：根据药敏试验选用抗生素。④肝肾综合征：避免引起血容量下降的各种因素，避免使用损伤肾脏的药物。

（4）人工肝和肝移植：人工肝可替代已丧失的肝功能，清除患者血中的毒性物质，延长患者生存时间，为肝移植赢得时机。对于晚期肝硬化及肝衰竭患者可应用肝移植手术。

【护理评估】

1. 病史评估　评估流行病学史及个体免疫情况，如是否与肝炎患者密切接触；近期是否有注射、手术、血液透析治疗、血液或血制品应用史；是否应用对肝脏有损害的药物；有无嗜酒史、肝炎疫苗接种史等。询问发病情况和主要表现，如起病急缓、病程长短、有无消化道症状、出血症状、神经精神症状等。

2. 身体评估　评估皮肤黏膜有无黄染、皮疹、瘀点或瘀斑、搔抓痕迹等；有无肝掌、蜘蛛痣、腹壁静脉曲张、移动性浊音及下肢水肿等体征；了解肝脏及肝外的症状和体征；评估患者生命体征和营养状况等。

3. 实验室及其他检查评估　评估肝功能和肝炎病毒标记物的检测。

4. 心理与社会评估　评估患者因疾病对正常工作、学习及家庭的影响；社会支持系统对肝炎的认识及对患者的关心程度等。

【护理诊断/问题】

1. 营养失调：低于机体需要量　与食欲下降、呕吐、腹泻、消化和吸收功能障碍有关。
2. 潜在并发症：出血、肝性脑病、继发感染、肝肾综合征等。
3. 活动无耐力　与肝功能受损、能量代谢障碍有关。
4. 焦虑　与病情反复、久治不愈、担心预后等有关。

【护理措施】

1. 一般护理

(1) 饮食护理：进食清淡、易消化、高热量、高维生素的食物。急性期患者给予适量蛋白质 $1.0 \sim 1.5 g/kg \cdot d$，食欲差者可静脉输注葡萄糖和维生素；慢性肝炎患者给予高蛋白饮食，蛋白质 $1.5 \sim 2.0 g/kg \cdot d$；重症肝炎患者尤其是有肝性脑病先兆表现者应限制或禁止蛋白质摄入，合并腹水者给予低盐或无盐饮食。禁酒戒烟。

(2) 休息：卧床休息可减轻肝脏代谢负担，增加肝脏血流量，促进肝细胞的修复和再生，利于炎症的恢复。急性肝炎患者在发病1个月内，卧床休息，待症状好转、肝功能改善后可逐渐增加活动。慢性肝炎患者活动期应卧床休息，稳定期可逐渐增加活动量，活动度以不感觉疲劳为度。重型肝炎需绝对卧床休息。

2. 病情观察　严密观察患者有无消化道症状、乏力是否进行性加重、黄疸变化情况、肝浊音界变化、生命体征是否稳定等。

3. 消毒与隔离　急性期隔离（甲型、戊型肝炎自发病之日起进行消化道隔离3周；急性乙型肝炎进行血液（体液）隔离至 HBsAg 转阴）；慢性患者和病毒携带者应定期检测各项传染性指标，禁止献血，不能从事饮食行业等工作。切断传播途径，甲型和戊型肝炎患者的粪便等排泄物消毒后废弃。做好水源、饮食的管理、消灭苍蝇，防止"病从口入"。乙型、丙型、丁型肝炎的重点是禁止献血，防止通过血液和体液的传播，如加强血制品管理，减少输血机会；各种医疗器械及用具实行一用一消毒制，推广应用一次性注射用具；采取主动和被动免疫阻断母婴传播等。

4. 皮肤护理　黄疸型肝炎患者由于胆盐沉着刺激皮肤神经末梢，可以引起瘙痒。指导患者：①穿着柔软、宽松的内衣裤，经常换洗，保持床单清洁、干燥；②每日用温水擦拭全身皮肤 1 次，不用有刺激性的肥皂与化妆品；③瘙痒明显者局部涂抹止痒剂，或口服抗组胺药；④及时修剪指甲，避免搔抓破损皮肤，如已有破损应注意保持局部清洁、干燥，预防感染；⑤采用转移注意力的方法减轻患者皮肤瘙痒。

5. 心理护理　肝炎患者如过分忧郁、焦虑、情绪波动，都会造成中枢神经系统功能紊乱，免疫功能减退，不利于肝病恢复，故应指导患者正确对待疾病，保持稳定、乐观的情绪。

6. 健康指导

（1）对患者的指导：指导病毒性肝炎患者的家庭护理和自我保健知识，生活规律，劳逸结合，加强营养，不滥用保肝药物和其他损害肝脏的药物。适当的家庭隔离如患者的食具、用具和洗漱用品专用，家中密切接触者可行预防接种等。告知患者避免诱发疾病发作的因素，如劳累、暴饮暴食、酗酒、感染、使用肝损害的药物等，并注意定期复查。

（2）疾病预防指导：甲型和戊型肝炎重点在于加强粪便管理，保护水源，严格饮用水的消毒，加强食品卫生和食具消毒。乙、丙、丁型肝炎预防重点在于防止通过血液和体液传播。甲肝易感者可接种甲肝减毒活疫苗，对接触者可接种人血清免疫球蛋白以防止发病。新生儿出生 24 小时内、医务人员、保育员及与 HBsAg 阳性者密切接触者可考虑给予乙型肝炎疫苗接种。

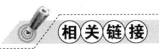
相关链接

意外暴露后乙肝的预防

意外接触 HBV 感染者的血液或体液后，应立即检测 HBV DNA、两对半和肝功能，并在 3 个月、6 个月后复查。如之前接种过乙肝疫苗，且已知抗-HBs≥10mIU/ml，可不进行特殊处理。如未接种过乙肝疫苗，或虽接种过但抗-HBs<10mIU/ml 或抗-HBs 水平不详，应立即注射高效价抗-HBV-IgG（HBIG）200～400IU，同时在不同部位接种第 1 针乙肝疫苗（20μg），1 个月和 6 个月后分别接种第 2 针和第 3 针乙肝疫苗（各 20μg）。

小结

病毒性肝炎是由多种肝炎病毒引起的以肝脏损害为主要表现的全身性疾病。按病原学分甲型、乙型、丙型、丁型和戊型病毒性肝炎。甲型和戊型以粪-口传播为主；乙、丙、丁型肝炎主要通过血液、生活密切接触、母婴传播。甲型、戊型肝炎多为急性肝炎，乙型、丙型、丁型肝炎多迁延不愈变成慢性肝炎。可通过肝功能检查和肝炎病毒标记物检测肝炎类型。急性肝炎以休息和营养等支持治疗为主；慢性肝炎以保肝、降转氨酶、抗病毒及免疫调节为主；重型肝炎以支持治疗、促进肝细胞再生和防治并发症为主。护理要点在于注意休息减轻肝脏负担，甲型、戊型肝炎做好消化道隔离，丙型、丁型肝炎的重点是禁止献血，防止通过血液和体液传播。

二、流行性乙型脑炎患者的护理

学习目标 ▮▮▮

1. 掌握流行性乙型脑炎的临床表现及护理措施。
2. 熟悉流行性乙型脑炎的流行病学特征、护理评估内容、护理诊断、治疗要点、健康教育。
3. 了解流行性乙型脑炎的病原学、发病机制及辅助检查。

流行性乙型脑炎（epidemic encephalitis B）简称乙脑，国际上又称日本脑炎，是由乙型脑炎病毒引起的以脑实质炎症为主要病变的中枢神经系统急性传染病。本病流行于夏秋季，经蚊虫叮咬传播，多见于儿童。临床上以高热、意识障碍、抽搐、病理反射及脑膜刺激征为特点。严重者可有呼吸衰竭，病死率高达20%~50%，存活者可留有后遗症。

【病原学】

乙型脑炎病毒（简称乙脑病毒），属黄病毒科黄病毒属，为RNA病毒，具有嗜神经细胞性。病毒抵抗力不强，不耐热，对乙醚、酸等敏感，但耐低温和干燥。

【流行病学】

1. 传染源　乙脑是人畜共患自然疫源性疾病，动物（如猪、牛等家畜和鸭、鸡等家禽）或人受感染后出现病毒血症，是本病的传染源。其中猪（尤其幼猪）因其感染后毒血症期长、血中病毒数量多，且饲养面广、更新快，是本病的主要传染源。

2. 传播途径　蚊虫叮咬传播，三带喙库蚊是主要的传播媒介。

3. 易感人群　普遍易感，以10岁以下儿童居多。感染后仅少数人发病，大多数人为隐性感染，感染后可获得持久免疫力。

4. 流行特征　本病流行于亚洲东部热带、亚热带及温带地区，呈高度散发，具有严格的季节性，多集中于7、8、9三个月。患者多为10岁以下儿童，尤以2~6岁儿童发病率最高。

【发病机制】

感染的蚊虫在叮咬人或动物时，病毒即侵入机体。在单核-吞噬细胞内繁殖，继而进入血液循环引起病毒血症。当机体免疫力强时，只形成短暂的病毒血症，病毒很快被清除，不侵入中枢神经系统，呈隐性或轻型感染，并可获得终身免疫力；如机体免疫力低下、病毒数量多、毒力强时，病毒才通过血-脑脊液屏障进入中枢神经系统，引起脑实质广泛性炎症损害。发病机制与病毒对神经组织的直接侵袭及诱发免疫性损伤有关。

乙脑主要病变以脑实质广泛性炎症为主，尤以大脑皮质、中脑、丘脑、大脑基底部最为严重。由于病变的程度及部位不同，故临床上出现多样化的神经系统症状。

【临床表现】

潜伏期 4~21 天，一般 10~14 天。典型的临床经过分为 3 期，部分患者可有后遗症及并发症。

1. 初期　病初的 1~3 天。起病急，体温在 1~2 天内升高到 39~40℃，伴头痛、恶心、呕吐及嗜睡。少数可出现颈项强直及抽搐。

2. 极期　病程 4~10 天。初期症状加重，表现为脑实质受损的症状，包括：

（1）持续高热：体温高达 40℃，通常持续 7~10 天。热度越高，热程越长，病情越重。

（2）意识障碍：表现为程度不等的意识障碍，如嗜睡、谵妄、昏迷、定向障碍等。常持续 1 周，重者可长达 4 周。

（3）惊厥或抽搐：表现为面部、手、足局部抽搐，重者肢体呈阵挛性抽搐，甚至全身强制性抽搐，历时数分钟至数十分钟，均伴有意识障碍。频繁抽搐可加重缺氧和脑实质损害，导致呼吸衰竭。

（4）呼吸衰竭：是乙脑最严重的表现，多见于重症患者。主要表现为中枢性呼吸衰竭，其特点为呼吸节律不规则及幅度不均，可表现为叹息样呼吸、潮式呼吸，最后呼吸停止。少数患者还可出现周围性呼吸衰竭。

（5）颅内高压：表现为剧烈头痛、呕吐、血压升高、脉搏减慢。重者可出现脑疝的表现，如昏迷加深、抽搐频繁、瞳孔忽大忽小、对光反射消失、呼吸骤停或死亡。

（6）神经系统症状和体征：表现为浅反射减弱或消失，深反射先亢进后消失；肢体强直性瘫痪伴肌张力增强等病理锥体束征阳性；颈项强直、克氏征阳性等脑膜刺激征。

3. 恢复期　体温逐渐下降，精神神经症状好转，一般 2 周左右可完全恢复。重症患者可有神志迟钝、痴呆、四肢强直性瘫痪等，经积极治疗多于半年内恢复。

4. 后遗症期　少数重症患者半年后仍有意识障碍、痴呆、失语及肢体瘫痪等。癫痫后遗症可持续终生。

5. 并发症　支气管肺炎最常见，其次为肺不张、败血症、尿路感染等。

【实验室及其他检查】

1. 血常规　白细胞总数多在（10~20）×10^9/L，中性粒细胞 80% 以上，这有别于大多数病毒感染。

2. 脑脊液　压力增高，外观清亮或微混，白细胞计数常在（50~500）×10^6/L，白细胞分类早期以中性粒细胞为主，后期则以淋巴细胞为主。蛋白轻度增加，糖正常或偏高，氯化物正常。

3. 血清学检查　特异性 IgM 抗体测定有助于早期诊断，病后 3~4 天即可在血清中出现。

【治疗要点】

以对症治疗为主，处理好高热、抽搐和呼吸衰竭等危重症状是乙脑患者抢救成功的关键。

1. 对症治疗　高热者以物理降温为主，辅以药物或亚冬眠疗法；惊厥或抽搐者，及时去除病因，镇静止痉；呼吸衰竭者根据不同原因给予相应的治疗；颅内压增高早期给予脱水降颅压。

2. 中医中药治疗 白虎汤加减、清瘟败毒饮等。成药可选用安宫牛黄丸等。

3. 恢复期及后遗症处理 注意进行功能训练，包括吞咽、语言和肢体功能锻炼，还可行理疗、针灸、体疗、高压氧治疗、肢体按摩和被动运动等。

【护理评估】

1. 病史评估 评估流行病学史，如是否与乙脑患者密切接触、近期是否去过农村、是否被蚊虫叮咬等。询问发热的时间和伴随症状，意识障碍发生的时间和过程，头痛、呕吐发生的时间和伴随症状等。

2. 身体评估 评估生命体征、瞳孔、意识障碍程度、各种反射是否存在，是否有病理反射出现等。

3. 实验室及其他检查评估 评估患者血常规、脑脊液、血清学等检查结果。

4. 心理与社会评估 评估患者及家属是否因乙脑影响了正常工作、学习，以及患者及家属的心理承受能力和应对能力。

【护理诊断/问题】

1. 体温过高 与病毒血症及脑部炎症有关。

2. 意识障碍 与中枢神经系统、脑实质损害、抽搐、惊厥有关。

3. 气体交换受损 与呼吸衰竭有关。

4. 有受伤的危险 与惊厥、抽搐发作有关。

【护理措施】

1. 一般护理

（1）休息与隔离：卧床休息，减少和防止声、光各种刺激，有计划集中安排各种检查、治疗和护理操作，以免诱发惊厥或抽搐。隔离患者直至体温正常为止，病室内无蚊、蝇。

（2）饮食：早期宜进食清淡易消化流质饮食；吞咽困难或昏迷者可给予鼻饲或静脉补充营养；恢复期逐步增加高热量、高蛋白、高维生素饮食。

2. 病情观察 严密观察生命体征、意识障碍程度、有无惊厥发作先兆、颅内压增高或脑疝的先兆；准确记录 24 小时出入液量，注意水、电解质平衡；注意有无继发感染等并发症；恢复期观察生理功能和运动功能恢复情况。

3. 症状体征的护理

（1）高热：见本章第二节相关内容。

（2）惊厥或抽搐：①将患者置于仰卧位，头偏向一侧，保持呼吸道通畅，如有痰液阻塞时，及时彻底地吸出痰液是解除呼吸道梗阻的重要措施；②用缠有纱布的压舌板或开口器置于患者上下白齿之间，以防咬伤舌头，必要时用舌钳拉出舌头，以防舌后坠阻塞呼吸道；③注意患者安全，防止坠床等意外的发生，必要时使用床档或约束带。

4. 用药护理 注意药物的药理作用、用药方法，注意观察其不良反应，如使用大量呼吸兴奋剂可诱发惊厥等。

5. 心理护理 乙脑患者及其家属常因恐慌、焦虑而变得容易激动，医护人员应以高度的责任心、同情心给予关心与照顾，并鼓励患者积极配合治疗，树立战胜疾病的信心。

6. 健康指导

（1）疾病相关知识指导：讲解乙脑知识，如流行病学特点、临床表现等。在夏秋季节有高热、意识障碍、头痛、抽搐者，应立即送医院就诊。对于康复期仍留有神经系统症状和体征的患者，应有耐心鼓励并指导其进行功能锻炼，以降低伤残率。

（2）疾病预防指导：早期发现患者，及时隔离患者直至体温正常为止；加强家禽、家畜的管理，尤其是猪的管理，搞好饲养场所的环境卫生；流行季节前对猪接种疫苗，可有效地控制乙脑在猪群中的传播流行，有助于降低人群发病率。防蚊、灭蚊是预防本病的关键。对10岁以下的儿童和从非流行区进入流行区的易感者进行乙脑疫苗的接种是预防乙脑流行的重要措施。目前普遍采用地鼠肾细胞减毒活疫苗于流行前 1~2 个月完成疫苗接种，保护率可达85%~98%。

小　结

乙脑是由乙型脑炎病毒引起的中枢神经系统传染病。被感染的猪是其主要传染源，经蚊叮咬传播，多发生于儿童，流行于夏秋季。典型临床经过分为初期、极期、恢复期和后遗症期。临床上以高热、意识障碍、惊厥或抽搐、呼吸衰竭及颅内高压、神经系统症状和体征为特点。血清学检查有助于早期诊断。以对症治疗为主，护理重点卧床休息，减少各种刺激，严密观察生命体征、意识障碍程度、有无脑疝的先兆，惊厥或抽搐者保持呼吸道通畅，防止坠床等意外的发生。

三、获得性免疫缺陷综合征患者的护理

学习目标

1. 掌握艾滋病的临床表现、流行病特点、护理及预防措施。
2. 熟悉艾滋病的治疗要点、护理评估内容及护理诊断。
3. 了解艾滋病的病原学、发病机制。

获得性免疫缺陷综合征（acquired immune deficiency syndrome，AIDS）简称艾滋病，是由人类免疫缺陷病毒（human immunodeficiency virus，HIV）引起的慢性致命性传染病。主要通过性接触和血液传播。HIV 特异性侵犯并破坏辅助性 T 淋巴细胞，并使机体多种免疫细胞受损，最终并发各种严重的机会性感染和恶性肿瘤。病死率极高。

【病原学】

HIV 为单链 RNA 反转录病毒，具有广泛细胞和组织嗜性。HIV 在外界的抵抗力不强，对热和常用消毒剂较敏感，但对 0.1% 的甲醛和紫外线不敏感。

【流行病学】

1. 传染源　艾滋病患者及无症状病毒携带者是本病主要传染源，后者更具危险性。

2. 传播途径　HIV 存在于感染者的血液及各种体液（精液、唾液、泪液、阴道分泌物、乳汁）中。主要传播途径有性接触传播、血液传播和母婴传播，其中性接触传播是最常见的传播途径。

3. 易感人群　人群普遍易感。同性恋者、多个性伴侣者、静脉药瘾者和血制品使用者为本病的高危人群。

4. 流行特征　无季节性，流行与经济状况、人员交往、人文习俗、卫生知识及预防措施等因素有关。

【发病机制】

HIV 侵入机体后，通过直接侵犯辅助性 T 细胞及单核-吞噬细胞或间接作用于 B 细胞和 NK 细胞，使多种免疫细胞受损，细胞免疫和体液免疫均受到损害而致免疫功能严重缺陷，易发生各种严重的机会性感染和肿瘤。

【临床表现】

本病潜伏期较长，感染后约需 2～10 年发展为艾滋病。感染过程分为以下 4 期：

1. 急性感染期（Ⅰ期）　部分患者出现轻微发热、全身不适、头痛、畏寒、肌肉关节酸痛等血清病样症状，持续 3～14 天。

2. 无症状感染期（Ⅱ期）　无任何症状，但具有传染性。血清中可检出 HIV RNA 及 HIV 抗体。可持续 2～10 年或更长。

3. 持续性全身淋巴结肿大期（Ⅲ期）　除腹股沟淋巴结外，全身两处或两处以上淋巴结肿大，直径 1cm 以上，质地柔软，无压痛，可活动，历时 3 个月以上，无自觉症状。

4. 艾滋病期（Ⅳ期）　HIV 感染的最终阶段，主要有以下 5 种表现：①艾滋病相关综合征：原因不明、持续 1 个月以上的发热、乏力不适、盗汗、厌食、体重下降 10% 以上、慢性腹泻，伴全身淋巴结肿大和肝脾大等；②神经系统症状：头痛、癫痫、下肢瘫痪、进行性痴呆；③严重机会性感染：常出现原虫、真菌、结核杆菌和病毒感染；④继发肿瘤：常见卡波西肉瘤（多见于青壮年，呈多灶性，深蓝色或紫红色斑块，不痛不痒，常累及下肢皮肤、口腔、淋巴等）和非霍奇金淋巴瘤；⑤继发其他疾病，如慢性淋巴性间质性肺炎等。

【实验室及其他检查】

1. 血常规　不同程度的贫血、白细胞及淋巴细胞减少。
2. 免疫学检查　HIV 抗体检测是确定 HIV 感染的最简单有效的方法。
3. 血清学检查　可做 HIV 抗原或抗体检查。
4. HIV RNA 定量检测　此方法既有助于诊断，又可判断疗效及预后。

【治疗要点】

至今无根治疗法，主要是针对病原学和各种并发症的治疗，早期联合应用抗病毒药是治疗的关键，早期进行抗病毒治疗对延缓发病和减少机会性感染，以及恶性肿瘤的发生有重要意义。

1. 抗病毒 根据抗病毒药物作用环节的不同分为3大类，即：①核苷类反转录酶抑制剂：如齐多夫定、双脱氧胞苷、拉米夫定等，主要是抑制 HIV 反转录酶，阻断病毒复制；②非核苷类反转录酶抑制剂：如奈非雷平，可降低 HIV-DNA 水平；③蛋白酶抑制剂：主要通过抑制蛋白酶，阻断其装配成完整病毒颗粒，如沙奎那韦、英地那韦等。由于单一抗病毒药易诱发 HIV 突变，产生耐药性，故目前主张以上3类抗病毒药物联合治疗。

2. 抗机会性感染、肿瘤治疗 可根据机会性感染的病原和肿瘤的不同类型选择相应的治疗，如肺孢子虫肺炎可用喷他脒；卡波西肉瘤应用齐多夫定与干扰素联合应用等。

3. 支持及对症治疗 输血、补充维生素及营养物质，食欲不佳者可给予醋酸甲地孕酮改善症状。

【护理评估】

1. 病史评估 询问是否为艾滋病患者或病毒携带者的性伴侣、是否为同性恋者、是否有不安全性生活史；有无静脉药瘾史；是否接受过输血、血制品、器官移植、人工授精等；询问起病经过及用药史。

2. 身体评估 评估患者的体温、营养状况、体重、皮肤、淋巴结及神经系统等有无异常。

3. 实验室及其他检查评估 评估患者的血常规、血清学、免疫学等检查结果。

4. 心理与社会评估 评估患者有无恐惧、抑郁、悲观、企图报复、自杀等心理倾向；了解其社会支持系统对患者的态度。

【护理诊断/问题】

1. 有感染的危险 与免疫功能受损有关。
2. 营养失调：低于机体需要量 与发热、腹泻、并发机会性感染和恶性肿瘤有关。
3. 恐惧 与疾病预后不良、疾病折磨和担心受到歧视有关。
4. 活动无耐力 与 HIV 感染、并发各种机会性感染和肿瘤有关。
5. 组织完整性受损 与局部组织长期受压或机会性感染、卡波西肉瘤有关。

【护理措施】

1. 一般护理

（1）隔离：艾滋病期患者在执行血液、体液隔离的同时，还要实施保护性隔离治疗，以防止各种机会性感染的发生。患者的日常生活用品应单独使用和定期消毒；家属接触被患者血液、体液污染的物品时，要戴手套、穿隔离衣、戴口鼻罩；处理污物后用肥皂仔细洗手。

（2）休息与活动：急性感染期和艾滋病期应卧床休息，症状减轻后可逐步增加活动；无症状感染期可以正常工作，但应避免劳累。

（3）饮食护理：给予高热量、高蛋白、高维生素、易消化的食物，并注意食物的色、香、味，少食多餐，设法促进患者食欲。不能进食者给予鼻饲或静脉营养。

2. 病情观察 观察有无肺部、胃肠道、中枢神经系统、皮肤黏膜等机会性感染的发生，如有感染症状应及早发现、及时治疗。

3. 用药护理　嘱患者按时、按量服药，使用抗病毒或抗肿瘤药物者应注意观察其不良反应，如骨髓抑制、恶心、呕吐等，必要时定期复查血象或更换药物。

4. 症状体状的护理

（1）发热：给予温水擦浴等物理降温或药物降温，鼓励患者多饮水。对机会性感染引起者选用敏感抗生素。

（2）腹泻：做好肛周皮肤护理，每次便后用温水清洁局部，必要时涂抗生素软膏。鼓励患者饮水，必要时遵医嘱静脉补液及使用治疗腹泻药物，并观察疗效。

（3）呼吸困难：根据病情适当抬高床头或让患者坐起，给予氧气吸入，注意观察呼吸节律、频率及深度的变化。

5. 心理护理　多与患者有效沟通，了解并分析其真实思想，针对其心理障碍进行疏导，满足合理要求。鼓励家属及周围人尊重患者并提供帮助，使其树立战胜疾病的信心。

6. 健康指导

（1）疾病知识指导：讲解本病病因和感染途径，预防措施及保护他人和自我健康监控的方法。

（2）疾病预防指导：对 HIV 感染者实施管理。提倡安全性行为，鼓励使用安全套，普及义务献血，严格筛选供血人员，确保用血安全；在输血和使用血制品前也要严格检测抗-HIV 抗体，严禁 HIV 感染者献血、捐献精液和器官。对已感染 HIV 的育龄妇女应避免妊娠；对已受孕者应劝其终止妊娠。广泛开展宣传教育和综合治理，通过各种途径使群众了解艾滋病，并采取自我防护措施进行疾病预防。

小　结

艾滋病是获得性免疫缺陷综合征的简称，由人类免疫缺陷病毒（HIV）感染引起的慢性传染病。患者及无症状病毒携带者是本病传染源。性接触传播及血液传播为本病的主要传播途径。临床表现分为 4 期，重点是艾滋病期，除表现有某些非特异性症状外主要有机会性感染及卡波西肉瘤，危及患者生命。抗病毒治疗是目前治疗的重要手段。预防重点是切断传播途径。护理的重点是做好体液隔离和患者的保护性隔离，加强营养，做好病情观察预防并发症的发生。

四、传染性非典型肺炎患者的护理

学习目标 ▮▮

1. 掌握传染性非典型肺炎的临床表现及护理措施。
2. 熟悉传染性非典型肺炎的流行病学特征、治疗要点、护理评估及护理诊断。
3. 了解传染性非典型肺炎的病原学特点、发病机制及辅助检查。

传染性非典型肺炎（infectious atypical pneumonia）又称严重急性呼吸综合征（SARS），是一种因感染 SARS 相关冠状病毒而导致的急性传染病。以急起发热、头痛、肌肉酸痛、干咳、胸闷等为特征，严重者出现快速进展的呼吸功能衰竭。在我国传染病法中，本病属乙类传染病，但按甲类传染病管理。

【病原学】

SARS 相关冠状病毒是一种 RNA 病毒。该病毒对外界环境的抵抗力较其他冠状病毒强。4℃培养可存活 21 天。但对温度和常用消毒剂敏感，如加热至 56℃ 15 分钟即杀灭，75% 乙醇 5 分钟可将其灭活。

【流行病学】

1. 传染源　患者是主要传染源。

2. 传播途径　近距离飞沫传播是本病主要传播途径；直接或间接接触患者的分泌物或排泄物亦可造成感染。

3. 易感人群　人群普遍易感，病后可获得一定免疫力。发病以青壮年居多，儿童发病率及死亡率均低，而合并有基础疾病的老年患者死亡率较高。

4. 流行特征　大中城市多见，农村地区发病甚少；冬末春初发生。在家庭和医院有聚集发病现象，社区以散发为主。

【发病机制】

尚不清楚。目前认为主要与 SARS 病毒诱导机体免疫损伤有关。该病毒是否造成肺部直接损害有待确定。

【临床表现】

潜伏期 1~16 天，通常为 3~5 天。

1. 普通型　以发热为首发症状，体温常超过 38℃，呈不规则热或弛张热、稽留热等，热程 1~2 周，可伴有畏寒、头痛、肌肉酸痛、乏力等感染中毒症状，部分患者出现皮疹、腹泻。起病 3~7 天后出现频繁干咳、气促、呼吸困难等症状，偶有痰中带血，肺部体征不明显。常无流涕、咽痛等呼吸道卡他症状。

2. 轻型　临床症状轻，病程短。

3. 重型　病情重，进展快，易出现呼吸窘迫综合征。

【实验室及其他检查】

1. 血常规　白细胞计数早期正常或下降，晚期并发感染时可升高，重症患者减少。部分病例血小板减少。$CD4^+$ 和 $CD8^+$ T 淋巴细胞均显著减少。

2. 血液生化检查　多数患者肝功能异常，表现为丙氨酸氨基转移酶（ALT）、乳酸脱氢酶（LDH）、肌酸激酶升高。

3. 血气分析　可发现血氧饱和度降低。

4. 病原学检查　采集患者呼吸道分泌物、排泄物、血液等标本，进行病毒分离，阳性可明确诊断。

5. 免疫学检测　测血清中 SARS 病毒特异性抗体，双份血清 4 倍及以上抗体可确诊。

6. 肺部影像学　胸部 X 线、CT 检查见肺部以间质性肺炎为主要特征。肺部阴影与症状体征可不一致。

【治疗要点】

目前以支持对症治疗和并发症治疗为主。

1. 对症治疗　主要包括降温、镇咳、氧气吸入、补液及纠正水、电解质平衡紊乱，保护重要脏器功能等。

2. 糖皮质激素　有严重中毒症状者建议应用。

3. 抗病毒药物　可试用利巴韦林、干扰素及奥司他韦（达菲）等药物。

4. 增强免疫功能　重症患者可使用已康复患者的血清治疗，或试用免疫增强药物如胸腺肽、免疫球蛋白。

【护理评估】

1. 病史评估　评估有无与患者密切接触史、是否去过疫区；发热时间、症状和伴随症状等。

2. 身体评估　评估患者体温、呼吸有无异常，伴随症状有无变化、肺部和腹部的症状和体征等。

3. 实验室及其他检查评估　评估患者的血常规、血液生化、血气、影像学检查等结果。

4. 心理与社会评估　评估患者有无恐惧、抑郁、悲观等心理倾向；了解其社会支持系统对患者的态度。

【护理诊断/问题】

1. 体温过高　与病毒感染有关。

2. 气体交换受损　与肺部病变有关。

3. 焦虑/恐惧　与隔离、担心疾病的预后有关。

【护理措施】

1. 一般护理

（1）严密隔离：①设置独立的 SARS 隔离病区，严格执行严密隔离和呼吸道隔离的各项措施，任何家属及无关人员禁止进入病区；②患者收入专用隔离病室；③做好医务人员的个人防护及消毒；④做好隔离病区内空气消毒；⑤做好患者污染物品、排泄物、分泌物、呕吐物等的消毒及处理；⑥做好患者衣物、被服、医疗文件的消毒处理；⑦患者转院、出院、死亡应做好终末消毒。

（2）休息与活动：卧床休息，取舒适安全体位。

（3）饮食：给予高热量、高蛋白、高维生素、清淡易消化的食物，必要时静脉营养支持。

2. 症状体征的护理　主要为发热和呼吸困难的护理。

（1）呼吸困难：保证患者氧的供给，强调早期给氧，吸氧间断时间原则上不应超过15分钟；保持气道通畅，必要时给予雾化吸入，以促进分泌物的排出；必要时行无创机械通气。

（2）发热：发热患者按医嘱给予药物或物理降温，并给予发热患者的常规护理。

3. 心理护理　积极主动关心患者，说明所采取消毒、隔离措施的具体要求、目的和必要性，取得患者理解与合作；创造条件保持与外界的联系，如通过电话、电视与家属交流；鼓励患者树立信心，配合治疗，战胜疾病。

4. 健康指导

（1）疾病知识指导：向患者介绍 SARS 的临床表现、发生发展、消毒隔离等知识，使其配合治疗，消除悲观、恐惧心理，消除不良情绪，早日康复。

（2）疾病预防指导：宣传 SARS 的传播及预防有关知识，如流行期间避免去人多或相对密闭地方；避免在人前打喷嚏、咳嗽，清洁鼻子后应洗手；保持公共场所空气流通；对患者用过的物品、住所及逗留过的公共场所进行充分消毒等。

小　结

　　传染性非典型肺炎又称严重急性呼吸综合征是一种因感染 SARS 相关冠状病毒而导致的急性传染病。患者为主要传染源，可通过飞沫和接触传播，人群普遍易感。感染后患者常出现发热、头痛、肌肉酸痛、干咳、胸闷等表现，严重者出现快速进展的呼吸功能衰竭。SARS 的早期发现、早诊断和及时治疗有助于对疾病的控制。目前以对症治疗和并发症治疗为主。严密隔离、对症护理和心理护理是本病的护理重点。

五、肾综合征出血热患者的护理

学习目标

1. 掌握肾综合征出血热的临床表现及护理措施。
2. 熟悉肾综合征出血热的流行病学特征、治疗要点、护理诊断。
3. 了解肾综合征出血热的病原学特点、发病机制。

　　肾综合征出血热（hemorrhagic fever with renal syndrome，HFRS）又称流行性出血热，是由汉坦病毒引起的自然疫源性传染病，鼠为主要传染源。临床上以发热、充血、出血、低血压休克和急性肾衰竭为特征。我国是本病的重疫区。

【病原学】

　　汉坦病毒为 RNA 病毒，有 20 个以上的血清型。我国流行的主要是Ⅰ型和Ⅱ型病毒。该病毒不耐热、不耐酸，高于 37℃或 pH < 5.0 易灭活，对紫外线、乙醇、碘酊等一般消毒剂

均敏感。

【流行病学】

1. 传染源 许多动物可携带此病毒，鼠类为最主要的传染源。其中以黑线姬鼠、褐家鼠和大林姬鼠为主。患者不是主要传染源。

2. 传播途径 多途径传播。①呼吸道传播：携带病毒的鼠的排泄物污染尘埃后形成的气溶胶经呼吸道吸入后感染；②消化道传播：食入被病毒鼠排泄物污染的食物，可经口腔或胃肠黏膜而感染；③接触传播：被鼠咬伤或破损伤口接触携带病毒的鼠血或排泄物可感染；④母婴传播：孕妇感染本病后可经胎盘感染胎儿；⑤虫媒传播：从鼠的寄生虫体内可分离出病毒，但其作用尚不明确。

3. 易感人群 人群普遍易感，并以显性感染为主。

4. 流行特征 亚、欧、非洲均有，我国疫情最重。每年 3～5 月和 10 月～次年 1 月为高峰季节。以男性青壮年农民和工人发病较多。

【发病机制】

病毒的直接作用与病毒感染诱发免疫损伤及细胞因子和介质共同作用引起全身中毒症状和多器官损害。

【临床表现】

潜伏期 4～46 天，平均 1～2 周。典型病例有 5 期经过，轻型患者可有越期现象，重症患者可有发热期、休克期和少尿期重叠现象。

1. 发热期

（1）发热：起病急骤，畏寒、发热，体温达 39～40℃，以稽留热和弛张热多见，热程 3～7 天。体温越高，热程越长，病情越重。

（2）全身中毒症状：①头痛、腰痛、眼眶痛（"三痛"）及关节肌肉酸痛；②消化道症状：多数患者出现食欲减退、恶心、呕吐、腹痛、腹泻等；③神经症状：部分患者出现嗜睡、烦躁、谵妄、神志恍惚等。

（3）毛细血管损伤表现：①皮肤充血：颜面、颈部、胸部充血潮红（"三红"），似醉酒貌；②出血：腋下和胸背部呈点状、搔抓样或条索状瘀点，眼结膜和软腭黏膜出血；③球结膜水肿。

（4）肾损害：起病后 2～4 天出现肾损害，表现为蛋白尿、血尿和尿量减少，重者可见管型尿。

2. 低血压休克期 病程第 4～6 天出现低血压及休克，一般持续 1～3 天。此期易并发 DIC、ARDS、急性肾衰竭、脑水肿等。

3. 少尿期 病程第 5～8 天出现，持续 2～5 天。表现为少尿或无尿、尿毒症、水和电解质、酸碱平衡紊乱。此期持续时间越长，病情越重。

4. 多尿期 病程第 9～14 天出现，持续 7～14 天。可分为 3 期：①移行期：尿量 500～2000ml/d，血尿素氮、肌酐仍可上升；②多尿早期：尿量超过 2000ml/d；③多尿后期：尿量超过 3000ml/d，症状逐渐好转，精神、食欲逐渐恢复。此期易出现低血容量性休克和电解质紊乱。

5. 恢复期　一般情况好转，尿量逐渐减少至正常（2000ml/d 以下）。本期可持续一至数月。

【实验室及其他检查】

1. 血常规　白细胞计数增多，出现异型淋巴细胞有助于早期诊断。红细胞和血红蛋白由于血液浓缩而升高。血小板减少。

2. 尿常规　病程第 2 天出现蛋白尿，至少尿期达高峰。部分患者尿中可出现膜状物。

3. 血液生化　血尿素氮和血肌酐在低血压休克期开始上升。休克期及少尿期可出现代谢性酸中毒。

4. 免疫学检查　可用 ELISA、免疫荧光法检测尿沉渣及血清特异性抗原及特异性抗体。

5. 病原学检查　可应用 PCR 法检查汉坦病毒 RNA。

【治疗要点】

尚无特效治疗。治疗原则为"三早一就"，即早期发现、早期休息、早期治疗和就近治疗。

发热期以控制感染，减轻外渗，改善中毒症状和预防 DIC 为主。低血压休克期以补充血容量、纠正酸中毒、改善微循环为原则。少尿期以稳定内环境、促进利尿、导泻及透析治疗为原则。多尿期以维持水和电解质平衡，防治继发感染为主。恢复期以加强营养、注意休息、逐步恢复活动和工作为治疗原则。

【护理评估】

1. 病史评估　评估患者居住或工作环境有无鼠类出没，有无被鼠咬伤，是否接触鼠的血液或排泄物，周围有无患病人员，是否来自疫区，是否接种过相应疫苗；询问发病情况和主要表现等。

2. 身体评估　评估患者的生命体征，尤其是体温、血压；有无消化道症状和神经精神症状；观察皮肤有无充血、出血部位、范围，观察患者尿量等。

3. 实验室及其他检查评估　评估患者血常规、尿常规、血液生化及免疫学检查结果变化情况。

4. 心理与社会评估　评估患者有无恐惧、抑郁、悲观等心理倾向；了解其社会支持系统对患者的态度。

【护理诊断/问题】

1. 组织灌注无效　与全身小血管损伤、DIC、出血等导致有效血容量不足有关。

2. 体温过高　与病毒血症有关。

3. 体液过多　与肾损害、尿量减少有关。

4. 组织完整性受损　与血管壁损伤造成出血有关。

【护理措施】

1. 一般护理

（1）休息：发病早期绝对卧床休息，忌随意搬动患者，以免加重组织器官的出血；恢复期仍要注意休息，逐渐增加活动量。

（2）饮食：发热时应适当增加饮水量；少尿期必须严格限制饮水量、钠盐和蛋白质的摄入，以免加重钠水潴留和氮质血症；多尿期应指导患者摄取高蛋白、高糖、高维生素的食物，适当增加液体的补充。

（3）消毒与隔离：患者隔离至急性症状消失为止，对其血、尿及其污染物应随时消毒。

2. 病情观察　及早发现和防治休克、急性肾衰竭和出血是本病治疗的关键。定时测量生命体征，观察意识状态变化，注意有无休克早期征象，如体温骤降、烦躁不安、脉搏增快、脉压缩小等表现；观察皮肤黏膜和内脏出血的征象，如观察皮肤瘀斑的分布、大小，有无呕血、咯血、便血、剧烈头痛、视力模糊等表现。

3. 症状体征的护理

（1）高热的护理：以物理降温为主，注意不要用酒精或温水擦浴，以免加重皮肤损害。禁用强烈退热药，以免大量出汗诱发患者进入休克期。

（2）低血压休克的护理：迅速建立静脉通道，早期快速补充血容量、纠正酸中毒并使用血管活性药。注意观察心功能严防急性肺水肿的发生。

（3）急性肾衰竭的护理：详见第五章第四节相关内容。

4. 用药护理　注意观察药物疗效与不良反应，如利巴韦林可导致白细胞减少，剂量过大抑制红细胞成熟而导致可逆性贫血，用药期间要观察血常规的变化，孕妇忌用。利尿剂用药期间要观察有无低血压、低血钾、眩晕、耳鸣、听力减退等表现，发现异常及时处理。

5. 心理护理　①关心体贴患者，耐心向患者解释本病的特点和临床经过，细心倾听患者的诉说，并尽力满足其需求；②要求家属不要将焦虑、紧张的情绪影响患者，以免加重患者的不舒适；③鼓励患者树立战胜疾病的信心，克服消极悲观情绪和焦虑状态，以最佳的心理状态积极配合治疗和护理。

6. 健康指导

（1）疾病相关知识指导：肾功能恢复需较长时间，出院后仍需休息 1~3 个月，加强营养，定期复查。

（2）疾病预防指导：防鼠、灭鼠是预防本病的关键。改善食品卫生条件，防止鼠类排泄物污染食物和水。野外作业、疫区工作时加强个人防护，不用手直接接触鼠类或其排泄物。动物实验时要防止被鼠咬伤。高危人群应接种肾综合征出血热双价疫苗。

📖 小　结

肾综合征出血热是由汉坦病毒引起的自然疫源性传染病，鼠为主要传染源，有多种途径传播。临床上以发热、充血、出血、休克和急性肾衰竭为主要临床表现，典型病例可有 5 期经过。临床无特效治疗，以三早一就为治疗原则，对症治疗。防鼠、灭鼠是预防本病的关键。护理措施饮食指导，严密观察病情变化，及早发现休克、急性肾衰竭和出血等症状并进行对症护理。

六、狂犬病患者的护理

学习目标

1. 掌握狂犬病的流行病学特点、临床表现及护理措施。
2. 熟悉狂犬病的治疗要点、护理诊断、辅助检查。
3. 了解狂犬病的病原学特点、发病机制。

狂犬病（rabies）又称恐水症，是由狂犬病毒侵犯中枢神经系统引起的急性人畜共患传染病。人狂犬病多因被病兽咬伤而感染，临床表现以特有的恐水怕风、恐惧不安、咽肌痉挛、进行性瘫痪等为特征。因目前无特效治疗方法，病死率几乎达100%。

【病原学】

狂犬病毒是嗜神经细胞性的RNA病毒，形似子弹。该病毒对外界抵抗力低，易被紫外线、甲醛、碘酒、高锰酸钾及乙醇等灭活。

【流行病学】

1. 传染源 带狂犬病毒的动物是主要传染源，以狂犬最为常见，其次是病猫、病狼等。
2. 传播途径 主要通过病兽咬伤、抓伤、舔伤皮肤或黏膜而侵入人体。
3. 易感人群 人群普遍易感。被病兽咬伤而未做预防接种者，发病率约为15%~30%。若及时处理伤口和接种疫苗后，发病率可降为0.15%。

【发病机制】

狂犬病毒对神经组织有强大的亲和力。病毒自皮肤或黏膜破损处侵入体内，在伤口附近肌细胞内小量繁殖后侵入近处的末梢神经。之后沿传入神经达神经节再大量繁殖，并很快到达脑部，侵犯脑干和小脑等处的神经细胞。之后病毒从中枢神经向周围神经呈离心性扩散，侵入各器官和组织，尤以唾液腺、舌部味蕾、嗅神经上皮等处病毒数量最多。

【临床表现】

潜伏期一般为1~3个月（5天~19年或更长）。潜伏期长短与入侵病毒数量、被咬伤部位和机体免疫力有关。典型者有3期。

1. 前驱期 本期持续1~4天。常有低热、头痛、倦怠、恶心、全身不适等非特异性症状，类似感冒。继而出现恐惧不安、烦躁失眠、对声、光、风等刺激敏感而有喉头紧缩感。已愈合的伤口及其相应神经支配区有麻木、痒、痛及蚁走等异样感觉，是最有意义的早期症状。

2. 兴奋期 此期约1~3天。患者逐渐进入高度兴奋状态，表现为对外界刺激极度敏感，表情恐怖、恐水、怕风、怕声，发作性咽肌痉挛而出现呼吸困难和发绀，并可有体温升高。本病最具有特征性的症状是恐水，最初为吞咽口水时诱发咽部肌肉收缩，继而逐渐加重，患者极度口渴，但不敢饮，即便闻水声、见水或仅提及水也可引起咽喉肌严重痉挛，患者常因声带痉挛而声音嘶哑，严重时出现全身肌肉阵发性抽搐和强直性惊厥，外界各种刺激（如光、声、触动等）均可激发或加重上述症状。因交感神经功能亢进表现为大量流涎、大汗淋漓、心率加快、血压升高等。多数患者神志清晰，极度痛苦，少数可出现狂躁、幻听、幻觉等精神失常症状，甚至有攻击或咬伤他人的危险。

3. 麻痹期　本期持续6～18小时。痉挛发作停止，全身弛缓性瘫痪，患者由安静进入昏迷状态，最后因呼吸、循环衰竭而死亡。

本病全程一般不超过6天。

【实验室及其他检查】

1. 血常规检查　白细胞总数增多，中性粒细胞占80%以上。
2. 脑脊液检查　细胞数及蛋白质稍增多，糖及氯化物正常。
3. 病毒分离　取患者的唾液、泪液、脑脊液接种于鼠脑，可分离到病毒；也可取患者死后的脑组织做切片染色，可检查特异性的内格里小体。
4. 免疫学检查　可检测脑组织涂片或唾液、尿沉渣中的病毒抗原，或血清、脑脊液中和抗体。

【治疗要点】

目前尚无特效治疗方法，发病后以对症综合治疗为主。

1. 感染后的处理

（1）伤口的处理：及时、有效地处理伤口可使狂犬病的发病率明显降低。①尽快用20%肥皂水或0.1%苯扎溴铵冲洗（两者不能合用），反复冲洗至少30分钟，再用大量凉开水反复冲洗；②局部用70%乙醇或2%～5%碘酊反复涂拭；③伤口不宜缝合或包扎；④咬伤部位在头、颈部或严重咬伤者使用狂犬病免疫血清在伤口及周围行局部浸润注射，皮试阳性者进行脱敏疗法；⑤必要时使用抗生素和破伤风抗毒血清预防感染及破伤风。

（2）预防接种：感染后及时、全程、足量的接种狂犬疫苗是预防本病的关键。①主动免疫：目前多采用地鼠肾疫苗接种，可用于暴露后预防，也可用于暴露前预防。暴露后疫苗5针免疫方案，即咬伤后0、3、7、14和30日各肌内注射1针（2ml）。严重咬伤者（如伤口在手指、头颈部或多处受伤）疫苗可加用全程10针。②被动免疫：常用人抗狂犬病球蛋白。

2. 对症治疗　包括隔离患者，防止唾液污染；尽量保持患者安静，减少刺激；兴奋不安、痉挛发作时可用镇静剂；加强监护、给氧，必要时气管切开，辅助呼吸；维持内环境平衡；脑水肿时给予脱水剂治疗等。

【护理评估】

1. 病史评估　评估患者有无病兽接触史、受伤后的处理措施、狂犬病疫苗接种史、发病情况和主要表现。
2. 身体评估　评估受伤部位、范围、伤口周围感觉；咽喉肌痉挛的程度及诱因；交感神经功能亢进的情况、患者的神志等。
3. 实验室及其他检查评估　了解患者的血常规、脑脊液及免疫学检查结果。
4. 心理与社会评估　评估患者及家属对本病预后的认识；评估其心理接受能力和应对能力。

【护理诊断/问题】

1. 皮肤完整性受损　与病兽咬伤或抓伤有关。
2. 有受伤的危险　与患者兴奋、烦躁、全身性强直性惊厥发作有关。
3. 有窒息的危险　与病毒损害中枢神经系统致呼吸肌痉挛有关。
4. 体液不足　与发热、恐水、多汗及唾液分泌过多等导致脱水有关。

【护理措施】

1. 一般护理

（1）预防：消灭狂犬、野犬和对家犬进行预防接种，人在暴露前及暴露后的主动、被动免疫是预防狂犬病发病最有效的措施。狂犬咬伤之后及时、有效地处理伤口（见治疗要点）也是预防狂犬病的有效方法。

（2）休息：卧床休息，躁狂、抽搐患者适当约束，注意安全。

（3）饮食：禁食禁水，可给予鼻饲高热量流质饮食，注意在痉挛发作的间歇期或应用镇静剂后徐徐推入；必要时予静脉输液，维持水、电解质平衡。

（4）环境：保持病室安静、光线暗淡，避免风、光、声等一切不良刺激。

2. 病情观察　注意观察生命体征、恐水怕风等表现及变化，抽搐情况、意识改变、呼吸和循环衰竭的进展、记录出入液量。

3. 症状体征的护理

（1）肌肉痉挛的护理：①保持室内安静，避免各种刺激；②避免水的刺激：勿使患者看见水、闻及水声、提及"水"字，输液时注意遮挡液体，操作中勿使液体触及患者；③各种检查、治疗和护理集中安排，动作轻柔。

（2）呼吸衰竭的护理：①保持呼吸道通畅，及时清除口腔及呼吸道分泌物；②必要时做好气管切开的准备工作；③呼吸肌麻痹者行人工呼吸机辅助呼吸。

4. 心理护理　护理人员安慰患者，语言严谨，减少患者独处。对于其家属应提供支持和安慰，稳定情绪。

5. 健康指导

（1）狂犬病相关知识指导：向患者、家属讲解该病的发展过程，及恐水怕风的原因，避免对患者的刺激，说明配合治疗及护理的重要意义。

（2）狂犬病预防知识指导：对于高危人群如接触狂犬病的工作人员、兽医、动物管理人员等应进行暴露前的疫苗接种。说明及时、有效地处理伤口及进行预防接种的重要意义。

📖 **小　结**

狂犬病是由狂犬病毒侵犯中枢神经系统引起的急性人畜共患传染病。狂犬是其主要传染源，通过咬伤或抓伤皮肤而感染人体。患者以恐水怕风、恐惧不安、咽肌痉挛、进行性瘫痪等为特征。发病后患者经历前驱期、兴奋期和麻痹期。因目前无特效治疗方法，护理重点做好伤口的处理，避免风、光、声等一切不良刺激，预防肌肉痉挛。

七、人禽流行性感冒患者的护理

1. 掌握人禽流感的临床表现及护理措施。
2. 熟悉人禽流感的流行病学特征、治疗要点、预防措施及健康教育。
3. 了解人禽流感的病原学特点、发病机制及辅助检查内容。

人禽流行性感冒（human avian influenza）简称人禽流感，是由禽甲型流感病毒某些亚型引起的人急性呼吸道传染病。病毒可分为高致病性、低致病性和无致病性禽流感病毒。其中高致病性禽流感病毒感染最为严重，发病率和死亡率高。人感染后表现为高热、咳嗽和呼吸急促。

【病原学】

禽流感病毒属甲型流感病毒。感染人的主要为 H_5N_1、H_7N_7 及 H_9N_2 禽流感病毒亚型。其中感染 H_5N_1 的患者病情最重，病死率高。人体对禽流感病毒与人流感病毒发生基因重组突变后的新病毒几乎没有任何免疫力，一旦流行可迅速传播，造成极大危害。禽流感病毒对热、紫外线和常用消毒剂都比较敏感，如煮沸 2 分钟或紫外线直射可迅速使其灭活。

【流行病学】

1. 传染源　主要传染源为患禽流感或携带禽流感病毒的禽类，特别是鸡；野禽在禽流感的自然传播中扮演了重要角色。

2. 传播途径　病毒可通过呼吸道传播，也可通过消化道及接触传播。

3. 易感人群　13 岁以下儿童为易感人群，从事家禽养殖、发病前 1 周去过家禽养殖、销售、宰杀等场所者以及接触此病毒的实验室工作人员为高危人群。

【临床表现】

潜伏期一般为 1～3 天，通常 7 天以内。早期症状主要为发热，体温多持续在 39℃ 以上，热程 1～7 天，同时伴有流涕、鼻塞、咳嗽、咽痛、头痛和全身不适等类似普通型流感的表现。部分患者可有恶心、腹痛、腹泻、稀水样便等消化道症状。重症患者病情发展迅速，可出现肺炎、急性呼吸窘迫综合征、肺出血、胸腔积液、全血细胞减少、肾衰竭、败血症、休克及 Reye 综合征等多种并发症。轻型患者可仅有轻微上呼吸道症状或结膜炎表现。

【实验室及其他检查】

1. 血常规　白细胞计数一般不高或降低。重症患者多有白细胞计数及淋巴细胞减少，并有血小板降低。

2. 病毒抗原及基因检测　取患者呼吸道标本采用免疫荧光法（IFA）或酶联免疫法

（ELISA）检测甲型流感病毒核蛋白抗原（NP）及禽流感病毒 H 亚型抗原。还可用反转录 PCR 技术（RT-PCR）检测禽流感病毒亚型特异性 H 抗原基因。

3. 病毒分离 从患者呼吸道标本（如鼻咽分泌物、口咽含漱液、气管吸出物或呼吸道上皮细胞）中分离禽流感病毒。

4. 血清学检查 发病初期和恢复期双份血清抗禽流感病毒抗体滴度有 4 倍或以上升高，有助于回顾性诊断。

【治疗要点】

治疗原则与普通流感基本相同。

1. 对疑似和确诊患者进行隔离治疗。

2. 抗流感病毒治疗 发病 48 小时内试用抗流感病毒药物如神经氨酸酶抑制剂（奥司他韦）或离子通道 M_2 阻滞剂（金刚烷胺、甲基金刚烷胺等）抑制病毒复制。

【护理评估】

1. 病史评估 询问有无接触过病禽、死禽，有无从事家禽养殖、销售及宰杀，有无接触过禽类分泌物或排泄物，有无去过疫区，是否接触过患者或疑似患者等，收集流行病学资料。询问发病经过，有无发热、咳嗽、流涕等呼吸道症状和恶心、腹痛、腹泻等消化道症状。

2. 身体评估 评估体温、呼吸等生命体征以及伴随症状、肺部和腹部的症状和体征等。

3. 实验室及其他检查评估 评估患者血常规、病毒抗原、血清学检查及胸部影像学检查结果等。

4. 心理与社会评估 评估患者及家属对疾病的了解程度、对疾病的心理反应等。

【护理诊断/问题】

1. 体温过高 与病毒感染有关。

2. 气体交换受损 与肺炎或急性呼吸窘迫综合征有关。

3. 头痛 与病毒感染导致的毒血症、发热有关。

【护理措施】

参见本节"传染性非典型肺炎"有关护理措施。

1. 一般护理

（1）隔离：按甲类传染病进行隔离治疗和管理。确诊病例可置同一房间隔离，疑似病例应置单间隔离。密切接触者：①医学观察期限暂定为 7 天；②每天测试体温 1 次。

（2）休息：重症患者绝对卧床休息。

（3）饮食：给予高热量、高蛋白、高维生素易消化的半流质饮食。

2. 病情观察 密切监测生命体征、上呼吸道感染症状、消化道症状。重症患者观察有无呼吸衰竭及多脏器功能衰竭表现等。

3. 症状体征的护理 呼吸功能障碍者给予吸氧、保持呼吸道通畅等措施。

4. 健康指导 ①要注意休息，参加体育锻炼，增强身体的免疫力。②注意饮食卫生，不吃不洁和生冷食物。如食用禽肉及其内脏和血液制品，一定要彻底煮熟。禽蛋表面的粪便应当洗净，加工保存这类食物要生熟分开。解剖活（死）家禽及其制品后要彻底洗手。③避免接触易于携带禽流感病毒的动物。④打喷嚏或咳嗽时掩住口鼻，勤洗手，尽量少去空气不流通场所。⑤避免过度劳累，多休息。⑥禽流感职业暴露人员要做好安全防护，必要时可预防性服用神经胺酸酶抑制剂。

小　结

　　人禽流行性感冒是由禽甲型流感病毒某些亚型引起的人急性呼吸道传染病。临床表现为高热、咳嗽和呼吸急促等症状。患者或携带病毒的家禽为本病主要传染源。可通过呼吸道和接触传播。治疗与普通流感基本相同。护理时按甲类传染病进行隔离治疗和管理，同时应做好本病的健康指导。

第四节　细菌感染患者的护理

一、伤寒患者的护理

学习目标 ▮▮

1. 了解伤寒的病原学特点及发病机制。
2. 熟悉伤寒的辅助检查意义及治疗要点。
3. 掌握伤寒的流行病学、临床表现、主要护理诊断及护理措施。

　　伤寒（typhoid fever）是由伤寒杆菌引起的一种急性肠道传染病。临床特征为持续发热、相对缓脉、神经系统中毒症状和消化道症状、玫瑰疹、肝脾大和白细胞减少等。肠出血和肠穿孔是本病最主要的严重并发症。

【病原学】

　　伤寒杆菌属沙门菌属 D 群，为革兰氏染色阴性杆状菌，有鞭毛，能运动，为需氧和兼性厌氧菌，在普通培养基中能生长，在含胆汁的培养基中生长更佳。伤寒杆菌不产生外毒素，菌体裂解时产生的内毒素在发病机制中起重要作用。本菌主要有菌体"O"抗原、鞭毛"H"抗原和表面"Vi"抗原，三者都能刺激机体产生相应抗体，但均为非保护性抗体。该菌在外界环境中抵抗力较强，耐低温，在 −20℃ 可长期存活，在干燥的污物、水和食物中可存活 2~3 周，在粪便中可存活 1~2 个月。但对热和一般消毒剂均敏感，60℃ 15 分钟即可杀灭，煮沸后迅速死亡，5% 的苯酚 5 分钟可杀灭。

【流行病学】

1. 传染源　患者和带菌者是传染源。患者从潜伏期末开始从粪便中排菌，发病2~4周排菌量最大，传染性最强。恢复期排菌减少，约2%~5%的患者可持续排菌3个月以上，称为慢性带菌者，少数患者可成为终生排菌者。慢性带菌者是引起伤寒不断传播或流行的重要传染源。

2. 传播途径　消化道传播。伤寒杆菌从感染者的粪便中排出，通过污染的水或食物、日常生活接触、苍蝇与蟑螂等机械性携带而传播。其中食物被污染是主要的传播途径。水和食物污染可引起暴发流行。散发病例多以日常生活接触、苍蝇、蟑螂为媒介传播。

3. 易感人群　普遍易感，儿童和青壮年发病率高。病后可获得持久免疫力。伤寒与副伤寒之间无交叉免疫力。

4. 流行特征　本病在世界各地均有发病，以热带、亚热带地区多见。发展中国家，尤其是卫生供水和污水处理系统尚待完善的地区本病仍是常见的传染病。伤寒可终年发病，夏秋季多见流行。

【发病机制】

伤寒杆菌经口进入消化道后，一般可被胃酸杀死。若侵入的病原菌数量较多，一般超过10^5以上或胃酸缺乏时，细菌则进入小肠，通过肠黏膜后经淋巴管进入肠道淋巴组织和肠系膜淋巴结中生长繁殖，然后经胸导管进入血流，引起第一次菌血症。此阶段属潜伏期，患者无症状。细菌随血流进入肝、脾、胆囊、骨髓等组织器官内继续大量繁殖，再次释放入血，引起第二次菌血症，同时释放内毒素，引起临床症状（相当于疾病初期）。病程的第2~3周，伤寒杆菌继续随血流播散到全身各器官。临床表现达极期。进入胆囊的细菌在胆汁中大量繁殖，大量细菌随胆汁入肠，部分随粪便排出体外，部分经肠黏膜再次侵入肠壁淋巴组织，使原已致敏的淋巴组织发生严重的炎症反应，导致孤立和集合淋巴滤泡坏死、溃疡形成。病变多局限于黏膜和黏膜下层，若病变累及血管可引起肠出血，若侵及肌层和浆膜层，则可引起肠穿孔。随着机体免疫能力特别是细胞免疫逐渐增强，血液和脏器中的伤寒杆菌逐渐被消灭，肠壁溃疡逐渐愈合，病情缓解进入恢复期。少数患者在症状消失后由于胆囊内长期保留病原菌而成为慢性带菌者。

【临床表现】

潜伏期3~60天，一般10~14天。根据临床表现的不同分为典型、轻型、暴发型、迁延型、逍遥型、顿挫型及小儿和老年型伤寒等，本节重点阐述典型伤寒。

1. 典型伤寒病程分为四期

（1）初期：病程第1周。起病多缓慢，发热，体温呈阶梯形上升，5~7天内达到39~40℃，可伴全身不适、头痛、乏力、四肢酸痛、食欲减退、腹部不适、咽痛及咳嗽等。

（2）极期：病程的第2~3周。出现伤寒的典型表现。肠出血、肠穿孔等并发症也最易出现在此期。

1）发热：持续高热，以稽留热为主，常持续两周左右。

2）消化道症状：明显食欲减退，腹部不适，腹胀，多有便秘，少数有腹泻。

3）神经系统症状：与病情的严重程度成正比，出现特殊的中毒面容，表现为患者精神恍惚、表情淡漠、呆滞、反应迟钝、听力减退，重者可出现谵妄、昏迷。

4）循环系统症状：常有相对缓脉（脉搏加快和体温上升不成比例）或重脉（桡动脉触诊时，每一次脉搏感觉有两次搏动的现象）。

5）肝脾大：本期常可触及肿大的肝脏和脾脏，质软，有轻压痛。若患者出现黄疸和肝功能异常，常提示并发中毒性肝炎。

6）玫瑰疹：病程第7～14天部分患者在胸、腹、肩背部可分批出现直径2～4mm淡红色小斑丘疹，称为玫瑰疹，压之褪色，略高于皮肤，一般10个以下，约2～4天内消退。

（3）缓解期：病程第3～4周。患者体温开始下降，各种症状逐渐减轻，但仍有可能出现肠道并发症。

（4）恢复期：病程第5周。患者恢复正常，临床症状消失，通常需1个月左右才能完全康复。

2. 复发与再燃　少数患者在热退后1～3周，临床症状再现，但常较上次为轻，血培养再次阳性，称为复发。复发与抗菌治疗不彻底、机体免疫力低下有关。部分缓解期患者体温开始下降尚未达正常时，体温又重新上升，血培养再次阳性，称为再燃，可能与菌血症仍未完全控制有关。

3. 并发症　肠出血最常见，肠穿孔为最严重的并发症，二者多见于病程第2～3周。常见诱因有过早活动、过量饮食或饮食中含固体及纤维较多，排便用力等。穿孔部位多位于回肠末段，常出现腹膜刺激征。

【实验室及其他检查】

1. 血常规检查　白细胞计数、中性粒细胞、嗜酸性粒细胞均减少，随病情好转逐渐恢复正常，复发时可再度减少或消失，对伤寒的病情评估有一定参考价值。

2. 细菌培养　血培养是最常用的确诊方法，发病第1～2周血培养阳性率高达80%～90%。骨髓培养阳性率高于血培养，持续时间长，尤其适用于已用抗生素治疗，血培养阴性的患者。另外还可以取粪便、尿、十二指肠胆汁引流和玫瑰疹刮取液进行培养。

3. 免疫学检查　肥达试验（Widal test）又称肥达反应或伤寒杆菌血清凝集反应。该试验是用伤寒杆菌抗原检测患者血清中相应抗体的凝集效价，单份血清抗体效价 O≥1∶80 及 H≥1∶160 者有诊断价值，间隔一周血清抗体效价逐渐上升其诊断意义更大。还可通过对流免疫电泳（CIE）、间接血凝试验（IHA）、酶联免疫吸附试验、PCR 等技术检测伤寒杆菌的抗体或核酸。

【治疗要点】

1. 病原治疗　给予第三代喹诺酮类、第三代头孢菌素类、氯霉素、复方磺胺甲噁唑等。其中第三代喹诺酮类药物是目前治疗伤寒的首选用药，其具有抗菌谱广、杀菌作用强、细菌对其发生突变耐药的几率低、体内分布广、组织液中药物浓度高以及口服制剂使用方便等优点。

2. 并发症治疗　肠出血患者禁食，绝对卧床休息，给予镇静剂和止血剂。大出血者酌情多次输血，注意水、电解质平衡，大量出血经内科治疗无效者考虑手术处理。肠穿孔者禁食，行胃肠减压，加用抗生素以控制腹膜炎，视病情尽快手术治疗。

【护理评估】

1. 病史评估 评估发病季节，当地是否有伤寒流行，是否到过伤寒流行区，有无与伤寒患者接触史；既往是否患过伤寒，是否接种过伤寒疫苗。询问饮食、饮水及个人卫生情况等。评估患者的起病经过及治疗经过。

2. 身体评估 评估患者的早期症状，尤其是体温，除注意热度、热型外，还应观察体温与脉搏的关系，以及伴随的症状和体征。评估患者腹部情况，如有无压痛、腹胀、腹泻、肠鸣音的改变、肝脏及脾脏大小、质地等。观察有无精神、神经症状，如表情淡漠、反应迟钝、神志恍惚、谵妄、昏迷等。观察玫瑰疹的出现时间、数量及部位等。

3. 实验室及其他检查评估 了解患者血常规、细菌培养及免疫学等检查结果。

4. 心理与社会评估 评估患者对疾病的了解程度、心理反应、对住院隔离系统的认识及适应情况。评估患病对家庭、生活、工作、经济等的影响，社会支持系统的作用，如家属对伤寒知识的了解程度、对患者的心理支持等。

【护理诊断/问题】

1. 体温过高 与内毒素血症有关。
2. 营养失调：低于机体需要量 与进食减少、高热消耗增多、纳差、腹胀、腹泻有关。
3. 潜在并发症：肠出血、肠穿孔。
4. 焦虑 与伤寒病情严重、疾病知识缺乏有关。

【护理措施】

1. 一般护理

（1）隔离与休息：按消化道传染病隔离标准，对患者粪便、尿液、呕吐物及呼吸道分泌物进行消毒，待患者症状消失、体温正常15天后，连续2次粪便培养阴性解除隔离。发热期间患者必须卧床休息至热退后1周，恢复期无并发症者可逐渐增加活动量。

（2）饮食：各期患者均应给予高热量、高蛋白、高维生素，清淡易消化的饮食，避免生冷、过硬、产气多、刺激性强、多渣的食物或进食过饱。极期患者宜少量多餐，避免过饱，有肠出血时应禁食，静脉补充营养。缓解期宜给予流质或半流质饮食，并观察进食后肠道反应。恢复期宜节制饮食，逐渐恢复正常饮食。鼓励患者多饮水，入量不足者给予静脉补液。

2. 病情观察 密切观察生命体征，注意面色及意识状态的变化；密切观察大便情况，如颜色、性状，注意血便及大便隐血等情况；注意监测有无突发右下腹剧痛、腹肌紧张、腹部压痛及反跳痛。

3. 症状体征的护理

（1）发热：见本章第二节中"发热"的护理。注意擦浴时避免在腹部加压用力，以免引起肠出血或肠穿孔。

（2）腹胀与便秘：腹胀时禁食易产气食物，如牛奶、糖类及高脂肪食物，并注意钾盐补充。可使用松节油热敷腹部或肛管排气，禁用新斯的明，以免诱发肠穿孔及肠出血。便秘者排便时避免用力，必要时使用开塞露或生理盐水低压灌肠，忌用泻药。

（3）肠出血、肠穿孔：肠出血者绝对卧床休息，保持病室安静，必要时遵医嘱应用镇静剂，监测生命体征及大便情况；穿孔者密切监测生命体征，行胃肠减压，并积极准备手术治疗。

4. 用药护理　嘱患者遵医嘱服药，注意观察药物的疗效及不良反应。如喹诺酮类药物有无胃肠道反应、皮疹等不良反应，复方磺胺类药物注意观察有无过敏反应及胃肠道反应等。

5. 心理护理　由于伤寒病程较长，患者易出现焦虑、恐惧等不良心理反应。所以应帮助患者及其家属熟悉本病的有关知识，以消除患者的不良心理反应，树立战胜疾病信心，主动积极配合治疗和护理。

6. 健康指导

（1）疾病预防指导：加强公共饮食卫生管理、水源保护和粪便管理，注意个人卫生，消灭苍蝇、蟑螂。高危人群应定期普查、普治。与带菌者密切接触或进入伤寒流行区之前，可预防接种伤寒疫苗增强特异性免疫力或预防服药。

（2）疾病知识指导：指导患者养成良好的卫生与饮食习惯，坚持饭前、便后洗手，不饮生水，不吃不洁食物等。伤寒患者痊愈后仍需定期复查其粪便。若粪便或尿液培养呈阳性持续1年或1年以上者，不可从事饮食服务业，且仍需用抗生素治疗。可能被污染的厕所、地面、食具、衣物、可使用煮沸、焚烧、阳光照射、消毒液浸泡等方法消毒，患者排泄的粪、尿等要严格消毒后弃掉。

小　结

　　伤寒是由伤寒杆菌引起的急性细菌性传染病。患者及带菌者是其传染源，尤其是慢性带菌者具有重要的流行病学意义。本病可通过消化道传播，也可通过日常生活接触、苍蝇和蟑螂为媒介传播。人群普遍易感。临床特征为持续发热、相对缓脉、神经系统中毒症状和消化道症状、玫瑰疹、肝脾大和白细胞减少等。肠出血和肠穿孔是本病最主要的严重并发症。可通过细菌学、免疫学检查。以病原治疗和对症治疗为主。本病按消化道隔离标准进行隔离，各期饮食应避免生冷、过硬、产气多、刺激性强、多渣的食物，严防肠出血和肠穿孔等并发症的发生。

二、细菌性食物中毒患者的护理

学习目标 ▮▮

1. 掌握细菌性食物中毒的临床表现、护理措施及预防。

2. 熟悉细菌性食物中毒的流行病学特点、治疗要点。

3. 了解细菌性食物中毒的病原学特点、发病机制及辅助检查意义。

　　细菌性食物中毒（bacterial food poisoning）是由于食用了被细菌或细菌毒素污染的食物

而引起的急性感染中毒性疾病。按临床表现分为胃肠型与神经型两类，其中胃肠型最为多见，本节主要介绍此型。

【病原学】

引起胃肠型食物中毒的细菌种类很多，常见的有以下几种：

1. 副溶血性弧菌 又称嗜盐杆菌，为革兰氏染色阴性菌。此菌广泛存在于海产品，如海鱼、海虾及含盐较高的腌制品中。生存能力较强，在抹布及砧板上可生存1个月以上，但对热和酸极为敏感，56℃ 5~10分钟可灭活，在食醋中3~5分钟即死亡。

2. 沙门菌 革兰氏染色阴性菌。自然环境中抵抗力较强，在水、牛奶、蛋及肉类食品中可存活数月，不耐热，60℃ 25~30分钟可将其灭活，煮沸立即死亡。

3. 变形杆菌 为革兰氏阴性杆菌，广泛存在于自然界的腐败有机体及污水中，也常存在于人及动物的肠道中。在外界环境中极易生长繁殖，其致病力主要是肠毒素。

4. 大肠埃希菌 是肠道的正常菌群，一般不致病。引起食物中毒的大肠埃希菌类型为产肠毒素大肠埃希菌、致病性大肠埃希菌、侵袭性大肠埃希菌和肠出血性大肠埃希菌。这些大肠埃希菌对外界抵抗力较强，在水、土壤中能存活数月，但加热60℃ 15~20分钟可灭活。

5. 金黄色葡萄球菌 简称金葡，为革兰氏染色阳性球菌。引起食物中毒的金葡菌只限于能产生肠毒素的菌株。本菌广泛存在于外界环境、人体皮肤、鼻咽部黏膜、指甲下及各种皮肤化脓性感染灶内。可污染肉类、牛乳、淀粉类食物等，在适宜温度下大量繁殖并产生耐热的肠毒素，该毒素煮沸30分钟仍能保持其毒性，是致病的主要原因。

【流行病学】

1. 传染源 感染的动物或人。副溶血性弧菌主要附着于海洋生物体表生长繁殖，主要传染源为海产品。

2. 传播途径 消化道传播，通过进食被细菌或其毒素污染的食物而传播。

3. 易感人群 普遍易感，病后通常不产生持久免疫力，可重复感染。

4. 流行特征 多见于夏秋季。常以集体同食者或家庭共食者同时发病为特点。

【发病机制】

细菌或毒素随受污染的食物进入机体，是否发病取决于食物受细菌及其毒素污染的程度、进食量及机体抵抗力等因素。沙门菌、侵袭性大肠埃希菌等可直接侵入肠壁，引起黏膜充血、水肿，上皮细胞变性、坏死并可形成溃疡，导致黏液血便；金黄色葡萄球菌、产毒大肠埃希菌等产生的肠毒素通过激活肠上皮细胞膜上的腺苷酸环化酶，抑制肠上皮细胞对钠和水的吸收，促进肠液和氯离子的分泌，导致水样泻。内毒素引起发热等全身中毒症状和胃肠黏膜炎症，使消化道蠕动增快产生相应症状。病程多较短，较少引发严重的毒血症和败血症症状。

【临床表现】

本病潜伏期短，从1小时至24小时不等，超过72小时的病例可基本排除食物中毒，病程多在1~3天内，表现为先吐后泻的急性胃肠炎症状。

各种细菌引起的食物中毒临床表现基本相似，主要表现为急起腹痛、呕吐、腹泻等胃肠炎症状，一般先有腹部不适，继而出现上腹部、脐周疼痛，呈持续性或阵发性绞痛，随后出现恶心、呕吐。呕吐物多为胃内容物，部分含血液，以金黄色葡萄球菌性食物中毒呕吐最剧烈。腹泻每天数次至数十次不等，多为黄色稀水便或黏液便，出血性大肠埃希菌可引起血水样便。剧烈呕吐腹泻可引起脱水、酸中毒，甚至周围循环衰竭。少数患者有发热、畏寒、乏力、头痛等全身中毒症状。

【实验室及其他检查】

细菌培养 取患者吐、泻物或可疑食物作细菌培养，分离出相同病原菌可确诊。

【治疗要点】

由于病原菌及其毒素多于短期内排出体外，故以对症治疗为主。剧吐不能进食或腹泻频繁者，可静脉补充所需营养，休克者给予抗休克治疗，病情严重伴高热或排黏液脓性便者，可根据病原菌选用敏感抗菌药物，如喹诺酮类、氯霉素、四环素等。

【护理评估】

1. 病史评估 评估患者有无共同进餐史，是否进食了同一种食物，发病的季节，起病时间、主要症状、病情进展，患病后处理措施、服药情况及效果等。

2. 身体评估 评估患者呕吐物和排泄物的量、性质、次数，腹痛的部位、性质和持续时间。注意患者有无畏寒、发热、头痛、乏力等伴随症状，有无皮肤干瘪、眼窝凹陷、声音嘶哑、血压下降等脱水表现及周围循环衰竭表现。

3. 实验室及其他检查评估 评估患者血常规、大便常规、粪便培养等检查结果。

4. 心理与社会评估 评估患者对疾病的了解程度及心理状态，家庭、社会对患者的支持情况。

【护理诊断/问题】

1. 体液不足 与细菌及其毒素作用于胃肠道黏膜，导致呕吐、腹泻引起大量体液丢失有关。

2. 腹泻 与细菌和毒素导致消化道蠕动增加有关。

3. 疼痛：腹痛 与胃肠道炎症及痉挛有关。

4. 潜在并发症：酸中毒、电解质紊乱、休克。

【护理措施】

1. 一般护理

（1）休息与隔离：进行消化道隔离。急性期卧床休息，以减少体力消耗。

（2）饮食：鼓励患者少量多次饮用糖盐水，以补充体液促进毒素的排出。消化道症状较轻者可进易消化、清淡流质或半流质饮食，呕吐、腹泻严重者应暂时禁食，遵医嘱静脉滴注生理盐水、葡萄糖氯化钠液等。

2. 病情观察 ①监测生命体征，重症患者应注意神志、面色、皮肤黏膜弹性及温度、湿度的变化；②观察呕吐、腹泻的次数、量及性状；③注意腹痛、畏寒、发热情况；④记录24小时出入量，监测血液生化，及时发现脱水、电解质紊乱及酸中毒等征象。

3. 症状体征护理

（1）呕吐、腹泻：有助于排除消化道内残留的毒素，故一般不予止吐处理，早期也不用止泻剂。

（2）腹痛：腹部保暖，禁食冷饮。剧烈腹痛者遵医嘱口服颠茄合剂或皮下注射阿托品，以缓解疼痛。

4. 用药护理 嘱患者餐后服药，如喹诺酮类、头孢菌素、阿托品等，注意观察药物的疗效及不良反应。用阿托品后可出现口干、心动过速、瞳孔变大、视力模糊等不良反应。

5. 心理护理 吐泻与隔离等给患者造成不安情绪，给予耐心细致的解答，与患者进行有效的沟通，从心理上去除患者的不良心理反应。

6. 健康指导

（1）疾病知识指导：指导本病发生的原因、应对措施等有关知识，指导其识别病情变化，如对呕吐、腹泻的观察，对脱水和周围循环衰竭的观察等。

（2）预防疾病指导：注意饮食卫生，加强食品卫生管理，防止食品加工、运输、储存过程中的污染，饮食行业工作人员要定期体检。向群众宣传预防细菌性食物中毒的卫生知识。尤其在夏秋季节，禁食不洁和腐败变质食物，不饮生水。开展爱国卫生运动，消灭苍蝇、蟑螂、老鼠等传播媒介，防止食品和水被污染。发现可疑病例要及时送诊。

小 结

细菌性食物中毒是由于食用被细菌及其毒素污染的食物而引起的急性感染中毒性疾病。临床可分为胃肠型和神经型两类，胃肠型最为多见。表现为急起腹痛、先吐后泻，可伴发热、畏寒、乏力、头痛等全身中毒症状。可通过细菌培养患者泻吐物及可疑食物明确诊断。临床上由于病程短，多以对症治疗为主。饮食、病情观察及呕吐、腹泻、腹痛的护理是本病的护理要点。

三、细菌性痢疾患者的护理

学习目标

1. 掌握细菌性痢疾的临床表现、护理措施。
2. 熟悉细菌性痢疾的流行病学特征、护理评估要点、主要护理诊断及治疗要点。
3. 了解细菌性痢疾的病原学特点、发病机制及辅助检查意义。

细菌性痢疾（bacillary dysentery）简称菌痢，是由痢疾杆菌（志贺菌属）引起的肠道传染病，又称志贺菌病。其主要临床表现为腹痛、腹泻、里急后重和黏液脓血便，可伴有发热及全身毒血症状，严重者可有感染性休克或（和）中毒性脑病。

【病原学】

痢疾杆菌属肠杆菌科志贺菌属，为革兰氏染色阴性杆菌，无鞭毛有菌毛，是一种在普通培养基上可生长的需氧菌。痢疾杆菌目前分为 4 群（A 群志贺菌、B 群福氏菌、C 群鲍氏菌、D 群宋内菌）47 个血清型。各菌群及血清型之间无交叉免疫。痢疾杆菌主要致病力是其侵袭力，各血清型均可产生内毒素和外毒素。该菌在外界环境中生存能力较强，温度越低存活时间越长。但对理化因素的抵抗力较弱，如日光直接照射 30 分钟死亡，60℃ 10 分钟死亡，煮沸 2 分钟即可杀灭。对苯扎溴铵、过氧乙酸等各种化学消毒剂均敏感。

【流行病学】

1. 传染源　包括急、慢性患者及带菌者。急性患者早期排菌量大，传染性强。非典型、慢性和带菌者由于症状轻或无症状，难以发现和管理，流行病学意义重大。

2. 传播途径　粪-口途径传播，该菌污染饮水、食物、生活用品，经口感染。

3. 易感人群　普遍易感。病后可获短暂免疫力，不同菌群及血清型之间无交叉免疫，故易于重复感染。

4. 流行特征　主要集中在温带和亚热带地区，尤其是卫生条件差的区域。本病全年均可发生，但以夏秋季多见，可能与气候、进食生冷瓜果机会多及苍蝇密度高等因素相关。

【发病机制】

病原菌进入人体后是否发病，取决于细菌数量、致病力和人体的抵抗力。痢疾杆菌进入机体后，大部分被胃酸杀灭，进入肠道的少量细菌也可因正常肠道菌群的拮抗作用及肠黏膜上的分泌型 IgA 阻止其对肠黏膜上皮的黏附而不发病。但当机体胃肠局部抵抗力弱或细菌致病力强即可引起发病。未被消灭的细菌黏附并侵入乙状结肠与直肠黏膜上皮细胞和固有层中繁殖，引起肠黏膜的炎症反应和固有层小血管循环障碍，从而引起上皮细胞的变性、坏死、脱落形成浅表溃疡，分泌黏液和脓性分泌物，而发生腹痛、腹泻和脓血便。

痢疾杆菌内毒素引起发热和毒血症状，外毒素引起肠黏膜细胞坏死，可能与水样腹泻及神经系统症状有关。肠道病变主要在结肠，以乙状结肠和直肠最为显著。

【临床表现】

潜伏期一般数小时至 7 天，多为 1~3 天。根据病程长短和病情轻重分为急性菌痢和慢性菌痢。

1. 急性菌痢　根据毒血症状及肠道症状分为以下 3 型：

（1）普通型（典型）：急起高热伴畏寒、寒战，体温可高达 39℃，伴头痛、乏力、食欲减退等全身不适；早期有恶心、呕吐，继之出现腹痛、腹泻和里急后重，大便每日十至数十次，量少，多数患者先为稀便，而后迅速转为黏液脓血便，常伴左下腹压痛和肠鸣音亢进。发热多于 1~2 天后自行消退。病程多为 1~2 周，自行恢复，少数转为慢性。

（2）轻型（非典型）：一般无全身毒血症状，肠道症状较轻。不发热或低热，大便每天 3~5 次，为糊状或稀便。病程短，3~7 天可痊愈，亦可转为慢性。

（3）中毒型：多见于 2～7 岁体质较好的小儿。发病急骤，突发高热、频繁惊厥、昏迷、休克、呼吸衰竭等全身中毒症状明显，而肠道症状轻微。根据其临床表现可分为以下 3 型：

1）休克型（周围循环衰竭型）：较多见，以感染性休克为主要表现。患者面色苍白、四肢厥冷、心率增快、脉搏细速、尿量减少。早期血压正常或稍低，晚期血压下降甚至测不到，皮肤发花，伴不同程度意识障碍，并可出现心、肾功能不全的症状。

2）脑型（呼吸衰竭型）：较严重，患者出现脑膜脑炎、颅内压增高，甚至脑疝、中枢性呼吸衰竭。表现为剧烈头痛、喷射性呕吐、频繁或持续性惊厥、昏迷、瞳孔大小不等，可忽大忽小，对光反射迟钝或消失，呼吸节律不齐，深浅不匀，严重者出现呼吸停止。

3）混合型：兼具两型的表现，为最凶险的类型，病死率高。

2. 慢性痢疾　病程反复发作或迁延不愈超过 2 个月。分为以下三型：

（1）慢性菌痢急性发作型：有菌痢病史，常因进食生冷食物、受凉或过度劳累等因素诱发，患者腹痛、腹泻、脓血便，但发热不明显。

（2）慢性迁延型：最多见。急性菌痢发作后，迁延不愈，多有腹痛、腹泻或腹泻与便秘交替出现、黏液脓血便。左下腹可有压痛，可扪及增粗的乙状结肠。长期腹泻可致营养不良、贫血、乏力等。

（3）慢性隐匿型：1 年内有痢疾史，近期（2 个月以上）无明显临床症状。粪便培养可检出痢疾杆菌，乙状结肠镜检查可见肠黏膜炎甚至溃疡等病变。

【实验室及其他检查】

1. 血常规检查　急性期白细胞计数升高，多在（10～20）×10^9/L，以中性粒细胞升高为主。慢性菌痢可有轻度贫血。

2. 粪便检查

（1）粪便常规：外观为黏液脓血便，无粪质。镜检有大量脓细胞、白细胞、红细胞，并有巨噬细胞。

（2）粪便培养：新鲜粪便培养出痢疾杆菌具有确诊价值，培养同时做药物敏感性试验可指导临床合理选用抗菌药物。

3. 免疫学检查　具有早期快速诊断的优点，但易出现假阳性反应。

【治疗要点】

1. 急性菌痢

（1）病原治疗：喹诺酮类是目前首选药物，其他第三代头孢菌素、复方磺胺甲噁唑、庆大霉素等也可酌情选用。

（2）对症治疗：高热可采用物理降温及退热药，腹痛剧烈可使用解痉药，毒血症状严重时可小剂量应用肾上腺皮质激素，保证足够水分、电解质及酸碱平衡。

2. 中毒型菌痢的治疗

（1）病原治疗：选用有效的抗菌药物静滴，如喹诺酮类或第三代头孢菌素类。

（2）对症治疗：包括扩充血容量、纠正酸中毒、使用血管活性药物、脱水、控制脑水肿、降温、给氧等措施。

3. 慢性菌痢治疗　根据细菌药物敏感试验结果合理选用有效抗生素。亦可联合应用 2 种不同类型的抗菌药物治疗。疗程 10 ~ 14 天，重复 1 ~ 3 个疗程。出现肠道菌群失调者，可用微生态制剂治疗，如乳酸杆菌、双歧杆菌等。

【护理评估】

1. 病史评估　评估患者的年龄、发病季节、平时健康状况、有无不洁饮食史、痢疾患者接触史和腹泻史。

2. 身体评估　评估患者腹泻程度、记录每天大便次数、颜色、性状和量，是否排黏液脓血便。观察腹痛的部位、性质、程度、伴随症状和有无里急后重感。注意有无高热、惊厥表现。

3. 实验室及其他检查评估　评估大便常规检查及病原学检查结果。

4. 心理与社会评估　评估患者对疾病的了解程度及心理状态，家庭及社会对患者的支持情况。

【护理诊断/问题】

1. 体温过高　与细菌感染，毒素吸收有关。

2. 腹泻　与肠道痢疾杆菌感染有关。

3. 组织灌注量不足　与内毒素导致微循环障碍有关。

4. 潜在并发症：中枢性呼吸衰竭。

【护理措施】

1. 一般护理

（1）休息与隔离：急性期患者全身症状明显者应卧床休息，频繁腹泻伴发热、疲乏无力、严重脱水者应协助患者床边排便，以减少体力消耗。严格执行接触隔离措施，隔离至症状消失 1 周或 2 次粪便培养阴性。注意粪便、便器和尿布的消毒处理。

（2）饮食：同"细菌性食物中毒"饮食护理。

2. 病情观察　同"细菌性食物中毒"病情观察。

3. 症状体征的护理

（1）腹泻：观察大便的性状、颜色、次数等情况，保持肛周皮肤清洁，排便后用温水清洗肛门，局部涂抹消毒凡士林油膏。伴明显里急后重者，嘱患者排便时勿过度用力，防止脱肛。若发生脱肛，可戴橡胶手套助其回纳。

（2）循环衰竭的护理：患者取休克体位，保暖、吸氧；迅速建立静脉通道，补充血容量；在补充液体基础上，使用血管活性药物；注意观察休克症状改善情况。

4. 心理护理　指导家属关心支持患者，解除紧张恐惧感，慢性患者指导其合理用药、去除不良诱因，促进早日康复，以消除其焦虑心理。

5. 健康指导

（1）疾病预防指导：做好饮水、食品、粪便的卫生管理及防蝇灭蝇工作，改善卫生条件。严格食品卫生管理，凡从事食品加工或生产及饮食服务人员，工作时必须勤洗手。从事饮食服务性行业者应定期健康检查，发现慢性带菌者应暂时调换工作，并接受治疗。培养良好的个人卫生习惯，餐前便后洗手，不饮生水，不吃不洁食物及腐败食物。

（2）疾病知识指导：指导菌痢发生的原因、过程、临床表现、预防及治疗措施，并向家属说明粪便消毒对于传染源的控制极为重要。遵医嘱按时、按量、按疗程坚持服药。避免因进食生冷食物、暴饮暴食、过度紧张和劳累、受凉、情绪波动等诱发急性发作，一旦发病应及时就诊。

小　结

细菌性痢疾是由痢疾杆菌引起的肠道传染病。本病以直肠、乙状结肠的炎症与溃疡为主要病变，以腹痛、腹泻、里急后重和黏液脓血便为主要表现，可伴有发热及全身毒血症状，严重者可有感染性休克和中毒性脑病。患者及带菌者是本病传染源，经消化道传播。本病以病原治疗和对症治疗为主，首选喹诺酮类药物。腹泻及肛周皮肤护理为本病的护理重点。

四、霍乱患者的护理

学习目标

1. 掌握霍乱的临床表现、护理措施。
2. 熟悉霍乱的流行病学特征、治疗要点、护理评估要点及护理诊断。
3. 了解霍乱的病原学特征、发病机制及辅助检查的意义。

霍乱（cholera）是由霍乱弧菌引起的一种烈性肠道传染病。本病发病急，传播快，治疗不及时病死率极高，是我国法定管理的甲类传染病。典型临床表现为剧烈腹泻、呕吐，可导致严重脱水、电解质紊乱与循环衰竭。

【病原学】

霍乱弧菌为革兰氏染色阴性菌，菌体呈弧形或逗点状，末端有一长鞭毛，活动力极强。霍乱弧菌属兼性厌氧菌，能产生肠毒素、神经氨酸酶、血凝素及内毒素，其中肠毒素是主要的致病因素。霍乱弧菌对干燥、热、酸和常用消毒剂（如含氯制剂、碘制剂）均敏感，干燥2小时、加热55℃ 10分钟或煮沸1~2分钟即可杀灭。

【流行病学】

1. 传染源　患者和带菌者。中、重型患者排菌量大，传染性强。轻型患者、隐性感染者、潜伏期及恢复期带菌者因其不易被检出，往往成为重要的传染源。
2. 传播途径　消化道传播。主要通过水、食物、日常生活接触和苍蝇等进行传播，其中水最为重要，且可引起暴发流行。
3. 易感人群　普遍易感，病后可获一定的免疫力，但维持时间短暂，有再感染的可能。

4. 流行特征 热带地区可常年发病，温带地区以 7~9 月份为流行高峰。我国以夏秋季为流行季节。

【发病机制】

霍乱弧菌侵入人体后是否发病取决于机体免疫力和霍乱弧菌致病力两方面。正常胃酸可杀死霍乱弧菌，但当胃酸分泌不足或侵入细菌数量较多时，未被杀死的霍乱弧菌可通过胃进入小肠，黏附于小肠黏膜上皮细胞，迅速大量繁殖并产生肠毒素。肠毒素与肠黏膜上皮细胞上的特异性受体结合，激活腺苷酸环化酶，使三磷酸腺苷（ATP）转变为环磷酸腺苷（cAMP），当黏膜细胞内 cAMP 浓度升高时，即发挥其第二信使作用，刺激隐窝细胞分泌氯化物、水及碳酸氢盐，并且抑制肠绒毛细胞对氯、钠的正常吸收，导致大量水分及电解质积聚在肠腔内，超过了肠道正常的吸收功能，因而出现剧烈水样腹泻及呕吐。肠毒素还能促使肠黏膜杯状细胞分泌黏液增多，使腹泻水样便中含有大量黏液。由于腹泻导致的失水，使胆汁分泌减少，因而泄、吐物呈白色"米泔水"样。

剧烈腹泻、呕吐使水、电解质大量丢失，形成严重脱水、血容量骤减而出现周围循环衰竭。由于钾、钠、钙及氯化物的丧失，可发生肌肉痉挛。因循环衰竭造成肾缺血、低钾及毒素对肾脏的直接作用，可导致急性肾衰竭。由于碳酸氢盐的大量丢失、组织缺氧时进行无氧代谢导致乳酸堆积、急性肾衰竭时酸性物质无法排出，均可导致代谢性酸中毒。

【临床表现】

潜伏期短者数小时，长者可达 7 天，平均为 1~3 日。典型霍乱病程分为以下三期：

1. 泻吐期 剧烈腹泻为首发症状，继以呕吐，多无发热、腹痛和里急后重。每日大便自数次至数十次或更多，严重者可大便失禁。大便性状初为泥浆样或黄色稀水样，有粪质，继之呈"米泔水"样，无粪臭。呕吐多为喷射状，呕吐物初为胃内容物，继为水样，严重者亦可呕吐"米泔水"样物。此期可持续数小时至 1~2 天不等。

2. 脱水期 由于严重泻、吐而引起水、电解质丢失，可出现脱水、代谢性酸中毒、肌肉痉挛、低血钾及循环衰竭。患者表现为皮肤、黏膜干燥，皮肤弹性差，眼窝凹陷，声音轻度嘶哑，血压下降和尿量减少，烦躁不安，严重者神志淡漠或不清，出现周围循环衰竭。低钾可出现肌张力减弱、肌腱反射消失、鼓肠，心动过速、心律不齐等表现。

3. 恢复期或反应期 大部分患者泻、吐停止，症状逐渐消失，脉搏、血压恢复正常，尿量增加，体力逐渐恢复。有少数病例由于内毒素吸收引起反应性发热，一般波动于 38~39℃，持续 1~3 天，儿童多见。

【实验室及其他检查】

1. 血液检查 白细胞计数升高至（10~30）×10⁹/L，中性粒细胞及单核细胞增多。由于脱水血液浓缩，可见血红蛋白、血浆比重、血细胞比容均增高。血清钾、钠、氯化物降低，碳酸氢盐、尿素氮、肌酐升高。

2. 粪便检查 ①粪便常规：粪便呈水样，镜检可见少量白细胞；②粪便涂片染色：可见鱼群状排列的革兰氏阴性弧菌；③悬滴试验：将新鲜粪便滴在玻片上，显微镜暗视野下可见穿梭样运动的弧菌；④粪便培养：粪便接种在碱性培养基上培养分离出霍乱弧菌，可确诊。

3. 血清学检查　通过检查血清中抗菌抗体和抗肠毒素抗体作为追溯诊断或粪便培养阴性患者的诊断方法。

【治疗要点】

霍乱的治疗原则包括严格隔离、补液、抗菌和对症治疗。

1. 严格隔离　按甲类传染病进行严格的接触隔离，及时上报疫情。待症状消失后 6 天，做隔日粪便培养，连续 3 次阴性可解除隔离。确诊患者和疑似患者分别隔离。患者排泄物和呕吐物彻底消毒。

2. 补液　早期、迅速、足量是关键。

（1）口服补液：适用于轻、中度脱水者，重度脱水者在纠正低血容量性休克后，也可给予口服补液。最初的 6 小时，成人 750ml/h，小儿 250ml/h，以后每 6 小时口服量为前 6 小时泻吐量的 1.5 倍。现代观点：当患者血压恢复、病情好转，尽快以口服补液来纠正。

（2）静脉补液：适用于重度脱水和不能口服补液的脱水患者。补液原则是早期、快速、足量，先盐后糖，先快后慢，纠酸补钙，注意补钾。输液量和速度视脱水程度、血压和脉搏、尿量及血浆比重等而定。补液种类包括 541 液、2∶1 溶液、林格乳酸钠溶液等。

3. 病原治疗　是液体治疗的辅助措施，它能控制病原菌、减少腹泻、缩短泻吐期及排菌期、缩短病程。常用药物为喹诺酮类（如环丙沙星、诺氟沙星）、复方磺胺甲噁唑等。

4. 对症治疗　急性肺水肿者暂停输液，给予强心剂、利尿剂、镇静剂治疗；低钾血症者，口服氯化钾或枸橼酸钾，严重者静脉补钾；对急性肾衰竭者，应纠正酸中毒及电解质紊乱。

【护理评估】

1. 病史评估　评估患者有无到过疫区、与霍乱患者有无接触史，是否处于流行季节等；评估患者起病情况及用药经过。

2. 身体评估　观察患者的大便次数、性状、量及颜色，评估腹泻程度及伴随症状。评估皮肤弹性、血压、脉搏、尿量、精神状态变化等。

3. 实验室及其他检查评估　评估患者血常规、尿常规及粪便各种检查结果。

4. 心理与社会评估　评估患者和家属的心理反应，对疾病的了解程度，有无恐惧感。评估患者及家属的应对能力。

【护理诊断/问题】

1. 腹泻　与霍乱肠毒素作用于肠道有关。

2. 体液不足　与频繁剧烈的腹泻、呕吐导致大量的水分丢失有关。

3. 有传播感染的危险　与患者大便排菌量大有关。

4. 潜在并发症：急性肾衰竭、电解质紊乱、急性肺水肿。

5. 恐惧　与突然起病、病情发展迅速、严重脱水及实施严格隔离有关。

【护理措施】

1. 一般护理

（1）消毒隔离：严格按甲类传染病进行强制管理，采取消化道隔离，严格消毒措施。吐泻物用20%漂白粉乳剂消毒，2小时后弃去。便具、餐具、衣服、地面、家具用次氯酸钠溶液消毒。枕芯、床垫日光暴晒6小时或用过氧乙酸钠熏蒸。发现疫情就地隔离，并及时上报卫生防疫机构，防止疫情蔓延。

（2）饮食：剧烈泻吐者暂禁饮食，给予静脉补液，不剧烈者或病情控制后逐步过渡到温热低脂流质饮食，如果汁、米汤、淡盐水等，避免饮用牛奶、豆浆等易引起肠胀气的食物。

（3）休息：卧床休息，呕吐时头偏向一侧，协助床边排便，减少往返如厕对患者体力的消耗。

2. 病情观察 密切观察患者的生命体征和神志的变化。观察并记录呕吐物及排泄物的颜色、性质、量、次数；记录24小时出入液量。根据皮肤弹性、尿量、血压、神志等变化判断脱水程度。结合实验室检查评估水、电解质和酸碱平衡状况，为进一步治疗提供依据。

3. 症状体征的护理

（1）腹泻：观察大便情况，协助床旁或床上排便，保持肛周皮肤清洁，排便后用温水清洗肛门，局部可涂抹消毒凡士林油膏。

（2）周围循环不足的护理：建立静脉通路，根据病情轻重、脱水程度，确定输液量和速度，制订输液计划，补充血容量。患者休克时应注意保暖、吸氧。

（3）肌肉痉挛：可局部热敷、按摩、针灸等方法止痛，也可给予药物治疗。

4. 用药护理 遵医嘱使用敏感抗菌药物，注意其疗效及不良反应。遵医嘱使用血管活性药、氯化钾等药物，注意观察不良反应。

5. 心理护理 霍乱起病迅猛、病情发展快，且实施消化道严格隔离，患者病情严重及知识缺乏常产生孤独、恐惧心理。应积极向患者及家属解释病情，与患者进行有效沟通，消除紧张与恐惧感，帮助患者树立战胜疾病的信心。

6. 健康指导

（1）疾病知识指导 向患者及家属介绍霍乱的相关知识，如发病原因、临床过程及治疗方法等，消除患者紧张情绪，配合治疗。

（2）疾病预防指导 宣传本病通过饮水、食品等粪-口途径传播，教育群众养成良好的个人卫生习惯，不吃生的或未煮熟的水产品，不喝生水，饭前便后要洗手，以切断传播途径。霍乱患者须尽早隔离和治疗，并对疫点、疫区进行严密消毒、隔离。一旦发生疫情，应立即上报。

小 结

霍乱是由霍乱弧菌引起的一种烈性肠道传染病。患者和带菌者是主要传染源，经消化道传播，人群普遍易感。典型霍乱病程分为3期，即泻吐期、脱水期和恢复期。临床以发病急骤，剧烈腹泻、呕吐，可导致严重脱水、电解质紊乱与循环衰竭为特征。本病可通过粪便检查或血清学检查明确诊断。治疗原则为隔离、补液、抗菌和对症治疗。补液及病情观察是本病护理的关键。

五、流行性脑脊髓膜炎患者的护理

学习目标

1. 掌握流脑的临床表现及护理措施。
2. 熟悉流脑的流行病学特征、治疗要点、主要护理诊断。
3. 了解流脑的病原学、发病机制及辅助检查的意义。

流行性脑脊髓膜炎（epidemic cerebrospinal meningitis，meningococcal meningitis）简称流脑，是由脑膜炎奈瑟菌（又称脑膜炎球菌）引起的急性化脓性脑膜炎。临床表现为突起高热、剧烈头痛、频繁呕吐、皮肤黏膜瘀点、瘀斑及脑膜刺激征，严重者可出现败血症、感染性休克和脑实质损害。

【病原学】

脑膜炎奈瑟菌为革兰氏染色阴性菌，呈卵圆形或肾形，双凹面相对成双排列。该菌仅存在于人体，多数存在于中性粒细胞中，裂解时能产生毒力较强的内毒素，是致病的重要因素。本菌对外界抵抗力弱，对干燥、寒冷、热和常用抗生素、消毒剂均敏感，如温度低于30℃或高于50℃时皆易死亡。根据菌体表面荚膜多糖抗原可分为 13 个血清型，其中以 A、B、C 三群最常见，我国目前流行菌群以 A 群为主，占 90% 以上。

【流行病学】

1. 传染源　患者和带菌者，带菌者为本病重要传染源。
2. 传播途径　主要经飞沫传播。
3. 易感人群　普遍易感，以 6 个月至 2 岁的婴幼儿发病率最高。病后可产生持久的免疫力。
4. 流行特征　本病呈全球分布，散发或流行。我国各地全年均可发病，但多见于冬春季，3、4 月为高峰。

【发病机制】

脑膜炎奈瑟菌侵入人体鼻咽部后是否发病取决于细菌和机体防御能力。如机体免疫力强，入侵的细菌被消灭；若免疫力弱，细菌在鼻咽部繁殖，大多数成为无症状带菌者，部分表现为上呼吸道炎症而获得免疫力；当机体免疫力明显下降或细菌数量多、毒力较强时，病原菌自鼻咽部黏膜侵入毛细血管和小动脉进入血液循环，形成暂时菌血症，可无症状或仅表现为皮肤出血点；仅极少通过血-脑脊液屏障侵犯脑脊髓膜，形成化脓性脑膜炎。

普通型是细菌侵袭皮肤血管内皮细胞，迅速繁殖并释放内毒素，通过吞噬细胞释放的炎症因子作用于小血管和毛细血管，引起局部出血、坏死、细胞浸润和栓塞。暴发型因细菌进入血液循环大量繁殖，释放内毒素使全身小血管痉挛，引起严重微循环障碍，导致有效循环血量减少，引起感染性休克、酸中毒、甚至脑疝危及生命。

【临床表现】

潜伏期1~10天，一般为2~3天。根据病情和病程可分为以下各型：

1. 普通型 最常见，占全部病例的90%以上。

（1）前驱期：多无症状，部分患者有咽痛、低热、咳嗽或鼻咽炎、全身不适等非特异性上呼吸道感染症状。持续1~2天。

（2）败血症期：突发畏寒、高热、头痛、食欲减退、呕吐、乏力、肌肉酸痛及神志淡漠等。约70%患者皮肤、黏膜瘀点或瘀斑，病情严重者瘀斑迅速扩大，中央呈紫黑色坏死或大疱。此期持续约1~2天。

（3）脑膜炎期：除持续高热和毒血症状外，出现明显的中枢神经系统症状，如剧烈头痛、喷射性呕吐、烦躁不安、神志淡漠、嗜睡等，严重者出现昏迷和惊厥。部分囟门未闭的婴幼儿前囟膨隆，张力增大。多于2~5天内进入恢复期。

（4）恢复期：体温逐渐降至正常，瘀点、瘀斑消失。神经系统也渐恢复正常，1~3周内痊愈。

2. 暴发型 多起病急骤，病情凶险，多见于儿童，病死率高。可分为3型。

（1）休克型：突发寒战、高热，伴头痛、呕吐，广泛的瘀点和瘀斑可迅速增多并融合成大片，伴中央坏死。循环衰竭最突出，表现为面色苍白、四肢厥冷、口周发绀、尿量减少、血压下降、脉搏细速、精神委靡或烦躁不安。脑膜刺激征及脑脊液改变可不明显。

（2）脑膜脑炎型：以脑膜、脑实质损害为主。患者除高热、全身毒血症状、瘀斑外，颅内高压为本型突出表现，表现为剧烈头痛、频繁呕吐呈喷射状、血压升高、反复或持续惊厥，迅速进入昏迷。严重者发生脑疝，出现中枢性呼吸衰竭。

（3）混合型：兼有上述两型表现，为最严重的类型，病死率极高。

3. 轻型 病情轻微，仅有较轻的上呼吸道感染症状，皮肤可有少量细小出血点及脑膜刺激征。

4. 慢性败血症型 极少见，可迁延数月。表现为间歇性寒战、发热、皮肤瘀点或皮疹、多发性大关节痛，少数患者有脾大，每次发作1~6天。

【实验室及其他检查】

1. 血常规检查 白细胞计数显著增高，多在 $20 \times 10^9/L$ 以上，中性粒细胞在80%以上，并发DIC时血小板显著下降。

2. 脑脊液检查 初期仅有压力升高。典型脑膜炎期，压力显著升高，外观浑浊呈脓样，白细胞计数可超过 $1000 \times 10^6/L$，以中性粒细胞为主，蛋白含量明显增多，而糖和氯化物明显减少。

3. 细菌学检查 是确诊的重要方法。

（1）涂片检查：皮肤瘀斑处刮取物或脑脊液沉淀物涂片检查，阳性率可达60%~80%。

（2）细菌培养：取血液、皮肤瘀点刺出液或脑脊液检测，培养阳性者进行药敏试验以指导治疗。

4. 免疫学检查 通过测定脑脊液中脑膜炎球菌特异性多糖抗原或血清特异抗体而快速诊

断。尤其适用于已用抗生素治疗而细菌学检查阴性者。

【治疗要点】

1. 病原治疗 尽早、足量应用细菌敏感抗生素，如青霉素、头孢菌素、磺胺等。其中青霉素 G 由于其高效、低毒、价廉的特点目前仍为高度敏感的杀菌剂，但由于其不易透过血-脑脊液屏障，需大剂量使用才能达到有效的治疗浓度，成人每日 20 万 U/kg，儿童每日 20 ~ 40 万 U/kg，分 3 次加入 5% 的葡萄糖液内静脉滴注，疗程 5 ~ 7 日。青霉素过敏者可选用头孢菌素和氯霉素，两者均较易通过血-脑脊液屏障。

2. 对症治疗 高热者给予物理降温，惊厥者适当选用镇静剂。颅内压增高者应用脱水剂降颅压，同时注意补充水电解质。呼吸衰竭者吸痰、保持呼吸道通畅，呼吸困难者给予吸氧，必要时使用呼吸兴奋剂，如洛贝林、尼克刹米等。

【护理评估】

1. 病史评估 评估患者起病经过，包括有无呼吸道症状、发热、皮肤瘀点瘀斑、剧烈头痛、喷射性呕吐、意识障碍、惊厥、面色苍白等症状，是否接触过流脑患者及带菌者。

2. 身体评估 评估患者的生命体征、意识、皮肤、神经系统体征等。

3. 实验室及其他检查评估 评估患者的血常规、脑脊液、细菌及免疫学检查等结果。

4. 心理与社会评估 评估患者及家属对本病知识的了解情况，评估家属及其他社会资源对患者的支持情况。

【护理诊断/问题】

1. 体温过高 与脑膜炎球菌感染导致败血症有关。

2. 组织灌注无效 与内毒素导致微循环障碍有关。

3. 潜在并发症：惊厥、脑疝、呼吸衰竭。

4. 皮肤完整性受损 与内毒素损伤皮肤血管内皮、意识障碍有关。

5. 有受伤的危险 与意识障碍、惊厥有关。

【护理措施】

1. 一般护理

（1）隔离：呼吸道隔离，患者隔离至症状消失后 3 日，接触者密切观察 7 日。

（2）休息与体位：卧床休息，取侧卧位，头偏向一侧，防止误吸；颅内压增高者需抬高头部；腰椎穿刺术后去枕平卧 4 ~ 6 小时。治疗护理操作要集中进行，尽量减少搬动患者，避免诱发惊厥。

2. 病情观察 密切观察病情变化，监测生命体征、意识状态、瞳孔变化、意识、皮疹情况等，记录出入液量，早期发现呼吸、循环衰竭、惊厥先兆。

3. 用药护理 观察药物疗效及不良反应。使用青霉素治疗者应注意有无过敏反应。应用磺胺者应鼓励多饮水，每天饮水量不得少于 2000ml，且保证尿量在 1000ml/d 以上，遵医嘱使用碱性药物以碱化尿液，避免形成结晶造成肾损害，并定期复查尿常规。应用氯霉素者应注意有无胃肠道反应、骨髓抑制等现象。

4. 症状体征的护理

（1）呼吸衰竭的护理：及时吸痰，保持呼吸道通畅，给予吸氧，准备好抢救物品和药物，如吸痰器、气管插管或气管切开包、呼吸兴奋剂等，做好抢救准备。遵医嘱使用洛贝林等呼吸兴奋剂。切忌胸外按压。

（2）皮肤瘀点、瘀斑的护理：瘀点、瘀斑的部位不宜穿刺、按压。瘀点、瘀斑在吸收过程中常有痒感，避免搔抓。被褥保持清洁、平整，内衣裤应柔软、宽松、勤换洗。

5. 健康指导

（1）疾病知识指导：向患者及家属介绍流脑的相关知识，如发病原因、临床过程、预后等。指导患者及家属坚持功能锻炼、按摩以减少脑神经损害、肢体运动障碍、失语、癫痫等后遗症的发生。

（2）疾病预防指导：开展多种形式的卫生宣传教育。搞好环境卫生和个人卫生，不随地吐痰，注意室内通风换气，勤晒衣被和儿童玩具，可以达到预防疾病的目的。体质虚弱者做好自我保护，如外出戴口罩等。流行季节前对流行区 6 个月至 15 岁的易感人群应用脑膜炎球菌多糖体菌苗进行预防接种，可明显降低发病率。流脑的密切接触者及家庭内密切接触的儿童可用药物预防并医学观察 7 天。

小　结

流行性脑脊髓膜炎是由脑膜炎奈瑟菌引起的急性化脓性脑膜炎。患者和带菌者是本病的主要传染源，经飞沫传播，6 个月至 2 岁的儿童发病率高，多见于冬春季节。主要临床表现为突起高热、剧烈头痛、频繁呕吐、皮肤黏膜瘀点、瘀斑及脑膜刺激征，严重者出现感染性休克及脑实质损害，脑脊液呈化脓性改变。主要以病原治疗和对症治疗为主，青霉素为临床首选用药。病情观察及用药护理是其护理关键。

第五节　寄生虫感染患者的护理

一、疟疾患者的护理

学习目标

1. 掌握疟疾的临床表现、护理措施。

2. 熟悉疟疾的流行病学特征、护理评估要点、主要的护理诊断、治疗要点。

3. 了解疟疾的病原学特征、发病机制及辅助检查。

疟疾（malaria）俗称打摆子，是由雌性按蚊叮咬人体时将其体内寄生的疟原虫传入人体引起的寄生虫病。临床特点为间歇性、反复发作的寒战、高热，继之大汗后缓解，反复发作，脾大与贫血。

【病原学】

疟疾的病原体为疟原虫，感染人类的疟原虫有间日疟、三日疟、恶性疟和卵形疟原虫4种。其生活史相似，均包括两个阶段，即在人体内进行的无性繁殖和在蚊体内进行的有性繁殖阶段。人是中间宿主，蚊为终末宿主。

【流行病学】

1. 传染源 患者及带虫者是疟疾的传染源。
2. 传播途径 雌性按蚊是主要传播媒介，蚊虫叮咬是主要传播途径。
3. 易感人群 普遍易感，感染后可产生一定免疫力，但持续时间不长，而且各型之间无交叉免疫。多次发作或感染后，症状较轻或无症状。
4. 流行特征 热带和亚热带地区全年可有疟疾流行。我国以夏秋季较多。

【发病机制】

受感染的雌性按蚊叮咬人体时感染性子孢子随蚊虫的唾液进入人体，随血液循环迅速侵入肝，在肝细胞内发育成熟为裂殖体（红细胞外期）。裂殖体释放出大量裂殖子进入血液循环，裂殖子随后侵入红细胞开始裂殖体增殖（红细胞内期），先后发育成小滋养体、大滋养体、裂殖体、裂殖子。在肝细胞内与红细胞内增殖时并不引起症状。当红细胞被裂殖子胀破后，大量的裂殖子、疟色素和代谢产物及变性血红蛋白进入血液，引起典型的临床症状。进入血中的裂殖子部分可再侵入其他红细胞，又进行新一轮裂体增殖，如此不断循环，引起间歇性的发作。由于各种疟原虫裂殖体成熟所需时间不同，其发作的周期性也随之不同。反复多次发作，可因大量红细胞破坏而出现贫血。

疟原虫在人体内增殖引起强烈的吞噬反应，以致全身单核-吞噬细胞系统显著增生，表现为肝脾肿大，周围血中单核细胞增多。

【临床表现】

潜伏期一般恶性疟7~12天，间日疟和卵形疟13~15天，三日疟24~30天。

1. 典型发作 临床特点为周期性、间歇性发作，典型症状为突发寒战、高热和大量出汗。可分为以下3期：

（1）寒战期：突起畏寒、寒战、面色苍白、唇指发绀，伴头痛、恶心、呕吐等症状，持续10分钟至2小时。

（2）高热期：随后体温迅速上升至40℃以上，面色潮红、结膜充血、脉搏有力，伴头痛、全身酸痛乏力，恶心、口渴、烦躁不安，持续约2~6小时。

（3）大汗期：随后颜面、双手微汗，渐至全身大量出汗，体温骤降至正常，持续0.5~1小时后进入间歇期。

疟疾初发时，发热可不规则。一般发作数次以后，才呈间歇性发作。反复发作造成大量红细胞破坏而出现不同程度的贫血。多次发作后肝、脾可明显肿大。

2. 凶险发作　多由恶性疟引起。其类型可分为脑型、超高热型、胃肠型和厥冷型。

3. 并发症　恶性疟可引起急性血管内溶血，临床称为黑尿热，表现为急起寒战、高热、腰痛、恶心、呕吐、肝脾迅速增大、进行性贫血、黄疸、尿量骤减、排酱油色尿，严重者可发生急性肾衰竭。

【实验室及其他检查】

1. 血常规检查　白细胞计数一般正常，但单核细胞相对增高。红细胞与血红蛋白在多次疟疾发作后可下降，恶性疟尤为明显。

2. 疟原虫检查　血液涂片或骨髓穿刺涂片查出疟原虫是确诊的依据。

3. 血清学检查　抗疟抗体在感染后3~4周才出现，4~8周达高峰，以后逐渐下降。

【治疗要点】

1. 病原治疗　氯喹是控制发作的首选药物，磷酸伯氨喹可用于病因预防和防止复发。此外，还可使用青蒿素衍生物、甲氟喹用于控制耐氯喹疟疾的发作。

2. 对症治疗　高热者给予物理降温；抽搐者应用镇静剂；脑水肿者可使用甘露醇脱水或低分子右旋糖酐改善脑循环；黑尿热者立即停用诱发溶血的抗疟药，改用青蒿素、氯喹、乙胺嘧啶，同时通过补充体液、碱化尿液，加用糖皮质激素等措施控制溶血。

【护理评估】

1. 病史评估　评估有无被蚊虫叮咬的历史；是否有疟疾流行地区的旅居史；询问发热、热程、热型等情况及伴随症状等。

2. 身体评估　评估生命体征、营养状况、面容、贫血程度、腹部体征等。

3. 实验室及其他检查评估　了解血常规、疟原虫及血清学检查结果。

4. 心理与社会评估　评估患者患病后对其正常工作、学习、家庭的影响；社会支持系统对本病的认识和对患者的支持程度等。

【护理诊断/问题】

1. 体温过高　与疟原虫感染、大量致热原释放入血有关。

2. 潜在并发症：惊厥、脑疝和黑尿热。

3. 活动无耐力　与红细胞大量破坏导致贫血有关。

【护理措施】

1. 一般护理

（1）隔离：病室应防蚊、灭蚊。患者隔离至临床症状消失。

（2）休息与饮食：发作期及热退后24小时内应卧床休息。注意补充水分，食欲低下者给予流质或半流质饮食。发作间歇期给予高热量、高蛋白、高维生素、富含铁的食物。

2. 病情观察　监测生命体征的变化，尤其是体温；注意观察有无贫血的征象、脑水肿、脑疝发生的征象；观察有无尿量骤减、腰疼、黄疸、酱油色尿等黑尿热的表现。

3. 用药护理　观察药物疗效及其不良反应。口服氯喹可引起头晕、食欲减退、恶心、呕吐、腹泻、皮肤瘙痒等，指导患者饭后服用，减少对胃肠道刺激；静脉注射控制滴速在40～50滴/分为宜。伯氨喹与氯喹联合应用可防止复发，注意患者有无头晕、恶心、呕吐、发绀等副作用。嘱患者多饮水或静脉补液以促进药物排泄。

4. 症状体征的护理 寒战时要注意保暖、加盖棉被、给予热水袋，服热饮料，伴抽搐时注意安全。出现黑尿热的患者，应立即停用奎宁或伯氨喹等诱发溶血的药物，减少不必要的搬动，避免诱发心衰，给予吸氧，遵医嘱应用氢化可的松、5%碳酸氢钠等药物，以减轻溶血和肾损害。记录24小时出入量，尤其观察尿量变化，及时发现肾衰竭的征象。

5. 健康指导

（1）疾病知识宣教：包括疟疾的传染过程、主要症状、治疗方法、药物不良反应、复发原因等，指导患者坚持服药，以彻底治愈。反复发作时，应速到医院复查。1～2年内有疟疾发作史及血中查到疟原虫者，于流行季节前1个月，给予抗复发治疗，以后每3个月随访1次，直至2年内无复发为止。

（2）预防知识宣教：加强防蚊、灭蚊措施，如使用纱窗、蚊帐、穿长袖衣裤、房间喷洒杀虫剂及在暴露部位涂驱蚊剂等。对疟疾高发区健康人群及流行季节出入流行区的易感人群，应预防性服药。

小 结

疟疾是由雌性按蚊叮咬人体传播疟原虫而引起的寄生虫病。疟疾患者及带虫者是其主要传染源，通过蚊虫叮咬感染人体，人群普遍易感，本病好发于蚊虫孳生的热带和亚热带地区。典型疟疾发作的特点是间歇性反复发作的寒战、高热，继之大汗后缓解。本病可通过疟原虫和血清学明确诊断。治疗以抗疟治疗和对症治疗为主。用药护理及寒战、黑尿热、急性肾衰的护理是本病的重点。

二、肠阿米巴病患者的护理

学习目标

1. 掌握肠阿米巴病的临床表现及护理措施。
2. 熟悉肠阿米巴病的治疗要点和流行病学。
3. 了解肠阿米巴病的病原学、发病机制。

肠阿米巴病（intestinal amebiasis）又称阿米巴痢疾，是由溶组织内阿米巴侵入结肠引起的一种寄生虫病。典型临床表现为腹痛、腹泻、排暗红色腥臭味的粪便。感染者约10%出现临床症状，易复发或转为慢性；多数为无症状的病原携带状态。

【病原学】

溶组织内阿米巴有两种形态，即包囊和滋养体。滋养体是阿米巴在人体生活史中的主要阶段。包囊是溶组织内阿米巴的感染型；滋养体分大、小两型，大滋养体可伸出伪足作定向运动，有吞噬红细胞、分泌多种溶组织酶、侵入机体组织的能力，是其致病形态（侵袭型）。小滋养体一般不致病，是大滋养体和包囊的中间型。滋养体对外界环境的抵抗力弱，离体后很快死亡，也易被胃液杀灭。包囊对外环境的抵抗力强，但对热和干燥很敏感，50℃几分钟即死亡。

【流行病学】

1. 传染源　无症状的包囊携带者、慢性和恢复期患者是主要的传染源。

2. 传播途径　粪-口传播，通过进食被包囊污染的水和食物造成传染。也可通过苍蝇、蟑螂等间接传播。

3. 易感人群　人群普遍易感，但婴儿和儿童发病机会少。营养不良、免疫力低下及接受免疫抑制剂治疗者感染率较高。病后产生的抗体无保护作用，故可反复感染。

4. 流行特征　本病遍及全球，热带、亚热带地区多见。其发病率农村高于城市，男性高于女性，成人高于儿童。秋季发病多，夏季次之。

【发病机制与病理改变】

包囊进入消化道后，在胰蛋白酶的作用下，小滋养体脱囊而出，随粪便移行到盲肠、结肠、直肠等部位寄生。在适宜条件下（肠腔受损、抵抗力下降、饮食不当等），小滋养体转变为大滋养体，凭借伪足的机械运动和所分泌酶的水解作用侵入肠壁，在肠黏膜下层繁殖、扩散，形成病灶。

好发部位依次为盲肠、升结肠、直肠、乙状结肠、阑尾和回肠末端。基本病理改变为组织溶解性坏死。初期表现为散在的、细小的浅表糜烂，继而形成许多孤立而色泽较淡的小脓肿，破溃后形成边缘不整、口小底大的烧瓶样溃疡。严重者可累及肌层及浆膜层，导致肠出血、肠穿孔、腹腔脓肿或弥漫性腹膜炎。

【临床表现】

潜伏期约3周，短至4天，长达1年余。

1. 急性阿米巴痢疾

（1）轻型：占90%以上。临床症状轻微或无临床症状，但粪便中可查到滋养体和包囊。

（2）普通型：起病多缓慢，全身中毒症状较轻，无发热或低热。首发症状为腹痛、腹泻，每天排便10次左右，量中等，暗红色果酱样，有腥臭味，内含滋养体，多无里急后重。腹痛和腹部压痛以右下腹较明显。

（3）重型：起病急骤，寒战、高热，剧烈腹痛较长时间后，排出黏液血性或血水样大便，奇臭，内含大量滋养体，每日10余次。同时伴恶心、呕吐、里急后重、腹部压痛。有不同程度水、电解质紊乱甚至循环障碍。易出现肠出血、肠穿孔、腹膜炎等并发症。本型少见，见于体质衰弱、重度营养不良、孕妇或免疫功能低下者，预后差。

2. 慢性阿米巴痢疾　急性阿米巴痢疾未经彻底治疗者可转为慢性。表现为腹痛、腹泻或便秘交替出现。粪便中带少量黏液及血，腐臭，每天3~5次，可检出滋养体和包囊。症状持续存在或反复发作。间歇期可无任何症状，常由诱因引起发作，如疲劳、饮食不当、受凉等。病程持续数月至数年不等。久病者可有贫血、乏力、消瘦及神经衰弱等表现。

3. 并发症　肠出血、肠穿孔、阑尾炎、结肠肉芽肿等肠内并发症；也可并发阿米巴肝脓肿等肠外并发症。

【实验室及其他检查】

1. 血常规检查　白细胞总数和分类均正常，当伴有细菌感染时白细胞总数和分类增高。

2. 粪便检查　肉眼观察粪便呈暗红色果酱样，含血及黏液，腥臭味。生理盐水涂片可见较多的红细胞和少量白细胞。若检到包囊（慢性）或吞噬红细胞、有活动能力的滋养体（急性）可以确诊。

3. 免疫学检查　通过检测粪便中滋养体抗原或血清中检测阿米巴滋养体抗体可明确诊断。

4. 结肠镜检查　可见大小不等的散在溃疡，表面覆有黄色脓液，活检可见滋养体。

【治疗要点】

1. 病原治疗　甲硝唑因对各个部位、各型阿米巴原虫都有较强的杀灭作用，是目前治疗肠内、肠外各型阿米巴病的首选药物。但妊娠 3 个月内和哺乳妇女忌用。甲硝唑无效者可选用替硝唑。轻症及排包囊者，给予糠酯酰胺。还可用巴龙霉素清除肠腔中阿米巴包囊。

2. 并发症的治疗　肠出血者予止血、输血。肠穿孔、腹膜炎等应在病原治疗和广谱抗生素控制下进行手术。

【护理评估】

1. 病史评估　评估有无不洁饮食史；有无发热、热程、发热程度及体温变化规律；询问腹泻的程度、大便性状、有无黏液血便、有无腥臭味等；询问有无其他伴随症状。

2. 身体评估　评估生命体征、神志状态、营养状况、腹部体征等。

3. 实验室及其他检查评估　评估患者血常规、粪便及免疫学等检查结果。

4. 心理与社会评估　评估患者对本病一般知识的了解情况、对预后的认识、对所患疾病的心理反应；评估社会支持系统对本病的认识及对患者的关心程度。

【护理诊断/问题】

1. 腹泻　与肠阿米巴病有关。

2. 腹痛　与肠阿米巴感染，导致肠壁受损有关。

3. 潜在并发症：肠出血、肠穿孔、肠梗阻。

【护理措施】

1. 一般护理　观察生命体征的变化；大便次数、量、性状，是否伴有出血；严密监测有无突然发生的腹痛、腹肌紧张、腹部压痛等肠穿孔表现。病室内消灭苍蝇和蟑螂。执行接触隔离措施，患者症状消失后连续 3 次粪便检查，滋养体和包囊阴性后方可解除隔离。

2. 症状体征的处理　频繁腹泻伴明显腹痛者，遵医嘱给予颠茄合剂或肌注阿托品等解痉剂，亦可使用腹部热敷等方法以缓解不适。

3. 粪便标本采集 宜采集新鲜脓血便送检；留取标本容器应清洁，不应混有尿液及消毒液；气温低时，让患者排于温水清洗过的便盆中，以防滋养体死亡；服用油类、钡剂、铋剂者，停药3天后留取粪便标本送检；需反复多次送检。

4. 用药护理 观察药物的疗效及不良反应。甲硝唑主要以胃肠道反应为主，如恶心、腹痛、腹泻、口中金属味等。妊娠3个月内和哺乳期妇女忌用。用本药前后不能饮酒。

5. 健康指导

（1）疾病预防指导：改善公共卫生条件，加强粪便管理，消灭苍蝇和蟑螂。餐饮业工作者应定期体检，发现慢性患者或排包囊者，应接受治疗，确认痊愈后，方能恢复原岗工作。养成良好的个人卫生习惯，避免食入污染的食物和水，饮用水必须煮沸，不吃未洗净或未煮熟的蔬菜。饭前便后要洗手。执行接触隔离措施，患者坚持用药，症状消失后连续3次粪便检查，滋养体和包囊阴性后方可解除隔离。

（2）疾病知识指导：向患者解释阿米巴病的预防过程、临床经过、常见并发症、常用治疗药物及其不良反应、疗程等。讲解在治疗期间加强营养，禁饮酒，防止暴饮暴食，避免受凉、劳累等的重要性。出院后3个月应每月复查大便1次，以防复发。

小 结

肠阿米巴病是由溶组织内阿米巴侵入结肠引起的一种寄生虫病。典型临床表现为腹痛、腹泻、排暗红色腥臭味的粪便。感染者多数为无症状的病原携带状态。粪便中持续排包囊者均为本病的传染源。经粪-口途径传播，也可通过苍蝇、蟑螂等间接传播。人群普遍易感。急性阿米巴痢疾可分为轻型、普通型和重型，其中90%以上是轻型。急性阿米巴痢疾未经彻底治疗者常转为慢性。可并发肠出血、肠穿孔、阿米巴肝脓肿等疾病。以病原治疗为主。粪便标本的采集是护理中一项重要内容。

三、日本血吸虫病患者的护理

学习目标

1. 掌握血吸虫病的临床表现及护理措施。
2. 熟悉血吸虫病的治疗要点和流行环节。
3. 了解血吸虫的病原学、发病机制。

日本血吸虫病（schistosomiasis japonicum）是由日本血吸虫寄生在门静脉系统所引起的疾病。急性期主要表现为发热、肝大和压痛，腹泻或脓血便，血中嗜酸性粒细胞增多；慢性期以腹泻或痢疾样粪便、肝脾大为主；晚期则以门静脉高压、巨脾和腹水为主要表现。

【病原学】

日本血吸虫为雌雄异体，成虫主要寄生于人的门静脉系统，雌雄成虫在血管内交配，雌虫在肠壁黏膜下层的末梢静脉内产卵，部分虫卵破坏肠黏膜而进入肠腔，随粪便排出体外，入水后如温度适宜则孵化成毛蚴。毛蚴浮游于水中，遇中间宿主钉螺时即钻入其体内发育成具有传染性的尾蚴，并逸出。当人、畜接触疫水时，尾蚴很快从皮肤或黏膜侵入，发育成童虫，随血流经右心、肺、左心进入体循环，部分移至肝门脉系统分支，发育为成虫，后又逆血流移行至肠系膜静脉，雌雄交配产卵。在日本血吸虫的生活史中，人是终末宿主，钉螺是其中间宿主。

血吸虫的生长和致病过程见图9-1。

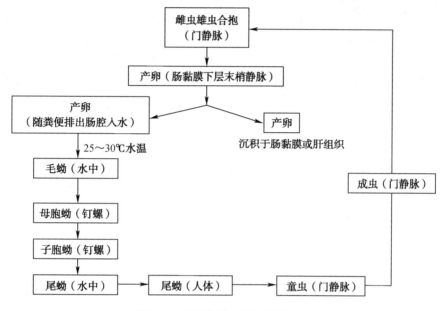

图9-1　血吸虫的生长和致病过程

【流行病学】

1. 传染源　受感染的人和动物，如牛、羊、猪、野鼠等。
2. 传播途径　人和动物主要通过皮肤或黏膜接触含尾蚴的疫水而受染。
3. 易感人群　普遍易感，感染后有部分免疫力。
4. 流行特征　本病的流行有严格的地区性，其地理分布与钉螺的地理分布相一致。在我国长江流域流行较广，夏秋季为感染高峰。

【发病机制】

感染初期，尾蚴侵入皮肤引起局部皮炎。童虫移行于肺，虫体及其代谢产物引起变态反应导致肺点状出血和细胞浸润。慢性血吸虫病的主要病变是由虫卵诱发的肉芽肿或虫卵沉着于肠壁黏膜下层，随门静脉血流至肝脏和结肠，引起相应损害。严重感染时，童虫可达门脉系统之外的器官，成熟产卵，产生肉芽肿性异位损害。

【临床表现】

潜伏期一般为40天（30~60天）。临床表现复杂多样，因虫卵沉着部位、感染轻重和机体免疫反应而异。分为急性血吸虫病、慢性血吸虫病、晚期血吸虫病和异位血吸虫病。

1. 急性血吸虫病　一般在接触疫水后数小时至 2～3 天内，局部皮肤出现粟粒大的红色丘疹或疱疹，奇痒。童虫移行于肺，可有低热、咳嗽、痰中带血，1～2 周可自行消失。在接触疫水后 1 个月左右（潜伏期），出现急性发病表现，即发热、过敏反应及消化道症状。

2. 慢性血吸虫病　急性症状消退而未经治疗或反复轻度感染而获得部分免疫力，病程超过半年以上，称慢性血吸虫病。多数无任何症状和体征。部分患者有反复发作的腹痛、腹泻，偶尔便中带血，重者可有黏液脓血便数次，伴里急后重，以及消瘦、贫血、乏力、劳动力减退等。肝大以左叶较明显，脾亦逐渐增大。

3. 晚期血吸虫病　为慢性血吸虫病的继续和发展。脾脏明显肿大最常见。腹水患者常伴有贫血、消瘦、下肢水肿、食管下端和胃底静脉曲张等表现。以结肠病变为主者出现腹痛、腹泻、便秘或两者交替出现。儿童时期反复感染者常有生长发育障碍。

4. 异位血吸虫病

（1）肺血吸虫病：虫卵沉积引起的肺间质性病变。表现为咳嗽、气急、胸闷、咯血等。

（2）脑血吸虫病：急性型表现为嗜睡、意识和精神障碍，脑膜炎刺激征及锥体束征阳性；慢性型以癫痫发作为主。

【实验室及其他检查】

1. 血常规检查　急性期白细胞计数和嗜酸性粒细胞均增高。慢性期嗜酸性粒细胞也增高。晚期可因脾功能亢进，全血细胞减少。

2. 肝功能检查　急性期球蛋白显著增高，血清 ALT 轻度增高。晚期清蛋白明显降低，A/G 比值下降或倒置。

3. 粪便检查　粪便中查到虫卵或孵化出毛蚴可确诊。

4. 结肠镜及直肠黏膜活组织检查　镜检可见肠黏膜充血水肿、黄斑、息肉、溃疡及瘢痕。活检检出活虫卵有确诊价值。

【治疗要点】

病原治疗的首选药物是吡喹酮，本药具有高效、低毒、可口服、疗程短等优点，可用于各型各期血吸虫病患者的治疗。同时可采取对症治疗。

【护理评估】

1. 病史评估　询问患者居住地、有无疫水接触史；询问发病经过及表现，如发热、热程、发热程度及体温变化规律；询问皮肤及黏膜有无皮炎、荨麻疹；有无腹痛，腹泻的程度及大便性状等。

2. 身体评估　评估生命体征、营养状况、是否有肝、脾肿大等。

3. 实验室及其他检查评估　评估患者血常规、肝功能、粪便及免疫学等检查结果。

4. 心理与社会评估　评估患者对本病一般知识的了解情况、对预后的认识、对所患疾病的心理反应；患病后对工作、学习、家庭造成的影响，家庭经济情况；社会支持系统对本病的认识及对患者的关心程度。

【护理诊断/问题】

1. 体温过高　与血吸虫急性感染后虫卵和毒素作用有关。
2. 营养失调：低于机体需要量　与血吸虫病引起结肠、肝脏病变有关。

【护理措施】

1. 一般护理

（1）休息与活动：急性血吸虫病及晚期肝硬化失代偿时，均应卧床休息；慢性期患者可适当活动，但须避免劳累。

（2）饮食：急性期患者给予高热量、高蛋白、高维生素易消化饮食。避免煎炸、油腻、产气多的食物，减少脂肪摄入。高热、中毒症状严重者，注意供给足够水分，保持水电解质平衡，慢性患者可予营养丰富易消化食物，少量多餐，避免进食粗、硬、过热、多纤维刺激性食物。

2. 病情观察　急性期患者注意观察体温变化和全身状况，观察大便次数、性状和颜色以及有无腹痛，并做好记录。晚期患者定时测量体重和腹围，观察下肢水肿，肝、脾大小，肝功能变化，注意有无呕血、黑便、意识障碍等上消化道出血及肝性脑病的表现。

3. 用药护理　应用吡喹酮时指导患者按时、按量坚持服药，并观察服药后的不良反应，如头晕、头痛、乏力、恶心、腹痛，一般不需要处理。如出现严重心律失常，应立即停药，及时报告医师。有明显头晕、嗜睡等神经系统反应者，治疗期间与停药后24小时内勿进行驾驶、机械操作等工作。哺乳期妇女于服药期间直至停药后72小时内不宜喂乳。

4. 症状体征的护理

（1）高热：监测体温、热型。可采取物理降温措施，冷敷、温水擦浴、乙醇擦浴等，对物理降温仍高热不退者可遵医嘱使用药物降温。

（2）腹水：患者出现明显腹水时应严格限制钠盐的摄入，记录24小时出入量，每日测量体重、腹围；遵医嘱使用利尿剂，注意利尿剂的效果。

5. 健康指导

（1）疾病预防指导：在流行区对患者及病畜进行普查普治控制传染源。加强灭螺，防止人粪与畜粪污染水源，做好粪便的无害化处理。尽量避免接触疫水，必须接触时应涂抹防护剂或穿长筒胶鞋、防护裤、戴手套。必要时可预防性服药。

（2）疾病相关知识指导：讲解血吸虫病的传播途径、临床表现、主要的治疗、常见并发症等。注意生活规律，增加营养，避免使用损肝药物，限制吸烟、饮酒。定时复查，一旦发生并发症应及时就医。

小　结

　　日本血吸虫病是由日本血吸虫寄生在门静脉系统引起的疾病。急性期表现为发热、肝大、腹泻或脓血便、血中嗜酸性粒细胞增多；慢性期以腹泻或痢疾样粪便、肝脾大为主；晚期导致血吸虫性肝硬化，表现为门静脉高压、巨脾和腹水。患者及受染的动物是其传染源，通过接触疫水而感染人，本病具有严格地区性。治疗首选吡喹酮，同时做好用药护理。

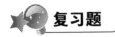 **复习题**

一、病例分析

病例一：

张先生，45岁，因恶心、厌油腻，伴上腹部隐痛1周，皮肤黄染2天，经检查后以"急性黄疸型肝炎"收入院隔离治疗。患者平时嗜好烟酒，入院以来，因担心疾病预后而失眠。

实验室检查：肝功能：ALT 1000U/L，总胆红素140μmol/L；血清蛋白41g/L，球蛋白29g/L；血清标志物检测除抗-HAV IgM阳性外，其余指标均为阴性。

根据上述病例，请思考以下问题：

1. 对该患者护理评估应重点收集哪些资料？

2. 根据现有资料判断，该患者是哪型肝炎？

3. 请给出2~3个该患者的护理诊断。

4. 针对该患者的家属应如何进行预防指导？

病例二：

王女士，29岁，在一次孕检筛查中查出HIV-1抗体阳性，但她现在无任何症状或体征。王女士得知该结果后，近日情绪低落，沉默寡言，担心腹中胎儿感染艾滋病。她最好的朋友得知后非常紧张，多次回避王女士。

根据上述病例，请思考以下问题：

1. HIV-1抗体阳性有何临床意义？

2. 针对王女士的担心请给予健康指导。

3. 针对王女士的朋友请拟定1份有关预防本病的宣教资料。

病例三：

王氏患儿，7岁。发热（体温38.1~40℃）、头痛、呕吐3天，3月8日入院。

护理体检：T 39℃，R 26次/分，BP 80/60mmHg。急性病容，神志清醒，颈有抵抗感，皮肤有瘀点，心肺正常，腹软，肝脾未触及，克氏征、布氏征均阴性。

辅助检查：血常规：WBC 2.0×10^9/L，N 0.82；脑脊液检查：微混，白细胞数 1.1×10^9/L，N 0.89，蛋白显著增高，L 0.11；尿蛋白（＋）。

请思考：

1. 该患儿最可能的疾病诊断是什么？写出诊断依据。

2. 主要的护理问题是什么？

3. 可提供哪些护理措施？

二、简答题

1. 如何管理传染源？

2. 肝炎患者的健康指导应包括哪些内容？

3. 乙脑极期的临床表现有哪些？

4. 简述艾滋病的分期及各期临床表现。

5. 切断艾滋病传播途径的措施有哪些？

6. 结合肾综合征出血热的流行病学特点说出预防措施。

7. 简述狂犬病的临床分期及各期特征性临床表现。

8. 如何对伤寒患者进行健康指导？

9. 如何预防细菌性食物中毒的发生？

10. 细菌性痢疾的典型临床表现有哪些？

11. 如何判断霍乱患者的脱水程度？

12. 如何对流脑患者进行病情观察？

13. 为什么疟疾俗称"打摆子"？

14. 简述肠阿米巴与细菌性痢疾的粪便特点。

15. 简述日本血吸虫病的流行病学特点。

16. 留取粪便标本有哪些注意事项？

（刘　玲　魏秀红）

第 十 章

神经系统疾病患者的护理

神经系统由中枢神经系统和周围神经系统组成。中枢神经系统包括脑和脊髓，脑又分为大脑、间脑、脑干和小脑；脊髓是中枢神经系统的低级部分，是四肢和躯干的初级反射中枢，呈椭圆形条索状，位于椎管内，主要功能为传导功能和节段功能。周围神经系统包括12对脑神经和31对脊神经，主管传递神经冲动。12对脑神经主要支配头面部及部分内脏感觉、运动和副交感功能，除第XII对和第VII对脑神经核的下部受对侧大脑半球支配外，其他均受双侧大脑半球的支配。脊神经共有31对，其中颈神经8对，胸神经12对，腰神经5对，骶神经5对，尾神经1对。每对脊神经由后根（感觉根）和前根（运动根）所组成。临床上根据不同部位的感觉障碍水平，判断脊髓病变的平面，有利于定位诊断。

神经系统疾病是指脑、脊髓、周围神经及骨骼肌由于血管性病变、感染、变性、肿瘤、外伤、中毒、免疫障碍、遗传因素、先天发育异常、营养缺陷和代谢障碍等所致的疾病。神经系统疾病严重影响人类健康，加重社会负担，其中发病率逐年增高的脑血管病是导致我国人口死亡和致残的首要原因。在对神经系统疾病患者进行护理时，除了要运用护理程序对患者实施个体化护理外，更需注重疾病的预防、控制以及健康教育和康复指导。

第一节　神经系统疾病常见症状与体征的护理

> **学习目标**
>
> 1. 掌握神经系统常见症状体征及相应的护理措施。
> 2. 熟悉神经系统常见症状体征的护理评估要点、护理诊断。
> 3. 了解神经系统常见症状体征的常见病因。

一、头　　痛

头痛（headache）是指外眦、外耳道与枕外隆突连线之上部位的疼痛，为临床常见症状。引起头痛的病因很多，当致病因素作用于颅内外痛觉敏感组织时即可引起头痛，颅内的血管神经、脑膜以及颅外的骨膜、血管、头皮、头颈肌肉、鼻窦黏膜等均属头痛的敏感组织。这些敏感组织受炎性或出血病变刺激、血管牵拉、移位、挤压、扩张、痉挛、肌肉的紧张性收缩均可引起头痛。

【临床分类】

头痛的分类复杂,主要分为原发性头痛和继发性头痛。

1. 原发性头痛

(1) 偏头痛:较常见,女性多发,由颅内外血管收缩与舒张功能障碍等因素引起,常为发作性单侧颞部搏动性头痛,少数为双侧痛,伴恶心、呕吐。典型的偏头痛在发作前先有视觉症状,如视物模糊、视物闪光或视野缺损等。在安静休息、睡眠或服用止痛药物后头痛可缓解,但常反复发作,患者多有偏头痛家族史。

(2) 紧张性头痛:原发性头痛中最常见,亦称神经性或精神性头痛,无固定部位,典型的头痛为持续性闷痛或胀痛,常伴有心悸、失眠、多梦、多虑、紧张等症状。

2. 继发性头痛

(1) 高颅压或低颅压性头痛:颅内肿瘤、血肿、脓肿、囊肿等占位性病变可使颅内压力增高,刺激、挤压颅内血管、神经及脑膜等疼痛敏感组织而出现头痛。常为突然发生的持续加重的整个头部胀痛,阵发性加剧,伴有喷射性呕吐及视力障碍。低颅压性头痛在直立时较明显,卧位减轻或消失,常为胀痛。

(2) 颅外局部因素所致头痛:可急性发作,也可为慢性持续性头痛。主要包括眼源性头痛、耳源性头痛、鼻源性头痛等。

【护理评估】

1. 病史评估　重点询问患者头痛急缓、程度、部位、性质、头痛的规律、诱发因素以及伴随症状,了解患者有无高血压、青光眼、鼻窦炎等既往病史、有无头部外伤史、发热史及家族史等。

2. 身体评估　详细评估患者的意识状态、生命体征、12 对脑神经功能、肢体感觉及运动功能、有无病理反射和脑膜刺激征等。

3. 实验室及其他检查的评估　脑脊液检查可确定脑脊液压力、是否无色透明,有无炎性改变;疑有颅内占位或出血性疾病者需做 CT 或 MRI 检查。

4. 心理与社会评估　询问头痛对患者情绪、睡眠、工作和日常生活的影响,患者是否因长期反复头痛而出现恐惧、抑郁或焦虑心理。

【护理诊断/问题】

头痛　与颅内外血管舒缩功能障碍、脑部器质性病变、炎症对脑膜刺激等因素有关。

【护理措施】

头痛的预后差别很大,偏头痛等原发性头痛可数十年不引起严重后果,但严重高颅压性头痛患者可能会导致死亡,因此需要根据头痛的类型制订个体化的护理措施。以下主要介绍慢性反复发作性头痛如偏头痛、紧张性头痛等的护理措施。

1. 避免诱因　指导患者记录头痛发生的诱因和先兆,和患者一起总结诱发或加重头痛的因素，如情绪紧张、工作劳累、睡眠紊乱、进食某些含酪胺的食物（如乳酪、红酒、咖啡等）、药物、月经来潮、用力性动作、强光线及噪音刺激等；指导患者合理作息，规律饮食、适度锻炼、避免可能的诱发因素；保持环境安静、光线柔和、舒适。

2. 减轻头痛　如指导患者冰袋疗法（将盛有冰的袋子或杯子置于痛侧颞部或头痛明显处）、按摩、压迫止痛（用手指指腹或有弹性的带子压迫头痛处）以及放松训练，听轻音乐、引导式想象等。

3. 用药护理　告知常用止痛药物的用法、用量、不良反应及注意事项，如麦角胺咖啡因多量可引起中毒，有严重肝肾功能障碍、高血压、心脏病者禁用。慢性头痛服用药物预防发作时，避免药物依赖和成瘾。

4. 心理护理　长期反复发作的头痛，患者可能出现焦虑、紧张心理，在理解、同情患者的基础上，应指导患者避免诱因、放松训练及合理的服用药物。

二、言语障碍

言语障碍（language disorders）可分为失语症和构音障碍。失语症是指已获得的语言功能再度失去，是由于脑损害所致的语言交流能力障碍；构音障碍则是因为神经肌肉的器质性病变，造成发音器官的肌无力及运动不协调所致。

【病因及临床类型】

1. 失语症　由于大脑皮质与语言功能有关的区域受损害所致，是优势大脑半球损害的重要症状之一。根据对患者自发语言、听语理解、口语复述、匹配命名、阅读及书写能力的观察和检查，可将失语症分为 Broca 失语（运动性失语或表达性失语）、Wernicke 失语（感觉性失语或听觉性失语）、传导性失语、命名性失语（遗忘性失语）、完全性失语（混合性失语）等，还有失写及失读等。

2. 构音障碍　是指发音不清而用词正确。主要与发音肌肉的瘫痪和软腭、声带麻痹（如面瘫、迷走神经和舌下神经麻痹等所致）、共济失调或肌张力增高（如帕金森）等因素有关。

【护理评估】

1. 病史评估　询问患者的职业、文化水平与语言背景，如出生地、生长地及方言等；以往和目前的语言能力；患者的意识水平、精神状态及行为表现，意识是否清楚、检查配合，有无定向力、注意力等智能障碍。

2. 身体评估　重点评估言语障碍的表现和程度，从语言表达能力、语言理解能力、阅读和书写方面进行评估，判断患者是否存在用词困难和错误，在命名、复述和执行指令方面是否存在语言理解、阅读和书写障碍。同时评估是否存在面部、肢体的感觉和运动障碍。构音障碍者要同时评估软腭、舌的活动度，是否存在吞咽困难、饮水呛咳等。

3. 社会心理评估　询问患者的心理状态，评估有无孤独、忧郁、烦躁及自卑情绪；家属对疾病了解程度及对患者的支持程度。

4. 实验室及其他检查评估　头部 CT 或 MRI 检查有无异常，新斯的明试验是否为阳性反应等。

【护理诊断/问题】

语言沟通障碍　与大脑语言中枢病变或发音器官的神经肌肉受损有关。

【护理措施】

1. 指导有效沟通　根据患者语言障碍的类型选择有效的沟通方式，如运动性失语，可借助文字、实物、手势等进行沟通，或用简短的"是"或"不是"的问题让患者回答。

2. 语言康复训练　脑卒中所致失语症，根据卒中单元制订个体化的全面语言康复计划并组织实施；构音障碍的康复以发音训练为主，遵循由易到难的原则。护士每天深入病房、接触患者时可协助进行床旁训练，如协助练习发音肌群运动（如缩唇、叩齿、鼓腮、舌运动等）；复述单字、词汇及实物命名训练等。

3. 心理护理　耐心鼓励患者讲话并及时予以肯定、不耻笑患者，消除患者害羞心理。告知语言的康复训练是一个漫长的过程，要帮助患者树立信心。

三、感 觉 障 碍

感觉障碍（sensation disorders）是指机体对各种形式刺激（如痛、温度、触、位置、振动等）无感知、感知觉减退或异常的一组综合征。

【病因及临床类型】

1. 分类　临床上将感觉障碍分为抑制性症状和刺激性症状两大类。

（1）抑制性症状：感觉传导通路受到破坏或功能受到抑制时，出现感觉缺失或感觉减退。

（2）刺激性症状：感觉传导通路受刺激或兴奋性增高时出现刺激性症状。主要表现为感觉过敏、感觉过度、感觉异常、感觉倒错和疼痛。

2. 感觉障碍的定位　不同部位的损害产生不同类型的感觉障碍。

（1）末梢型感觉障碍：表现为袜子或手套型痛觉、温度觉、触觉减退，见于多发性周围神经病。

（2）节段型感觉障碍：脊髓某些节段的神经根病变可产生受累的感觉缺失；脊髓空洞症导致的节段性痛觉缺失、触觉存在，称为分离性感觉障碍。

（3）传导束型感觉障碍：感觉传导损害时出现受损以下部位的感觉障碍，其性质可为感觉缺失、感觉分离。

（4）交叉型感觉障碍：为脑干病变引起，如延髓外侧或脑桥病变时，常出现病变同侧的面部和对侧肢体的感觉缺失或减退。

（5）皮质型感觉障碍：病变损害大脑皮质感觉中枢的某一部位，常产生对侧上肢或下肢分布的感觉障碍，称为单肢感觉缺失。

【护理评估】

1. 病史评估　评估患者的意识状态与精神状况，注意有无认知、情感或意识行为方面的异常；有无智能障碍；是否疲劳或注意力不集中；了解感觉障碍的表现形式、发生发展的过程、加重或缓解的因素；患者是否因感觉异常而烦闷、忧虑或失眠。

2. 身体评估

（1）感觉评估：检查时坚持左右、远近以及不同神经支配区对比的原则。

1）浅感觉检查：包括痛觉、触觉、温度觉。

2）深感觉检查：包括运动觉、位置觉、振动觉。

3）复合感觉检查：包括定位觉、图形觉、两点辨别觉、实体觉。

（2）全身评估：评估患者感觉障碍的部位、类型、范围及性质；检查有无肢体运动障碍及类型，肌力情况；观察患者的全身情况及伴随症状，注意相应区域的皮肤颜色、毛发分布，有无烫伤或外伤瘢痕、皮疹、出汗等。

3. 心理与社会评估　评估患者有无出现紧张、恐惧心理或烦躁情绪，有无影响患者的日常活动和兴趣，家属对其态度等。

4. 实验室及其他检查评估　EMG、诱发电位及 MRI 检查有无异常。

【护理诊断/问题】

感知紊乱　与脑、脊髓病变及周围神经受损有关。

【护理措施】

1. 一般护理　保持床单位整洁、干燥、无渣屑，防止感觉障碍的身体部位受压或机械性刺激。

2. 心理护理　感觉障碍常常使患者缺乏正确的判断而产生紧张、恐惧心理或烦躁情绪，严重影响患者的运动能力和兴趣，应关心、体贴患者，主动协助日常生活活动；多与患者沟通，取得患者信任，使其正确面对，积极配合治疗和训练。

3. 感觉康复训练　在训练中，建立感觉-运动训练一体化的概念。可进行肢体的拍打、按摩、理疗、针灸、被动运动和各种冷、热、电的刺激。如每天用温水擦洗感觉障碍的身体部位，以促进血液循环；被动活动关节时反复适度地挤压关节、牵拉肌肉、韧带，让患者注视患肢并认真体会其位置、方向及运动感觉，让患者闭目寻找停滞在不同位置的患肢部位。

四、运动障碍

运动障碍可分为瘫痪、僵硬、不随意运动及共济失调等。

【病因及临床类型】

1. 瘫痪　肢体因肌力下降而不能运动称为瘫痪。

（1）按病变部位：分为上运动神经元性瘫痪（中枢性瘫痪、硬瘫）及下运动神经元性瘫痪（周期性瘫痪、软瘫）。锥体束或大脑中央前回神经元病变引起的瘫痪称上运动神经元瘫痪；脑干神经核和脊髓前角及其发出的神经纤维病变引起的瘫痪称为下运动神经元瘫痪。

（2）按肌张力：不伴有肌张力增高者称弛缓性瘫痪（又称软瘫、周围性瘫痪）；伴有肌张力增高者称痉挛性瘫痪（又称硬瘫、中枢性瘫痪）；肌张力完全丧失而不能运动者为完全性瘫痪，而保存部分运动者为不完全性瘫痪。

（3）按临床表现：分为偏瘫（一侧面部和肢体瘫痪）、交叉性瘫痪（病变侧脑神经麻痹和对侧肢体瘫痪）、四肢瘫、截瘫、单瘫、局限性瘫痪等。

2. 僵硬　肌张力增高所引起的肌肉僵硬、活动受限或不能活动。多由中枢神经、周围神经、肌肉及神经接头的病变所引起，包括痉挛、僵直、强直等几种不同的表现。

3. 不随意运动　由锥体外系病变所引起的不受意志控制的无规律、无目的的面、舌、肢体、躯干等骨骼肌的不自主活动。常见的有震颤、舞蹈、手足徐动、扭转痉挛、投掷动作等。所有不随意运动的症状随睡眠而消失。

4. 共济失调　指由本体感觉、前庭迷路、小脑系统损害所引起的机体维持平衡和协调不良所产生的临床综合征。表现为站立不稳、行走时双足分开较宽、醉汉步态等。根据病变部位可分为小脑性共济失调、大脑性共济失调和脊髓性共济失调。

【护理评估】

1. 病史评估　了解患者起病的缓急，运动障碍的性质、分布、程度及伴发症状；既往发作史、高血压、心脏病、糖尿病患病史；有无发热、外伤史。

2. 身体评估　重点包括肌张力、肌力、共济失调、不自主运动及伴随症状等。

（1）肌张力：肌张力是指肌肉在静止松弛状态下的紧张度。检查主要触摸肌肉的硬度和被动活动时有无阻力。

（2）肌力：患者主动活动时肌肉产生的收缩力。肌力下降的程度按 0~5 级的分级法进行评价（表 10-1）。

表 10-1　肌力分级

分级	表现
0 级	完全瘫痪，肌肉无收缩
1 级	肌肉能收缩，但不能产生动作
2 级	肢体能在床面上移动，但不能抬起
3 级	肢体能抗地心引力而抬离床面，但不能抗阻力
4 级	能做抗阻力的运动，但未达正常
5 级	正常肌力

（3）共济失调：观察患者指鼻试验、轮替运动、闭目站立、穿衣、写字、步态、语言是否正常。

（4）不自主运动：观察是否存在不自主运动，若存在评估其形式、部位、程度、对休息、活动、情绪的影响。

（5）伴随症状：有无头痛、感觉障碍、吞咽构音障碍等。

3. 心理社会评估　评估患者因肢体运动障碍是否产生焦躁、焦虑情绪或悲观、抑郁心理，其家属对疾病的了解及对患者的支持情况等。

4. 实验室及其他检查评估　评估 CT、MRI、肌电图检查、血液生化检查、神经肌肉活检等检查结果。

【护理诊断/问题】

1. 躯体活动障碍　与大脑、小脑、脊髓病变及神经肌肉受损、肢体瘫痪或协调能力异常有关。

2. 有失用综合征的危险　与肢体瘫痪、长期卧床有关。

【护理措施】

1. 躯体活动障碍　与大脑、小脑、脊髓病变及神经肌肉受损、肢体瘫痪或协调能力异常有关。

（1）一般护理：保持床单位整洁、干燥、无渣屑，减少对皮肤的机械性刺激。协助定时翻身、拍背，按摩关节和骨隆突部位。每天全身温水擦拭1~2次，促进肢体血液循环，增进睡眠。保持口腔清洁；协助患者洗漱、进食、如厕、沐浴和穿脱衣服等。

（2）安全护理：运动障碍的患者要防止跌倒，确保安全。床铺要有保护性床栏；走廊、厕所要装有扶手；地面要保持平整干燥，防湿、防滑，拆除门槛；呼叫器和经常使用的物品应置于床头患者伸手可及处；上肢肌力下降的患者不要自行打开水或用热水瓶倒水；行走不稳或步态不稳者，选用三角手杖等合适的辅助工具，并有人陪伴。

（3）心理护理：关心、尊重患者，鼓励患者表达自己的感受，指导克服焦躁、悲观情绪，适应患者角色的转变；避免任何不良刺激和伤害患者自尊的言行；正确对待康复训练过程中患者出现的注意力不集中、缺乏主动性、畏难悲观情绪、急于求成等，鼓励患者克服困难，增强自我照顾能力与自信心。

2. 有失用综合征的危险　与肢体瘫痪、长期卧床有关。

（1）早期康复训练：早期康复有助于抑制和减轻肢体痉挛姿势的出现与发展，能预防并发症、促进康复、减轻致残程度和提高生活质量。一般认为，缺血性脑卒中患者只要意识清楚，生命体征平稳，病情不再发展后48小时即可进行；脑出血患者可在病后10~14天开始；其他疾病所致运动障碍的康复应尽早进行，康复训练开展的越早，康复的可能性越大，预后越好。主要包括重视患侧刺激、保持良肢位、体位变换（翻身）、床上运动训练等。

1）重视患侧刺激：由于患者患侧瘫痪，患者的头常偏向健侧，导致来自患侧的声音、光线等对患侧的刺激减少。需要从早期重视对患侧的刺激，如护理人员从事各种治疗和护理时尽可能多接近患侧。尽量不在患肢静脉输液；慎用热水袋热敷等。

2）保持良肢位：摆放良肢位是为了防止或对抗肢体痉挛。具体包括健侧卧位、患侧卧位及仰卧位。

3）体位变换（翻身）：长时间卧床患者，每2~3小时翻身一次。向患侧翻身，靠患者健侧用力；向健侧翻身时，患者健手拉患手翻转身体，护士或家属协助患腿翻转。

4）床上运动训练：常用的有Bobath握手、桥式运动、关节被动运动（对患侧每个关节进行全方位的被动运动）、起坐训练等。被动关节运动训练时告诉患者活动的部位、方向，缓慢进行，在尽量减少辅助量的情况下进行辅助主动运动，鼓励患者自我训练，以不出现疼痛、疲劳为宜。

（2）恢复期康复训练：主要包括转移动作训练、坐位训练、站立训练、步行和实用步行训练、平衡共济训练、日常生活训练等。

（3）综合康复治疗：指导患者合理采用针灸、理疗、按摩等综合性辅助治疗，以促进运动功能的恢复。

五、意识障碍

意识是指机体对自身和环境的刺激所做出的应答反应能力。意识障碍（disorders of consciousness）是指人对外界环境刺激缺乏反应的一种精神状态。

【病因及临床类型】

任何病因引起的大脑皮质、皮质下结构、脑干网状上行激活系统等部位的损害或功能抑制，均可出现意识障碍。

1. 以觉醒度改变为主的意识障碍　包括嗜睡、昏睡、浅昏迷、深昏迷。
2. 以意识内容改变为主的意识障碍　包括意识模糊和谵妄状态。
3. 特殊类型的意识障碍　包括去皮层综合征和无动性缄默症。

【护理评估】

1. 病史评估　详细了解患者的发病方式及过程；既往健康状况，如有无高血压、心脏病、内分泌及代谢疾病病史，有无受凉、感染、外伤或急性中毒，有无癫痫病史。
2. 身体评估　评估患者的言语反应、对针刺的痛觉反应、瞳孔光反射、吞咽反射、角膜反射等来判断意识障碍的程度。可采用国际通用的 Glasgow 昏迷量表（表 10-2），3～15 分，分数越低病情越重，通常 8 分以上恢复机会较大，7 分以下预后较差，3～5 分并伴有脑干反射消失的患者有潜在死亡的危险。

表 10-2　Glasgow 昏迷评定量表

检查项目	临床表现	评分	检查项目	临床表现	评分
A 睁眼	自动	4	C 运动	按指令动作	6
	呼之	3		对针痛能定位	5
	疼痛	2		对针痛能躲避	4
	不睁眼	1		刺痛肢体异常屈曲	3
B 言语	定向正常	5		刺痛肢体异常过伸	2
	应答错误	4		无动作	1
	言语错乱	3			
	言语难辨	2			
	不语	1			

其他检查包括瞳孔是否等大等圆，光反射是否灵敏；观察生命体征，尤其是呼吸变化；有无肢体瘫痪、有无颅脑外伤、脑膜刺激征是否阳性。

3. 心理与社会评估　评估患者的家庭背景、家属的精神状态、心理承受能力、对患者的关心程度及对预后的期望。
4. 实验室及其他检查的评估　EEG 是否提示脑功能受损，血液生化检查血糖、血脂、电解质及血常规是否正常，头部 CT、MRI 有无异常发现。

【护理诊断/问题】

急性意识障碍　与脑组织受损、功能障碍有关。

【护理措施】

1. 一般护理　满足患者基本日常生活需求，如饮食、大小便、口腔清洁等。

（1）饮食及鼻饲营养护理：急性昏迷患者暂禁食，必要时给予鼻饲流质（按鼻饲营养要求喂食，喂食前后抬高床头防止反流），病情好转后给予高营养饮食，保证营养的供给，补充足够水分。

（2）保持口腔清洁：每天口腔护理2~3次，张口呼吸者将纱布用温开水浸湿后盖在口上，防止口唇干裂，预防口腔溃疡和感染。

2. 病情观察　严密观察并记录生命体征、出入量、意识障碍程度、瞳孔变化、肢体感觉运动障碍变化情况、有无抽搐、脑膜刺激征等，观察有无呼吸道及泌尿道感染的表现，观察有无消化道出血和脑疝发生等。

3. 并发症预防护理　患者可能会出现呼吸道感染、窒息、压疮、泌尿系感染、便秘、坠床、肌肉萎缩、静脉栓塞等并发症。

（1）预防坠积性肺炎和窒息：保持呼吸道通畅、定时翻身、叩背、促进排痰；备好吸引器，及时吸引口鼻分泌物；病情允许时将头偏于一侧，防止窒息；取下活动义齿。

（2）预防压疮：保持床单平整、柔软、干燥；保持皮肤清洁干燥；每2小时翻身1次，动作轻柔，避免拖、拉、推等。

（3）预防泌尿系感染：尽量避免使用留置尿管。女患者便后用温水清洁会阴，男患者可将保鲜袋或小便壶套至阴茎上接尿，注意保持清洁。

（4）预防便秘：便秘时患者排便用力，可能会加重高颅压，诱发脑出血或脑疝。鼓励患者定期排便，若便秘3天以上可使用开塞露或缓泻剂，保持排便通畅。

（5）防肌肉萎缩及静脉栓塞：置肢体于功能位，避免肢体疼挛；做好肢体的全关节被动活动。

4. 安全护理　谵妄躁动者加床栏、必要时给以约束，防坠床、自伤、伤人、骨折。慎用热水袋，防烫伤。

第二节　周围神经疾病患者的护理

学习目标 ▮▮

1. 掌握三叉神经痛、面神经炎、急性炎症性脱髓鞘性多发性神经病的临床表现和护理措施。
2. 熟悉三叉神经痛、面神经炎、急性炎症性脱髓鞘性多发性神经病患者的护理评估要点、护理诊断、治疗要点。
3. 了解三叉神经痛、面神经炎和急性炎症性脱髓鞘性多发性神经病的病因和发病机制。

一、三叉神经痛患者的护理

三叉神经痛（trigeminal neuralgia）是一种原因未明的三叉神经分布区内闪电样反复发作的剧痛，而不伴三叉神经功能破坏的症状。由于长期对疾病病因和发病机制不了解，所以又称为原发性三叉神经痛；病因明确的，如因脑干肿瘤、延髓空洞症等引起的，称症状性（继发性）三叉神经痛。随诊断技术进步，目前认为多数原发性三叉神经痛是由于血管压迫三叉神经根致神经脱髓鞘所致，只是由于血管细、病变小，难以发现。

【临床表现】

本病多发生在中老年人，多数在40岁以上，女性略多于男性；多为一侧发作；以突发性疼痛为主要发作特点。

1. 疼痛的性质和特点　突发（无先兆，如闪电）、剧烈（电击、针刺、刀割、撕裂、烧灼样）、短暂（数秒至2分钟不等），发作间期完全正常。

2. 疼痛的部位　以面部三叉神经分布区内突发的剧痛为特点，以面颊部、上下颌或舌疼痛最明显（图10-1）。

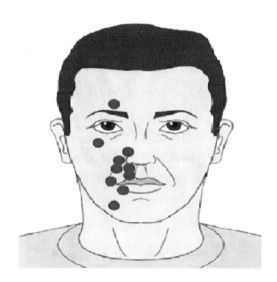

图10-1　三叉神经痛好发部位

3. 疼痛有"触发点"　口角、鼻翼、颊部和舌等处最敏感，轻触即可诱发，故有"触发点"或"扳机点"之称。严重者洗脸、刷牙、说话、咀嚼都可诱发，以致不敢做这些动作。

4. 病程　可呈周期性，原发性三叉神经痛者起始时发作次数较少，间歇期长，随病程进展而使发作逐渐频繁，间歇期缩短，甚至终日疼痛不止。本病可缓解，但极少自愈。

5. 原发性三叉神经痛者神经系统检查多无阳性体征，继发性三叉神经痛多伴其他脑神经及脑干受损的症状和体征。

【治疗要点】

迅速有效止痛是治疗本病的关键。首选药物治疗或辅以针刺治疗，无效时可用神经阻滞疗法或手术治疗。

1. 药物治疗　卡马西平为首选药物，可使 2/3 的患者疼痛缓解；苯妥英钠是二线用药，有效率 25%；其他药物有氯硝西泮、氯丙嗪、氟哌啶醇等。

2. 其他治疗　药物治疗无效者可行三叉神经周围支无水乙醇封闭、射频电凝治疗以及三叉神经微血管减压术或三叉神经感觉根切断术。

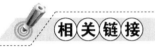

微血管减压术

已知有 85%～96% 的原发性三叉神经痛患者是由于三叉神经根存在血管压迫。微血管减压术是用手术方法将压迫神经的血管从三叉神经根部移开，可缓解疼痛，且保留面部感觉。在药物治疗、封闭治疗以及射频电凝治疗无效且剧痛难忍时，可考虑采用。

【护理评估】

1. 病史评估　询问患者疼痛的部位、性质及发作频率，注意有无痛性抽搐，并了解起病形式、病程特点及有无伴随症状等。

2. 身体评估　了解神经系统有无阳性体征。

3. 心理与社会的评估　询问患者的精神、心理状态，疼痛严重时可昼夜发作，常导致患者面色憔悴、精神抑郁、情绪低落。

【护理诊断/问题】

1. 疼痛　与三叉神经损害有关。
2. 焦虑　与疼痛反复发作有关。

【护理措施】

1. 一般护理　指导患者避免诱发因素，如咀嚼、讲话、打哈欠等；保持规律生活，合理休息，适度娱乐；选择清淡、无刺激的软食，严重者进食流食；帮助患者尽可能减少刺激因素，如保持周围环境安静、室内光线柔和等。

2. 用药护理　指导患者按正确剂量服药，不随意增加或减少药量，观察药物副作用，如卡马西平可有头晕、嗜睡、恶心、步态不稳等副作用，偶可发生皮疹、白细胞减少、共济失调、肝损害等，严重者需停药。

3. 疼痛护理　观察患者疼痛的部位、性质，了解疼痛的原因与诱因；与患者讨论减轻疼痛的方法与技巧，鼓励患者通过听轻音乐、阅读报纸杂志、运用指导式想象等转移注意力，以达到精神放松，减轻疼痛。

4. 心理支持　介绍药物治疗及其他的治疗方法，帮助患者增强治疗的信心，指导患者保持心情愉快。

5. 健康指导

（1）疾病知识指导：帮助患者及家属掌握本病有关治疗和训练方法。洗脸、刷牙动作轻柔，吃软食，禁吃较硬的食物，以免诱发。

（2）用药指导：遵医嘱合理用药，识别药物不良反应。不要随意更换药物或停药。服用卡马西平每 2 个月应检查 1 次肝功能和血常规，发现眩晕、步态不稳及皮疹时及时就医。

小　结

三叉神经痛（trigeminal neuralgia）是一种原因未明的三叉神经分布区内闪电样反复发作的剧痛，疼痛以面部三叉神经分布区为主，轻触口角、鼻翼、颊部和舌等处可诱发。迅速有效止痛是治疗本病的关键。首选卡马西平治疗，无效时可用神经阻滞疗法或手术治疗。护理重点是避免用力咀嚼、大声说话等诱发因素，正确服用卡马西平等药物，观察药物副作用，给予心理支持。

二、面神经炎患者的护理

面神经炎（facial neuritis）或称 Bell 麻痹（Bell palsy）、特发性面神经麻痹（idiopathic facial paralysis），是指面神经管内神经非特异性炎症引起的周围性面瘫，是一种最常见的面神经瘫痪疾病。

【病因及发病机制】

多数考虑本病由病毒感染导致神经水肿所致。由于面神经管狭小，走行在其中的面神经一旦发生水肿，则容易受压产生神经功能阻滞致病。

【临床表现】

1. 本病任何年龄、任何季节均可发病，男性比女性略多。一般为急性发病，常于数小时或 1~3 天内症状达高峰。病前多有受凉史，特别是狭窄缝隙的冷风是常见诱因。

2. 首发症状是病侧耳后、茎突区域的疼痛，程度轻，多能忍受。病后 1~2 天病变侧面部表情肌出现瘫痪，逐渐加重，可至全瘫。瘫痪明显时，额纹消失，不能皱额蹙眉，眼裂闭合不能或闭合不完全，患侧鼻唇沟浅，口角歪向健侧，不能吹口哨，不能鼓腮等；进食时患侧口角漏水，食物常滞留在唇齿之间；由于下眼睑松弛外翻，泪点外转，泪液不能正常引流而外溢。少数患者面神经味觉纤维受累，则舌前发生味觉障碍。

【实验室及其他检查】

MRI 和 CT 不做常规，但可排除脑桥小脑角肿瘤及颅底占位等病变。面神经电生理传导检查可判断本病预后。

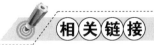

周围性面瘫与脑血管疾病所导致的面瘫的区别

面部表情肌分两部分，面上部肌肉（额肌、皱眉肌和眼轮匝肌）和面下部肌肉。面上部肌肉接受来自双侧皮质延髓束的支配，面下部肌肉仅接受对侧皮质延髓束的支配。因此，当某一侧发生脑出血或脑梗时，对侧面下部肌肉会发生面瘫，而不是一侧全部表情肌的瘫痪。周围性面瘫是面上部及面下部肌肉均瘫痪。

【治疗要点】

改善局部血液循环，减轻面神经水肿，促进功能恢复。

1. 物理治疗　早期超短波深部透热治疗可减轻面神经水肿。病程 2 周后可应用低频疗法、低频电刺激以及针刺治疗引起面肌收缩、改善循环、防止肌肉萎缩。该疗法能引起面肌痉挛，不宜病程初期用，一旦麻痹恢复立即终止。

2. 药物治疗　急性期应尽早使用糖皮质激素，可用泼尼松 30mg 口服，1 次/天，或地塞米松静滴 10mg/d，疗程 1 周左右，并用大剂量维生素 B_1、B_{12} 肌内注射。带状疱疹引起的，可口服阿昔洛韦 7～10 天。

3. 手术治疗　2～3 个月后，对自愈较差的高危患者可行面神经管减压术。

【护理评估】

1. 病史评估　重点询问面瘫的表现和程度，对语言、饮食等的影响。

2. 身体评估　评估神经功能受损情况，检查有无一侧表情肌完全性瘫痪，有无味觉和听觉障碍以及患侧乳突部疼痛等。

3. 心理与社会评估　了解患者的精神、心理状态，突起的口角歪斜、流涎等面部形象改变常可导致患者焦急、烦躁或情绪低落。

4. 实验室及其他检查的评估　了解面神经电生理传导检查结果，协助判断预后。如患侧诱发的肌电动作电位 MJ 波波幅为健侧的 30% 或以上者，在 2 个月内可完全恢复；10%～30% 需 2～8 个月恢复，可有一定程度后遗症；如为 10% 以下者则需 6 个月到 1 年才能恢复，且常伴有中重度（面肌痉挛）后遗症。

【护理诊断/问题】

自我形象紊乱　与面神经受损而致口角歪斜等有关。

【护理措施】

1. 一般护理　保持口腔清洁，及时漱口，清除口腔患侧滞留食物。眼睑闭合不全者加强眼部保护，夜间睡眠时可带眼罩或涂抹眼膏保护角膜。

2. 用药护理　观察糖皮质激素使用后面瘫的缓解程度，是否出现食欲体重增加、血压升高、消化道溃疡等不良反应、观察阿昔洛韦有无肾损害、尿量有无变化。

3. 面瘫护理　尽早开始做面肌的主动和被动运动，如对着镜子做皱眉、举额、闭眼、龇牙、鼓腮、吹口哨等动作，每日数次，每次5~15分钟，辅以面肌按摩。

4. 心理护理　由于患者面部形象有改变，患者担忧、焦虑，应告知患者此病的预后，尊重患者，避免伤害患者自尊心的行为。

5. 健康指导

（1）疾病预防指导：避免面部长时间吹冷风、预防感冒。

（2）疾病知识和康复指导：尽早诊断和服用激素治疗，坚持面肌的被动或主动运动锻炼。外出时戴口罩、系围巾，或采用其他方法适当遮挡、修饰面容。

小　结

面神经炎（facial neuritis）指面神经管内神经非特异性炎症引起的周围性面瘫。多因受凉后急性起病，表情肌完全瘫痪，额纹消失，不能皱额蹙眉，眼裂闭合不能或闭合不完全，患侧鼻唇沟浅，口角歪向健侧，不能吹口哨，不能鼓腮等。治疗要点为服用激素、物理疗法改善局部血液循环，减轻面神经水肿，促进功能恢复。护理要点是指导面肌主动和被动运动，观察激素和阿昔洛韦的效果和副作用，给予生活护理、心理支持。

三、急性炎症性脱髓鞘性多发性神经病患者的护理

急性炎症性脱髓鞘性多发性神经病（acute inflammatory demyelinating polyradicu-loneuropathies，AIDP）又称吉兰-巴雷综合征（格林-巴利综合征，Guillain-Barré syndrome，GBS），为急性或亚急性起病的大多可恢复的多发性脊神经根（可伴脑神经）受累的一组疾病。是一种主要临床表现为四肢对称性、迟缓性瘫痪的自身免疫病。

【病因与发病机制】

本病的病因不明，2/3病例发病前4周内有呼吸道或胃肠道前驱期感染史，少数患者有手术史或疫苗接种史。一般认为本病属于一种迟发性自身免疫性疾病。主要病变是周围神经广泛的炎症性节段性脱髓鞘。

【临床表现】

1. 各年龄组均可发病，男性略高于女性，一年四季都可发病。

2. 急性或亚急性起病，首发症状常为四肢对称性无力，可自远端向近端发展或相反，亦可远、近端同时受累，并可累及躯干，严重病例可因累及肋间肌及膈肌而致呼吸麻痹。发病时多有肢体感觉异常，如麻木、刺痛和不适应，感觉缺乏或减退呈手套袜子

样分布。

3. 脑神经损害以双侧周围性面瘫多见，尤其在成年人；也可有舌咽神经、迷走神经麻痹，表现为吞咽及构音困难。

4. 自主神经症状有多汗、皮肤潮红、手足肿胀及营养障碍。严重病例可有心动过速、直立性低血压。

【实验室及其他检查】

1. 脑脊液（CSF）检查　典型改变为白细胞数正常，而蛋白质明显增高（为神经根的广泛炎症所致），称蛋白-细胞分离现象，为本病的重要特点。蛋白增高在起病后 3 周末达到高峰。

2. 肌电图　早期可见 F 波或 H 反射延迟（提示神经近端或神经根损害）。

【治疗要点】

呼吸麻痹是本病的主要危险，呼吸麻痹抢救成功与否是增加本病的治愈率、降低病死率的关键，而呼吸机的正确使用是成功抢救呼吸麻痹的保证。因此，应严密观察病情，对有呼吸困难者及时进行气管切开和人工辅助呼吸。

1. 静脉注射人血免疫球蛋白（IVIG）　病情进展，有可能出现呼吸肌麻痹者，尽早使用，有效率 50%~70% 。

2. 血浆置换（PE）疗法　可迅速清除血液循环中抗周围神经髓鞘自身抗体，与 IVIG 效果相当。

3. 糖皮质激素　目前使用存在很大争议。

4. 其他辅助药物　如 B 族维生素等。

【护理评估】

1. 病史评估　询问患者发病前 1~4 周有无感染史，起病急缓情况。

2. 身体评估　有无四肢对称性弛缓性瘫痪，有无感觉异常、末梢型感觉障碍和脑神经受累症状。

3. 心理与社会评估　评估患者突然丧失活动能力后是否产生焦虑、紧张等情绪；当累及呼吸肌出现呼吸困难时，是否产生恐惧和濒死感。

4. 实验室及其他检查的评估　了解脑脊液的检查结果，是否在 3 周末出现最明显的蛋白-细胞分离现象。

【护理诊断/问题】

1. 低效性呼吸型态　与呼吸无力、神经肌肉受累、呼吸不完全有关。

2. 生活自理缺陷　与肢体瘫痪有关。

3. 焦虑/恐惧　与健康状态改变、语言交流困难、运动量下降有关。

4. 吞咽困难　与吞咽神经、迷走神经麻痹有关。

5. 清理呼吸道无效　与呼吸肌麻痹、肺部感染致分泌物增多有关。

6. 潜在并发症：呼吸肌麻痹。

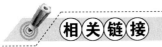

足 下 垂

　　足下垂也叫尖足，是指下肢瘫痪患者足部放置位置不当，导致不能背屈足部，行走时是拖拉病足或是将该侧下肢举得较高，落地时总是足尖触地面。为预防足下垂，双下肢瘫痪患者，需要保持肢体功能位，不能让足悬空。在足部置放软垫，平卧时患侧髋、膝屈曲，并使足踏与软垫上，使其蹬实。

【护理措施】

1. 一般护理

（1）保持呼吸道通畅：指导患者取半坐卧位，鼓励深呼吸和有效咳嗽，协助翻身、拍背或体位引流，及时清除口、鼻腔和呼吸道分泌物，必要时吸痰。

（2）给氧：持续低流量给氧，并保持输氧管道的通畅。

（3）饮食：给予高蛋白、高维生素、高热量且易消化食物，如有吞咽困难、发生呛咳、无法自行饮食者给予鼻饲，保证机体足够的营养，维持正氮平衡。留置胃管者进食后30分钟抬高床头，防止食物反流引起窒息和吸入性肺炎。

2. 用药护理　应用免疫球蛋白时应注意静脉点滴的速度不宜太快，应用时观察患者有无头痛、发热、寒战、皮疹等过敏反应。

3. 病情观察　给予心电监测，动态监测生命体征、血氧饱和度、血氧分压的变化。在疾病进展期严密观察呼吸肌功能状况，询问患者有无胸闷、气短、憋喘等症状，当患者出现呼吸费力、出汗、口唇发绀等缺氧症状，血气分析血氧分压低于70mmHg时，应立即报告医生，遵医嘱尽早使用人工呼吸机。

4. 预防并发症　重症患者因瘫痪、机械通气，长期卧床，易发生肺部感染、压疮、下肢静脉血栓、肌肉萎缩等，应指导和协助患者翻身、拍背、主动被动全关节运动等。

5. 心理护理　本病发病急，病情进展快，恢复期较长，患者常产生焦虑、恐惧、失望等情绪。长期情绪低落给疾病的康复带来不利。护士应及时了解患者的心理状况，积极主动关心患者，鼓励患者积极治疗和康复锻炼。

6. 健康指导

（1）疾病知识指导：指导病人及家属了解肢体瘫痪、呼吸肌麻痹的原因；指导长期卧床并发症的预防方法；加强营养、增强机体抵抗力、防止复发。

（2）康复指导：指导患者坚持每天被动或主动的肢体锻炼。锻炼中家人陪同，防止跌倒。

（3）病情监测指导：告知压疮、肌肉萎缩、坠积性肺炎、下肢静脉血栓等的表现，一旦出现，立即就诊。

📖 **小 结**

急性炎症性脱髓鞘性多发性神经病病因不明，与自身免疫有关，大部分可自愈，属于自限性疾病。急性期病情发展快，可因发生呼吸肌麻痹而致呼吸骤停；四肢瘫痪导致患者长期卧床，可能发生肌肉萎缩、肺部感染、皮肤压疮等并发症。治疗以静脉注射人血免疫球蛋白（IVIG）为主，重症患者可选用血浆置换。护理除了对症护理，维持基本日常活动、预防长期卧床并发症外，最重要的是观察呼吸状况，一旦发生呼吸肌麻痹，及时进行气管插管进行机械通气。

第三节　脑血管疾病患者的护理

学习目标 ▮▮

1. 掌握 TIA、脑梗死、脑出血、蛛网膜下腔出血的临床表现、护理措施。
2. 熟悉 TIA、脑梗死、脑出血、蛛网膜下腔出血的治疗要点和护理评估要点、护理诊断。
3. 了解 TIA、脑梗死、脑出血、蛛网膜下腔出血的病因、发病机制、辅助检查的意义。

脑血管疾病（cerebral vascular disease，CVD）是由各种血管源性脑病变引起的脑功能障碍。根据神经功能缺失持续时间，可分为短暂性脑缺血发作（不足 24 小时）和脑卒中（超过 24 小时）。根据病理性质分为缺血性卒中（脑梗死，包括脑血栓形成和脑栓塞）和出血性卒中（包括脑出血和蛛网膜下腔出血）。

脑血管疾病在中老年人群中发病率高、致残率高、死亡率高。引起脑血管疾病的最重要的危险因素是高血压、心脏病和糖尿病；其他的危险因素有高脂血症、血粘度高、吸烟、酗酒、无症状颈动脉杂音、眼底动脉硬化、中心性肥胖、缺乏运动、高盐高脂饮食等。必须积极干预这些危险因素才能减少脑血管疾病发生。

一、短暂性脑缺血发作患者的护理

短暂性脑缺血发作（transient ischemic attack，TIA）是颅内血管病变引起的一过性或短暂性、局灶性脑或视网膜功能障碍。临床表现为突然起病，一般持续 15～20 分钟，多在 1 小时内恢复，最长不超过 24 小时，可反复发作，不遗留神经功能缺损的症状和体征。TIA 是发生脑梗死的重要危险因素之一。

【病因与发病机制】

TIA 的发病机制有多种学说，但尚无一种学说能解释所有病例，很可能不同的病例有不同的发病机制。多数认为本病的病因是动脉粥样硬化，发病机制是微栓子学说，即认为

TIA 的反复发作可能是动脉粥样斑块微小栓子脱落进入脑动脉，导致供应脑部的小动脉发生微栓塞。由于栓子很小，易于溶解或冲走，故症状很快消失。

【临床表现】

以中老年多见（50~70 岁），男性多于女性。具体特点有：①起病突然；②局灶脑或视网膜缺血症状；③短暂，一般为 10~15 分钟，多在 1 小时内恢复，持续时间不超过 24 小时；④完全恢复而无后遗症；⑤常反复发作，发作间期完全正常。

根据受影响的动脉系统，TIA 分为颈动脉系统和椎-基底动脉系统两类。

1. 颈动脉系统 TIA　常见症状为对侧单肢无力或麻木；特征性症状是短暂的单眼盲（眼动脉缺血）；优势半球（通常为左侧）缺血时可有失语。

2. 椎-基底动脉系统 TIA　最常见症状为发作性眩晕、恶心、呕吐（似晕船）；典型表现为交叉瘫或交叉感觉障碍（病变同侧脑神经麻痹、对侧肢体瘫痪或感觉障碍）；还可发生复视、眼球震颤、构音障碍、吞咽困难、共济失调。亦可出现双眼一过性黑蒙、跌倒发作（突然四肢无力跌倒，但神志清楚，能立即站起）；一过性遗忘（海马缺血）。

【实验室及其他检查】

通过辅助检查寻找 TIA 病因，如进行血糖、血脂、血流变、凝血与纤溶功能检查；经颅多普勒（TCD）了解脑底动脉血流速度；颈部血管超声了解颈动脉有无斑块和狭窄；数字减影血管造影（DSA）可见颅内血管瘤、血管狭窄状况；颈椎 X 线明确有无颈椎病等寻找 TIA 病因，防止反复发作，预防脑梗死。

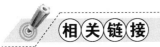 相关链接

脑部的血液供应

脑部的血液供应由颈内动脉系统（前循环）和椎-基底动脉系统（后循环）组成，两者之间由 Willis 环连通。

1. 颈内动脉系统　颈内动脉有五个重要分支，包括眼动脉、后交通动脉、脉络膜前动脉、大脑前动脉和大脑中动脉。主要供应眼部和大脑半球前 3/5 部分的血液。

2. 椎-基底动脉系统　两侧椎动脉经枕骨大孔入颅后汇合成为基底动脉，供给大脑半球后部 2/5 的血液。供给小脑和脑干的血液。

3. 脑底动脉环　又称为 Willis 环，由前交通动脉、两侧大脑前动脉、颈内动脉、后交通动脉与大脑后动脉组成，使两侧大脑半球、一侧大脑半球的前后部形成丰富的侧支循环。当此环内某一处血管狭窄或闭塞时，可通过此环调节血液供应。

【治疗要点】

TIA 反复发生可发展为完全性脑卒中，必须积极治疗。

1. 病因治疗 是预防 TIA 复发以及预防脑卒中的关键。查找病因并积极治疗，如调整血压、降低血脂和血糖、纠正心律失常、纠正血液成分的异常、治疗心脏病、脑动脉炎等。

2. 药物治疗

（1）抗血小板聚集剂：可预防复发，减少脑梗死发作。首选肠溶阿司匹林，出血性疾病患者禁用、溃疡病患者慎用。其他的有双嘧达莫、噻氯匹啶（抵克力得）、氯吡格雷、奥扎格雷等，阿司匹林不耐受或无效者可服用。

（2）抗凝治疗：对频繁发作的 TIA 或持续时间长，每次发作症状逐渐加重，同时又无明显抗凝治疗禁忌者（无出血倾向、无严重高血压、无肝肾疾病、无溃疡病等）可及早进行抗凝治疗，可选用肝素或低分子肝素。

（3）钙拮抗剂：尼莫地平、盐酸氟桂利嗪（西比灵）等可扩张脑血管，防止脑动脉痉挛，改善脑循环。

（4）中医药：常用活血化瘀药，如复方丹参、川芎嗪、葛根素、金纳多等。

3. 外科手术治疗 血管造影证实有颈动脉明显狭窄或闭塞者，可选用颈动脉血管内支架介入治疗术。

【护理评估】

1. 病史评估 重点询问发作特点，相关病史，TIA 高危因素及治疗经过。

2. 身体评估 重点检查颈动脉供血区和椎基底动脉供血区神经功能缺失的范围和表现，包括生命体征、意识状态、精神状态、体位、姿势、表情、发音和言语等；肢体肌力分级、眼球运动、眼底（有无水肿、出血）及角膜反射（是否对称）；面部和肢体检查包括额纹、鼻唇沟、口角、手足的位置（双侧是否大体对称）及病理反射；共济失调等。

3. 心理与社会评估 重点了解患者及亲属对该病的了解程度、是否存在焦虑、恐惧的情绪反应；对生活、工作的影响程度。

4. 实验室及其他检查的评估 了解高危因素中各项辅助检查的结果，分析存在的病因和高危因素。

【护理诊断/问题】

1. 知识缺乏：缺乏 TIA 防治知识。

2. 有受伤的危险 与眩晕、复视、共济失调有关。

3. 潜在并发症：脑卒中。

【护理措施】

1. 一般护理 发作时卧床休息，枕头不宜太高（以 15°~20° 为宜），避免脑缺血。如厕、沐浴及外出时有人陪同，仰头或转头动作要缓慢，防止颈部过度活动致急性发作，因为 TIA 患者有一过性黑矇、眩晕、容易发生跌倒受伤。

2. 用药护理 遵医嘱正确用药。告知患者药物作用、不良作用、注意事项，如阿司匹林常有恶心、腹痛等消化道刺激症状和出血等；噻氯匹定常见副作用有腹泻和可逆性中性粒细胞减少，用药期间要定期检查血常规；氯吡格雷安全性强于阿司匹林，常见的不良反应有腹泻和皮疹。抗凝药物有出血倾向，注意观察皮肤瘀点、瘀斑、牙龈出血、鼻出血、尿色、大便及呕吐物颜色、有无严重头痛、血压升高、呕吐、肢体无力麻木等颅内出血情况。

3. 病情观察 频繁发作的患者应注意观察和记录每次发作的持续时间、间隔时间和伴随症状，观察肢体无力或发麻有无加重，有无头痛、头晕等其他症状出现，防止发生脑卒中。

4. 健康指导

（1）疾病知识指导：评估患者及家属对 TIA 的认识程度，告知 TIA 有发生脑卒中的危险性，明确长期检查服用药物及控制高危因素的重要性，戒烟限酒。选择低盐、低脂、低糖、充足蛋白质和富含维生素的饮食；避免暴饮暴食。坚持规律的体育锻炼，有助于增加脑血流量、改善微循环，控制血糖、血脂水平。

（2）病情监测指导：定期监测血糖、血脂、血压、血凝及心脏功能等高危因素控制情况，观察肢体无力、麻木等症状是否加重、发生是否频繁，一旦复发或加重，立即就诊。

小 结

TIA 是颅内颈动脉系统或椎-基底动脉系统因动脉粥样硬化斑块的微小栓子脱落导致短暂性血液供应不足所致供血区神经功能障碍。临床表现为突然起病；局灶脑或视网膜缺血症状；短暂，历时数分钟至数小时，持续时间不超过 24 小时；完全恢复；可反复发作。可发展为完全性脑卒中，必须针对病因、坚持服用抗血小板聚集剂等药物积极治疗。护理需注意观察肢体麻木无力是否加重、发作是否频繁；服用阿司匹林等药物是否出现胃肠道刺激、出血倾向等；控制高血压、高血糖、高血脂等高危因素；合理饮食；规律体育锻炼；防止受伤。

二、脑梗死患者的护理

脑梗死（cerebral infarction）又称缺血性脑卒中，包括脑血栓形成、腔隙性梗死和脑栓塞等，是由于脑供血障碍引起脑缺血、缺氧所致的局限性脑组织的缺血性坏死或软化。临床上最常见的有脑血栓形成和脑栓塞。

（一）脑血栓形成患者的护理

脑血栓形成（cerebral thrombosis，CT）是脑血管疾病中最常见的类型，指颅内外供应脑组织的动脉血管壁发生病理改变，使血管腔变狭窄或在此基础上形成血栓，造成脑局部急性血流中断，脑组织缺血、缺氧、软化、坏死，引起偏瘫、失语等相应的神经症状和体征。

【病因与发病机制】

最常见的病因为脑动脉粥样硬化。高血压、高血脂和糖尿病加速动脉粥样硬化，脑动脉炎、脑血管畸形、血液系统疾病等也可引起。任何大脑血管均可发生血栓形成，但以颈内动脉、大脑中动脉为多见，基底动脉和椎动脉分支次之。

【临床表现】

多见于有高血压、糖尿病或冠心病病史的中老年人。病前可有头昏、头痛等前驱症状，部分病例曾有 TIA 史。常在睡眠或安静休息时发病，患者通常意识清楚，生命体征一般无明显改变，少见颅压高。神经系统体征取决于血栓闭塞的血管、梗死灶的大小和部位，可在数小时至 3 天内逐渐加重。

1. 颈内动脉血栓形成　典型表现为"三偏征"（病变对侧偏瘫、偏身感觉障碍和对侧同向偏盲）、失语（优势半球受累）等。

2. 椎-基底动脉血栓形成　多有眩晕、恶心、呕吐、眼球震颤、交叉瘫，复视、共济失调，吞咽及发音困难等。

【实验室及其他检查】

1. 头颅 CT 检查　最重要。发病 24 小时内多正常，24h 以后梗死区出现低密度灶。对脑干及小脑的梗死灶显示不佳。

2. MRI　可在发病数小时确定病灶，对脑干、小脑病灶显示较好。

3. 其他检查　经颅多普勒（TCD）测定局部血流量；数字减影血管造影（DSA）可显示血栓形成部位、程度；血及尿液检查、血糖、血脂、血流变、心电图等检查有助于识别患病原因。

【治疗要点】

目前治疗脑卒中主要包括早期溶栓治疗、抗血小板聚集和抗凝治疗等。

1. 早期溶栓治疗　在脑缺血后 6 小时内可通过再灌注，逆转缺血损伤区。常用的溶栓药有重组组织型纤溶酶原激活剂（rt-PA）和尿激酶（UK）。

2. 抗血小板聚集　详见本节"短暂性脑缺血发作"。

3. 抗凝治疗　因出血并发症的存在，不推荐常规抗凝治疗。心房颤动、有深静脉血栓形成和肺栓塞危险性的患者，可以使用肝素。

4. 调整血压　急性期维持血压于较平时稍高水平，除非血压过高，一般不使用降压药物，以免脑血流量不足，加重脑梗死。

5. 防治脑水肿　大面积梗死者，发病后 3~5 天脑水肿达到高峰。患者会出现剧烈头痛、喷射性呕吐、意识障碍等颅压升高表现，常用 20% 甘露醇 125~250ml，快速静滴，每 6 小时重复 1 次；心肾功能不全者可用 10% 复方甘油、呋塞米等。

6. 血管扩张剂　脑水肿消退后，可适当使用血管扩张剂，如尼莫地平等。

7. 其他治疗　如高压氧舱治疗、脑保护治疗、中医中药、早期康复治疗等。

【护理评估】

1. 病史评估　重点评估患者何时发病、意识状况、病情进展速度、肢体感觉障碍或瘫痪的程度等；既往是否患有心脏病史、高血压及大动脉粥样硬化病史等。

2. 身体评估　重点进行神经专科功能检查评估，包括 12 对颅神经功能以及肢体的肌力和感觉变化、是否存在病理反射、脑膜刺激征等。

3. 心理与社会评估　评估发病后患者情绪心理变化，对生活和工作的影响程度。

4. 实验室及其他检查的评估　了解患者血脂、血糖、血压情况；了解颅脑 CT 或 MRI 及 TCD 的结果。

【护理诊断/问题】

1. 躯体活动障碍　与偏瘫或平衡能力降低有关。
2. 吞咽障碍　与意识障碍或延髓麻痹有关。
3. 语言沟通障碍　与大脑语言中枢功能受损有关。
4. 有失用综合征的危险　与肢体瘫痪并未及时进行有效康复训练有关。
5. 有皮肤完整性受损的危险　与长期卧床导致局部皮肤组织受压过久有关。
6. 便秘　与长期卧床有关。

【护理措施】

1. 一般护理　给予低盐、低脂饮食，吞咽困难、饮水呛咳时，给予流质或半流质小口慢慢喂食，必要时给予鼻饲流质。有糖尿病者予以糖尿病饮食。协助患者完成生活护理如穿衣、洗漱、沐浴、如厕等，保持皮肤清洁、干燥，及时更换衣服、床单。将患者的用物放在易拿取的地方，恢复期尽力要求患者完成生活自理活动。

2. 用药护理　用溶栓、抗凝药物时严格注意药物剂量，观察有无出血倾向（详见本节"短暂性脑缺血发作"）。用甘露醇时，为保证甘露醇药物效果，需将其快速输入体内（250ml 在 15~30 分钟内滴完），尽量选择粗大的上肢静脉，每日更换注射部位，局部热敷预防静脉炎发生。用药过程中密切观察患者是否有憋喘、不能平卧、咳嗽、皮肤发绀及 SaO_2 降低等急性心衰表现；密切观察尿量变化，一旦发生尿量减少或无尿，警惕急性肾衰的发生，应立即通知医生。观察高颅压如头痛、呕吐等症状是否减轻；是否有眼窝凹陷、皮肤干燥等脱水表现。使用尼莫地平时，观察患者有无头部胀痛、颜面部发红、血压降低等表现。

3. 康复护理　对瘫痪患者应每 2~3 小时翻身一次，保持肢体于良肢位，翻身时做一些主动或被动活动锻炼，按照从翻身→起坐→站立→行走的顺序循序渐进增加肢体活动量。指导失语患者简单而有效的沟通技巧，加强其语言功能训练。具体见运动和感觉障碍患者护理内容。

4. 并发症的预防护理　吞咽困难的患者，当发生呛咳、误吸或呕吐时，立即让病人取头侧位，及时清理口鼻分泌物和呕吐物，保持呼吸道通畅，预防窒息和吸入性肺炎。密切观察其他长期卧床的并发症（详见本章第一节中的"意识障碍病人护理"）。

5. 心理护理　患者常因偏瘫产生消极、自卑心理，甚至性情急躁，发脾气，导致血压升高、病情加重。护士应关心患者，教会患者简单的哑语。嘱家属给予患者物质和精神上的支持，鼓励或组织病友之间养身经验的交流，增强患者战胜疾病的信心。

6. 健康指导

（1）疾病相关知识指导：积极治疗原发病，如高血压、高脂血症、糖尿病等。重视对 TIA 的处理，坚持服用阿司匹林等。指导老年人睡前喝一杯水，防血液浓缩诱发血栓形成；晨间睡醒时不要急于起床，最好安静 10 分钟后缓缓起床，以防体位性低血压致脑血栓形成。

（2）疾病监测指导：高血压、高脂血症、糖尿病等高危患者定期复查。当患者出现头痛、头晕、一侧肢体麻木无力、言语不清、饮水呛咳时，及时就诊。

（二）脑栓塞患者的护理

脑栓塞（cerebral embolism）是指各种栓子（血流中异常的固体、液体、气体）沿血液循环进入脑动脉，造成急性血流中断而引起相应供血区脑组织缺血、坏死及脑功能障碍。发病年龄不同，如风湿性心脏病、先心病引起者以中青年居多，冠心病及大动脉病变引起者以老年人为主。

【病因与发病机制】

1. 心源性栓子　最常见，占95%。常见于房颤、风湿性心瓣膜病、心梗附壁血栓等。另外心脏黏液瘤、细菌性心内膜炎、二尖瓣脱垂等均可发生。在发生脑栓塞的患者中约一半以上为风湿性心脏病二尖瓣狭窄合并心房颤动。

2. 非心源性栓子　如主动脉弓及其发出的大血管的动脉粥样硬化斑块和附壁血栓的脱落，肺部感染性脓栓，癌性栓子，寄生虫虫卵栓子，脂肪栓子，气体栓子等。

【临床表现】

起病急骤，多无明显诱因，常在数秒钟或很短的时间内症状发展到高峰，是脑血管疾病中发展最快的。

症状轻重决定与栓塞部位、大小及侧支循环的建立。重者昏迷抽搐。神经症状取决于栓塞血管所支配的供血区的神经功能。常见的有偏瘫、偏身感觉障碍、对侧同向性偏盲、失语等。可有风湿性心脏病等原发病的体征和其他部位栓塞征。

脑血栓形成和脑栓塞的比较见表10-3。

表 10-3　脑血栓形成和脑栓塞的比较

类别	脑血栓形成	脑栓塞
常见病因	脑动脉粥样硬化	风心病等
发病年龄	中老年人	青壮年多
发病情况	安静时，进展慢，以时、日计	安静、活动均可；急骤，以秒计

【实验室及其他检查】

1. 头颅 CT 检查　可确定栓塞的部位和范围。发病后24～48小时内病变部位呈低密度影像。

2. 其他检查　脑栓塞强调病因的检查。需要做超声心动图明确是否存在心脏瓣膜、心内膜、心肌病变；24小时动态心电图发现冠心病及心律失常；颈部血管超声发现粥样硬化斑块等；怀疑癌栓者要做胸片、B超等；怀疑亚急性心内膜炎要查血象、血沉、做血培养等。

【治疗要点】

脑栓塞治疗包括脑部病变及引起栓塞的原发病两方面。

1. 脑部病变的治疗与脑血栓形成相同，禁忌溶栓治疗。

2. 原发病的治疗在于根除栓子来源，防止脑栓塞复发。防治心脏病等各种原发病是预防脑栓塞发生的一个重要环节。由于心源性脑栓塞的充血性梗死区极易出血，故抗凝治疗必须慎用。

【护理】

见脑血栓形成部分。

小 结

    脑梗死又称缺血性脑卒中，是由于脑血栓形成或脑栓塞引起脑供血障碍引起的脑组织坏死。脑血栓形成最常见的病因为脑动脉粥样硬化。脑栓塞是各种心源性或其他栓子沿血液循环进入脑动脉引起。临床表现决定于血栓闭塞的血管、梗死灶的大小和部位，颈动脉系统和椎-基底动脉系统会有不同的表现。目前治疗脑卒中方法包括早期溶栓、抗血小板和抗凝治疗等。脑栓塞还需侧重于根除栓子来源。护理方面重点在于生活护理、对症护理、肢体康复、药物护理、预防并发症等。

三、脑出血患者的护理

    脑出血（intracerebral hemorrhage，ICH）是指原发性非外伤性脑实质内出血，约占急性脑血管病的20%~30%。根据2005年中国脑血管疾病防治指南，年发病率为（60~80）/10万，急性期病死率约为30%~40%。常发生于50~70岁左右高血压患者。绝大多数是由高血压伴发脑小动脉病变，在血压骤升时破裂所致，也称高血压性脑出血。

【病因与发病机制】

1. 病因 最常见的病因是高血压并发脑动脉硬化，约占60%。颅内动脉瘤、动静脉畸形、脑动脉炎、血液病、抗凝治疗或溶栓治疗也可引起。

2. 发病机制 大脑实质的供血来自直接从大脑中动脉发出的深穿支，管壁薄、中层发育差，承受压力大，易出血。最容易发生出血的血管为供应内囊区的豆纹动脉。长期高血压作用下小动脉硬化，发生小动脉瘤和微夹层动脉瘤。在兴奋、激动、用力等诱因下，血压骤然升高导致血管破裂。出血后，血肿压迫脑组织发生水肿、移位、软化、坏死等。颅压的持续升高，脑组织受挤压移位，可发生脑疝。

【临床表现】

1. 诱因 多在情绪紧张、兴奋、劳累、用力排便致血压升高时发病。
2. 起病突然，数分钟至数小时内病情发展到高峰，严重者昏迷。
3. 急性颅内压增高的表现 头痛、喷射性呕吐、意识障碍等。为保证脑组织的供血，血压会进一步升高。
4. 神经系统体征 症状视出血部位而异。最常见的出血部位是内囊附近。按出血灶与内囊的关系，分成外侧型和内侧型，外侧型是壳核出血（占脑出血60%），内侧是丘脑出血（占脑出血10%）。血肿压迫内囊，出现典型的"三偏征"，即病灶对侧偏瘫、偏身感觉障碍和对侧同向偏盲。亦常发生患者头和眼转向出血病灶侧，呈"凝视病灶"状（凝视瘫肢对侧）。优势半球出血可伴有失语。

【实验室及其他检查】

1. 头颅 CT　应做首选。脑出血发病后立即出现高密度影。
2. 头颅 MRI　明确 CT 不能明确诊断的出血。
3. 脑血管造影　有助于寻找出血动脉。

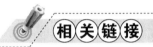　相关链接

三 偏 征

内囊前部及膝部是控制对侧偏身运动的神经纤维（皮质脊髓束和皮质核束）通过，后部为传导对侧偏身的感觉神经纤维（丘脑中央辐射）和传导两眼对侧视野的视辐射通过。可见，内囊是大脑的一个重要解剖部位，一旦内囊出血，便会直接损伤运动、感觉及视觉传导，引起典型"三偏"症状。

【治疗要点】

急性期治疗的主要原则是：控制脑水肿、减低颅内压；调整血压；防止再出血、防治并发症。

1. 降低颅内压，控制脑水肿　首选甘露醇，20% 甘露醇需快速静脉点滴，15~30 分钟内滴完。用药后 20~30 分钟起效，作用维持 4~6 小时。密切观察有无水电解质紊乱、严重脱水的发生。心、肾功能不全者要慎用甘露醇，可给予甘油果糖注射液 125ml 或 250ml，缓慢静滴，每日 2~4 次，注意用量过大、输液过快会发生溶血反应。可同时合并静脉注射呋塞米。

2. 调整血压　维持血压在（150~160）/（90~100）mmHg。当收缩压超过 200mmHg 或舒张压高于 105mmHg 时，可给予作用温和的降压药物如呋塞米、硫酸镁，或口服卡托普利、美托洛尔等。

3. 止血药和凝血药　目前认为多数止血药对脑出血无效。出血形成的血肿对局部可以形成压迫止血的效果。但合并上消化道出血或有凝血障碍者仍可使用。常用药物有 6-氨基己酸、对氨基苄胺、氨甲环酸等。

4. 手术治疗　对大脑半球出血量在 30ml 以上和小脑出血量在 10ml 以上，要考虑手术治疗。开颅清除血肿，对破入脑室者可行脑室穿刺引流。

【护理评估】

1. 病史评估　了解患者的起病方式、速度及有无明显诱因，是否在白天活动中发病；起病前有无头昏、头痛、肢体麻木和口齿不利；起病时是否情绪紧张、有无劳累等。

2. 身体评估 起病后是否出现头痛、呕吐、嗜睡等颅内压增高症状。

3. 心理与社会评估 评估患者及家属心理状态，了解有无焦虑、恐惧、犹豫、绝望等心理。

4. 实验室及其他检查的评估 腰椎穿刺脑脊液检查压力是否正常、颜色是否为血性；头部 CT 检查是否存在高密度灶。

【护理诊断/问题】

1. 意识障碍 与脑出血、脑水肿致脑组织受压有关。

2. 生活自理能力缺陷 与意识障碍、偏瘫有关。

3. 有皮肤完整性受损的危险 与意识障碍、偏瘫、偏身感觉障碍致长期卧床有关。

4. 有失用综合征的危险 与意识障碍、偏瘫致长期卧床有关。

5. 潜在并发症：脑疝、上消化道出血等。

【护理措施】

1. 一般护理

（1）休息与活动：急性期绝对卧床休息 2~4 周，危重患者 1~2 天内避免搬动，防止再出血；头抬高 15°~30°，减轻脑水肿；谵妄、躁动患者加保护性床栏，必要时给予约束带适当约束；急性期限制探视，保持环境安静，避免各种刺激；保持大便通畅，排便前给予通便药物。

（2）饮食护理：发病 24 小时内应禁食，发病 24 小时后，如神志不清，不能进食者，给予鼻饲流质，保证营养供给，并做好鼻饲饮食的护理；若生命体征平稳、无颅内压增高、无上消化道大出血，可以适当进食。喂食时将食物送至口腔健侧近舌根处，进食时半卧位、颈部前屈。

2. 用药护理 甘露醇使用时观察有无静脉炎、急性心衰、急性肾衰的发生（详见本节中"脑血栓形成患者的护理"）。

3. 症状体征的护理 中枢性高热者给予冰袋或冰帽物理降温，对不宜降温者可行人工冬眠。保持肢体功能位（良肢位，见运动障碍康复训练部分），防止或减轻瘫痪肢体痉挛。足部避免重物压迫，防止足下垂。对于病情稳定的脑出血患者，在发病后的 10~14 天开始进行康复训练（具体见症状护理中运动障碍的护理措施）。

4. 并发症的护理

（1）脑疝：① 严密观察病情变化如血压、脉搏、呼吸、神志、瞳孔的变化，并做好详细记录。如患者出现意识障碍加重、剧烈头痛、频繁呕吐、极度烦躁、血压升高、脉搏变慢、呼吸不规则、瞳孔改变（当脑疝早期，可出现两侧瞳孔不等大、针尖样瞳孔。当瞳孔散大，对光反射消失时，往往进入脑疝晚期）等，提示有出现脑疝的可能，应及时通知医生，配合抢救。② 迅速给予吸氧和建立静脉通路，遵医嘱给予快速脱水、降颅压药物，如使用 20% 甘露醇 125ml 滴注，在 15 分钟内滴完；及时清除呕吐物和口鼻分泌物，防止舌根后坠，保持呼吸道通畅，防止窒息；备好气管切开包，气管插管用物和脑室引流包。

（2）上消化道出血：注意观察患者有无呕吐咖啡样或血样胃内容物、柏油样便、血压下降、脉搏增快、面色苍白、尿量减少等，每次鼻饲前要回抽胃液，观察胃液性状。若患者有胃液呈咖啡色或有黑便，应考虑发生消化道出血，立即通知医生处理。

5. 健康指导

（1）疾病知识指导：积极控制高血压，通过饮食、运动、控制体重、药物保持血压稳定。预防血压骤然升高，保持情绪稳定和心态平衡，避免过分喜、怒、焦虑、恐惧、悲伤等不良心理；建立健康的生活方式，保证充分睡眠，适当运动，避免过度劳累和突然用力过猛；保持大便通畅；戒烟酒。对患者及家属进行康复功能锻炼指导、促进生活自理。

（2）疾病监测指导：当患者出现脑出血的早期表现如头痛、呕吐、瘫痪、失语等，应尽快送医院就诊。

小　结

> 脑出血绝大多数是由高血压伴发脑小动脉硬化，在血压急剧升高时小动脉瘤破裂引起。最容易发生出血的血管是供应内囊区的豆纹动脉。起病突然，进展速度，颅内压急剧升高。最常见的出血部位是内囊附近，出现相应的神经系统体征。最常见的典型症状是"三偏征"。急性期治疗的主要原则是控制脑水肿、降低颅内压；调整血压；防止再出血、防治并发症。护理上重点是绝对卧床休息2~4周；给予日常生活护理；注意甘露醇等药物的护理；血压的控制以及观察脑疝、上消化道出血等并发症的发生，配合急救。急性期过后尽早进行康复训练。

四、蛛网膜下腔出血患者的护理

蛛网膜下腔出血（subarachnoid hemorrhage，SAH）是指多种原因所致脑表面或脑底血管破裂后，血液流入蛛网膜下腔引起相应临床症状的一种脑卒中。各年龄组都可发病，青壮年更常见，女性多于男性。

【病因与发病机制】

1. 病因　最常见的是先天性颅内动脉瘤（50%~80%），其次是脑血管畸形，以及高血压、动脉粥样硬化、血液病、脑动脉炎等。

2. 发病机制　脑动脉瘤好发于动脉交叉部，特别是大脑前动脉与前交通动脉、颈内动脉和后交通动脉分叉处最常见。在剧烈运动、过劳、情绪激动、用力排便、咳嗽、饮酒等诱因作用下，血管可发生破裂出血，血液流入蛛网膜下腔，刺激脑膜，引起颅压增高。

【临床表现】

1. 起病急骤，常于数分钟症状达高峰。以头部极其剧烈的疼痛开始，患者常描述为劈裂样头痛，伴呕吐。

2. 脑膜刺激征阳性，表现为颈项强直，Kernig 征及 Brudzinski 征阳性。

3. 再出血发生率高，常发生在发病后 24 小时至两周内。

【实验室及其他检查】

1. CT 检查 是确诊本病的首选方法。24 ~ 48 小时内约 90% 可见脑沟、脑池或外侧裂、脑室内等有高密度影。

2. 脑脊液检查 蛛网膜下腔出血最具诊断价值和特征性的检查是腰椎穿刺脑脊液化验。血性 CSF 为本病特征之一，但腰穿有诱发脑疝和再出血的可能，慎做。

3. 脑血管造影 是最有意义的辅助检查，宜在发病 3 日或 3 周后进行。可进一步查找病因及确定手术方案。目前多采用数字减影法全脑血管造影（DSA）。

【治疗要点】

治疗原则是：制止继续出血；防治继发性脑血管痉挛。

1. 防止再出血

（1）消除诱因：绝对卧床休息 4 ~ 6 周；尽量避免使血压和颅内压增高的因素，如用力排便、咳嗽、情绪激动等。对头痛和躁动不安者应用止痛、镇静剂，避免抽搐导致再出血。

（2）止血药物：抗纤维蛋白溶解剂，可防止动脉瘤周围的血块溶解，引起再度出血。常用 6- 氨基己酸（EACA）、氨甲苯酸（PAMBA）、氨甲环酸等。

2. 防治迟发性脑血管痉挛 发病后立即持续静脉微泵注射尼莫地平，使用 7 ~ 10 天后，改为口服。

3. 脑脊液置换疗法 可腰椎穿刺放少量脑脊液，每次缓慢放出 5 ~ 10ml，每周 2 次，可降低颅内压，减轻疼痛，但需注意诱发脑疝、颅内感染、再出血的危险。

4. 其他对症治疗 如降低颅内压；控制血压、镇痛、镇静等。

5. 手术治疗 对颅内动脉瘤、颅内动静脉畸形，可采用手术切除、血管内介入治疗。

【护理评估】

1. 病史评估 询问此次发病的诱因；发病经过、主要症状、严重程度等。

2. 身体评估 重点评估脑膜刺激征及其他神经系统阳性、阴性体征；评估对饮食、运动、语言等带来的影响。

3. 心理与社会评估 主要了解患者患病后的情绪反应及其学习、工作与家庭生活、家庭经济状况等情况。

4. 实验室及其他检查的评估 了解 CT、MRI 及 DSA 的结果。

【护理诊断/问题】

1. 疼痛：头痛 与蛛网膜下腔出血致颅压增高、血液刺激脑膜、脑血管痉挛有关。

2. 潜在并发症：再出血、迟发性脑血管痉挛。

【护理措施】

1. 一般护理 严格绝对卧床休息 4 ~ 6 周，限制探视，减少刺激，保证充分休息。避免剧烈活动和用力排便。避免精神刺激。

2. 用药护理 在尼莫地平静滴过程中，患者可能出现头晕、头痛、血压下降等，应监测血压变化，减慢滴速。使用抗纤维蛋白溶解剂时，需观察是否有血栓形成的危险，如下肢静脉血栓、肺栓塞、脑血栓、急性心梗、肾静脉血栓等。

3. **症状体征的护理** 头痛、烦躁的患者给予止痛、镇静药物。

4. **病情观察 严密监护并发症的发生** 密切监护神志、瞳孔、生命体征、头痛、呕吐、抽搐等症状和体征变化。一旦发生，通知医生，及时处理。

（1）再出血：是致命并发症，表现为病情稳定时，突然再次出现剧烈头痛、呕吐、抽搐发作、脑膜刺激征阳性等。可能与出血破裂处形成的血凝块中的纤维蛋白被溶解有关。

（2）迟发性脑血管痉挛：血液流入蛛网膜下腔后，刺激脑膜和血管引起。迟发性脑血管痉挛可发生在出血后 4~15 天，导致脑梗死。

5. **心理护理** 耐心向患者解释头痛的原因，说明休息及避免各种诱因的重要性。告知患者再出血的高风险，积极配合治疗和护理。

6. **健康指导**

（1）疾病知识指导：告知患者再次出血的严重性。指导患者避免诱发因素，如剧烈活动、用力喷嚏、用力咳嗽、用力排便、情绪激动、饮酒等。配合医生及早做好脑血管造影或必要时手术治疗。

（2）疾病监测指导：告知患者一旦再次发生剧烈头痛、呕吐、意识障碍、原有症状和体征重新出现时，及时就诊。

小　结

　　蛛网膜下腔出血最常见的原因是先天性颅内动脉瘤，好发于脑底动脉环的交叉部，临床进展快，以头部剧烈的疼痛开始，脑膜刺激征阳性，再出血几率高。治疗要点是制止继续出血；防治继发性脑血管痉挛。护理要严格绝对卧床休息 4~6 周，控制可能导致再出血的诱因，及时观察再出血和迟发性脑血管痉挛的表现，做好药物护理的心理指导。

第四节　帕金森病患者的护理

学习目标 ▮▮

1. 掌握帕金森患者的临床表现、护理诊断、护理要点。

2. 熟悉帕金森患者的护理评估要点、治疗要点。

3. 了解帕金森的病因和发病机制。

帕金森病（Parkinson disease，PD）又称震颤麻痹（paralysis agitans），是常见的老年运动障碍性锥体外系疾病，以静止性震颤、肌强直、运动迟缓和步态姿势异常为特征。主要为黑质多巴胺能神经元变性缺失和纹状体多巴胺递质变少的一种慢性疾病。多数患者为 50 岁

以后发病，男性稍多于女性。

【病因与发病机制】

迄今病因未明，可能与遗传、环境及衰老导致黑质中的多巴胺能神经元破坏有关。

【临床表现】

起病缓慢，呈进行性加重。

1. 静止性震颤　多起于一侧上肢，然后波及同侧下肢，对侧上下肢。震颤频率每秒3～6次，静止时明显，随意运动过程中减轻或暂时消失，情绪激动时增强，入睡后消失。手指表现为粗大的节律性震颤（"搓丸"样或数钱样动作），以掌指关节及拇指不自主震颤为显著。

2. 肌强直　肌肉表现为齿轮样强直或铅管样强直（肌肉僵硬伸肌、屈肌张力均增高，被动运动时有齿轮样或铅管样阻力感）。颈肌、躯干肌强直而使躯体前屈姿势，整个人比发病前变矮。

3. 运动迟缓　患者反应慢，动作迟缓；面部表情运动少，呈"假面具脸"状；书写时手抖，并有越写越小的倾向，称为"写字过小症"。

4. 步态和姿势异常　患者行走起动后呈慌张步态。精细动作很难完成，系裤带、鞋带等不易进行。

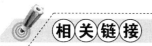相关链接

原发性震颤

原发性震颤是一种不伴有其他神经阳性体征的震颤，原因不明，首发于一侧手臂或手部，几乎均有头部震颤，表现为动作时细小点头或摇头震颤，静止或睡眠时消失，疲劳、情绪激动时加重。一般无肌肉强直、运动迟缓等症状，进展缓慢，预后良好。

【实验室及其他检查】

血、脑脊液常规检查均正常，CT、MRI检查无特异性改变，脑脊液和尿中高香草酸含量降低、相关基因突变、多巴胺受体功能及多巴胺神经元功能等检查可能对诊断有一定意义。

【治疗要点】

1. 药物治疗　目前仍以药物治疗为主。

（1）抗胆碱能药物：首选，如苯海索（安坦），排泄迅速、无蓄积、毒性小可长期应用。

（2）左旋多巴：复方左旋多巴目前仍是治疗帕金森病的"金标准"。左旋多巴制剂目前

有两种：①多巴丝肼（美多芭），国内应用广泛；②息宁即森纳梅脱控释片。

（3）金刚烷胺：能提高左旋多巴的疗效。但可发生恶心、呕吐、白细胞减少、直立性低血压等副作用。

（4）多巴胺受体激动剂：如溴隐亭，偶有头晕、胃肠道反应、直立性低血压、精神症状等副作用。

2. 外科手术治疗 60 岁以下，药物治疗效果不佳或副作用严重者可尝试立体定向手术破坏丘脑腹外侧核后部，制止对侧肢体震颤；破坏其前部则可制止对侧肢体强直。

3. 康复治疗 如进行肢体运动、语言、进食等训练和指导，可改善患者生活质量，减少并发症。

【护理评估】

1. 病史评估 询问出现的症状、发病时间、严重程度、对生活的影响。
2. 身体评估 重点评估震颤、强直、运动迟缓、步态和姿势方面的变化和程度。
3. 心理社会评估 对生活工作的影响是否产生自卑、恐惧的情绪。

【护理诊断/问题】

1. 生活自理缺陷 与震颤、肌肉强直、运动减少有关。
2. 躯体活动障碍 与神经、肌肉受损，运动减少，随意运动减弱有关。
3. 自尊紊乱 与身体形象改变有关。

【护理措施】

1. 一般护理 饮食给予足够热量和优质蛋白质的饮食。吞咽困难者根据患者吞咽能力、口味需要，提供黏稠不易反流的食物，每吃一口吞咽 2~3 次。鼓励患者使用辅助器具自理，如走路时持拐杖助行。

2. 安全护理 指导患者避免单独使用煤气、热水器及锐利器械；避免进食带骨刺的食物和使用易碎的餐具；外出有人陪伴，佩戴手腕识别牌或外衣口袋内放置写有患者姓名、住址和联系电话的卡片等；洗澡时，在浴缸或喷头附近加装扶手。

3. 用药护理 观察药物疗效和副作用。

常见的副作用有：

（1）左旋多巴制剂：早期有消化道反应（食欲减退、恶心、呕吐、腹痛等）、直立性低血压、失眠、精神症状（幻觉、妄想）等，长期服药后可出现运动障碍（异动症）和症状波动等。运动障碍表现为舞蹈样或肌张力障碍样异常不随意运动，表现为怪相、摇头以及双臂、双腿及躯干的各种异常运动，一般在药物减量或停药后可改善或消失。症状波动包括"开关现象"和"疗效减退"两种。开关现象指每天多次突然波动于严重运动减少和缓解（伴有异动症）两种状态之间。"开"时，帕金森症状减轻，"关"时症状加重。此现象不可预知，需格外重视，为防止或减少开关现象发生，可减少每次剂量，增加服药次数而每天总药量不变或适当加用多巴胺受体激动剂，减少左旋多巴用量。疗效减退是指每次服药后药物的作用时间逐渐缩短，表现为症状有规律性的波动，与有效血药浓度有关，可以预知，增加每天总剂量并分开多次服用可以预防疗效减退。

（2）抗胆碱能药物：因其阻断副交感神经而产生口干，如唾液分泌减少出现口干、肠鸣音减少、排尿困难、瞳孔调节功能不良等副作用。由于抗胆碱能药物影响记忆功能，也不宜用于老年患者。

（3）金刚烷胺：副作用有口渴、失眠、头晕、足踝水肿、心悸、幻觉、精神错乱等。有肾功能不良、癫痫病史者禁用。

4. 康复训练的护理　告知患者运动锻炼的目的在于防止和推迟关节强直与肢体挛缩；与患者和家属共同制订切实可行的具体锻炼计划。

（1）疾病早期：鼓励患者坚持适当体育锻炼，如养花、下棋、散步、太极等。注意保持身体和关节的活动强度与最大活动范围，防止肢体挛缩、关节僵直的发生。

（2）疾病中期：①行走障碍：手杖可帮助患者限制前冲步态及维持平衡。步行时脚抬高，跨大步伐；双臂自然摇摆，目视前方；转身时，以弧线前进，身体跟着移动。家属不要拉着患者走，只要伸出一只手让他牵附即可。②姿势平衡障碍：指导患者两脚交替性放在台阶上、训练双足站立时重心向左右前后移动、单足站立、躯干及骨盆旋转、上肢随之摆动、用足跟行走、爬行训练、向后和左右推拉等保持平衡的训练。

（3）疾病晚期：做被动肢体活动和肌肉、关节的按摩，促进肢体的血液循环。

5. 病情观察　观察患者有无进行性加重的震颤、运动减少、强直和体位不稳等典型神经症状和体征等、观察药物的副作用、同时注意观察有无因长期卧床并发肺炎、压疮等情况。

6. 心理护理　鼓励患者表达恐惧与关切，注意倾听。纠正患者错误观念，提供正确信息。日常活动及进食时可提供患者隐蔽的环境。

7. 健康指导

（1）疾病知识指导：嘱患者及家属坚持治疗、康复，坚持治疗、康复的患者可生活自理甚至继续工作多年，未及时治疗，病情可严重至全身肌肉强硬、主动活动困难，甚至卧床不起，致最后因发生心肺等合并症而死亡。告知病人不单独使用煤气、热水器及锐利器械，防止受伤；外出时需人陪伴，智能障碍者衣服口袋中要放置写有病人姓名、地址和联系电话的卡片，防止走失。

（2）疾病监测指导：当病人出现发热、外伤、骨折、吞咽困难、运动障碍、精神智能障碍加重时应及时就诊。

小结

帕金森是常见的老年运动障碍性锥体外疾病，以静止性震颤、肌强直、运动迟缓和步态姿势异常为特征。为黑质多巴胺能神经元变性缺失和纹状体多巴胺递质变少的一种慢性疾病。治疗以药物为主，首选抗胆碱能药物，复方左旋多巴是治疗帕金森病的"金标准"。护理以增进患者日常生活自理能力及康复训练为主，注意观察左旋多巴制剂、抗胆碱能药物、金刚烷胺的副作用。

第五节　癫痫患者的护理

癫痫（epilepsy）是一组由于大脑神经元异常放电而造成短暂性大脑功能失常的临床综合征，具有突然发生和反复发作的特点。每次发作称为痫性发作，反复多次痫性发作则为癫痫。

【病因与发病机制】

按病因不同可分为以下两类：

1. 原发性（特发性）癫痫　病因未明，可能与遗传因素有关。

2. 症状性（继发性）癫痫　较常见，多继发于脑部疾病，如颅内感染、脑血管病、颅脑外伤、颅内肿瘤、脑先天性畸形等；或继发于多种全身疾病，如中毒、肝性脑病和尿毒症等。

癫痫的发病机制尚未完全阐明，但发作时大脑神经元可出现异常的过度性同步放电。神经元放电是神经系统的生理功能，一般在 $1 \sim 2$ 次/秒。癫痫灶中病变神经元的放电频率可达每秒数百次至数千次以上。

某些因素可诱发癫痫的发作，如高热、缺少睡眠、疲劳、饥饿、便秘、饮酒、声音或强光刺激、女性妊娠月经期等。

【临床表现】

癫痫发作具有短暂性、刻板性、间歇性和反复发作性的特点，根据发作的临床表现，可将癫痫发作分为部分性发作（即一侧大脑半球部分神经元被激活）和全面性发作（即双侧大脑半球同时受累）。

1. 部分性发作　发作时躯体的一部分涉及，根据发作过程有无意识障碍分为单纯部分性发作（发作时无意识障碍）和复杂部分性发作（发作时有意识障碍，发作后不能回忆），两者均可发展为全面性强直阵挛发作。

（1）单纯部分发作：不伴意识障碍，发作后能复述发作的具体情况，持续时间短，一般不超过1分钟。可分为4种类型，即部分性运动性发作、体觉性发作或特殊感觉性发作、自主神经性发作和精神性发作。以发作性一侧肢体、局部肌肉感觉障碍或节律性抽搐为特征，或表现为简单的五官幻觉。

（2）复杂部分发作：又称精神运动性发作。于发作起始出现各种精神症状或特殊感觉症状，随后出现意识障碍或自动症和遗忘症，有时一开始即有意识障碍，常称为精神运动性发作。大多数为颞叶病变引起，又称颞叶癫痫。患者可有吸吮、咀嚼、舔唇、流涎、摸索等无意识的动作，或机械的继续其发作前正在进行的活动，如行走、奔跑或进餐、解扣、搓手等。有时有精神运动性兴奋，如无理吵闹、唱歌、脱衣裸体等。每次发作持续数分钟或更长时间，神志清楚后对发作情况无记忆。

2. 全面性发作　发作时伴有意识障碍或以意识障碍为首发症状，神经元痫性放电起源于双侧大脑半球。

（1）全面性强直-阵挛发作（GTCS）：也称大发作，最常见的发作类型之一，以全身对称性抽搐和意识丧失为特征。发作前可先有瞬间疲乏、麻木、恐惧等感觉或出现无意识动作等先兆，发作经过分三期：①强直期：突发意识丧失，尖叫一声倒地，全身肌肉抽搐，头部后仰，上眼睑抬起，眼球上翻；口先强张，而后突闭，可能咬破舌尖；颈部和躯干先屈曲后反张，上肢先上举、后旋再变为内收、前旋，下肢自屈曲转变为强烈伸直。强直期持续 10 ～ 20 秒后转入阵挛期。②阵挛期：肌群强直和松弛交替出现，由肢端延及全身。此期持续 0.5 ～ 1 分钟。最后一次强直痉挛后，抽搐突然停止，所有肌肉松弛，进入惊厥后期。强直期和阵挛期患者血压升高，心率加快，汗液、唾液和支气管分泌物增多（口吐白沫，若舌或颊部被咬破，则口吐血沫），瞳孔扩大等；呼吸暂时中断，皮肤自苍白转为发绀，瞳孔散大、对光反射及深、浅反射消失、病理反射阳性。③惊厥后期：呼吸首先恢复；脸色由发绀变为正常；心率、血压、瞳孔等恢复正常，肌张力松弛，意识逐渐复苏，自发作开始至意识恢复历时 5 ～ 10 分钟；醒后感到头昏、头痛、疲乏无力、全身酸痛，对抽搐全无记忆。

（2）癫痫持续状态：若癫痫持续发作之间意识尚未完全恢复又频繁再发，或癫痫发作持续 30 分钟以上不能自行停止时称为癫痫持续状态。发作间期仍处于昏迷状态，如不及时终止发作，可因呼吸、循环及脑衰竭而死亡。

（3）失神发作：也称小发作，主要表现为意识短暂丧失，持续约 3 ～ 15 秒。表现为突发突止的意识障碍，每日发作数次至数十次不等。患者可停止当时的活动，呆立不动，两眼凝视，手中持物可坠落，不抽动、不跌倒。清醒后继续原先之活动，对发作无记忆。

【实验室及其他检查】

1. 脑电图　对本病诊断有重要价值，多数癫痫患者，在发作的间歇期亦可出现如棘波、尖波、棘-慢波等病理波。

2. 实验室检查　血常规、血糖、血寄生虫（如肺吸虫、血吸虫、囊虫）等可有助于了解有无贫血、低血糖、脑寄生虫等。

3. CT、MRI 检查　虽对诊断癫痫无帮助，但可发现助于了解继发性癫痫的病因，如脑部器质性改变、占位性病变、脑萎缩等。

【治疗要点】

1. 病因治疗　彻底治疗脑寄生虫病、低血糖、低血钙、脑瘤等。

2. 发作时的治疗　以预防外伤及其并发症为原则，而不是立即用药，因为任何药物可能已来不及发挥控制本次发作的作用。为预防再次发作，可选用地西泮、苯妥英钠、异戊巴比妥钠等药物。

3. 抗癫痫药物治疗　原则是从单一药物开始，剂量由小到大，逐步增加；一种药物增加到最大且已达到有效血药浓度而仍不能控制发作者再加用第二种药物；经药物治疗，控制发作 2 ～ 3 年，脑电图随访痫性活动消失者可以开始逐渐减量，不能突然停药。

4. 癫痫持续状态的治疗

（1）迅速控制抽搐：①地西泮 10~20mg，缓慢静脉注射；②其他药物，如异戊巴比妥、苯妥英钠、水合氯醛等。

（2）其他：保持呼吸道通畅，吸氧，必要时气管切开。高热时物理降温，及时纠正血酸碱度和电解质变化；发生脑水肿时注射甘露醇和呋塞米，预防和控制感染等。

【护理评估】

1. 病史评估 评估患者发作时状况、发作前诱因；有无家族史，有无脑部病变、外伤史及其他全身疾病史等。

2. 身体评估 评估患者发作时和间期的意识状况、生命体征及神经系统阳性体征、是否存在病理反射等。

3. 心理及社会评估 评估患者有无因癫痫反复发作影响正常生活与工作而出现焦虑、紧张、悲观、自卑感等。

4. 实验室及其他检查的评估 评估患者脑电图、CT 及全身检查结果，分析癫痫的可能病因。

【护理诊断/问题】

1. 有窒息的危险 与癫痫发作时喉头痉挛、气道分泌物增多有关。
2. 有受伤的危险 与癫痫发作时意识突然丧失或判断力受损有关。

【护理措施】

1. 一般护理 保持环境安静，避免光、声刺激，保证患者充足睡眠，患者不可单独离开病区活动。间歇期活动时，注意安全，出现先兆即刻卧床休息，必要时加床档。给予清淡饮食，少进辛辣食物，忌烟、酒，避免过饱。限制饮水量，24 小时不超过 1500ml，不能进食者给予鼻饲。测肛温或腋温，禁止测量口腔温度。

2. 用药护理 遵医嘱用药，观察疗效和副作用。不可随意停药或更改药量。苯妥英钠的副作用常可致牙龈增厚、毛发增多、乳腺增生、皮疹、中性粒细胞减少和眼球震颤、小脑性共济失调等，轻者可以坚持服药，严重者应停药。卡马西平有中性粒细胞减少、骨髓抑制的副作用。丙戊酸钠、苯巴比妥、扑痫酮等均有不同程度的肝脏损害。服药前后应作血、尿常规和肝、肾功能检查。

3. 症状体征的护理

（1）癫痫发作：立即让患者平卧，解开衣领、衣扣，头偏向一侧，保持呼吸通畅，及时给氧；对呼吸功能不恢复者，及时做人工辅助通气。取出义齿。出现发作先兆时，使用张口器置入患者上下白齿之间（也可用牙垫或手帕甚至衣角卷成小布卷），防止舌咬伤。不可对抽搐肢体用暴力按压，以免造成骨折、脱白等。应有专人陪护，详细记录发作经过、时间和主要表现。

（2）癫痫持续状态的患者：专人守护，床旁加床档，防止受伤。对易受擦伤的关节处用棉花及软垫加以保护。极度躁动患者必要时给予约束带，但注意约束带切勿过紧，以免影响血液循环。使用镇静剂、给予氧气吸入、快速静脉滴注脱水剂。严密观察呼吸、循环情况。

4. 病情观察 观察癫痫发生的类型、发作持续时间及次数，发作时患者生命体征、神志变化。发作时有无外伤、窒息等。

5. 心理护理 鼓励患者说出害怕及担忧的心理感受。指导患者自我调节，克服自卑心理。鼓励家属向患者表达不嫌弃、亲切关怀的情感，解除患者的精神负担。指导患者承担力所能及的社会工作，提高自信心和自尊感。

6. 健康指导

（1）疾病知识指导：保持良好生活规律，避免疲劳、便秘、睡眠不足和情绪激动；食物清淡、不宜辛、辣、咸、过饱，戒除烟酒。鼓励适当体力锻炼。禁止从事危险活动：如攀高、游泳、驾驶以及在炉火旁或高压电机旁作业等。随身携带个人资料，写上姓名、地址、病史、联系电话等，以备癫痫发作时及时了解及联系。

（2）疾病监测指导：坚持长期服药，定期门诊复查。

小 结

癫痫是一组反复的大脑神经元超同步放电所致中枢神经系统发作性功能障碍。具有突然发生和反复发作的特点。癫痫发作可分为部分性发作和全面性发作。治疗除病因治疗外，预防发作时并发症以及服用药物预防可控制发作。护理重点在发作时的处理，如保持呼吸道通畅、避免舌咬伤、避免按压抽搐肢体致骨折等，保证患者安全；观察药物的副作用。

第六节 偏头痛患者的护理

学习目标

1. 掌握偏头痛患者的临床表现、护理诊断和护理要点。
2. 熟悉偏头痛的护理评估要点和治疗要点。
3. 了解偏头痛的病因和发病机制。

偏头痛（migraine）是反复发作的一侧或双侧搏动性头痛，为临床常见的特发性头痛。多在成年早期和青年期起病，以女性多见，大多有家族史。

【病因与发病机制】

1. 病因 可能与下列因素有关：

（1）遗传：约60%的偏头痛患者有家族史，某些特殊类型为常染色体显性遗传。

（2）内分泌与代谢因素：女性较男性易患偏头痛，常始于青春期，月经期发作加频，妊娠期或绝经后发作减少或停止。

（3）其他因素：紧张、劳累、焦虑、抑郁、睡眠障碍、气候变化，部分摄食奶酪、红酒、巧克力或服用利血平和血管扩张剂等药物均可诱发偏头痛的发生。

2. 发病机制

（1）传统血管学说：认为偏头痛先兆症状与颅内外血管的舒缩障碍有关。

（2）神经血管假说：在下丘脑和边缘系统的功能障碍与偏头痛的前驱症状有关，先兆及头痛的发生与继发于血管改变的神经元功能障碍有关。

（3）神经递质：5-羟色胺（5-HT）在偏头痛的发病中具有重要作用。儿茶酚胺、组胺、血管活性肽、前列环素和内源性阿片物质等神经递质与偏头痛的发生有关。

【临床表现】

1. 典型偏头痛　起病初最常见有闪光、暗点、视野缺损、视物变形和物体颜色改变等视觉先兆；其次为一侧肢体或（和）面部麻木、感觉异常等躯体感觉性先兆；先兆症状多于头痛前1小时发生，可持续数分钟至1小时；继之出现一侧眶后或额颞部搏动性头痛，可扩展至一侧头部或全头部，常伴有恶心、呕吐、畏光、畏声、易激惹、颞动静脉突出等症状。头痛可因活动或摇动头颈部而加重，睡眠后减轻。头痛消退后常有疲劳、倦怠、烦躁等症状。发作频率从每周至每年1次至数次不等。

2. 普通型偏头痛　是偏头痛最常见的类型，约占偏头痛患者的80%。缺乏典型症状，头痛多呈搏动性，发病时为一侧，也可波及对侧或双侧交替发作。

3. 特殊类型的偏头痛　根据发作时的神经系统症状和体征，常见以下几种类型：

（1）眼肌麻痹型偏头痛。

（2）偏瘫型偏头痛。

（3）基底动脉型偏头痛。

（4）偏头痛等位症。

【治疗要点】

目的是减轻或终止头痛发作，缓解伴发症状，预防头痛再发。

1. 发作期治疗　轻症偏头痛发作单用乙酰氨基酚、萘普生、布洛芬等止痛剂治疗；无效时可选择麦角制剂等药物治疗。

2. 预防性治疗　首先应消除或避免偏头痛的诱因，其后可酌情给予普萘洛尔、钙拮抗剂及抗抑郁等药物治疗。

【护理评估】

1. 病史评估　询问头痛发作史，包括疼痛的性质、疼痛的程度、部位、持续时间；有无前驱症状；影响疼痛的因素、发作频率以及伴随症状。

2. 身体评估　评估患者意识状况，检查神经系统是否存在阳性体征，排除眼源性、鼻源性头痛。

3. 心理社会评估　评估患者的情绪和精神状态。

4. 实验室及其他检查的评估　了解辅助检查排除其他器质性颅内及颅外病变。

【护理诊断/问题】

1. 头痛　与颅内外血管舒缩功能障碍有关。

2. 焦虑　与偏头痛长期反复发作有关。

【护理措施】

详见本章第一节中的"头痛的护理"。

小　结

　　偏头痛是反复发作的一侧或双侧搏动性头痛，女性多见，常有家族史。典型偏头痛起病初最常见有闪光、暗点、视野缺损、视物变形和物体颜色改变等视觉先兆；继之出现一侧眶后或额颞部搏动性头痛，治疗和护理的目的是减轻或终止头痛发作。

第七节　神经系统常见诊疗技术及护理

一、腰椎穿刺术

　　脑脊液为水样透明液体，主要由侧脑室脉络丛产生而来，充满于脑室系统。正常情况下，脑脊液产生与吸收平衡，成人总量平均为 130ml。腰椎穿刺及脑脊液检查对中枢神经系统等疾病的诊断和治疗有重要的价值。

【适应证】

　　1. 诊断

　　（1）检查脑脊液压力：腰椎穿刺时可测定脑脊液压力，侧卧位穿刺的正常压力常为 80 ～ 180mmH$_2$O（0.785 ～ 1.766kPa），超过 200mmH$_2$O（1.96kPa）提示颅内压增高，低于 80mmH$_2$O（0.785kPa）时为颅低压。

　　（2）检查脑脊液成分：抽取脑脊液作常规及生化、细胞学、免疫学测定用以诊断脑、脊髓病变，可确定有否蛛网膜下隙出血，可通过脑脊液的细菌、真菌培养找出病原体。

　　（3）了解椎管有无阻塞：可在腰椎穿刺时作压颈试验，以观察蛛网膜下腔有否阻塞，并可在椎管内注入空气、碘苯酯、碘水等作脊髓空气或碘油、碘水造影以诊断脊髓内外有无占位性病变。

　　2. 治疗　可于椎管内注射药物，可放出少量脑脊液，降低颅内压。

【禁忌证】

　　1. 颅内压明显增高者，疑有早期脑疝的患者。

　　2. 穿刺部位有皮肤或皮下组织感染者。

　　3. 明显出血倾向（血液系统疾病、应用肝素等）。

　　4. 病情危重，躁动不安或高位颈椎外伤，占位性病变不宜强行腰椎穿刺。

【操作过程】

　　1. 体位　患者去枕侧卧位，背齐床沿，低头双手抱膝，腰部尽量后凸使椎间隙增宽。

2. 穿刺部位　腰椎穿刺一般选择第 3~4 或第 4~5 腰椎棘突间隙。两侧髂棘最高点连线与脊柱中线相交处为第 4 腰椎棘突，其上为第 3~4 腰椎间隙，其下为第 4~5 腰椎间隙。

3. 步骤　穿刺部位严格消毒，术者戴手套、铺巾，以 1% 普鲁卡因或 2% 利多卡因自皮肤至椎间韧带行局部浸润麻醉。腰椎穿刺针（套上针芯）沿腰椎间隙垂直进针，推进 4~6cm（儿童 2~3cm）深度时，或感到阻力突然消失表明针尖已进入蛛网膜下腔。拔出针芯，脑脊液自动流出，先进行测压，如压力明显增高，针芯则不能完全拔出，使脑脊液慢慢流出，防止脑疝形成。

4. 若需了解蛛网膜下腔有无阻塞，可作动力试验（亦称压颈试验）即于测定初压后，压迫患者一侧颈静脉 10 秒，进行观察判断。

（1）脑脊液压力于压颈后立即上升至原来水平 1 倍，解除压迫后，在 20 秒内迅速下降原来水平，表明蛛网膜下腔无阻塞。

（2）若脑脊液压力于压颈后不上升，表明蛛网膜下腔完全阻塞。

（3）若脑脊液压力于压颈后缓慢上升，解除压迫后又缓慢下降或不下降，表明蛛网膜下腔不完全阻塞。

5. 接取脑脊液 3~5ml 于无菌试管中送检，若需作细菌培养，试管及棉塞应用酒精灯火焰灭菌。

6. 术毕拔出穿刺针，针孔用碘伏消毒后覆盖纱布，以胶布固定。

【护理】

1. 穿刺前向患者说明穿刺意义及注意事项，家属签字，以利配合。测定出凝血时间、普鲁卡因皮试，并准备腰穿包，嘱患者排空大小便。

2. 协助穿刺　协助患者取腰椎穿刺的正确体位。在腰椎穿刺时，有时针头可偶然刺到马尾的神经根，患者感到有下肢电击样疼痛，但迅速消退，不需处理，因马尾的神经根是游离于脑脊液中，富于弹性。针尖碰后即滑脱，不会损伤马尾。操作中，密切观察患者病情变化，如面色、呼吸、脉搏、意识等。

3. 腰椎穿刺后穿刺点上覆盖纱布，嘱患者去枕平卧 4~6 小时。

4. 穿刺后患者有时出现头痛、呕吐或眩晕，可能为颅内低压所致，应给予多饮水或静脉滴注生理盐水，延长卧床休息时间 24 小时。

二、脑血管造影术

脑血管造影是应用含碘显影剂注入颈动脉或椎动脉内，然后在动脉期、毛细血管期和静脉期分别摄片。目前多为数字减影血管造影。

【适应证】

颅内占位病变、脑血管病、颅脑外伤及颅内血肿、颅内占位病变和脑血管病的介入治疗。

【禁忌证】

1. 碘过敏者。

2. 严重心、肝、肾疾病及血管硬化。

3. 高热、急性炎症。

4. 穿刺部位有感染者。

【操作过程】

1. 操作前完善相关检查 如肝、肾功能、出凝血时间、凝血酶原时间、碘过敏试验等。

2. 检查部位备皮 按外科术前准备皮肤并洗澡更衣。

3. 术前 4 小时禁食禁水；术前半小时建立静脉通道；必要时持续导尿。

4. 操作中加强病情观察，备好急救药品；观察呼吸、脉搏、意识、瞳孔及造影剂过敏反应如颜面及全身皮肤潮红、荨麻疹、血压下降等症状及体征。如有异常应立即告知操作者，并协助抢救。

【护理】

1. 手术结束，穿刺部位压迫止血 15～20 分钟，固定后局部用 1～2kg 沙袋加压 6～8 小时，24 小时后拆除加压绷带，其间卧床休息。

2. 多饮水，促进造影剂排泄。

3. 病情观察 术后在 2 小时内每 30 分钟观察双侧足背动脉搏动及肢体温度、颜色，注意穿刺部位有无出血或血肿发生，并详细记录。

（柳秋实 赵书娥）

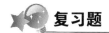 复习题

一、病例分析

病例一：

患者，男性，56 岁，工人。因"阵发性头晕、呕吐伴视物旋转 2 年，加重 6 小时"入院。患者于 2 年前无明显诱因突然出现阵发性头晕、呕吐，呈非喷射状，呕吐物为胃内容物，伴视物旋转，每次持续 1～2 小时，无耳鸣，无抽搐，四肢活动自如，休息或对症用药后可自行缓解。缓解期间一切正常。多于疲劳或突然变换头位时发作，共发作 3～4 次，未经系统治疗。6 小时前因情绪激动后，再次出现上述发作，经对症治疗症状缓解不明显而来院就诊。病程中无发热，不能进食，二便正常。高血压病史 1 年，未经治疗。否认糖尿病史。家族中无类似疾病。头部 CT 未见异常；颈椎双斜位 X 线片：颈椎骨质增生，椎间孔变小；TCD 显示椎基底动脉轻度硬化。

请问：

1. 该患者最可能的疾病诊断是什么？

2. 请概述一下该患者发病的主要特点。

3. 该患者最可能是哪一血管系统发生问题？

4. 该患者的护理问题是什么？应采取哪些护理措施？

病例二：

男，66 岁。退休工人。右利手。突发右侧肢体无力伴发麻 2 小时。患者今晨起床时头昏，压抑感。在阳台上打拳数分钟后上厕所。因便秘用力屏气后数次自觉一阵麻感自右侧头面部放射扩散至右半身和右侧肢体。2 小时后有头痛、右上肢上举困难，无法下床。急送入医院。既往近 10 年高血压史，血压控制不佳，最高 155/90mmHg。否认糖尿病和心脏疾病史。无药物过敏。家族史：父死于高血压脑出血。查体：BP 175/100mmHg；神经系统检查：神志清，对答切题。无偏盲，双侧瞳孔等大 3mm，直接和间接光反应敏捷。右鼻唇沟浅，伸舌向右，余脑神经检查无异常。右侧上肢（肩、肘、腕、手部）肌力均为 3 级。右下肢（髋、膝、踝、足部）肌力均为 2 级。右侧肢体肌张力略高于左侧。右侧二头肌、三头肌、右侧膝、踝反射均高于左侧。右侧 Babinski 征阳性。右侧偏身痛觉、温觉、触觉和振动觉较左侧减弱。脑 CT 示左丘脑出血。医疗诊断：高血压性脑出血（左丘脑出血）、原发性高血压（2 级，极高危）。

请问：

1. 该患者最可能的疾病诊断是什么？

2. 请总结一下该患者的主要阳性临床表现。

3. 该患者是否需要将血压降至正常，为什么？

4. 该患者的主要护理问题是什么？护理措施是什么？

病例三：

患者张某，男性，27 岁。因"四肢麻木无力"6 天入院。患者为预防非典在单位集体注射胸腺肽后（18 天前），于 6 天前出现四肢麻木无力，以远端为主，不能行走及持物。查体：神志清，精神差，脑神经查体无异常，颈软，四肢肌张力低，双上肢肌力 2 级，双下肢 0 级。轻度肌肉压痛。双踝以下痛觉、触觉减退，病理反射未引出，踝反射消失，共济活动正常。实验室检查：脑脊液：潘氏试验（＋），白细胞 1×10^6/L，蛋白定量 0.1g/L。神经电生理：双尺、正中、胫、腓总神经 MCV 潜伏期延长，速度减慢，F 波未引出。

请问：

1. 该患者最可能的医疾病诊断是什么？

2. 该患者在辅助检查中最有助于诊断的检查结果是什么？

3. 该患者的护理问题是什么？如何观察和护理？

二、简答题

1. 简述三叉神经痛的发作特点。

2. 简述急性炎症性脱髓鞘性多发性神经病患者最重的并发症是什么？如何观察和护理？

3. 简述 TIA 的发作特点。

4. 简述 TIA、脑梗死、脑出血、蛛网膜下腔出血的最常见病因。

5. 简述脑出血患者发生在内囊附近的典型症状。

6. 简述脑出血、蛛网膜下腔出血患者最常见的并发症。

7. 简述脑出血患者的护理要点。

8. 简述帕金森患者的临床表现。

9. 简述帕金森患者的护理要点。

10. 简述癫痫患者的发作特点和护理要点。

（柳秋实　赵书娥）

附　录

附录1　常见传染病的潜伏期、隔离期及观察期

病名	潜伏期		隔离期	接触者观察及处理
	常见	最短~最长		
病毒性肝炎				
甲型	30d 左右	15~45d	自发病之日起3周	检疫45d，每周检查 ALT 一次，接触后1周内可注射丙种球蛋白
乙型	60~90d	28~180d	急性期最好隔离至 HB$_S$Ag 转阴。恢复期不转阴者按 HB$_S$Ag 携带者处理。有 HBV 复制标志的患者，应调离接触食品、自来水或幼托工作，不能献血	检疫45d 并进行乙肝疫苗或乙肝免疫球蛋白注射。疑诊肝炎的幼托和饮食行业人员应暂停原工作
丙型	40d 左右	15~180d	急性隔离至病情稳定。饮食行业与幼托人员病愈后需 HCV RNA 阴转方能恢复工作	同乙型肝炎
丁型	重叠感染 混合感染	3~4 周 6~12 周	同乙型肝炎	同乙型肝炎
戊型	40d 左右	10~75d	自发病之日起3周	检疫60d
脊髓灰质炎	5~14d	3~35d	自发病之日起隔离40d。第一周为呼吸道及消化道隔离，第二周以后消化道隔离	密切接触者医学观察20d。观察期可用活疫苗进行快速免疫
霍乱	1~3d	数小时至6d	腹泻停止后2d，隔日送大便培养1次，连续3次阴性即可解除隔离	密切接触者或疑似患者应医学观察5d，并连续送粪便培养3次，若阴性可解除隔离观察

病名	潜伏期		隔离期	接触者观察及处理
	常见	最短~最长		
细菌性痢疾	1~3d	数小时至7d	急性期症状消失，粪检阴性后，连续2次粪培养阴性可解除隔离	医学观察7d。饮食行业人员观察期间应送粪便培养1次。阴性者解除观察
伤寒副伤寒	8~14d 6~10d	3~60d 2~15d	临床症状消失后5d起间歇送粪培养，2次阴性解除隔离。无培养条件时体温正常15d解除隔离	密切接触者医学观察：伤寒23d，副伤寒15d。饮食行业人员观察期应送粪便培养1次，阴性方能工作
阿米巴痢疾	7~14d	2d至1年	症状消失后连续3次粪检未找到滋养体或包囊，可解除隔离	接触者不隔离，但从事饮食工作者发现本病时，其他人员应作粪检，发现溶组织阿米巴滋养体或包囊者应调离饮食工作
流行性感冒	1~3d	数小时至4d	热退后2d解除隔离	大流行时集体单位应进行医学观察，出现发热等症状时应早期隔离
麻疹	8~12d	6~18d	出疹后5天	密切接触者而未进行疫苗接种的儿童医学观察21天，并应用丙球蛋白。曾接受被动免疫者医学观察28天
猩红热	2~5d	1~12d	发病后6天	医学观察7~12d，接触儿童作咽拭子培养
流行性腮腺炎	14~21d	8~30d	隔离至腮腺肿大完全消退，约3周	成人一般不检疫，但幼儿园及部队密切接触者应医学观察3周
流行性脑脊髓膜炎	2~3d	1~10d	症状消失后3天，但不少于发病后1周	医学观察7天，密切接触的儿童可服磺胺或利福平预防
白喉	2~4d	1~7d	隔离至症状消失后2次鼻咽分泌物培养阴性	医学观察7天
百日咳	7~10d	2~20d	痉咳发生后30天或发病后40天解除隔离	医学观察21天，观察观察期间幼儿可用红霉素等预防

病名	潜伏期		隔离期	接触者观察及处理
	常见	最短~最长		
SARS	4~7d	2~21d	体温正常达7天以上，X线胸片显示有明显吸收	接触者隔离3周、流行期来自疫区人员医学观察2周
流行性乙型脑炎	10~14d	4~21d	防蚊设备室内隔离至体温正常	接触者不检疫
流行性出血热	7~14d	4~46d	隔离期10天	不检疫
登革热	5~8d	3~19d	隔离至起病后7天	不检疫
钩端螺旋体病	10d左右	2~28d	可以不隔离	密切接触者不检疫，但有疫水接触者医学观察2周，观察期间可注射青霉素作预防性治疗
艾滋病	15~60d	9d至10年以上。	HIV感染者及患者均应隔离至病毒或P24核心蛋白从血液中消失。不能献血	密切接触者或性伴侣应医学观察2年
狂犬病	4~12周	5d至10年以上	病程中隔离治疗	被狂犬或狼咬伤者应进行医学院观察，观察期间应注射免疫血清及狂犬疫苗
布氏菌病	2周	7d至1年以上	急性期临床症状消失后解除隔离	不检疫
腺鼠疫肺鼠疫	2~4d 1~3d	1~8d 数小时至3d	腺鼠疫隔离至淋巴结肿完全消退。肺鼠疫在临床症状消失后，痰连续培养6次阴性，方能解除隔离	密切接触者医学观察9天
炭疽	1~5d	12h至12d	皮肤炭疽隔离至创口瘁愈，痂皮脱落。其他类型症状消失后分泌物或排泄物连续培养2次阴性方能解难隔离	密切接触者医学观察12天
流行性斑疹伤寒	10~14d	5~23d	彻底灭虱后隔离至体温正常后12天	密切接触者灭虱后医学观察15天
地方性斑疹伤寒	1~2周	4~18d	隔离至症状消失	不检疫，进入疫区被蜱叮咬者可口服多西环素预防
淋病	2~10d		患病期间性接触隔离	对性伴侣进行检查，阳性者进行治疗
梅毒	2~4周	10~90d	不隔离	性伴侣定期检查观察

病名	潜伏期		隔离期	接触者观察及处理
	常见	最短~最长		
急性出血结膜炎	2~3d	14h~6d	隔离至症状消失	不检疫
破伤风	7~14d	2d~数月	不隔离	不检疫
疟疾 间日疟 三日疟 恶性疟 卵形疟	13~15d 21~30d 7~12d 13~15d	11d~1年 14~45d 6~45d	病愈后原虫检查阴性解除隔离	不检疫
黑热病	3~5月	10d~9年	隔离至症状消失，原虫检查阴性	不检疫
风疹	18d	14~21d	出疹后5天解除	不检疫

注：d：天；h：小时

附录2　预防接种

品名	性质	接种对象	剂量与方法	免疫期与复种	保存与有效期
麻疹疫苗	活/自/病毒	8个月以上易感儿童	三角肌处皮下注射0.2ml	免疫期4~6年，7岁加强1次	2~10℃暗处保存，冻干疫苗有效期1年，液体疫苗2个月，开封后1小时内用完
水痘减毒活疫苗	活/自/病毒	1~2岁儿童和免疫功能低下的高危人群	上臂皮下注射0.5ml，可与其他儿童期疫苗同时使用，但须在不同部位。15岁以上间隔6~10周2次注射	随接种时间的延长而抗体滴度降低	2~8℃保存，有效期2年
风疹减毒活疫苗	活/自/病毒	12个月至14岁及青春期少女、育龄期妇女，接种3个月内避免妊娠	三角肌处皮下注射0.5ml，可与其他儿童期疫苗同时使用，但须在不同部位	10~20天产生抗体，维持10~20年，11~12岁时复种1次	2~8℃保存，或0℃以下保存，有效期1.5年
腮腺炎减毒疫苗	活/自/病毒	8月龄以上的易感者	三角肌处皮下注射0.5ml	免疫期10年	2~8℃保存，或0℃以下保存，有效期1.5年

续表

品名	性质	接种对象	剂量与方法	免疫期与复种	保存与有效期
麻疹、腮腺炎、风疹减毒疫苗	活/自/病毒	8月龄以上的易感者	三角肌处皮下注射0.5ml	免疫期11年，11～12岁复种	2～8℃避光保存
脊髓灰质炎糖丸活疫苗	活/自/病毒	2个月至4岁	出生后冬春季服三联混合疫苗，连服3次，间隔1个月。每年服1全程，连续2年，7岁时再服1全程	免疫期3～5年，4岁加强1次	-20℃保存，有效期2年，2～10℃保存5个月，20～22℃保存12天，30～32℃保存2天
甲型肝炎减毒活疫苗	活/自/病毒	1岁以上儿童/成人	三角肌处皮下注射，1次1.0ml	免疫期5年	2～8℃暗处保存，有效期3个月，-20℃以下有效期1年
乙型肝炎疫苗（重组酵母疫苗）	自/抗原	新生儿及易感者	全程免疫：10μg按0、1、6个月各肌注1次，新生儿首次应在出生后24小时内注射，部位以三角肌为宜。HBsAg阳性母亲的新生儿出生后12小时内注射HBIG≥100U，同时在不同部位注射乙肝疫苗10μg，1个月、6个月再注射1次，共3次	全程免疫后抗体生成不佳者，可再加强免疫1次，有抗体应答者免疫期一般可达12年	2～8℃暗处保存，有效期2年，严禁冻结
甲型流感疫苗	活/自/病毒	主要为健康成人	疫苗按1:5生理盐水稀释后，每侧鼻孔喷入0.25ml，稀释后4小时内用完	免疫期6～10个月	2～10℃暗处保存，冻干疫苗有效期1年，液体疫苗3个月
流行性乙型脑炎疫苗	死/自/病毒	6个月至10岁	皮下注射2次，间隔7～10天，6～12月龄每次0.25ml；1～6岁0.5ml，7～15岁1.0ml，16岁以上2.0ml	免疫期1年，以后每年加强注射1次	2～10℃暗处保存，冻干疫苗有效期1年，液体疫苗3个月
肾综合征出血热双价疫苗	死/自/病毒	流行区易感人群及其他高危人群	0、7、28天注射3次，每次1ml，高危人群6～12个月加强1针		4℃保存，有效期28个月
森林脑炎疫苗	死/自/病毒	流行区的居民及进入该区的来自非流行区的人员	间隔7～10天皮下注射2次，2～6岁、7～9岁、10～15岁、16岁以上每次分别为0.5ml、1.0ml、1.5ml和2.0ml	免疫期1年，以后每年加强注射1次，剂量同初种	2～10℃暗处保存，有效期8个月，25℃以下有效期1个月

品名	性质	接种对象	剂量与方法	免疫期与复种	保存与有效期
人用狂犬病疫苗（地鼠肾组织培养疫苗）	死/自/病毒	被狂犬或其他患狂犬病动物咬、抓伤及被患者唾液污染伤口者	于咬伤当天和3、7、14、30天各肌注2ml，2~5岁1ml，2岁以下0.5ml，严重咬伤者可在注射疫苗前先注射抗狂犬病血清	免疫期3个月，全程免疫后3~6个月再次被咬伤，需加强注射2次，间隔1周，剂量同左；若超过6个月再次被咬伤则需全程注射	2~10℃暗处保存，有效期：液体疫苗6个月，冻干疫苗1年
黄热病冻干疫苗	活/自/病毒	出国到黄热病流行区或从事黄热病研究人员	以无菌生理盐水5ml，溶解冻干疫苗，皮下注射0.5ml，水溶液保持低温，1小时内用完	免疫期10年	−20℃保存有效期1.5年，2~10℃有效期6个月
流行性斑疹伤寒疫苗	死/自/立克次体	流行地区的人群	皮下注射3次，每次间隔5~10天，15岁以下分别注射0.3~0.4ml、0.6~0.8ml、0.6~0.8ml，15岁以上分别为0.5ml、1.0ml及1.0ml	免疫期1年，每年加强1次，剂量同第3针	2~10℃暗处保存，有效期1年，不得冻结
卡介苗	活/自/细菌	新生儿及结核菌素试验阴性的儿童	于出生后24~48小时内皮内注射0.1ml	免疫期5~10年，城镇7岁，农村7岁，12岁加强注射	2~10℃保存液体疫苗有效期6个月，冻干疫苗有效期1年
霍乱菌苗	死/自/细菌	根据疫情，重点为水陆口岸人员，环境卫生、饮食业、医务、防疫人员	皮下注射2次，间隔7~10天，6岁以下分别0.2ml、0.4ml；7~14岁0.3ml、0.6ml；15岁以上0.5ml、1.0ml。第2针为初种的一倍量，应在流行前1个月完成	免疫期3~6个月以后每年加强注射1次，剂量同第2针	2~10℃暗处保存，有效期1年
伤寒、副伤寒甲、乙三联菌苗	死/自/细菌	用于水路口岸及沿线的人员及部队、环卫、饮食业人员	皮下注射3次，间隔7~10天，1~6岁分别注射0.2ml、0.3ml、0.3ml，7~14岁0.3ml、0.5ml、0.5ml，15岁以上0.5ml、1.0ml、1.0ml	免疫期1年每年加强注射1次，剂量同第3针	2~10℃暗处保存，有效期1年
霍乱、伤寒、副伤寒甲、乙四联菌苗	死/自/细菌	同上	同上	同上	同上

续表

品名	性质	接种对象	剂量与方法	免疫期与复种	保存与有效期
冻干流脑A群多糖菌苗	死/自/细菌	1~15岁儿童及少年，流行区成人	三角肌皮下注射1次，25~50μg	免疫期0.5~1年	2~10℃暗处保存，有效期1年
布氏菌苗	活/自/细菌	疫区畜牧、兽医、屠宰、皮毛加工员、疫区防疫及有关实验人员	皮肤划痕法：每人0.05ml，儿童上臂外侧皮肤上滴1滴菌苗，划1个"井"字痕，成人划2个"井"字，划痕长1~1.5cm，字间距2~3cm。严禁注射	免疫期1年，需每年接种1次	2~10℃暗处保存，有效期1年
鼠疫菌苗	活/自/细菌	重点用于流行区的人群，非流行区人群接种10天后才可进入疫区	皮肤划痕法：每人0.05ml，2~6岁划1个"井"字，7~12岁划2个"井"字，14岁以上划3个"井"字。划痕长1~1.5cm，字间距2~3cm。严禁注射	免疫期1年，需每年接种1次	2~10℃暗处保存，有效期1年
炭疽菌苗	活/自/细菌	流行区人群，牧民、屠宰、兽医和皮毛加工人员	皮肤划痕法：滴2滴菌苗于上臂外侧，间距3~4cm，于其上划"井"字，划痕长1~1.5cm。严禁注射	免疫期1年，需每年接种1次	2~10℃暗处保存，有效期2年，25℃以下有效期1年
钩端螺旋体菌苗	死/自/螺旋体	流行区7岁以上人群及进入该区者	三角肌皮下注射2次，间隔7~10天。分别注射1.0ml及2.0ml；7~13岁减半	接种后1个月产生免疫，维持1年	2~8℃保存，有效期1年半
吸附精制破伤风类毒素	自/类毒素	发生创伤机会较多的人群	全程免疫：第1年间隔4~8周肌注2次，第2年1次，剂量均为0.5ml	免疫期5~10年，每10年加强注射1次0.5ml	25℃以下暗处保存，有效期3年，不可冻结
百、白、破混合制剂（百日咳菌苗、白喉、破伤风类毒素）	死/自/细菌和毒素	3个月至7岁	全程免疫：第1年间隔4~8周肌注2次，第2年1次，剂量均为0.5ml	免疫期同单价制品，7岁用白破或百白二联制剂加强免疫，全程免疫后不再用百白破混合制剂	2~10℃保存，有效期1.5年
吸附精制白喉类毒素	自/类毒素	6个月至12岁	皮下注射2次，每次0.5ml，间隔4~8周	免疫期3~5年，翌年加强1次0.5ml，以后每3~5年复种1次0.5ml	25℃以下暗处保存，有效期3年，不可冻结

续表

品名	性质	接种对象	剂量与方法	免疫期与复种	保存与有效期
精制白喉抗毒素	被/抗毒素	白喉患者,密切接触又未受过白喉类毒素免疫者	治疗:依病情决定,3万~10万U肌内或静脉注射;预防:皮下或肌内注射1次1000~2000U	免疫期3周	2~10℃暗处保存,液状制品有效期2年,冻干制品3~5年
Q热疫苗	死/自/立克次体	畜牧、屠宰、制革、肉、乳加工及实验室、医院工作人员	皮下注射3次,每次间隔7天,剂量分别为0.25ml、0.5ml、1.0ml		2~10℃暗处保存
精制破伤风抗毒素	被/抗毒素	破伤风患者及创伤后有患本病可能的人	治疗:肌内或静脉注射5万~20万U。儿童剂量相同。新生儿24小时内用半量;预防:1500~3000U皮下或肌内注射,伤势严重者剂量加倍	免疫期3周	2~10℃暗处保存,液状制品有效期3~4年,冻干制品5年
多价精制气性坏疽抗毒素	被/抗毒素	受伤后有发生本病可能者及气性坏疽患者	治疗:首次3万~5万U静注,同时,可适量注射于伤口周围组织;预防:皮下或肌内注射1万U	免疫期3周	2~10℃暗处保存,液状制品有效期3~4年,冻干制品5年
精制肉毒抗毒素	被/抗毒素	肉毒素中毒或可疑中毒者	治疗:首次1万~2万U肌内或静脉注射,以后视病情决定;预防:1000~2000U皮下或肌内注射	免疫期3周	2~10℃暗处保存,液状制品有效期3~4年,冻干制品5年
精制抗狂犬病血清	被/免疫血清	被可疑动物咬伤者	成人0.5~1.0ml/kg,儿童1.5ml/kg,半量肌注,半量伤口周围注射,咬伤当日或3天内与狂犬疫苗合用	免疫期3周	2~10℃暗处保存,液状制品有效期3~4年,冻干制品5年
乙型肝炎免疫球蛋白	被/免疫球蛋白	HBsAg阳性母亲(尤其HBeAg阳性)所产新生儿,医源性或意外血污染者	新生儿出生后24小时内肌注≥100U;3月龄及6月龄各注射1次;或与乙肝疫苗合用;意外污染者肌注200~400U	免疫期2个月	2~10℃保存,有效期2年
人丙种球蛋白	被/球蛋白	丙种球蛋白缺乏症,麻疹或甲型肝炎密切接触者	治疗:丙种球蛋白缺乏症,每次肌注0.5ml/kg;预防麻疹0.05~0.15ml/kg1次肌注(不超过6ml);预防甲型肝炎:儿童0.05~0.1ml/kg1次肌注,成人为3ml	免疫期3周	2~10℃保存,有效期2年

注:活疫(菌)苗;死:死疫(菌)苗;自:自动免疫;被:被动免疫

参 考 文 献

1. 尤黎明. 内科护理学. 北京：人民卫生出版社，2001.

2. 夏泉源. 内科护理学. 北京：人民卫生出版社，2004.

3. 陆再英. 内科学. 北京：人民卫生出版社，2008.

4. 叶任高，陆再英. 内科学. 第6版. 北京：人民卫生出版社，2004.

5. 尤黎明，吴瑛. 内科护理学. 第4版. 北京：人民卫生出版社，2006.

6. 叶任高. 内科学. 第5版. 北京：人民卫生出版社，2001.

7. 陈俐. 急性心肌梗死病人护理新观念. 南方护理学报，2003，10（3）：23.

8. 钱学贤. 现代心血管病学. 北京：人民军医出版社，1999.

9. 李秋萍. 内科护理学. 第2版. 北京：人民卫生出版社，2006.

10. 郭爱敏，张波. 成人护理. 北京：人民卫生出版社，2005.

11. 张延年，黄改荣. 风湿热与风湿性心脏病. 赤峰：内蒙古科学技术出版社，1998.

12. 尤黎明. 内科护理学. 第3版. 北京：人民卫生出版社，2002.

13. 杨岚. 现代内科护理学手册. 北京：北京医科大学出版社，2000.

14. 胡大一. 临床心血管疾病. 济南：山东科学技术出版社，2000.

15. 姚景鹏. 内科护理学. 北京：人民卫生出版社，1999.

16. 王吉耀. 内科学（上册）. 北京：人民卫生出版社，2005.

17. 李改焕. 内科护理学. 北京：人民卫生出版社，2006.

18. Shoei K, Stephen Huang David J, Wilber. 心律失常的射频消融术治疗基本概念及临床应用. 第2版. 毛泽，郭继鸿，刘锋，译. 北京：北京大学医学出版社，2004.

19. 杨跃进，华伟. 阜外心血管内科手册. 北京：人民卫生出版社，2006.

20. 吕树铮，陈韵岱. 冠脉介入诊疗技巧及器械选择. 第2版. 北京：人民卫生出版社，2003.

21. 尤黎明，吴瑛. 内科护理学. 第5版. 北京：人民卫生出版社，2012.

22. 陆再英，钟南山. 内科学. 第7版. 北京：人民卫生出版社，2008.

23. 张之南，沈悌. 血液病诊断及疗效标准. 北京：科学出版社，2007.

24. 欧阳钦，吴汉妮，刘成玉. 临床诊断学. 北京：人民卫生出版社，2010.

25. 王吉耀. 内科学. 第2版. 北京：人民卫生出版社，2010.

26. 李丹，张琳. 内科护理. 北京：高等教育出版社，2009.

27. 姚景鹏. 内科护理学（二）. 北京：北京大学医学出版社，2009.

28. 中华医学会. 临床诊疗指南/血液学分册. 北京：人民卫生出版社，2006.

29. 全国卫生专业技术资格专家委员会. 内科. 北京：人民卫生出版社，2008.

30. 贾建平. 神经病学. 北京：人民卫生出版社，2008.

31. 余宗颐. 神经内科学. 北京：北京大学医学出版社，2003.

32. 杨莘. 实用神经内科护理及技术. 北京：科学出版社，2008.

夏秋欣. 卒中单元护理与药物治疗. 北京：人民军医出版社，2006.

34. 张小来，李君，马淑贤. 内科护理学. 北京：科学出版社，2007.

35. 张清. 内外科护理学. 北京：清华大学出版社，2010.

36. 金中杰，林梅英. 内科护理学. 北京：人民卫生出版社，2008.

37. 孙菁，周进祝. 内科护理学. 北京：科学出版社，2008.